临床妇产科
常见病诊疗常规

朱义昕 等◎主编

长江出版传媒　湖北科学技术出版社

图书在版编目(CIP)数据

临床妇产科常见病诊疗常规 / 朱义昕等主编. — 武汉：湖北科学技术出版社，2023.6
ISBN 978-7-5706-2652-6

Ⅰ.①临… Ⅱ.①朱… Ⅲ.①妇产科病–常见病–诊疗 Ⅳ.①R71

中国国家版本馆CIP数据核字(2023)第124209号

责任编辑：郑　灿　　　　　　　　　　　　　　　封面设计：喻　杨

出版发行：湖北科学技术出版社　　　　　　　　　电话：027-87679468
地　　址：武汉市雄楚大街268号　　　　　　　　邮编：430070
　　　　　（湖北出版文化城B座13-14层）
网　　址：http://www.hbstp.com.cn
印　　刷：湖北星艺彩数字出版印刷技术有限公司　　　　邮编：430070
787×1092　　　1/16　　　　　　　　　　　21.5印张　　　856千字
2023年6月第1版　　　　　　　　　　　　　　2023年6月第1次印刷
　　　　　　　　　　　　　　　　　　　　　　　　定价：88.00元

本书如有印装质量问题　可找本社市场部更换

《临床妇产科常见病诊疗常规》
编委会

主 编

朱义昕　临沂市人民医院

孙 莉　峄城区妇幼保健计划生育服务中心

王荧荧　鱼台县妇幼保健计划生育服务中心

庄丽丽　烟台毓璜顶医院

来守翠　烟台毓璜顶医院

肖雪源　潍坊瑞清医院

副主编

王 华　太原钢铁(集团)有限公司总医院

杨 蕾　枣庄市峄城区妇幼保健计划生育服务中心

葛园园　菏泽市定陶区人民医院

于翠芝　山东省济宁市鱼台县
　　　　妇幼保健计划生育服务中心

韦唯明　简阳市妇幼保健院

张亚平　庆云县人民医院

张玉诺　中国人民解放军联勤保障部队第九二四医院

岳杨洋　嘉祥县人民医院

丁 涛　日照市东港区妇幼保健院

孙玉云　山东省邹城市峄山镇卫生院

丁延荟　潍坊市人民医院

孙中芳　济南市济阳区人民医院

前　　言

　　随着近年来医学模式的转变及传统医学观念的不断更新,妇产科学的诊疗理论和技术也发生了日新月异的变化。为了传递全新的实用性知识,提高妇产科医师的诊疗水平,并规范医疗行为,更好地为广大女性朋友的健康保驾护航,我们特组织了一批长期工作在临床一线的专家,合力编写了这本《临床妇产科常见病诊疗常规》。

　　编者在撰写本书的过程中,始终围绕着妇产科临床医师的实际需求,同时结合当前我国妇产科领域最新的临床疾病诊治指南,用通俗易懂的语言将疾病的要点一一呈现,充分体现了内容"实时、精要、准确、易懂"的特点。本书选取了当前妇产科的常见病和多发病,对这些疾病的诊治原则及方法进行了细致阐述。本书内容全面而实用,适合广大妇产科临床医师阅读,希望能为他们带来新的临床思维方式和启发。

　　由于现代妇产科学发展迅速,编者编撰经验不足、风格不一,加之时间紧促,若书中存在不足之处,敬请广大读者批评指正。

编　者

目　　录

第一章　女性生殖系统解剖与生理

第一节　女性生殖系统解剖

一、骨盆

在分娩过程中,主要是胎儿如何能通过母体产道,尤其是骨产道(还有软产道)而娩出的问题。因此,首先应清楚了解母体骨盆的形态和大小,以及在临产之前,结合估计胎儿的体重和了解胎儿的位置,都是产科工作者在做产前检查时应当清楚熟悉的问题。

(一)骨盆的组成

成年妇女的骨盆是由 4 块骨,即骶骨,尾骨和左、右两块髋骨所组成。每块髋骨又由髂骨、坐骨和耻骨融合而成。两块髋骨借骶髂软骨与骶骨连接,并在耻骨联合处互相接合(图 1-1)。

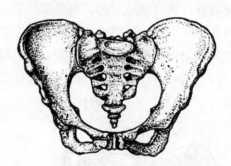

图 1-1　妇女的正常骨盆

(二)骨盆的发育

1.新生儿的骨盆

胎儿骨盆发展为成年人骨盆的机制历来为学者所关注,尤其是某些畸形骨盆的发生。

新生婴儿的骨盆是由部分骨质及部分软骨所组成。新生婴儿的髋骨并不是像成年人那样,而是分为髂骨、坐骨和耻骨。这三块骨头由一块大的"Y"形软骨连接起来在髋臼处聚集。髂嵴和髋臼及坐耻支的大部分完全是软骨(图 1-2)。

骨盆的软骨部分逐渐变为骨质,但是髋臼处完全接合是在青春期甚至更晚些时间才能完成。事实上,髋骨要在 20～25 岁才能完全骨化。

2.胎儿骨盆转变为成年人骨盆

一般认为骨盆形状的演变牵涉到两种因素:①生长和内在的倾向;②机械性影响。这个转变过程不完全是机械性力量,表现在成年人的骨盆中存在着性别的和人种的差异。出生后机械性影响对男女两性是一样的,然而性别的差异则在青春将要到来时才被确立。

生长和遗传影响所起的作用,已由 Litzmann 清楚地阐明。他指出女性的骶骨比男性的要

1

宽得多。出生时两性的第 1 节骶骨都比翼部宽 1 倍（100：50），但至成年，此比率在女性成为 100：76，而在男性则为 100：56。这就表明女性骶骨翼部的生长要比男性快得多。早期的研究工作者认为，生产中骨盆的一切变化都是由于性别的差异，而机械性因素的影响仅仅是从属的。

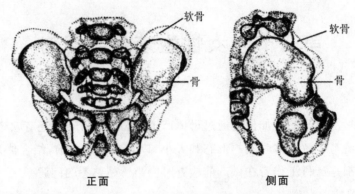

正面　　　　　　　　　侧面

图 1-2　近足月的胎儿骨盆正面和侧面显示骨化的程度

（三）骨盆的关节及韧带

在上面，骨盆的骨是由耻骨联合接合在一起的。耻骨联合是由纤维软骨和上耻骨韧带及下耻骨韧带（往往称为耻骨弓状韧带）所组成（图 1-3）。耻骨联合有一定程度的可动性；此可动性在妊娠时增加，特别在经产妇中增加更多。这一事实是由 Budin 证明的。他陈述如果把一指伸入一名妊娠妇女的阴道中，当她起来行走时就可扪及她的耻骨两端随着每一步上下活动。骶骨与髂骨之间的关节（骶髂关节）也有一定程度的可动性。

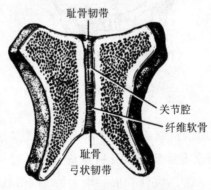

图 1-3　耻骨联合正面切片

在妊娠过程中，骨盆的关节松弛可能是由于激素的改变所致。妇女的耻骨联合在妊娠的上半期开始松弛，并在妊娠最后 3 个月更为松弛，但分娩后立即开始消退，一般产后 3～5 个月可完全消退。耻骨联合在妊娠过程中宽度增加，在经产妇比初产妇增宽得更多，而且在分娩后很快转为正常。经 X 线研究发现骨盆在妊娠足月时由于骶髂关节向上滑动引起较明显的活动性。最大的移位是在膀胱截石卧位时，此移位可以使骨盆出口的直径增加 1.5～2 cm。

（四）骨盆的分界

骨盆的分界线是指髂耻线把骨盆分为两部分，即假骨盆和真骨盆。假骨盆处于界线之上，真骨盆则在界线之下。

假骨盆后边界是腰椎,其两侧为髂窝;前面的边界是前腹壁下部(图 1-4)。假骨盆的大小随髂骨的张开程度不等,在妇女中有很大的差异,这些差异并无特别妇产科意义。

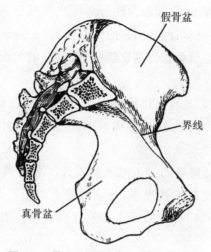

图 1-4　骨盆矢状切面显示真、假骨盆

真骨盆处于分界线之下,与分娩密切相关。上分界是骶岬上缘和骶骨的翼部、髂耻缘,以及耻骨联合的上缘,下分界是骨盆出口。盆腔好比是一段切断的、弯的圆筒;它的后面最高,因为它的前壁在耻骨联合处的长度大约为 5 cm,而后壁的长度约为 10 cm。因此,当妇女处于立位时,骨产道上部的轴心是向下、向后,而它的下部是弯曲的,指向下前。

真骨盆的壁部分是骨质,部分是韧带。它的后边界是骶骨和尾骨的前面;两侧的界限由坐骨内面和骶骨—坐骨切迹及骶骨韧带组成;在前面,它的边界是闭孔、耻骨和坐骨的升支。

正常成年妇女真骨盆的两侧壁稍呈前集。因此,如果一名正常成年妇女的两侧坐骨平面向下伸展,它们将在近膝处相遇。从每块坐骨的后缘中间伸出的是坐骨棘,后者是骨盆的重要标志,如在两棘之间画一条线,就可代表盆腔的最短直径。此外,在做阴道或肛门检查时坐骨棘很容易被摸到,因此,要查明胎儿先露部是否已下达中骨盆的水平时,它们可作为有价值的标志。

骶骨构成盆腔的后壁。骶骨的前缘相当于第 1 节骶椎体,即骶岬,可能在做阴道检查时被摸到,因而可为骨盆内测量法提供一个界标。正常骶骨呈现为一个明显垂直的和不十分明显与地平线平行的凹,它在不正常的骨盆内可以出现重要的变异。从骶岬到骶骨尖端的一条直线通常为 10 cm,而沿上述凹的距离则为 12 cm。

女性耻骨弓的外形是独特的。两侧耻骨的降支在 90°～100°的角度联合起来形成一个圆形的耻骨弓,胎儿的头部可容易地从下面通过。

(五)骨盆的平面、径线和倾斜度

由于骨盆的特殊形状,很难将它里面描述清楚。为方便起见把骨盆分为 4 个平面:①骨盆入口平面;②骨盆出口平面;③骨盆的最宽平面;④骨盆中段平面。

1.骨盆入口平面

骨盆入口(上峡)的后面以骶岬和骶骨翼部为界;两侧以髂耻缘为界;在前面的分界是耻骨

横支和耻骨联合上缘。典型的女性骨盆入口几乎是圆的,不是卵形的。

骨盆入口的4条径线,一般描述为前后径、横径和两条斜径。前后径自骶岬的中间伸至耻骨联合上缘,称为真直径或内直径。正常时其长度为11 cm,或长些,但在异常骨盆,它可能明显地缩短。横径与真直径成直角,它代表两侧分界线之间最长的距离。横径一般在骶岬前面的5 cm处与真直径交叉。在卵形骨盆中,它的长度约为13.5 cm;在圆形骨盆中则稍短些。任一斜径自一侧骶髂软骨结合伸至对侧的髂耻隆起,根据它们的起点位置,被称为左或右斜径,其长度约为12.75 cm。

骨盆入口的前后径(即认为是真直径的)并不代表骶岬与耻骨联合之间的最短距离。最短距离是从骶岬到耻骨联合上缘稍下之处,常称为产科直径。在大多数骨盆中,这是胎头下降时必须通过骨盆入口的最短直径。

产科直径不能用手指直接测量到。虽然人们设计了各种器械,但除X线外,都未能获得满意的结果。临床上如果没有X线设备,只能测量出对角径的距离,然后根据耻骨联合的高度和倾斜度减去1.5~2 cm,间接地估计产科直径的长度。对角径是从耻骨下缘到骶岬的一条径线。

2.骨盆出口平面

骨盆的出口由两个近似三角区组成。这两个三角区不在同一平面上,但有一条共同的基线,即在两侧坐骨结节之间的一条线。后三角的顶点是骶骨的尖端,两侧的界限是骶结节韧带和坐骨结节;前三角的顶点是耻骨联合下缘,两侧是耻骨降支。

骨盆出口一般描述有3条径线:前后径、横径和后矢状径。前后径自耻骨联合下缘至骶骨尖端,其长度约为11.5 cm。横径系两侧坐骨结节之间的距离约11 cm。后矢状径自骶骨的尖端伸至出口横径之中点,其长度约为7.5 cm(图1-5)。

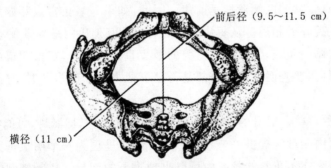

前后径(9.5~11.5 cm)

横径(11 cm)

图1-5 骨盆出口

3.骨盆的最宽平面

骨盆的最宽平面没有什么产科学意义。从定义来看,骨盆的最宽平面表示盆腔最宽敞的部分。骨盆的最宽平面的前后径从耻骨联合的后面中间伸到第二、第三节骶椎的结合处;横径处于两侧髋臼中心之间。前后径和横径的长度均为12.5 cm左右。骨盆的最宽平面的两条斜径在闭孔和骶坐骨切迹之间,长度是不确定的。

4.骨盆中段平面

骨盆中段平面位于两侧坐骨棘的同一水平,是骨盆的最窄平面。骨盆中段平面对胎头入盆后分娩产道阻塞有特别重要的意义。前后径长约 12 cm;横径处于两侧坐骨棘之间,长约 10.5 cm;后矢状径最短,约 5 cm。

5.骨盆倾斜度

处于直立位的妇女,其骨盆入口平面与地平面所形成的角度称为骨盆倾斜度。一般妇女的骨盆倾斜度为 60°(图 1-6)。骨盆倾斜度过大往往影响胎头的衔接。

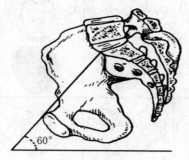

图 1-6 骨盆倾斜度

6.骨盆轴

骨盆轴为连接骨盆腔各平面中点的假想曲线。此轴上段向下向后,中段向下,下段向下向前(图 1-7)。分娩时胎儿即沿此轴娩出。

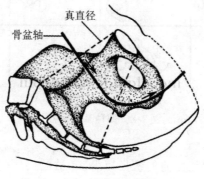

图 1-7 骨盆轴

(六)骨盆的类型

根据骨盆的形状可分为 4 种类型:①女性型骨盆;②男性型骨盆;③类人猿型骨盆;④扁平骨盆。该分类至今仍被广泛使用,该分类能协助医师领会分娩机制,当遇到骨盆狭窄时,帮助医师做出明智的处理。

该分类以骨盆入口的前、后两部的形态作为基础。在入口最长横径处画一条线,把它分为前、后两部分(图 1-8)。后面的部分决定骨盆的形状,前面的部分表示它的变异。很多骨盆不是纯粹型的,而是混合型的。如某一个女性型骨盆可以伴有男性样型的倾向,即骨盆后部是女性型的而前部是男性样型的。

1.女性型骨盆

女性型骨盆入口的后矢状径比前矢状径仅稍短些。后半部分的边缘是圆形的,前半部分也是圆而宽的。因为入口的横径或是比前后径稍长些或是一样长,所以从入口的总体来看稍似横位卵圆形或圆形。骨盆的侧壁是直的,坐骨棘亦不突出,耻骨弓是宽的,两侧坐骨之间的横径长度为 10 cm 或长些。形成骨盆的骶骨既不前倾也不后倾。女性型骨盆骶坐骨切迹是圆形的而非狭窄的。女性型骨盆是最普通的,约占半数。根据现有资料,这类骨盆在我国妇女占52%~58.9%。

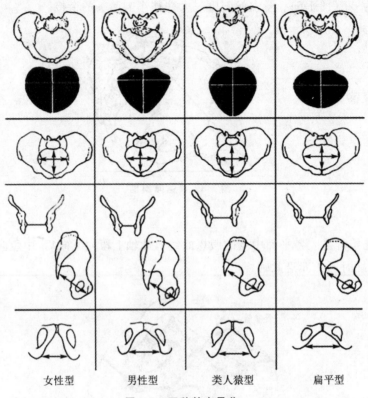

女性型　　　男性型　　　类人猿型　　　扁平型

图 1-8　四种基本骨盆

2.男性型骨盆

男性型骨盆入口的后矢状径比前矢状径短得多,被胎头所占用的后面地位除外。后面半部分的边缘不是圆形,而是倾向与前半部分相应边缘的结合点构成楔形。前骨盆是窄三角形的,两侧壁往往内聚,坐骨棘突出耻骨弓狭窄。骨盆的诸棘均显得粗重。骶坐骨切迹呈狭窄和高弓形。骨盆的骶骨部分往往较直并向前倾,它的前倾使后矢状径缩短。骨盆的末端有相当程度地向前倾斜。这类骨盆在我国妇女仅占 1%~3.7%。

非常狭窄的男性样型骨盆预示经阴道分娩困难。当遇到较小的男性样型骨盆时,困难的产钳手术和死胎的发生率大大增高。

3.类人猿型骨盆

类人猿型骨盆的特点是入口前后径比横径长,往往形成一个卵型骨盆。类人猿型骨盆的前半部稍狭窄和有尖角,骶坐骨切迹较大,两侧壁往往稍呈内集状,而且骶骨向后倾斜,因此后半部较大。骶骨往往有 6 节而且是直的,使类人猿型骨盆比其他类型的骨盆要深些。类人猿型骨盆的坐骨棘很可能较为突出。耻骨弓一般稍狭窄,但形状是好的。这类骨盆在我国妇女占14.2%~18%。

4.扁平骨盆

扁平骨盆可以说是扁平的女性型骨盆。前后径短而横径长,横径的位置与典型的女性型骨盆的横径相似。骨盆前半部的角度很大,两侧髂耻线的前耻髂部和后髂部都相当弯曲,骶骨往往是弯曲而向后旋转。因此,骶骨短、骨盆浅,构成一个宽的骶坐骨切迹。这种类型的骨盆在我国妇女中占 23.2%～29%。

5.中间类型骨盆

中间类型骨盆或称混合类型,比上述纯粹类型(或称基本类型)要多得多。骨盆后半部的特征决定它的类型,前半部的特征表示它的倾向。

二、外生殖器官解剖

女性生殖器可分为外生殖器和内生殖器两部分。外生殖器一般是指位于耻骨联合下缘与会阴之间所能见到的部分(图 1-9)。

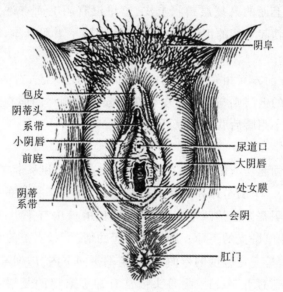

图 1-9　女性外生殖器

(一)阴阜

阴阜是耻骨联合前方以脂肪组织为主组成的垫子样结构。在青春期后这里的皮肤上长着有卷曲状的毛发,呈盾式分布。男女两性阴毛分布的范围有所不同。在女性,阴毛分布在一个三角形区域,三角的基线相当于耻骨联合的上缘,从这里少量阴毛往后下方扩展直达大阴唇外面。在男性,阴毛的分布不局限。阴毛可以向上分布,朝向脐部或朝下扩伸而达左、右大腿的内侧。

(二)大阴唇

大阴唇是由阴阜开始,向下、向后扩展的左、右两堆盖有皮肤的脂肪组织。这里的皮肤在多数妇女有色素沉着。大阴唇的外形根据所含脂肪量的多少而不同。

妇女的大阴唇在解剖上相当于男性的阴囊。子宫的圆韧带终止于大阴唇的上缘。经产妇的大阴唇往往变得不甚触目,尤其老年妇女的大阴唇更为萎缩。

一般妇女的大阴唇长 7～8 cm,宽 2～3 cm,厚 1～1.5 cm。女孩或未婚女子的两侧大阴唇

7

往往互相靠拢而完全盖没它们后面的组织,经产妇左、右大阴唇多数是分开的。大阴唇在前上方和阴阜相连,后方则逐渐并入会阴部。左、右大阴唇在后方的正中形成后联合。

大阴唇外面的皮肤与邻近的皮肤相似,在青春期后长有毛发。未产妇的大阴唇内侧面湿润似黏膜,经产妇则变为与外面的皮肤一样,有许多皮脂腺但没有阴毛。在大阴唇的皮肤下面有一层厚的结缔组织,其中有丰富的弹力纤维和脂肪组织,这里形成外阴部形状的主体。在脂肪层中有较多的静脉,因此,如果大阴唇受到外伤容易发生血肿。

(三)小阴唇

分开大阴唇后,可见到小阴唇。左、右小阴唇在外阴的前上方互相靠拢。左、右小阴唇的大小和形状因人而异,有很大差别。未产妇的小阴唇往往被大阴唇所遮盖,经产妇的小阴唇可伸展到大阴唇之外。

左、右小阴唇分别由两片薄薄的组织所组成。一般情况下小阴唇呈湿润状,颜色微红犹如黏膜一样。盖在小阴唇上面的是复层鳞状上皮,这里没有阴毛而有许多皮脂腺,偶有少数汗腺。小阴唇的内部含有勃起功能的组织、许多血管和少数平滑肌纤维。小阴唇富有多种神经末梢,非常敏感。

左、右两侧小阴唇在前方互相靠拢,各自的上端分为两层。左、右两侧的下层相结合,成为阴蒂的系带;左、右两侧的上层则与阴蒂包皮合在一起。两侧小阴唇在后方,或者分别与大阴唇结合或者在中线形成小阴唇后联合,又称阴唇系带。

(四)阴蒂

阴蒂是小而长且有勃起功能的小体,其头位于阴蒂的包皮和系带之间。

阴蒂由一个阴蒂头、一个阴蒂体和两只阴蒂脚组成,相当于男性的阴茎,具有勃起性。阴蒂头由梭形细胞组成。阴蒂体包括两个海绵体,在它们的壁中有平滑肌纤维。长而狭的阴蒂脚分别起源于左、右两侧坐耻支的下面。即使在勃起的情况下,阴蒂的长度也很少超过 2 cm。由于小阴唇的牵拉,阴蒂呈一定程度的弯曲,其游离端指向下内方,朝着阴道口。

阴蒂头的直径很少超过 0.5 cm。阴蒂头被富有神经末梢的复层上皮盖没,因而非常敏感,是使女性动欲的主要器官。

大阴唇、小阴唇和阴蒂都含有纤细的神经末梢网和触觉盘。生殖神经小体(一种感觉小体)则多见于小阴唇,特别多见于阴蒂的包皮和阴蒂头,而很少分布于大阴唇。

(五)前庭

前庭是指左、右小阴唇所包围的长圆形区域,为胚胎期尿生殖窦的残余部分。前庭的前方有阴蒂,后方则以小阴唇后联合为界。

在前庭的范围内有尿道口,阴道口和左、右前庭大腺(即巴氏腺)的出口(图1-10)。前庭的后半部,即小阴唇后联合与阴道之间是所谓的舟状窝。除未产妇外此窝很少能被观察到,经产妇在分娩时多数妇女的舟状窝由于受到损伤而消失。

(六)前庭大腺

与前庭密切相关的是前庭大腺。前庭大腺是一对小小的复泡管状腺,其直径各为 0.5～1 cm 位于前庭下方阴道口的左、右两侧。复泡管状腺的出口管长 1.5～2 cm,开口于前庭的两侧,正好在阴道口两侧边缘之外。前庭大腺的管径很小,一般仅能插入细小的探针。在性交的刺激下,腺体分泌出黏液样分泌物以资润滑。

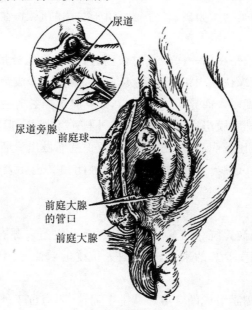

图 1-10 尿道、尿道旁腺、前庭大腺

(七)尿道口

尿道口位于前庭的中央、耻骨弓下方 1～1.5 cm 处,稍高于阴道口的水平。尿道口往往呈轻度折叠状,排尿时尿道口的直径可以放松到 4～5 mm。在尿道的左、右两侧,尿道旁管(即Skene 氏管)开口于前庭,也偶有个别妇女的尿道旁管开口于尿道口内的后壁处。尿道旁管的口径很小,约为 0.5 mm,其长度可因人而异。

尿道下 2/3 经过阴道的前壁,与它相应处紧密相连。阴道下 1/3 的环状肌肉围绕尿道的上端和下端。

(八)前庭球

前庭球是位于前庭两侧黏膜下的一对静脉聚集体,长 3～4 cm,宽 1～2 cm,厚0.5～1 cm。它们与坐耻支并列,部分被坐骨海绵体肌和阴道缩肌覆盖。前庭球的下端一般处于阴道口的中部,前端向上朝着阴蒂伸展。

从胚胎学的角度看,前庭球相当于男性阴茎的海绵体。在分娩时前庭球往往被推到耻骨弓的下面,但因其尾部部分环绕着阴道,在分娩时容易受到损伤而造成外阴血肿甚至大量出血。

(九)阴道口和处女膜

阴道口位于前庭的后半部,其形状和大小可因人而异。在处女,阴道口往往被小阴唇所盖没;推开小阴唇则可见到阴道口几乎完全被处女膜所封闭。处女膜是否破裂有时可以引起法律纠纷,因此,检查时应详细检查、慎重结论。

处女膜的形状和坚固度均有明显的差异。处女膜大部分由弹性和胶原性的结缔组织组成。处女膜的两面均被未角化的复层鳞状上皮覆盖。阴道的表面和游离的边缘有较多的结缔组织乳头。处女膜没有腺性或肌性成分,也没有很多神经纤维。新生女孩的处女膜有很多血管;妊娠妇女的处女膜上皮较厚并富有糖原;绝经后妇女的处女膜上皮变薄,并可以出现轻微的角化;成年处女的处女膜仅是或多或少围绕阴道口的一片不同厚度的膜,并有一个小到如针尖、大到能容纳一个或两个指尖的孔。此开口往往呈新月形或圆形,偶可呈筛状、有中隔或伞状。伞状的可能被误认为是处女膜破裂。因此,由于法律的原因,在做出肯定的处女膜是否破裂的供述时必须慎重。

一般来说,处女膜多数是在第一次性交时被撕裂,裂口可以分散在数处,多数撕裂位于处女膜的后半部。撕裂的边缘往往很快结成瘢痕,此后,处女膜即成为若干分段的组织。首次性交时,处女膜被撕裂的深度因人而异。一般认为,处女膜被撕裂时往往伴有少量出血但很少引起大出血。在个别处女,处女膜组织比较坚韧,需外科手术切开,但极为罕见。由分娩引起的处女膜解剖上的改变往往比较明显、清楚,因而易被识别而做出诊断。

处女膜无孔是一种先天性异常,此时阴道完全被闭锁。主要表现为经血滞留、性交受阻,一般需手术切开。

(十)阴道

关于阴道的起源问题尚无统一的意见。针对阴道上皮的来源有 3 种不同的看法:①苗勒系统;②午非管;③尿生殖窦。总的来说,被多数人接受的看法是阴道部分起源于苗勒氏管和部分来自尿生殖窦。

阴道是一个由肌肉、黏膜组成的管道。从上下而论,阴道位于外阴部之上、子宫颈之下;从前后而论,阴道处于膀胱之后、直肠之前。

阴道可被称为子宫的排泄管道,子宫经过阴道排出经血。阴道也是女性的性交器官,同时又是分娩时产道的一部分。

阴道在前方与膀胱及尿道相邻近,它们之间被一层结缔组织,即“膀胱-阴道隔”分开。在后方,于阴道下段和直肠之间也有由类似组织形成的直肠-子宫间隔。大约有 1/4 的阴道被子宫直肠陷凹(即 Douglas 陷凹)分开。在正常情况下,阴道前壁与后壁的中间部分互相靠得较近,而在阴道的左、右两旁的侧壁之间则有一定距离。这样便使阴道的横切面看来犹似空心的 H 字形状(图 1-11)。

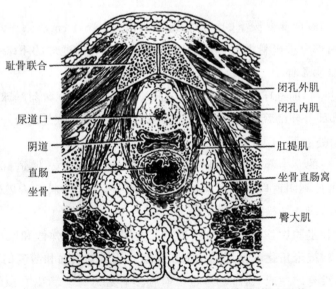

图 1-11　女性生殖器的横断面显示阴道内腔的 H 形状

阴道的伸缩性很大,在足月妊娠时它可以被扩张到足以使正常足月胎儿顺利娩出,而在产褥期间它又能逐渐恢复到产前状态。

阴道的顶端是个盲穹隆,子宫颈的下半部伸入此处。阴道穹隆可以分为四部分,即左、右、前、后穹隆。阴道和子宫颈的连接处在子宫颈的后方要比子宫颈的前方高些,因此,阴道后穹隆比前穹隆深一些,在进行手术时经后穹隆易进入盆腔后下方。阴道前壁比后壁稍短,前壁与后壁分别为 6~8 cm 和 7~10 cm。

阴道的前、后壁上有纵行的阴道皱褶柱。在未经产妇女中还可以在此处见到与纵行柱成直角的横嵴。当这些皱褶到达侧壁时渐渐消失,在高年经产妇中阴道壁往往变为平滑。

阴道的黏膜由典型的不角化复层鳞状上皮细胞组成。在上皮层下有一层结缔组织,其中的血管丰富,偶尔有淋巴小结。阴道黏膜仅松松地与下面的组织相连,因此,在做手术时可以方便地把阴道黏膜与位于下面的结缔组织分开。

阴道在正常情况下没有典型的腺。有时在经产妇的阴道中可见有些包涵囊肿,但它们不是腺,而是在修补阴道撕裂时的黏膜碎片被埋没在缝合伤口下。另外,有些衬有柱状的或骰状的上皮的囊肿也不是腺,而是午非管或苗勒氏管的残余物。

阴道的肌层可分为两层平滑肌,外层纵行,内层环行,但整个肌层并不明显。在阴道的下端可见有一横纹肌带。它是阴道缩肌或括约肌,然而主要关闭阴道的是肛提肌。在肌层的外面有结缔组织把阴道与周围的组织连接起来。这些结缔组织内含有不少弹性纤维和很多静脉。

阴道有丰富的血管供应。阴道的上 1/3 是由子宫动脉的子宫颈-阴道支供应,中 1/3 由膀胱下动脉供应,下 1/3 由直肠中动脉和阴部内动脉供应。直接围绕阴道的是一个广泛的静脉丛,静脉与动脉伴行最后流入髂内静脉。阴道下 1/3 的淋巴与外阴的淋巴一起大部分地流入腹股沟淋巴结,中 1/3 的淋巴流入髂内淋巴结,上 1/3 的淋巴流入髂总淋巴结。

根据 Krantz 的论述,人的阴道没有特殊的神经末梢(生殖小体),但它的乳头中偶可见到游离的神经末梢。

(十一)会阴

广义的会阴是指盆膈以下封闭骨盆出口的全部软组织结构,有承载盆腔及腹腔脏器的作用,主要由尿生殖膈和盆膈组成。尿生殖膈由上、下两层筋膜,会阴深横肌和尿道阴道括约肌构成。盆膈由上、下两层筋膜,肛提肌和尾骨肌构成。肛提肌由髂尾肌、耻骨直肠肌、耻尾肌组成。肛提肌有加强盆底托力的作用,又因部分肌纤维在阴道和直肠周围密切交织,还有加强肛门和阴道括约肌的作用。处于阴道和肛门之间的中缝(即会阴缝)被会阴的中心腱加固,球海绵体肌、会阴浅横肌和肛门外括约肌在它的上面会聚。以上这些结构共同成为会阴体的主要支撑。在分娩时它们往往被撕伤。

狭义的会阴是指阴道口与肛门之间的软组织结构。

三、内生殖器官解剖

内生殖器包括子宫、输卵管和卵巢。

(一)子宫

子宫是一个以肌肉为主组成的器官,它的外面被腹膜覆盖。子宫腔内面由子宫内膜覆盖。在妊娠期,子宫接纳和保护受孕产物并供以营养;妊娠足月时,子宫收缩,娩出胎儿。

在非妊娠期,子宫位于盆腔内,处于膀胱与直肠之间,下端伸入阴道。子宫后壁几乎全部被腹膜覆盖,它的下段形成直肠子宫陷凹的前界。子宫前壁仅上段盖有腹膜,它的下段直接与膀胱后壁相连,在它们中间有一层清楚的结缔组织。

子宫的形状上宽下窄(图1-12),可分为大小不同的上下两部:上部呈三角形,即宫体;下部呈圆筒形或梭形,即宫颈。宫体的前壁几乎是平的,其后壁则呈清楚的凸形。双侧输卵管起源于子宫角部,即子宫上缘和侧缘交界之处。双侧输卵管内端之间的上面凸出的子宫称为子宫底。自子宫的左、右侧角至盆腔底部之间是子宫的侧缘,不被腹膜所直接覆盖但有阔韧带附着于此。

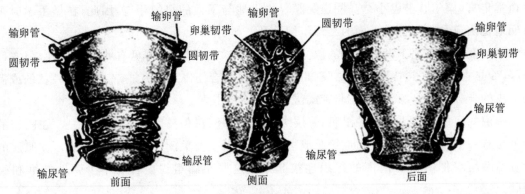

图 1-12 子宫的前面、侧面、后面观

子宫的大小和形状随女性的年龄和产次而有较大差别。女性新生儿的子宫长度为2.5～3 cm,成年而未产者的子宫长度为5.5～8 cm,经产妇的子宫长度为9～9.5 cm。未产妇和经产妇的子宫重量亦有很大差异,前者为45～70 g,后者为80 g或更重一些。在不同年龄的对象中,宫体与宫颈长度的比率亦有很大差异。在婴儿中,宫体长度仅为宫颈长度的一半;在年轻而未产者中,宫体长度与宫颈长度约相等;在经产妇中,宫颈长度仅为子宫总长度的1/3。

子宫的主要组成成分是肌肉,子宫体的前壁与后壁几乎互相接触,中间的子宫腔仅为一裂缝。子宫颈呈梭形,在其上、下两端各有一小孔,即宫颈内口和外口。在额切面,子宫体呈三角形,子宫颈管则仍保留其梭形。经产妇子宫腔的三角形状变得较不明显,因为原来凸出的侧缘往往变为凹进。绝经期妇女由于子宫肌层和内膜层萎缩子宫的体积变小。

1.子宫颈

子宫颈是指子宫颈解剖学内口以下的部分子宫。在子宫的前方,子宫颈的上界几乎相当于腹膜开始反折到膀胱上。子宫颈被阴道的附着处分为阴道上和阴道两部分,称为子宫颈阴道上部和子宫颈阴道部。子宫颈阴道上部的后面被腹膜覆盖,前面和左、右侧面与膀胱及阔韧带的结缔组织相接触。宫颈阴道部伸入阴道,它的下端是子宫颈外口。

子宫颈外口的形状可因人而异。在未产妇,它是个小而齐整的卵圆形孔;在经产妇,因子宫颈在生产时受到一定的损伤(损伤最容易发生于外口的两旁),子宫颈外口往往变为一条横行的缝道。这样就把子宫颈外口分为所谓的前唇和后唇。有时在初产妇子宫颈遭到较严重的多处撕裂时,它的外口变得很不规则(图1-13、图1-14)。

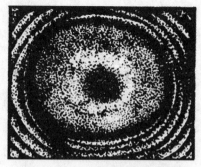

图 1-13　未经产妇的宫颈外口

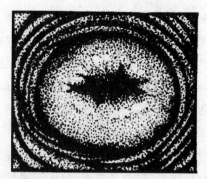

图 1-14　经产妇的宫颈外口

子宫颈主要由结缔组织组成,偶有平滑肌纤维,但这里有许多血管和弹性组织。子宫颈的胶原性组织与子宫体的肌肉组织一般界线明显,但也可以是逐渐转变的,延伸范围为 10 mm 左右。子宫颈的物理性能根据它的结缔组织状态决定,在妊娠期和分娩期,子宫颈之所以能扩张与子宫颈中的胶原组织的离解有关。

子宫颈管的黏膜由一层高柱形上皮组成,它处在一层薄的基底膜之上。这里没有黏膜下层,因此,子宫颈的腺体直接从黏膜的表层伸入到下面的结缔组织。这里的黏液细胞为宫颈管分泌厚而粘的分泌物,形成黏液栓,将宫颈管与外界隔开。

宫颈阴道部的黏膜直接与阴道的黏膜相连,二者都由复层鳞状上皮组成,有时子宫颈管的腺体可以伸展到黏膜面。假如这些腺体的出口被阻塞则会形成所谓的潴留囊肿。

在正常情况下,阴道部的鳞状上皮与子宫颈管的柱状上皮之间,在宫颈外口处,有清楚的分界线,称为原始鳞-柱交接部或鳞柱交界。如遇有体内雌激素变化、感染或损伤,复层鳞状上皮可扩展到子宫颈管的下 1/3 甚至更高一些。而子宫颈管的柱状上皮也可移至子宫颈阴道部,这种变化在有子宫颈前、后唇外翻的经产妇中更为显著。这种随体内环境变化而移位所形成的鳞-柱交接部称生理性鳞-柱交接部。在原始鳞-柱交接部和生理性鳞-柱交接部间形成的区域称移行带区,此区域是宫颈癌的好发部位。

子宫峡部为子宫颈阴道上部与子宫体相移行的部分,实际上属于子宫颈的一部分,即子宫颈解剖学内口和子宫颈组织学内口之间的部分,在产科方面有特别重要的意义。正常时,此部仅长 0.6～1 cm,到妊娠晚期,则可增长达 6～10 cm,临床上称其为子宫下段,是剖腹取胎切开子宫之处。

2.子宫体

子宫体的壁由 3 层组织组成,即浆膜层、肌肉层和黏膜层。浆膜层由覆盖在子宫外面的腹膜组成,它和宫体紧密粘连。

子宫体的黏膜层位于宫腔面,即为子宫内膜。它是一层薄的、淡红色的绒样的膜。仔细观察可以见到有许多微小的孔,即子宫腺体的开口。在生殖年龄的妇女,其子宫内膜有周期性变化,即为月经周期。总的来说,正常子宫内膜在月经期后是相当薄的,它的管形腺体互相分开。但在下次月经之前,内膜又复迅速增厚。正常情况下,子宫内膜的厚度可以变动在 0.5 mm 至 3～5 mm。

子宫内膜的表面上皮由一层高柱形、具有纤毛且互相紧密排列的细胞组成。在子宫内膜周期中这些细胞的卵圆形细胞核多数位于细胞的下半部分。

　　管形的子宫腺体由表层上皮内陷构成。它们伸入子宫内膜层的全层,直达肌层。从组织学的观点看,这些腺体与子宫内膜的表层上皮相似,由一层柱状、部分有纤毛的上皮组成。这些腺体位于一层薄的基底膜上,可分泌稀薄的碱性液体以保持子宫腔潮湿。

　　处于表面上皮与子宫肌层之间的子宫内膜结缔组织是一种间质细胞液,紧接行经后。它由结缔组织细胞组成,此种细胞的细胞质少,细胞核致密,呈卵形和纺锤形。当由于水肿分离时,这些细胞呈现星状并伴有正在分支的细胞质,在腺体和血管周围更为密集。行经前几天,它们往往增大,有更多的水泡,形似蜕膜细胞。同时,有白细胞浸润。

　　子宫内膜的血管结构对解释月经和妊娠的某些现象极为重要。动脉血是由子宫和卵巢动脉供给子宫的。当动脉支穿透子宫壁进入肌层,称为弓形小动脉。在内膜的基底层分出基底小动脉供应基底层,它本身呈螺旋小动脉供应近宫腔面 2/3 的内膜,螺旋小动脉壁有平滑肌及外膜,进入近腔面 1/3 内膜时平滑肌消失而形成微血管(图 1-15)。子宫内膜的动脉是呈圈状的或螺旋形的动脉,这些血管壁对激素的影响很敏感,特别是血管收缩。子宫内膜的直基底动脉比螺旋小动脉短而口径小,它们仅能伸入子宫内膜的基底层或者最多稍伸入中层,它们不受激素的影响。

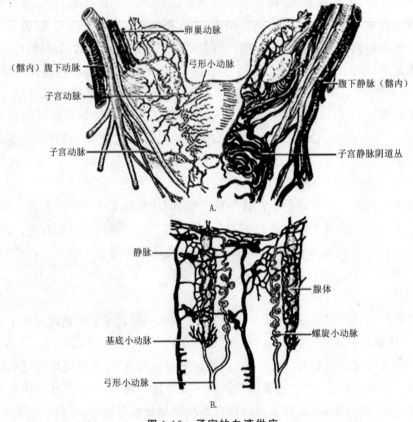

图 1-15　子宫的血液供应

A.子宫的动静脉;B.子宫内膜的血供

　　子宫的大部分由含有很多弹性纤维的结缔组织联合起来的肌肉束组成。子宫的肌肉纤维从上到下逐渐减少,到了子宫颈仅含有 10% 的肌肉。在子宫体中,子宫内壁较外壁含有相对多的肌肉。在妊娠期,子宫上部的肌肉大大增加而子宫颈的肌肉含量没有明显的变化。根据这些研究的结果,认为在分娩时子宫颈是被动地扩张。

3.子宫的韧带

从子宫两侧伸展者为阔韧带、圆韧带和子宫骶韧带。

阔韧带是自子宫两侧缘伸展至骨盆壁的两个翼状结构,它们把盆腔分为前、后两个间隔。每个阔韧带是一个包围各种结构的腹膜褶,它有上缘、侧缘、下缘和中缘。上缘的内侧 2/3 形成输卵管系膜,附着于输卵管;上缘的外侧 1/3 从输卵管的散状端伸至骨盆壁,形成卵巢悬韧带,卵巢动脉经此穿过。输卵管下的阔韧带部分即为输卵管系膜,由两层腹膜组成,其间是一些松弛的结缔组织,有时可见卵巢冠。

卵巢冠由许多含有纤毛上皮的狭窄垂直小管组成。这些小管的上端与一条纵向管相接,后者在输卵管下伸展到子宫的侧缘,在子宫颈内口近处成为盲管。这个管是午非管的残余,在女性称为加特内管(卵巢冠纵管)。卵巢冠在男性相当于附睾的头。

在阔韧带的两侧缘,腹膜回向骨盆的边上。阔韧带的底部很厚,与骨盆底的结缔组织相连,子宫血管在此处穿过。阔韧带的最厚部分叫作主韧带;宫颈横韧带或子宫骶韧带由结缔组织组成,与阴道上部的子宫颈和子宫侧缘牢固联合。此部分包含着子宫血管和输尿管下段。子宫下端阔韧带的直切面呈三角形,子宫血管处于它宽阔的基线上。它与子宫颈附近的结缔组织广泛连接,即子宫旁组织。阔韧带上部的直切面显示分为 3 部分,分别围绕输卵管、子宫、卵巢韧带和圆韧带(图 1-16)。

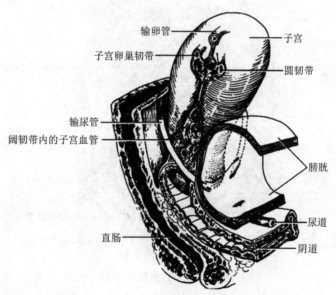

图 1-16　阔韧带的子宫端断面示意图

圆韧带从子宫的前部和侧部的两旁伸至输卵管附着处之下。每一条圆韧带处于腹膜的一褶之中与阔韧带相连,并向上、向外延伸过腹股沟管,终止于大阴唇的上部之中。在非妊娠时,圆韧带的直径为 3～5 mm,由直接与子宫相连的平滑肌和一些结缔组织组成,相当于男性的睾丸引带。在妊娠时,圆韧带相应肥大。

子宫骶韧带从子宫颈的后部和上部伸展并环绕直肠,然后附着在第二和第三节骶椎筋膜之上,其由结缔组织和肌肉组成,并被腹膜覆盖。它们构成直肠子宫陷凹的侧界,并对宫颈施加牵引力,以协助子宫保持在正常位置。

4.子宫的位置

子宫的一般位置是轻度前倾、前屈。当妇女直立时,子宫几乎处于水平线和稍向前屈,子宫底处在膀胱上,而宫颈则向后朝着骶骨的下端,其外口大约处于坐骨棘的水平。当然,上述器官的位置可依据膀胱和直肠的膨胀程度而变动。

正常子宫是一个部分可动的器官。宫颈是固定的,但是宫体可以在前后平面上自由活动。所以,姿势和地心引力可以决定子宫的位置。直立时骨盆的前倾斜可能造成子宫的前屈。

5.子宫的血管

子宫血管的供应主要来自子宫动脉和卵巢动脉。子宫动脉——髂内动脉的主支(图 1-17)在往下短距离后进入阔韧带的底部,跨过输尿管到达子宫旁,然后在到达阴道上部的子宫颈之前分为两支。较小的子宫颈阴道动脉供应子宫颈的下部和阴道的上部。子宫动脉的主支上行,作为一条高度卷曲的血管沿着子宫的侧缘分为一支相当大的血管(供应子宫颈的上部)和很多穿入子宫体的小支。将到输卵管之前,子宫动脉的主支分为 3 条末端支,即子宫底支、输卵管支和卵巢支。卵巢支与卵巢动脉的末端支吻合;输卵管支通过输卵管系膜,供应输卵管;子宫底支分布在子宫的上部。

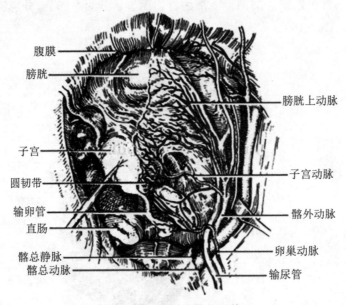

图 1-17　子宫和骨盆血管

子宫动脉在横越阔韧带之后,约在宫颈内口的水平到达子宫。大约在离子宫侧缘 2 cm 处子宫动脉经过输尿管。子宫动脉与输尿管接近点对手术来说极为重要,因为在做子宫切除术时输尿管可能损伤,或者被夹住,或在结扎子宫血管的过程中被误扎。

卵巢动脉——主动脉的一条直接分支(左卵巢动脉可来自左肾动脉),经过卵巢悬韧带,进入阔韧带。当到达卵巢门时分为许多较小的支进入卵巢,而它的主干越过阔韧带的全长,在到达子宫缘的上部时与子宫动脉的卵巢支吻合。除此以外,在子宫两侧血管之间还有很多的血管交流。

两侧弓形静脉联合成为子宫静脉,然后流入髂内静脉,最后汇入髂总静脉。卵巢和阔韧带上部的血由几条静脉所收集,在阔韧带内形成大的蔓状丛。蔓状丛的静脉在卵巢静脉内终止。右卵巢静脉流入腔静脉,左卵巢静脉则流入左肾静脉。

6.淋巴

子宫内膜有丰富的淋巴供应,但真正的淋巴管大部分限于基底部。子宫肌层的淋巴管向浆膜层增加并在浆膜下面形成丰富的淋巴管丛,特别是在子宫的后壁,而在前壁则少些。

子宫各部的淋巴流入几组淋巴结。来自宫颈的淋巴主要在髂内淋巴结终止;来自宫体的淋巴分布于两组淋巴结:一组淋巴管流入髂内淋巴结,另一组在网络来自卵巢区的淋巴管后终止于腰淋巴结。后者处于主动脉之前,约在两侧肾下端的水平(图 1-18)。

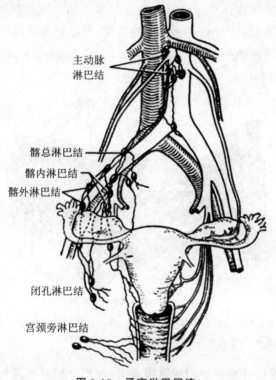

主动脉淋巴结

髂总淋巴结
髂内淋巴结
髂外淋巴结

闭孔淋巴结

宫颈旁淋巴结

图 1-18　子宫淋巴回流

7.神经支配

子宫有丰富的神经支配,但看起来它们不像是原生的,而是由于调整而发生的,因为有些脊髓被横切断的妊娠患者在分娩时子宫活动仍正常。

子宫的神经分配主要来自交感神经系统,也有一部分来自脑脊髓和副交感神经系统。副交感神经系统由来自第Ⅱ对、第Ⅲ对、第Ⅳ对骶神经的稀少纤维组成,分布于子宫的两侧,然后进入子宫颈神经节。交感神经系统经腹下丛进入盆腔,向两侧下行后进入子宫阴道丛。上述两神经丛的神经供应子宫、膀胱和阴道的上部。有些神经支在肌肉纤维间终止,另一些则伴着血管进入子宫内膜。

17

交感神经和副交感神经都具有运动神经和少许感觉神经纤维。交感神经使肌肉和血管收缩,副交感神经则抑制血管收缩,转为血管扩张。

盆腔内脏的神经支配有临床上的意义,因为有几种盆腔疼痛可以通过切断腹下神经丛永远获得解除。

来自第XI对和第XII对胸神经的感觉神经纤维可将子宫收缩的疼痛传至中枢神经系统。来自子宫颈和产道上部的感觉神经,经过盆腔神经到达第II对、第III对、第IV对骶神经,而产道下部的神经则经过腹股沟神经和阴部神经。子宫的运动神经来自 L_7 和 L_8 的脊髓。运动神经与感觉神经分层次,使在分娩时可应用脊尾麻醉和脊髓麻醉。

(二)输卵管

左、右输卵管自子宫的两角伸展至左、右卵巢,是输送卵细胞进入子宫的管道。输卵管的长度各有不同,在8~14 cm。它们由腹膜覆盖,管腔内有黏膜,每个输卵管分为间质、峡部、壶腹和漏斗部分。间质部分包含在子宫的肌肉内。管腔开始大致是向上、向外偏斜。间质部长为0.8~2 cm,管腔直径为0.5~1 mm;输卵管的峡部,即靠近子宫的狭窄部分,管腔直径为2~3 mm,然后逐渐扩大至较宽的外侧部分,即壶腹部,直径为5~8 mm;漏即伞形端,形似漏斗,为输卵管的远端开口(图1-19)。

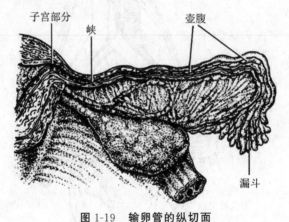

图1-19 输卵管的纵切面
显示输卵管管腔各段的不同大小,纵行折襞和输卵管与输卵管系膜、子宫角,以及卵巢的关系

除间质部外,输卵管的其余部分均被腹膜覆盖,此部分腹膜与阔韧带的上缘相连。除输卵管系膜的附着处外它完全由腹膜所围绕,散形端开口于腹腔内,其凸出部分即卵巢伞,比其他部分都长得多;它形成一个浅槽,向卵巢靠近或到达卵巢。有学者认为卵巢伞可能是引导卵子进入输卵管的通路。输卵管的肌肉组织一般分为两层,即环形的内层和纵行的外层。在管的远侧,上述两层变得不太清楚,而且在伞形端即被肌肉纤维交织的网所取代。输卵管的肌肉组织经常有节奏地收缩,收缩率随月经周期而变动。最大的收缩率和强度发生在卵转送时,而在妊娠时则最慢、最弱。输卵管腔覆以黏膜,其上皮由单层柱状细胞组成。这些细胞有些具有纤毛,有些具有分泌功能,在散状端有纤毛的细胞最多,而在其他处则很稀疏。在月经周期的各个时期,上述两类细胞的比率不同。由于管腔没有黏膜下层,所以黏膜层直接与肌肉层相接触;黏膜排成纵向的折襞,在散状端则变为更复杂。因此,管腔各段的外表不同。输卵管子宫

部分的横切面显示 4 个简单的折襞,形成与马耳他十字相似的图案。管峡的折襞较为复杂。在壶腹,它的腔几乎完全被树状黏膜占据。这样的黏膜由极其复杂的折襞构成。

输卵管纤毛产生的流动方向指向子宫。输卵管的蠕动可能是输送卵的一个重要因素。

输卵管有丰富的弹性组织、血管和淋巴管。偶尔扩张的淋巴管可能是一个折襞的全部物质。输卵管的交感神经分布较副交感神经广泛。对输卵管的功能来说,上述神经的作用尚不明确。

输卵管黏膜在月经周期发生的组织变化与子宫内膜相似,但没有那么显著。在卵泡期,上皮细胞较长,有纤毛者宽,细胞核靠近边缘;无纤毛者狭,细胞核较近基底。在黄体期,分泌细胞变大,高于纤毛细胞,并挤压出它们的核。在行经期,上述变化更为突出。输卵管在妊娠晚期和产褥期显示的特征变化包括薄的黏膜、白细胞充满毛细管,以及蜕膜反应。如果在产褥期给予雌激素,黏膜细胞的长度会增加,分泌细胞的长度则会减短,并丧失很多胞质以致形状变得像木钉。绝经后输卵管黏膜的特性是上皮细胞矮,增长迅速。上述月经周期的输卵管黏膜,以及与它有关的肌肉组织收缩的变化,可能是雌激素与黄体酮之间的比例改变的结果。

(三)卵巢

卵巢的形状有些像杏仁,其主要功能是产生和排出卵细胞,以及分泌甾体激素。卵巢的体积在不同情况下有很大差异。在生殖期间,卵巢长 2.5~5 cm,宽 1.5~3 cm,厚 0.6~1.5 cm;绝经后,体积显著减小。而在老年妇女,卵巢的长、宽和厚度都只有 0.5 cm 左右。

正常时卵巢处于盆腔的上部,骨盆的左、右侧壁,髂外血管与腹下血管之间的浅窝内,即 Waldeyer 卵巢窝。当妇女直立时卵巢的长轴几乎垂直,仰卧时为水平位。然而它们的位置变动很大,因而很少见到左、右卵巢恰恰处于同一水平面的位置。

接触卵巢窝的卵巢面称为外侧面;面向子宫的是内侧面。附着在卵巢系膜上的卵巢边缘比较直,称为卵巢门,其不固定的边缘则是凸面,并且向后、向内指向直肠。

卵巢通过卵巢系膜附着在阔韧带上。卵巢固有带韧带始于子宫的侧面和后面部分,正好在输卵管起源处之下,伸展至卵巢的下端。它的长度一般在 3 cm 以上,其直径为 3~4 mm,由肌肉和与子宫相连的结缔组织组成并被腹膜覆盖。卵巢悬韧带从卵巢的上端伸展至骨盆壁,卵巢血管和神经在其间通过。

卵巢的外表随年龄而变化。在年轻妇女,其表面显示为平滑和暗淡白色,透过它可见一些有光的小的透明卵泡。当妇女年龄渐大,卵巢表面出现皱纹,而老年人卵巢的表面则明显迂曲。

卵巢的大体结构最好以它的横断面来研究,可以区别为两部分——皮层和髓质。

皮层(或称外层)的厚度随年龄而变化,年长者变薄。卵细胞和卵泡均位于皮层,由纺锤形结缔组织细胞和纤维组成,其中有分散的、不同发育期的原始卵泡和格雷夫卵泡(囊状卵泡)。随着妇女年龄的逐渐增大,卵泡数目逐渐减少。皮层的最外面是暗淡的白色,即卵巢白膜,它的表面是单层立方上皮,即 Waldeyer 生殖上皮。

卵巢的髓质由与卵巢系膜相连的疏松结缔组织组成,内含很多动脉和静脉。此外,尚有少量与卵巢悬韧带相连的平滑肌纤维。这些肌肉可能对卵巢的运动起作用。

卵巢有交感神经和副交感神经支配。大部分交感神经来自伴同卵巢血管的神经丛,小部分来自围绕子宫动脉卵巢支的神经丛。卵巢还有丰富的无髓鞘神经纤维。这些神经纤维的大部分也是伴同血管的，它们仅仅是血管神经。其他部分则形成花环样，围绕正常的和闭锁的卵泡，并伸出许多微细的神经支。这些支已被追踪到粒膜，但并未见到有穿过粒膜的。

四、邻近器官

(一)尿道

女性的尿道是一条狭窄的膜的管道，从内口伸至外口，长约为 4 cm。尿道处在耻骨联合的后面，包埋在阴道壁中。方向为向下、向前，稍为弯曲，其凹面向前。在不膨胀时，尿道的直径约为 6 mm。尿道穿过尿生殖膈的筋膜，外口(尿道口)直接位于阴道口之前，约在阴蒂 2.5 cm 之后。内层为纵行折襞，其中沿着尿道底的一条折襞称尿道嵴。很多小的尿道腺体开口于尿道内。

尿道由 3 层组织构成，即肌肉组织层、能勃起的组织层和黏膜组织层。肌肉层由环形肌肉纤维组成，与膀胱的肌肉相连，并伸展至尿道的全长。此外，在尿生殖膈的上、下筋膜之间，女性尿道与男性尿道一样，由尿道膜部括约肌所围绕。

紧接黏膜组织层下即是一层薄的海绵状能勃起的组织层。后者含有大的静脉丛及与静脉混合的平滑肌纤维。

黏膜层的颜色灰白，它的外面与外阴的黏膜相连，里面与膀胱的黏膜相连。其表面有复层鳞状细胞上皮，这层上皮在近膀胱处成为过渡型细胞。尿道的外口由少数黏液滤泡围绕。

(二)膀胱

女性膀胱的后面是子宫和阴道上部。膀胱子宫陷凹将膀胱与子宫体的前面分离，但在此陷凹的水平以下，通过疏松结缔组织与子宫颈的前面和阴道的前壁的上部相连。当膀胱排空时子宫靠在它的上面。

(三)输尿管

左、右输尿管从各自的肾脏输送尿液至膀胱，长为 25～30 cm。在女性，输尿管组成骨盆卵巢窝的后界，然后向内、向前沿子宫颈的侧面和阴道的上部到达膀胱底。近子宫颈处约 2.5 cm 有子宫动脉伴行。以后子宫动脉经过输尿管的上面，并在两层阔韧带之间上行。输尿管与子宫颈旁侧的距离约为 2 cm。一侧或两侧的输尿管有时都可能重叠成双。这样，双条输尿管往往在膀胱底才合并进入膀胱，但偶尔也可分别进入膀胱。

(四)盆部结肠(乙状结肠的下部)、直肠及肛管

盆部结肠上接髂部结肠(乙状结肠的上部)，下接直肠。这部分结肠一般处于盆腔内，但由于它的活动性，有时会被挤入腹腔。在盆部结肠的后面是髂外血管、左梨状肌和左骶神经丛。在它的前面，在女性，由几段小肠曲与子宫分开。

直肠的上端与盆部结肠相连，下端与肛管相连，其长度约为 12 cm。直肠上部的后面是直肠上血管、左梨状肌和左骶神经丛。它的下部处于骶骨、尾骨和提肛肌之上。在它的前面，在女性上部由几段小肠曲，或往往由盆部结肠与子宫及附件的小肠面分开。直肠的下部与阴道的后壁相连。

肛管是大肠末端，上接直肠，下至肛门，其长度为 2.5～4 cm。在女性，肛管由一团肌肉和纤维组织(即会阴体)与阴道的下端分开。

第二节　女性生殖系统生理

一、女性生殖生理特点

(一)卵巢功能的兴衰

卵巢的生理功能是产生卵子和女性激素(雌二醇和黄体酮);两种功能与卵巢内连续、周而复始的卵泡发育成熟、排卵和黄体形成相伴随,成为卵巢功能期不可分割的整体活动。在女性一生中,卵巢的大小和功能根据促性腺激素的强度有所变化;其功能的兴衰还与卵巢本身所含卵子的数量及伴随排卵的卵泡消耗有关。女性一生卵巢功能的兴衰,按胎儿期、新生期、儿童期、成人期4个时期分述。

1.胎儿期卵巢

人类胎儿期卵巢的发生分4个阶段,包括性腺未分化阶段、性腺分化阶段、卵原细胞有丝分裂及卵母细胞形成、卵泡形成阶段。

(1)性腺未分化阶段:大约在胚胎的第5周,中肾之上的体腔上皮及其下方的间充质增生,凸向腹腔形成生殖嵴。生殖嵴的上皮细胞向内增生伸入间充质(髓质),形成指状上皮索即原始生殖索,此为性腺内支持细胞的来源,此后原始生殖索消失。原始生殖细胞来自卵黄囊壁内,胚胎第4周仅有1000~2000个细胞,胚胎第6周移行到生殖嵴。

生殖细胞在移行过程增殖,至胚胎第6周原始生殖细胞有丝分裂至10000个,至胚胎第6周末性腺含有生殖细胞和来自体腔上皮的支持细胞及生殖嵴的间充质;生殖细胞是精子和卵子的前体,此时性腺无性别差异,称为原始性腺。

(2)性腺分化阶段:胚胎第6~8周,性腺向睾丸或向卵巢分化取决于性染色体。Y染色体上存在一个性别决定区(sex-determining region on the Y chromosome,SRY),它使原始性腺分化为睾丸。当性染色体为XX时,体内无决定睾丸分化的基因,原始性腺在胚胎第6~8周向卵巢分化,生殖细胞快速有丝分裂为卵原细胞为卵巢分化的第一征象;至第16~20周卵原细胞达到600万~700万。

(3)卵母细胞形成:胚胎第11~12周,卵原细胞开始进入第一次减数分裂,此时卵原细胞转变为卵母细胞。至出生时,全部卵母细胞处减数分裂前期的最后阶段——双线期,并停留在此阶段;抑制减数分裂向前推进的因子可能来自颗粒细胞。卵母细胞减数分裂的激活第一次是在排卵时(完成第一次减数分裂),第二次是在精子穿入时(完成第二次减数分裂)。卵母细胞经历二次减数分裂,每次排出一个极体,最后形成成熟卵细胞。

(4)卵泡形成阶段:第18~20周,卵巢髓质血管呈指状,逐渐伸展突入卵巢皮质。随着血管的侵入,皮质细胞团被分割成越来越小的片段。随血管进入的血管周围细胞(间充质或上皮来源为颗粒细胞前体)包绕卵母细胞形成始基卵泡;始基卵泡形成过程与卵母细胞减数分裂是同步的,出生时所有处在减数分裂双线期的卵母细胞均以始基卵泡的形式存在。但卵母细胞一旦被颗粒细胞前体包绕,卵泡即以固定速率进入自主发育和闭锁的轨道。

至出生时,卵巢内生殖细胞总数下降至100万~200万个,生殖细胞的丢失发生在生殖细胞有丝分裂、减数分裂各个阶段,以及最后卵泡形成阶段。染色体异常将促进生殖细胞的丢失,一条X染色体缺失(45,X)者的生殖细胞移行及有丝分裂均正常,但卵原细胞不能进入减数分裂,致使卵原细胞迅速丢失,出生时卵巢内无卵泡,性腺呈条索状。

2.新生儿期卵巢

出生时卵巢直径1 cm,重量250～350 mg,皮质内几乎所有的卵母细胞均包含在始基卵泡内;可以看到不同发育程度的卵泡,卵巢可呈囊性,这是因为出生后1年内垂体促性腺素中的卵泡刺激素持续升高对卵巢的刺激,出生1～2年促性腺激素水平下降至最低点。

3.儿童期卵巢

儿童期的特点是血浆垂体促性腺激素水平低下,下丘脑功能活动处抑制状态,垂体对促性腺激素释放激素不反应。但是儿童期卵巢并不是静止的,卵泡仍以固定速率分期分批自主发育和闭锁;当然,由于缺乏促性腺素的支持,卵泡经常是发育到窦前期即闭锁;因此,此期卵泡不可能有充分的发育和功能表现。但卵泡闭锁使卵泡的残余细胞加入卵巢的间质部分,并使儿童期卵巢增大。

4.成年期(青春期—生殖期—围绝经期—绝经后期)

至青春期启动时,生殖细胞下降到30万～50万个。在以后35～40年的生殖期,将有400～500个卵泡被选中排卵,每一个卵泡排卵将有1000个卵泡伴随生长,随之闭锁丢失。至绝经期卵泡仅剩几百个,在绝经前的最后10～15年,卵泡丢失加速,这可能与该期促性腺素逐渐升高有关。

在女性生殖期,由卵泡成熟、排卵及黄体形成组成的周而复始活动,是下丘脑-垂体-卵巢之间相互作用的结果;下丘脑神经激素、垂体促性腺素及卵泡和黄体产生的甾体激素,以及垂体和卵巢的自分泌/旁分泌共同参与排卵活动的调节。

(二)女性一生各阶段的生理特点

女性一生根据生理特点可按年龄划分为新生儿期、儿童期、青春期、性成熟期、围绝经期、绝经后期及老年期6个阶段。掌握女性各个生理阶段的特点,对各个生理时期的生殖健康保健十分重要。

1.新生儿期

出生后4周内称新生儿期。女性胎儿在母体内受胎盘及母体性腺所产生的女性激素影响,出生时新生儿可见外阴较丰满,乳房隆起或有少许泌乳,出生后脱离胎盘循环,血中女性激素水平迅速下降,可出现少量阴道流血。这些生理变化短期内均自然消退。

2.儿童期

从出生4周到12岁左右称儿童期。此期生殖器由于无性激素作用,呈幼稚型,阴道狭长,约占子宫全长的2/3,子宫肌层薄。在儿童期后期(8岁以后),下丘脑促性腺激素释放激素(GnRH)抑制状态解除,GnRH开始分泌,垂体合成和分泌促性腺素,卵巢受垂体促性腺素作用开始发育并分泌雌激素。在雌激素作用下逐步出现第二性征发育和女性体态;卵巢内卵泡在儿童期由于自主发育和后期在促性腺激素的作用下耗损,至青春期生殖细胞下降至30万个。

3.青春期

自第二性征开始发育至生殖器官逐渐发育成熟获得生殖能力(性成熟)的一段生长发育期。世界卫生组织(WHO)将青春期年龄定为 10～19 岁。这一时期的生理特点如下。

(1)第二性征发育和女性体态:乳房发育是青春期的第一征象(平均 9.8 岁),以后阴毛腋毛生长(平均 10.5 岁);至 13～14 岁女孩第二性征发育基本达成年型。骨盆横径发育大于前后径;脂肪堆积于胸部、髋部、肩部,形成女性特有体态。

(2)生殖器官发育(第一性征):由于促性腺激素作用,卵巢逐渐发育增大,卵泡发育开始和分泌雌激素,促使内、外生殖器开始发育。外生殖器从幼稚型变为成人型,大小阴唇变肥厚,色素沉着,阴阜隆起,阴毛长度和宽度逐渐增加,阴道黏膜变厚并出现皱襞,子宫增大,输卵管变粗。

(3)生长突增:在乳房发育开始 2 年以后(11～12 岁),女孩身高增长迅速,每年增高 5～7 cm,最快可达 11 cm,这一现象称生长突增,与卵巢在促性腺激素作用下分泌雌激素,以及与生长激素、胰岛素样生长因子的协同作用有关。直至月经来潮后,生长速度减缓,与此时卵巢分泌的雌激素量增多,具有促进骨骺愈合的作用有关。

(4)月经来潮:女孩第一次月经来潮称月经初潮,为青春期的一个里程碑;标志着卵巢产生的雌激素已足以使子宫内膜增殖,在雌激素达到一定水平而有明显波动时,引起子宫内膜脱落即出现月经。月经初潮是卵巢具有产生足够雌激素能力的表现,但由于此时中枢对雌激素的正反馈机制尚未成熟,因而卵泡即使能发育成熟也不能排卵。因此,初潮后一段时期内因排卵机制未臻成熟,月经一般无一定规律,甚至可反复发生无排卵性功能失调性子宫出血。

(5)生殖能力:规律的周期性排卵是女性性成熟并获得生殖能力的标志。多数女孩在初潮后需 2～4 年建立规律性周期性排卵;此时女孩虽已初步具有生殖能力,但整个生殖系统的功能尚未完善。

4.性成熟期

性成熟期一般在 18 岁左右开始,历时 30 年。每个生殖周期生殖器官各部及乳房在卵巢分泌的性激素周期性作用下,发生利于生殖的周期性变化。

5.围绝经期

世界卫生组织将围绝经期定义为始于卵巢功能开始衰退直至绝经后一年内的一段时期。

卵巢功能开始衰退一般始于 40 岁以后,该期以无排卵月经失调为主要症状,可伴有阵发性潮热、出汗等,历时短至 1～2 年,长至十余年。因长时间无排卵,子宫内膜长期暴露于雌激素作用,而无孕激素保护,故此时期妇女为子宫内膜癌的高发人群。至卵巢功能完全衰竭时,则月经永久性停止,称绝经。中国妇女的平均绝经年龄为 50 岁左右。

绝经后卵巢内卵泡发育及雌二醇的分泌停止,此期因体内雌激素的急剧下降,血管舒缩症状加重,并可出现神经精神症状,表现为潮热出汗、情绪不稳定、不安、抑郁或烦躁、失眠等。

6.绝经后期及老年期

绝经后期是指绝经一年后的生命时期。绝经后期的早期虽然卵巢内卵泡耗竭,卵巢分泌雌激素的功能停止,但卵巢间质尚有分泌雄激素功能,此期经雄激素外周转化的雌酮成为循环中的主要雌激素。肥胖者雌酮转化率高于消瘦者。由于绝经后体内雌激素明显下降,特别是循环中雌二醇降低,出现低雌激素相关症状及疾病,如心血管疾病、骨矿含量丢失等。但由于雌酮升高,以及其对子宫内膜的持续刺激作用,该期仍可能发生子宫内膜癌。妇女 60 岁以后机体逐渐老化,进入老年期。卵巢间质的内分泌功能逐渐衰退,生殖器官逐渐萎缩,此时骨质疏松症甚至骨折发生率增加。

二、女性生殖内分泌调节

在脑部存在两个调节生殖功能的部位,即下丘脑和垂体。多年来的科学研究已揭示了下丘脑-垂体-卵巢激素的相互作用与女性排卵周期性的动态关系,这种动态关系涉及下丘脑-垂体生殖激素对卵巢功能的调节,以及卵巢激素对下丘脑-垂体分泌生殖激素的反馈调节,此为下丘脑-垂体-卵巢(hypothalamus-pituitary-ovary,H-P-O)的内分泌调节轴。近年研究还发现垂体和卵巢的自分泌/旁分泌在卵巢功能的调节中起重要作用。

在女性生殖周期中卵巢激素的周期性变化对生殖器官的作用,使生殖器官出现有利于生殖的周期性变化。在灵长类,雌性生殖周期若未受孕,则最明显的特征是周期性的子宫内膜脱落所引起的子宫周期性出血,称月经。因而,灵长类雌性生殖周期也称月经周期。

(一)中枢生殖调节激素

中枢生殖调节激素包括下丘脑和腺垂体分泌的与生殖调节有关的激素。

1.下丘脑促性腺激素释放激素

(1)化学结构:GnRH 是控制垂体促性腺激素分泌的神经激素,其化学结构由 10 个氨基酸(焦谷氨酸、组氨酸、色氨酸、丝氨酸、酪氨酸、甘氨酸、亮氨酸、精氨酸、脯氨酸及甘氨酸)组成。

(2)2.产生部位及运输:GnRH 主要是由下丘脑弓状核的 GnRH 神经细胞合成和分泌。GnRH 神经元分泌的 GnRH 经垂体门脉血管输送到腺垂体。

(3)GnRH 的分泌特点及生理作用:下丘脑 GnRH 的生理分泌呈持续的脉冲式节律分泌,其生理作用为调节垂体 FSH 和 LH 的合成和分泌。

(4)GnRH 分泌调控:GnRH 的分泌受来自血流的激素信号的调节,如垂体促性腺激素和性激素的反馈调节,包括促进作用的正反馈和抑制作用的负反馈。控制下丘脑 GnRH 分泌的反馈有长反馈、短反馈和超短反馈。长反馈是指性腺分泌到循环中的性激素的反馈作用;短反馈是指垂体激素的分泌对下丘脑 GnRH 分泌的负反馈;超短反馈是指 GnRH 对其本身合成的抑制。另外,来自中枢神经系统更高中枢的信号还可以通过多巴胺、去甲肾上腺素、儿茶酚胺、内啡肽及五羟色胺和褪黑素等一系列神经递质调节 GnRH 的分泌。

2.垂体生殖激素

腺垂体分泌的直接与生殖调节有关的激素有促性腺激素和泌乳素。

(1)促性腺激素:促性腺激素包括 FSH 和 LH,它们是由腺垂体促性腺激素细胞分泌的。FSH 和 LH 均为由 α 和 β 两个亚基组成的糖蛋白激素,LH 的相对分子量约为 28000,FSH 的相对分子量约为 33000。FSH、LH、HCG 和 TSH 4 种激素的 α 亚基完全相同、β 亚基不同。α 亚基和 β 亚基均为激素活性所必需的,单独的 α 亚基或 β 亚基不具有生物学活性,只有两者结合形成完整的分子结构才具有活性。

(2)泌乳素:主要由垂体前叶催乳素细胞合成分泌,泌乳素细胞占垂体细胞总数的 1/3～1/2。另外,子宫内膜的蜕膜细胞或蜕膜样间质细胞也可分泌少量的催乳素。催乳素能影响下丘脑-垂体-卵巢轴,正常水平的催乳素对卵泡的发育非常重要。过高的催乳素水平会抑制 Gn-RH、LH 和 FSH 的分泌,抑制卵泡的发育和排卵,导致排卵障碍。因此,高催乳素血症患者会出现月经稀发和闭经。

垂体催乳素的分泌主要受下丘脑分泌的激素或因子调控。多巴胺是下丘脑分泌的最主要的催乳素抑制因子,它与催乳素细胞上的 D_2 受体结合后发挥作用。多巴胺能抑制催乳素 mRNA 的表达、催乳素的合成及分泌,它是目前已知的最强的催乳素抑制因子。一旦下丘脑多巴胺分泌减少或下丘脑-垂体间多巴胺转运途径受阻,就会出现高催乳素血症。下丘脑分泌的催乳素释放因子包括促甲状腺素释放激素(TRH)、血管升压素、催产素等。TRH 能刺激催乳素 mRNA 的表达,促进催乳素的合成与分泌。原发性甲状腺功能减退者发生的高催乳素血症就与患者体内的 TRH 升高有关。血管升压素和催产素对催乳素分泌的影响很小,可能不具有临床意义。

许多生理活动都可影响体内的催乳素水平。睡眠后催乳素分泌显著增加,直到睡眠结束。醒后分泌减少。一般说来,人体内催乳素水平在早晨 5：00—7：00 最高,9：00—11：00 最低,下午较上午高。精神状态也影响催乳素的分泌,激动或紧张时催乳素分泌显著增加。另外,高蛋白饮食、性交和哺乳等也可使催乳素分泌增加。

3.卵巢生理周期及调节

本部分将阐述卵巢内卵泡发育、排卵及黄体形成至退化的生理周期中变化及调节,以及垂体促性腺激素与卵巢激素相互作用关系。卵巢内激素关系与形态学和自分泌/旁分泌活动的关系使卵巢活动周而复始。

(1)卵泡的发育:近年来随着生殖医学的发展,人们对卵泡发育的过程有了进一步的了解。目前认为卵泡的发育成熟过程跨越的时间很长,仅从有膜的窦前卵泡发育至成熟卵泡就需要85 天。

始基卵泡直径约 30 μm,由一个卵母细胞和一层扁平颗粒细胞组成。新生儿两侧卵巢内共有100 万～200 万个始基卵泡,青春期启动时有 20 万～40 万个始基卵泡。性成熟期每月有一个卵泡发育成熟,女性一生中共有 400～500 个始基卵泡最终发育成成熟卵泡。

初级卵泡是由始基卵泡发育而来的,直径>60 μm,此期的卵母细胞增大,颗粒细胞也由扁平变为立方形,但仍为单层。初级卵泡的卵母细胞和颗粒细胞之间出现了一层含糖蛋白膜,称为透明带。透明带是由卵母细胞和颗粒细胞共同分泌形成的。

初级卵泡进一步发育,形成次级卵泡。次级卵泡的直径<120 μm,由卵母细胞和多层颗粒细胞组成。

初级卵泡和次级卵泡均属窦前卵泡。随着次级卵泡的进一步发育,卵泡周围的间质细胞生长分化成卵泡膜,卵泡膜分为内泡膜层和外泡膜层两层。Gougeon 根据卵泡膜内层细胞和颗粒细胞的生长,把有膜卵泡的生长分成 8 个等级。

次级卵泡在第一个月经周期的黄体期进入第 1 级,1 级卵泡仍为窦前卵泡。约 25 天后在第 2 个月经周期的卵泡期发育成 2 级卵泡,此时颗粒细胞间积聚的卵泡液增加融合成卵泡腔,因此这种卵泡被称为窦腔卵泡,从此以后的卵泡均为窦腔卵泡。卵泡液中含有丰富的类固醇激素、促性腺激素和生长因子,它们对卵泡的发育具有极其重要的意义。20 天后在黄体期末转入第3级,14天后转入第4级,4级卵泡直径约2 mm。10天后,在第3个月经周期的黄体晚期转入第5级。5级卵泡为卵泡募集的对象,被募集的卵泡从此进入第6、7、8级,每级之间间隔5天。

初始募集:静止的始基卵泡进入到卵泡生长轨道的过程称为初始募集,初始募集的具体机制尚不清楚。目前认为静止的始基卵泡在卵巢内同时受到抑制因素和刺激因素的影响,当刺激因素占上风时就会发生初始募集。FSH水平升高可导致初始募集增加,这说明FSH能刺激初始募集的发生。但是始基卵泡上没有FSH受体,因此FSH对初始募集的影响可能仅仅是一种间接影响。

一些局部生长因子在初始募集的启动中可能起关键作用,如生长分化因子-9(GDF-9)和kit配体等。GDF-9是转化生长因子/激活素家族中的一员,它由卵母细胞分泌,对大鼠的初始募集至关重要。GDF-9发生基因突变时,大鼠的始基卵泡很难发展到初级卵泡。kit配体是由颗粒细胞分泌的,它与卵母细胞和颗粒细胞上的kit受体结合。kit配体是初始募集发生的关键因子之一。

营养生长阶段:从次级卵泡到4级卵泡的生长过程很缓慢,次级卵泡及其以后各期卵泡的颗粒细胞上均有FSH、雌激素和雄激素受体。泡膜层也是在次级卵泡期形成,泡膜细胞上有LH受体。由于卵泡上存在促性腺激素受体,所以促性腺激素对该阶段的卵泡生长也有促进作用。

不过促性腺激素对该阶段卵泡生长的影响较小。即使没有促性腺激素的影响,卵泡也可以发展成早期窦腔卵泡。与促性腺激素水平正常时的情况相比,缺乏促性腺激素时卵泡生长得更慢,生长卵泡数更少。

由于该阶段卵泡的生长对促性腺激素的依赖性很小,可能更依赖卵巢的局部调节,如胰岛素样生长因子和转化生长因子β等,因此Gougeon称为营养生长阶段。

周期募集:在黄体晚期,生长卵泡发育成直径2~5 mm的5级卵泡。绝大部分5级卵泡将发生闭锁,只有少部分5级卵泡在促性腺激素(主要是FSH)的作用下,可以继续生长发育并进入到下个月经周期的卵泡期。这种少部分5级卵泡被募集到继续生长的轨道的过程,就称为周期募集。

4级卵泡以后的各级卵泡的生长对促性腺激素的依赖很大,如果促性腺激素水平比较低,这些卵泡将发生闭锁。另外,雌激素也能促进这些卵泡的生长,因此雌激素有抗卵泡闭锁的作用。在青春期前也有卵泡生长,但是由于促性腺激素水平低,这些生长卵泡在周期募集发生前都闭锁了。在青春期启动后下丘脑-垂体-卵巢轴被激活,促性腺激素分泌增加,周期募集才开始成为可能。

在黄体晚期,黄体功能减退,雌孕激素水平下降,促性腺激素水平轻度升高。在升高的促性腺激素的作用下,一部分5级卵泡被募集,从而可以继续生长。由此可见,周期募集的关键因素是促性腺激素。

促性腺激素依赖生长阶段:周期募集后的卵泡的生长依赖促性腺激素,目前认为5级以后卵泡的生长都需要一个最低水平的FSH,即"阈值"。只有FSH水平达到或超过阈值时,卵泡才能继续生长,否则卵泡将闭锁。因此5级及其以后的卵泡生长阶段被称为促性腺激素依赖生长阶段。雌激素对该阶段卵泡的生长也有促进作用,雌激素可使卵泡生长所需的 FSH 阈值水平降低。

优势卵泡的选择:周期募集的卵泡有多个,但是最终只有一个卵泡发育为成熟卵泡并发生排卵。这个将来能排卵的卵泡被称为优势卵泡,选择优势卵泡的过程称为优势卵泡的选择。

优势卵泡的选择发生在卵泡早期(月经周期的第 5～7 天)。目前认为优势卵泡的选择与雌激素的负反馈调节有关,优势卵泡分泌雌激素的能力强,其卵泡液中的雌激素水平高。一方面,雌激素能在卵泡局部协同 FSH,促进颗粒细胞的生长,提高卵泡对 FSH 的敏感性。另一方面,雌激素对垂体 FSH 的分泌具有负反馈抑制作用,使循环中的 FSH 水平下降。卵泡中期,随着卵泡的发育和雌激素分泌的增加,FSH 分泌减少。优势卵泡分泌雌激素能力强,对 FSH 敏感,因此其生长对 FSH 的依赖较小,可继续发育。分泌雌激素能力低的卵泡,其卵泡液中的雌激素水平低,对 FSH 不敏感,生长依赖于高水平的 FSH,FSH 水平下降时它们将闭锁。

排卵:成熟卵泡也被称为 Graffian 卵泡,直径可达 20 mm 上。成熟卵泡破裂,卵母细胞排出,这个过程称为排卵。排卵发生在卵泡晚期,此时雌二醇水平迅速上升并达到峰值,该峰值水平可达 350 pg/mL 以上。高水平的雌二醇对下丘脑-垂体产生正反馈,诱发垂体 LH 峰性分泌,形成 LH 峰。LH 峰诱发排卵,在 LH 峰出现 36 小时后发生排卵。

排卵需要黄体酮和前列腺素。排卵前的 LH 峰诱导颗粒细胞产生孕激素受体,孕激素受体缺陷者存在排卵障碍,这说明孕激素参与排卵的调节。排卵前的 LH 峰激活环氧合酶(COX-2)的基因表达,COX-2 合成增加,前列腺素生成增多。前列腺素缺乏会导致排卵障碍,这说明前列腺素也参与排卵的调节。

排卵过程的具体机制尚不清楚,下面把目前的一些认识做一简介。LH 峰激活卵丘细胞和颗粒细胞内的透明质酸酶的基因表达,透明质酸酶的增加使卵丘膨大,目前认为卵泡膨大是排卵的必要条件之一。LH 峰还激活溶酶体酶,在溶酶体酶的作用下排卵斑形成。孕激素的作用是激活排卵相关基因的转录,前列腺素参与排卵斑的形成过程。排卵斑破裂是蛋白水解酶作用的结果,这些酶包括纤溶酶原激活物和基质金属蛋白酶等。

卵泡闭锁:在每一个周期中都有许多卵泡生长发育。但是,最终每个月只有一个卵泡发育为成熟卵泡并排卵,其余的绝大多数(99.9%)卵泡都闭锁了。在卵泡发育的各个时期都可能发生卵泡闭锁。卵泡闭锁属于凋亡范畴,一些生长因子和促性腺激素参与其中。

(2)卵母细胞的变化:在卵泡发育的过程中,卵母细胞也发生了重大变化。随着卵泡的增大,卵母细胞的体积也不断增大。始基卵泡的卵母细胞为处于减数分裂前期Ⅰ的初级卵母细胞,LH 峰出现后进入到减数分裂中期Ⅰ,排卵前迅速完成第一次减数分裂,形成 2 个子细胞:次级卵母细胞和第一极体。次级卵母细胞很快进入到减数分裂中期Ⅱ,且停止于该期。直到受精后才会完成第二次减数分裂。

(3)卵泡发育的调节:FSH 是促进卵泡发育的主要因子之一,窦前期卵泡和窦腔卵泡的颗粒细胞膜上均有 FSH 受体,FSH 本身能上调 FSH 受体的基因表达。FSH 能刺激颗粒细胞的增殖,激活颗粒细胞内的芳香化酶。另外 FSH 还能上调颗粒细胞上 LH 受体的基因表达。LH 受体分布于卵泡膜细胞和窦期卵泡的颗粒细胞上,它对卵泡的生长发育也很重要。LH 的主要作用是促进卵泡膜细胞合成雄激素,后者是合成雌激素的前体。

雌激素参与卵泡生长发育各个环节的调节,颗粒细胞和卵泡膜细胞均为雌激素的靶细胞。雌激素能刺激颗粒细胞的有丝分裂,促进卵泡膜细胞上 FSH 受体和 LH 受体的基因表达。雌激素在窦腔形成和优势卵泡选择的机制中居重要地位。雄激素在卵泡发育中的作用目前尚不清楚,但临床上有证据提示,雄激素过多可导致卵泡闭锁。

4.卵巢的自分泌/内分泌

卵泡内还有许多蛋白因子,如抑制素、激活素、胰岛素样生长因子等,它们也参与卵泡发育的调节,但是具体作用还有待于进一步的研究。

(1)抑制素、激活素和卵泡抑素:属同一家族的肽类物质,由颗粒细胞在 FSH 作用下产生的。抑制素是抑制垂体 FSH 分泌的重要因子。激活素的作用是刺激 FSH 释放,在卵巢局部起增强 FSH 的作用。卵泡抑素具有抑制 FSH 活性的作用,此作用可能通过与激活素的结合。

抑制素是由 α、β 两个亚单位组成,其中 β 亚单位主要有两种,即 β_A 和 β_B。α 亚单位和 β_A 亚单位组成的抑制素称为抑制素 A($\alpha\beta_A$),α 亚单位和 β_B 亚单位组成的抑制素称为抑制素 B($\alpha\beta_B$)。激活素是由构成抑制素的 β 亚单位两两结合而成,由两个 β_A 亚单位组成的称为激活素 A($\beta_A\beta_A$),由两个 β_B 亚单位组成的称为激活素 B($\beta_B\beta_B$),由一个 β_A 亚单位和一个 β_B 亚单位组成的称为激活素 AB($\beta_A\beta_B$)。近年又有一些少见的 β 亚单位被发现,目前尚不清楚它们的分布和作用。

在整个卵泡期抑制素 A 水平都很低,随着 LH 的出现,抑制素 A 的水平也开始升高,黄体期达到峰值,其水平与黄体酮水平平行。黄体晚期抑制素水平很低,此时 FSH 水平升高,5 级卵泡募集。卵泡早期,FSH 水平升高,激活素和抑制素 B 水平也升高。卵泡中期抑制素 B 达到峰值,此时由于卵泡的发育和抑制素 B 水平的升高,FSH 水平下降,因此发生了优势卵泡的选择。优势卵泡主要分泌抑制素 A。排卵后,黄体形成,黄体主要分泌激活素 A 和抑制素 A。因此卵泡晚期和黄体期,抑制素 B 水平较低。绝经后,卵泡完全耗竭,抑制素分泌也停止。除卵巢外,体内其他一些组织器官也分泌激活素,因此绝经后妇女体内的激活素水平没有明显的变化。由于抑制素 B 主要由早期卵泡分泌,因此它可以作为评估卵巢储备功能的指标。同样的道理,抑制素 A 可以作为评估优势卵泡发育情况的指标。

(2)胰岛素样生长因子(IGF):为低分子量的单链肽类物质,其结构和功能与胰岛素相似,故称之。IGF 有两种:IGF-Ⅰ和 IGF-Ⅱ。循环中的 IGF-Ⅰ由肝脏合成(生长激素依赖),通过循环到达全身各组织发挥生物效应。近年,大量研究表明,体内多数组织能合成 IGF-Ⅰ,其产生受到生长激素或器官特异激素的调节。卵巢产生的 IGF 量仅次于子宫和肝脏。在卵巢,IGF 产生于卵泡颗粒细胞和卵泡膜细胞,促性腺素对其产生具有促进作用。

IGF 对卵巢的作用已经阐明,IGF 受体在人卵巢的颗粒细胞和卵泡膜细胞均有表达。已证明 IGF-Ⅰ具有促进促性腺素对卵泡膜和颗粒细胞的作用,包括颗粒细胞增殖、芳香化酶活性、LH 受体合成及抑制素的分泌。IGF-Ⅱ对颗粒细胞有丝分裂也有刺激作用。在人类卵泡细胞,IGF-Ⅰ协同 FSH 刺激蛋白合成和类固醇激素合成。在颗粒细胞上出现 LH 受体时,IGF-Ⅰ能提高 LH 的促黄体酮合成作用及刺激颗粒细胞黄体细胞的增殖。IGF-Ⅰ与 FSH 协同促进排卵前卵泡的芳香化酶活性。因此,IGF-Ⅰ对卵巢雌二醇和黄体酮的合成均具有促进作用。另外,IGF-Ⅰ的促卵母细胞成熟和促受精卵卵裂的作用在动物实验中得到证实;离体实验表明,IGF-Ⅰ对人未成熟卵具有促成熟作用。

有 6 种 IGF 结合蛋白(IGFBPs),即 IGFBP-1 到 IGFBP-6,其作用是与 IGF 结合,调节 IGF 的作用。游离状态的 IGFs 具有生物活性,与 IGFBP 结合的 IGFs 无生物活性。另外,IG-FBPs 对细胞还具有与生长因子无关的直接作用。卵巢局部产生的 IGFBP 其基本功能是通过在局部与 IGFs 结合,从而降低 IGFs 的活性。

IGF 的局部活性还可受到蛋白水解酶的调节,蛋白水解酶可调节 IGFBP 的活性。雌激素占优势的卵泡液中 IGFBP-4 浓度非常低;相反雄激素占优势的卵泡液中有高浓度的 IGFBP-4;蛋白水解酶可降低 IGFBP 的活性及提高 IGF 的活性,这是保证优势卵泡正常发育的另一机制。

(3)抗米勒激素:由颗粒细胞产生,具有抑制卵母细胞减数分裂和直接抑制颗粒细胞和黄体细胞增殖的作用,并可抑制 EGF 刺激的细胞增殖。

(4)卵母细胞成熟抑制因子(OMI):由颗粒细胞产生具有抑制卵母细胞减数分裂的作用,卵丘的完整性是其活性的保证,LH 排卵峰能克服或解除其抑制作用。

(5)内皮素-1:内皮素-1 是肽类物质,产生于血管内皮细胞,以前称之为黄素化抑制因子;具有抑制 LH 促进的黄体酮分泌。

5.黄体

排卵后卵泡壁塌陷,卵泡膜内的血管和结缔组织伸入到颗粒细胞层。在 LH 的作用下,颗粒细胞继续增大,空泡化,积聚黄色脂质,形成黄色的实体结构,称为黄体。颗粒细胞周围的卵泡膜细胞也演化成卵泡膜黄体细胞,成为黄体的一部分。如不受孕,黄体仅维持 14 天,以后逐渐被结缔组织取代,形成白体。受孕后黄体可维持 6 个月,之后也将退化成白体。

LH 是黄体形成的关键因素,研究表明它对黄体维持也有重要的意义。在黄体期,黄体细胞膜上的 LH 受体数先进行性增加,以后再减少。但是即使在黄体晚期,黄体细胞上也含有大量的 LH 受体。缺少 LH 时,黄体酮分泌会明显减少。

在非孕期,黄体的寿命通常只有 14 天左右。非孕期黄体退化的机制目前尚不清楚,用 LH 及其受体的变化无法解释。有学者认为可能与一些调节细胞凋亡的基因有关。

(二)下丘脑-垂体-卵巢轴激素的相互关系

下丘脑-垂体-卵巢轴是一个完整而协调的神经内分泌系统。下丘脑通过分泌 GnRH 控制垂体 LH 和 FSH 的释放,从而控制性腺发育和性激素的分泌,卵巢在促性腺激素作用下,发生周期性排卵并伴有卵巢性激素分泌的周期性变化;而卵巢性激素对中枢生殖调节激素的合成和分泌又具有反馈调节作用,从而使循环中 LH 和 FSH 呈密切相关的周期性变化。

性激素反馈作用于中枢使下丘脑 GnRH 和垂体促性腺激素合成或分泌增加时,称正反馈;反之使下丘脑 GnRH 和垂体促性腺激素合成或分泌减少时,称负反馈。

循环中当雌激素低于 200 pg/mL 时对垂体 FSH 的分泌起抑制作用(负反馈),因此,在卵泡期,随卵泡发育,由于卵巢分泌雌激素的增加,垂体释放 FSH 受到抑制,使循环中 FSH 下降。当卵泡接近成熟,卵泡分泌雌激素使循环中雌激素达到高峰,当循环中雌激素浓度达到或高于200 pg/mL时,即刺激下丘脑 GnRH 和垂体 LH、FSH 大量释放(正反馈),形成循环中的

LH、FSH 排卵峰。然后成熟卵泡在 LH、FSH 排卵峰的作用下排卵,继后黄体形成,卵巢不仅分泌雌激素,还分泌黄体酮。黄体期无论是垂体 LH 和 FSH 的释放还是合成均受到抑制作用,循环中 LH、FSH 下降,卵泡发育受限制;黄体萎缩时,循环中雌激素和孕激素水平下降。可见下丘脑-垂体-卵巢轴分泌的激素的相互作用是女性生殖周期运转的机制,卵巢是调节女性生殖周期的重要环节。若未受孕,卵巢黄体萎缩,致使子宫内膜失去雌、孕激素的支持而萎缩、坏死,引起子宫内膜脱落和出血。因此月经来潮是一个生殖周期生殖的失败及一个新的生殖周期开始的标志。

三、子宫内膜及其他生殖器官的周期性变化

卵巢周期中,卵巢分泌的雌、孕激素作用于子宫内膜及生殖器官,使其发生支持生殖的周期性变化。

(一)子宫内膜周期性变化及月经

1.子宫内膜的组织学变化

子宫内膜在解剖结构上分为基底层和功能层。基底层靠近子宫肌层,对月经周期中激素变化没有反应;功能层是由基底层再生的增殖带,在月经周期受卵巢雌、孕激素的序贯作用发生周期性变化,若未受孕则功能层在每一周期最后脱落伴子宫出血,临床上表现为月经来潮。以月经周期为 28 天为例来描述子宫内膜的组织学形态变化。

(1)增殖期:子宫内膜受雌激素影响,内膜的各种成分包括表面上皮、腺体和腺上皮、间质及血管均处在一个增殖生长过程,称为增殖期。与卵巢的卵泡期相对应,子宫内膜的增殖期一般持续 2 周,生理情况下可有 10～20 天波动。子宫内膜厚度自 0.5 mm 增加到 3.5～5 mm,以腺体增殖反应最为明显。根据增殖程度一般将其分为早、中和晚期增殖 3 个阶段。增殖期早期(28 天周期的第 4～7 天),腺体狭窄呈管状,内衬低柱状上皮,间质细胞梭形,排列疏松,胞质少,螺旋小动脉位于内膜深层;增殖期中期(28 天周期的第 8～10 天),腺体迅速变长而扭曲,腺上皮被挤压呈高柱状,螺旋小动脉逐渐发育,管壁变厚;增殖晚期(28 天周期的第 11～14 天),相当于卵泡期雌激素分泌高峰期,子宫内膜雌激素浓度也达高峰,子宫内膜腺体更加弯曲,腺上皮细胞拥挤,致使细胞核不在同一平面而形成假复层,此时腺体向周围扩张,可与邻近腺体紧靠,朝内膜腔的子宫内膜表面形成一层连续的上皮层,含致密的细胞成分的内膜基质此时因水肿变疏松。内膜功能层上半部,间质细胞胞质中含极丰富的 RNA,而下半部的间质细胞仅含少量 RNA,此两部分以后分别成为致密层和海绵层,螺旋小动脉在此期末到达子宫内膜表面的上皮层之下,并在此形成疏松的毛细管网。雌激素作用的子宫内膜生长的另一重要特征是纤毛和微绒毛细胞增加;纤毛发生在周期的第 7～8 天,随着子宫内膜对雌激素反应性增加,围绕腺体开口的纤毛细胞增加,对内膜分泌期的分泌活动十分重要;细胞表面绒毛的生成也是雌激素作用的结果,绒毛是细胞质的延伸,起到增加细胞表面营养物质交换的作用。增殖期是以有丝分裂活动为特征,细胞核 DNA 增加,胞质 RNA 合成增加,在子宫的上 2/3 段的子宫内膜功能层即胚泡常见的着床部位最为明显。

(2)分泌期:排卵后,子宫内膜除受雌激素影响外,主要受黄体分泌的黄体酮的作用;子宫内膜尽管仍受到雌激素的作用,但由于黄体酮的抗雌激素作用,使子宫内膜的总高度限制在排卵前范围(5～6 mm)。上皮的增殖在排卵后 3 天停止,内膜内其他各种成分在限定的空间内

继续生长,导致腺体进行性弯曲及螺旋动脉高度螺旋化。另外黄体酮作用的另一重要特征是使子宫内膜的腺体细胞出现分泌活动,故称为分泌期。根据腺体分泌活动的不同阶段,将分泌期分为早、中和晚期三个阶段。分泌期早期(28天周期的第 16~19 天),50%以上的腺上皮细胞核下的细胞质内出现含糖原的空泡,称核下空泡,为分泌早期的组织学特征;分泌期中期(28天周期的20~23天),糖原空泡自细胞核下逐渐向腺腔移动,突破腺细胞顶端胞膜,排到腺腔,称顶浆分泌,为分泌中期的组织学特征,此过程历经 7 天。内膜分泌活动在中期促性腺素峰后 7 天达高峰,与胚泡种植时间同步。周期的第 21~22 天为胚泡种植的时间,此时另一突出的特征是子宫内膜基质高度水肿,此变化是由于雌、孕激素作用于子宫内膜产生前列腺素使毛细血管通透性增加所致。分泌晚期(28天周期的第 24~28 天),腺体排空,见弯曲扩张的腺体,间质稀少,基质水肿使子宫内膜呈海绵状;此时表层上皮细胞下的间质分化为肥大的前脱膜细胞,其下方的间质细胞分化为富含松弛素颗粒的颗粒间质细胞;排卵后第 7~13 天(月经周期的第 21~27 天)子宫内膜分泌腺扩张及扭曲最明显;至排卵后第 13 天,子宫内膜分为三带:不到 1/4 的组织是无变化的基底层;子宫内膜中部(约占子宫内膜的 50%)为海绵层,含高度水肿的间质和高度螺旋化动脉,以及分泌耗竭扩张的腺体;在海绵层之上的表层(约占 25%高度)是致密层,由水肿肥大的呈多面体的间质细胞呈砖砌样致密排列。

(3)月经期:即为子宫内膜功能层崩解脱落期。在未受孕情况下,黄体萎缩,雌孕激素水平下降,子宫内膜失去激素支持后最明显的变化是子宫内膜组织的萎陷和螺旋动脉血管明显的舒缩反应。在恒河猴月经期观察到性激素撤退时子宫内膜的血管活动顺序:随着子宫内膜的萎陷,螺旋动脉血流及静脉引流减少;继而血管扩张;以后是螺旋动脉呈节律的收缩和舒张;血管痉挛性收缩持续时间一次比一次长,且一次比一次强,最后导致子宫内膜缺血发白。组织分解脱落机制如下。

血管收缩因子:上述这些变化开始于月经前 24 小时,导致内膜缺血和瘀血;接着血管渗透性增加,白细胞由毛细血管渗透到基质,血管的舒张变化使红细胞渗出至组织间隙,血管表面凝血块形成。此时,分泌期子宫内膜上因组织坏死释放的前列腺素 $PGF_{2\alpha}$ 及 PGF_{E2} 水平达到最高;来自腺体细胞的前列腺素 $PGF_{2\alpha}$ 及蜕膜间质细胞的内皮素-Ⅰ是强效血管收缩因子,血小板凝集产生的血栓素 A(TXA_2)也具有血管收缩作用,从而使经期发生血管及子宫肌层的节律性收缩,而且全内膜血管收缩在整个经期呈进行性加强,使内膜功能层迅速缺血坏死崩解。

溶酶体酶释放:在内膜分泌期的前半阶段,一些强效的组织溶解酶均限制在溶酶体内,这是因为黄体酮具有稳定溶酶体膜的作用。伴随雌、孕激素水平的下降,溶酶体膜不能维持,酶释放到内皮细胞的细胞质,最后到细胞间隙,这些活性酶将消化细胞导致前列腺素的释放,红细胞外渗,促进组织坏死和血栓形成。

基质金属蛋白酶家族:具有降解细胞外基质及基底膜的各种成分,包括胶原蛋白、明胶等。当黄体酮从子宫内膜细胞撤退时引起基质金属蛋白酶的分泌,从而导致细胞膜的崩解及细胞外基质的溶解。

细胞凋亡:有相当证据表明细胞因子中,肿瘤坏死因子(TNF)是引起细胞凋亡的信号。月经期子宫内膜细胞上 TNF-α 的分泌达到高峰,可抑制子宫内膜的增殖引起细胞凋亡;引起粘连蛋白的丢失,而粘连蛋白的丢失引起细胞间联系的中断。

2.月经临床表现

正常月经具有周期性,间隔为 24～35 天,平均 28 天;每次月经持续时间称经期,为 2～6 天;出血的第 1 天为月经周期的开始。经量为一次月经的总失血量,月经开始的头 12 小时一般出血量少,第 2～3 天出血量最多,第 3 天后出血量迅速减少。正常月经量为 30～50 mL,超过 80 mL 为月经过多。尽管正常月经的周期间隔、经期及经量均因人而异,但对有规律排卵的妇女(个体)而言,其月经类型相对稳定。月经类型包括周期间隔、经期持续日数及经量变化特点等的任何偏转,均可能是异常子宫出血,而非正常月经。经期一般无特殊症状,但由于前列腺素的作用,有些妇女下腹部及腰骶部有下坠不适或子宫收缩痛,并可出现腹泻等胃肠功能紊乱症状。少数患者可有头痛及轻度神经系统不稳定症状。

(二)其他部位生殖器官的周期性变化

1.输卵管的周期变化

输卵管在生殖中的作用是促进配子运输、提供受精场所和运输早期胚胎。输卵管可分为 4 部分:伞部、壶腹部、峡部和间质部。每一部分都有肌层和黏膜层,黏膜层由上皮细胞组成,包括纤毛细胞和分泌细胞。

伞部的主要功能是拾卵,这与该部位的纤毛细胞的纤毛向子宫腔方向摆动有关。壶腹部是受精的场所,该部位的纤毛细胞的纤毛也向子宫腔方向摆动。峡部的肌层较厚,黏膜层较薄。间质部位于子宫肌壁内,由较厚的肌层包围。

拾卵是通过输卵管肌肉收缩和纤毛摆动实现的,卵子和胚胎的运输主要靠输卵管肌肉收缩实现的,纤毛运动障碍可造成输卵管性不孕。肌肉收缩和纤毛活动受卵巢类固醇激素的调节。雌激素促进纤毛的生成;孕激素使上皮细胞萎缩,纤毛脱落。

输卵管液是配子和早期胚胎运输的介质,输卵管液中的成分随月经周期发生周期性变化。

2.子宫颈黏液的周期变化

子宫颈黏液(CS)主要由子宫颈内膜腺体的分泌物组成,此外还包括少量来自子宫内膜和输卵管的液体,以及子宫腔和子宫颈的碎屑和白细胞。子宫颈黏液的分泌受性激素的调节,随月经周期发生规律变化。

(1)子宫颈黏液的成分:子宫颈黏液由水、无机盐、低分子有机物和大分子的有机物组成。水是子宫颈黏液中最主要的成分,占总量的 85%～95%。无机盐占总量的 1%,其主要成分为氯化钠。低分子有机化合物包括游离的单糖和氨基酸,大分子的有机化合物包括蛋白质和多糖。

(2)羊齿植物叶状结晶:羊齿植物叶状结晶(简称羊齿状结晶)是由蛋白质或多糖与电解质结合而成的。羊齿状结晶并不是子宫颈黏液所特有的,它可以出现在含有电解质、蛋白质或胶态溶液中,如鼻黏液、唾液、羊水、脑脊液等。一般在月经周期的第 8～10 天开始出现羊齿状结晶,排卵前期达到高峰。排卵后,在孕激素的作用下羊齿状结晶消失。

(3)子宫颈分泌的黏液量:子宫颈腺体的分泌量随月经周期发生变化。卵泡早中期子宫颈每天可分泌黏液 20～60 mg,排卵前分泌量可增加 10 倍,每天高达 700 mg。在子宫颈黏液分泌量发生变化的同时,子宫颈黏液的性质也发生了变化。此时的子宫颈黏液拉丝度好,黏性低,有利于精子的穿透。排卵后子宫颈黏液分泌量急剧减少,黏性增加。妊娠后黏液变得更厚,形成黏液栓堵住子宫颈口,可防止细菌和精子的穿透。

3.阴道上皮周期变化

阴道黏膜上皮细胞受雌、孕激素的影响,也发生周期变化。雌激素使黏膜上皮增生,脱落细胞群中的成熟细胞数量相对增加。孕激素使阴道黏膜上皮细胞大量脱落,中层细胞数量增加。因此,我们可以根据阴道脱落细胞来评价女性生殖内分泌状况。

4.乳房周期性变化

雌激素作用引起乳腺管的增生,而黄体酮则引起乳腺小叶及腺泡生长。在月经前10天,许多妇女有乳房肿胀感和疼痛,可能是由于乳腺管的扩张、充血,以及乳房间质水肿。月经期由于雌、孕激素撤退,所有这些变化的伴随症状将消退。

(三)临床特殊情况的思考和建议

本部分介绍了有关垂体与卵巢激素之间的动态关系及女性生殖的周期性特征。与卵巢组织学及自分泌/旁分泌活动相关联的激素变化,使女性生殖内分泌调节系统周而复始地周期性运行。此不仅涉及垂体促性腺激素对卵巢卵泡发育、排卵及黄体形成的调节作用,而且涉及伴随卵巢上述功能活动和形态变化的激素分泌对垂体促性腺激素的合成和分泌的反馈调节。女性生殖器官在激素周期性作用下,发生着有利于支持生殖的变化,女性的月经生理则包含卵巢激素作用下的子宫内膜变化和出血机制及相关联的临床表现。而激素对生殖器官的生物学效应常用于临床判断有无激素作用和激素作用的程度。对上述生殖周期中生理调节机制的理解是对女性内分泌失常及其所导致的生殖生理功能障碍诊断和处理的基础。对本章生殖生物学的有关知识的充分理解,并且融会贯通,则不仅有益于临床上正确判断疾病和合理治疗的临床思考,而且是临床上解决问题创新思维的基础。

规律的月经是女性生殖健康和女性生殖内分泌功能正常运行的标志。一旦出现月经失调,则为生殖内分泌失调的信号。妇科内分泌医师对每一例月经失调的临床思考与其他疾病的共同点是首先找病因即诊断,然后考虑对患者最有利的治疗方法。但是,由于月经失调对妇女健康影响的特殊性,比如出现影响健康的慢性贫血甚至危及生命的子宫大出血,或由于长期无排卵月经失调使子宫内膜长期暴露于雌激素作用,而无孕激素保护,导致子宫内膜增生病变,如简单型增生、复杂型增生、不典型增生甚至癌变,则必须先针对当时情况处理,前者先止血,后者应先进行转化内膜的治疗。对无排卵性的子宫出血往往采用性激素止血,选用哪类激素止血还应根据患者出血时出血量多少及子宫内膜厚度等因素来决定,对子宫内膜增生病变则需采用对抗雌激素作用的孕激素治疗以转化内膜。临床上,常常是不同的治疗方案可获得相同的治疗效果。因此,并不要求治疗方案的统一,但治疗原则必须基于纠正因无排卵导致的正常月经出血自限机制的缺陷,采用药物逆转雌激素持续作用导致的病变,以及选择不良反应最小的药物,最小有效剂量达到治疗目的的应是最佳治疗方案。

月经失调的病因诊断则需基于病史和生殖内分泌激素的测定,比如有精神打击、过度运动、节食等应激病史的患者,促性腺激素 LH 低于 3 IU/L 者则可判断为应激所致的低促性腺激素性月经失调,此类患者往往开始表现为月经稀少,最后闭经;伴有阵发性潮热症状患者,测定促性腺激素 FSH 水平高于15 IU/L 者,则判断为卵巢功能衰退引起的月经失调,FSH 高于

30 IU/L 则判断为卵巢功能衰竭。上述疾病的诊断是基于下丘脑-垂体-卵巢轴激素的动态关系。应激性低促性腺激素闭经者应对其进行心理疏导,去除应激原;无论是低促性腺激素性或卵巢功能衰退引起的促性腺激素升高的月经失调,存在低雌激素血症者应给予雌激素替代,雌激素替代是低雌激素患者的基本疗法,这是因为雌激素不仅是维持女性生殖器官发育的激素,而且对女性全身健康如青少年骨生长、骨量蓄积及成年人骨量的维持及心血管健康都是必需的。但是,有些月经失调患者如多囊卵巢综合征,常存在多种激素分泌异常、交互影响的复杂病理生理环路,因而治疗应着眼于初始作用,或从多个环节阻断病理生理的恶性循环,后者为综合治疗。

综上所述,月经失调是女性生殖内分泌失常的信号,生殖内分泌失常的病因诊断需要检查维持正常月经的生殖轴功能(生殖激素水平)及有无其他内分泌腺异常干扰。对生殖内分泌失常治疗的临床思考,则不仅仅是去除病因,还应考虑到生殖内分泌失常对女性健康的影响,如月经失调引起的子宫异常出血和子宫内膜病变的治疗;雌激素替代的治疗适合于低雌激素的卵巢功能低落者;正常月经来潮及促进排卵功能恢复的治疗则应针对病因的个体化治疗。因此,生殖内分泌失常的治疗往往是病因治疗、激素治疗、促进排卵功能的恢复三方面,需个性化,据病情实施。

第二章　女性生殖器官发育异常

第一节　外生殖器官发育异常

女性外生殖器官发育异常中较常见的有处女膜闭锁和外生殖器男性化。

一、处女膜闭锁

处女膜闭锁又称无孔处女膜，是发育过程中，阴道末端的泌尿生殖窦组织未腔化所致。由于无孔处女膜使阴道和外界隔绝，故阴道分泌物或月经初潮的经血排出受阻，积聚在阴道内。有时经血可经输卵管倒流至腹腔。若不及时切开，反复多次的月经来潮使积血增多，发展为子宫腔积血，输卵管可因积血粘连而伞端闭锁。

（一）临床表现

绝大多数患者至青春期发生周期性下腹坠痛，呈进行性加剧。严重者可引起肛门或阴道部胀痛和尿频等症状。检查可见处女膜膨出，表面呈蓝紫色；肛诊可扪及阴道膨隆，凸向直肠；并可扪及盆腔肿块，用手指按压肿块可见处女膜向外膨隆更明显。偶有幼女因大量黏液潴留在阴道内，导致处女膜向外凸出而确诊。盆腔B型超声检查可见子宫和阴道内有积液。

（二）治疗

先用粗针穿刺处女膜膨隆部，抽出积血可以送检进行细菌培养及抗生素敏感试验，而后再X形切开，排出积血，常规检查宫颈是否正常，切除多余的处女膜瓣，修剪处女膜，再用可吸收缝线缝合切口边缘，使开口成圆形，必要时术后给予抗感染药物。

二、外生殖器男性化

外生殖器男性化是外生殖器分化发育过程中受到大量雄激素影响所致。常见于真两性畸形、先天性肾上腺皮质增生或母体在妊娠早期接受具有雄激素作用的药物治疗。

真两性畸形：染色体核型多为46，XX，46，XX或46，XY嵌合体。46，XY少见。患者体内性腺同时存在睾丸和卵巢两种组织，又称卵睾；也可能是一侧卵巢，另一侧睾丸。真两性畸形患者外生殖器形态很不一致，以胚胎期占优势的性腺组织决定外生殖器的外观形态，多数为阴蒂肥大或阴茎偏小。

先天性肾上腺皮质增生为常染色体隐性遗传性疾病，是胎儿肾上腺皮质合成皮质醇或皮质醇的酶（如21-羟化酶、11β-羟化酶与3β-羟类固醇脱氢酶）缺乏，不能将17α-羟黄体酮羟化为皮质醇或不能将黄体酮转化为皮质醇，因此其前体积聚，并向雄激素转化，产生大量雄激素。

外在因素：影响生殖器官的药物主要为激素类药物。雄激素与合成孕激素有雄激素作用，对泌尿生殖窦最敏感，可使女性外生殖器男性化。妊娠早期服用雄激素类药物，可发生女性胎儿阴道下段发育不全、阴蒂肥大及阴唇融合等发育异常；妊娠晚期服用雄激素可致使阴蒂肥大。

(一)临床表现

阴蒂肥大,有时显著增大似男性阴茎。严重者伴有阴唇融合,两侧大阴唇肥厚有皱褶,并有不同程度的融合,类似阴囊,会阴体距离增加。

(二)诊断

1.病史和体征

询问母亲在妊娠早期是否曾接受具有雄激素作用的药物治疗,家族中有无类似畸形患者。检查时应了解阴蒂大小,尿道口与阴道口的位置,有无阴道和子宫。同时检查腹股沟与大阴唇,了解有无异位睾丸。

2.实验室检查

疑真两性畸形或先天性肾上腺皮质增生时,应检查染色体核型。前者染色体核型多样,后者则为 46,XX,血雄激素呈高值,并伴有血清 17α-羟黄体酮升高和尿 17-酮及 17-羟含量增加。

3.性腺活检

必要时可通过性腺活检,确诊是否为真两性畸形。

(三)治疗

行肥大阴蒂部分切除,使保留的阴蒂接近正常女性阴蒂大小并与其基底部进行吻合。融合之大阴唇正中纵行切开至阴道后壁,同时手术矫正外阴部其他畸形,使阴蒂及大小阴唇恢复正常女性外阴形态。

1.真两性畸形

取决于外生殖器的功能状态,将不必要的性腺切除,保留与外生殖器相适应的性腺,并以此性别养育,若外生殖器外观男女社会性别模糊,将充分尊重患者意愿进行选择,进行必要的外阴畸形矫正手术。

2.先天性肾上腺皮质增生

先给予肾上腺皮质激素治疗,减少血清睾酮含量至接近正常水平,再做阴蒂整形术和其他畸形的相应矫正手术或至患者婚前半年择期手术。

第二节　　阴道发育异常

一、先天性无阴道

先天性无阴道为双侧副中肾会合后未能向尾端伸展形成管道所致,多数伴无子宫或只有始基子宫,但极少数也可有发育正常的子宫。半数伴泌尿系统畸形。一般均有正常的卵巢功能,第二性征发育也正常。

(一)临床表现

(1)先天性无阴道几乎均合并无子宫或仅有痕迹子宫,卵巢一般均正常。

(2)青春期后一直无月经,或婚后性生活困难而就诊。

(3)第二性征发育正常。

(4)无阴道口或仅在阴道外口处见一浅凹陷窝,或有 2 cm 短浅阴道盲端。

(5)极少数先天性无阴道者仍有发育正常的子宫,至青春期因宫腔积血出现周期性腹痛,直肠腹部联合诊可扪及增大子宫。

(二)诊断

(1)原发闭经。

(2)性生活困难。

(3)周期性腹痛:有子宫或残留子宫及卵巢者,可有周期性腹痛,症状同处女膜闭锁症。

(4)全身检查:第二性征正常,常伴有泌尿系统和骨骼系统的畸形。

(5)妇科检查:外阴发育正常,无阴道和阴道短浅,肛查无子宫颈和子宫,或只扪到发育不良子宫。

(6)卵巢功能检查:卵巢性激素正常。

(7)染色体检查:为 46,XX。

(8)B超检查:无阴道,多数无子宫,双侧卵巢存在。

(9)腹腔镜:可协助诊断有无子宫,卵巢多正常。

(三)鉴别诊断

(1)阴道短而无子宫的睾丸女性化:染色体检查异常。

(2)阴道横隔:多伴有发育良好的子宫,横隔左侧多见一小孔。

(四)治疗

1.压迫扩张法

此法适用于阴道下段有一定深度者。从光而圆的小棒沿阴道轴方向加压,每天 2 次,每次 20 分钟,2~3 个月为 1 个疗程,可使局部凹陷加深。

2.阴道成形术

(1)手术时间的选择:无阴道无子宫者,术后只能解决性生活问题,故最好在婚前或婚后不久进行,有正常子宫者,在初潮年龄尽早手术,以防经血潴留。

(2)手术方法的选择。①Willian 法:术后 2 个月即可结婚。②羊膜或皮瓣法:应在婚前半年手术。

(3)手术注意点:①避免损伤直肠与尿道。②术后注意外阴清洁,防止感染。③坚持带模型,防止阴道塌陷。皮肤移植,应于术后取出纱布后全日放模型 3 个月,然后每晚坚持直到结婚,婚后如分居仍应间断放置模型。羊膜移植后,一般放模时间要 6~12 个月。

(五)注意事项

(1)阴道成形术并不复杂,但由于瘢痕再次手术更为困难,故应重视术后防止感染、粘连及瘢痕形成,否则会前功尽弃。

(2)副中肾管缺如者半数伴泌尿系统畸形,故于术前须做静脉肾盂造影。

二、阴道闭锁或狭窄

胚胎发育时两侧副中肾管下端与泌尿生殖窦未能形成空腔,或空腔贯通后发育不良,则发生阴道闭锁或狭窄。后天性发病多为药物腐蚀或创伤所引起。

(一)临床表现

(1)症状与处女膜闭锁相似。

(2)处女膜无孔,但表面色泽正常,亦不向外膨隆。

(3)直肠指诊扪及向直肠凸出的阴道积血肿块,其位置较处女膜闭锁者为高。

(二)诊断

(1)青春期后无月经来潮,并有逐渐加重的周期性下腹痛。如系阴道狭窄,可有经血外流不畅。

(2)性生活困难。

(3)妇科检查:处女膜完整,但无阴道,仅有陷窝,肛门指检于闭锁以上部分扪及积血所形成的包块。阴道窄狭者,阴道壁僵硬,窥器放置困难。

(4)B超检查:闭锁多为阴道下段,上段可见积液包块,子宫及卵巢正常。

(三)鉴别诊断

主要通过B超、妇科检查与先天性无阴道及处女膜闭锁相鉴别。

(四)治疗

(1)尽早手术治疗,切开闭锁阴道段阴道并游离阴道积血段阴道黏膜,再切开积血段阴道黏膜,再切开积血肿块,排出积血。

(2)利用已游离的阴道黏膜覆盖创面。

(3)术后定期扩张阴道,防止阴道下段挛缩。

(五)注意事项

手术治疗应充分注意阴道扩张问题,以防挛缩。

三、阴道横隔

胚胎发育时双侧副中肾管会合后的尾端与泌尿生殖窦未贯通,或部分性贯通所致。横隔位于阴道上、中段交界处为多见,完全性横隔较少见。

(一)临床表现

(1)常偶然或因不育检查而发现,也有少数因性生活不满意而就诊发现。

(2)横隔大多位于阴道上、中段交界处,其厚度约1 cm。

(3)月经仍可正常来潮。

(二)诊断

1.腹痛

完全性横隔可有周期性腹痛,大多表现为经血外流不畅的痛经。

2.不孕

因横隔而致不孕或受孕率低。

3.闭经

完全性横隔多有原发性闭经。

4.妇科检查

月经来潮时可寻找到横隔的小孔,如有积血可扪及包块。

5.横隔后碘油造影

通过横隔上小孔注入碘油,观察横隔与子宫颈的距离及厚度。

6.B超检查

子宫及卵巢正常,如有积血可呈现积液影像。

(三)鉴别诊断

注意与阴道上段不完全阴道闭锁鉴别:通过肛腹诊或B超探查观察有无子宫及上段阴道腔可确诊。

(四)治疗

1.手术治疗

横隔切开术。若横隔薄,只需行"X"形切口;横隔厚,应考虑植羊膜或皮片。

2.妊娠期处理

分娩时发现横隔,如薄者可切开横隔,由阴道分娩;如厚者,应行剖宫产,并将横隔上的小孔扩大,以利恶露排出。

(五)注意事项

(1)术后应注意预防感染和瘢痕挛缩。

(2)横隔患者经阴道分娩时,要注意检查横隔有无撕裂出血,如有则应及时缝合以防产后出血。

四、阴道纵隔

本病是由双侧副中肾管会合后,其中隔未消失或未完全消失所致。分为完全纵隔、不完全纵隔。完全纵隔形成双阴道,常合并双子宫颈及双子宫。如发育不等,也可以一侧大而一侧小,有时则可成为斜隔。

(一)临床表现

(1)绝大多数阴道纵隔无临床症状。

(2)有些婚后性生活困难才被发现。

(3)也有在做人工流产时发现,一些晚至分娩时产程进展缓慢才发现。

(4)临床有完全纵隔和不全纵隔两种,前者形成双阴道、双宫颈、双子宫。

(5)有时纵隔偏向一侧,形成斜隔,以致该侧阴道闭锁而有经血潴留。

(二)诊断

1.完全性阴道纵隔

一般无症状,少数人有性交困难,或分娩时造成产程进展缓慢。

2.阴道斜隔

因宫腔、宫分泌物引流不畅可出现阴道流恶臭脓样分泌物。

3.妇科检查

妇科检查可确诊。但要注意双阴道在进入一侧时常难发现畸形。

4.B超检查

子宫、卵巢正常。

(三)鉴别诊断

1.阴道囊性肿物

斜隔检查时阴道一侧隔易与阴道囊性肿物相混淆,可行碘油造影鉴别。

2.继发性阴道狭窄

有外伤、炎症、局部使用腐蚀药史。

(四)治疗

1.完全阴道纵隔

一般无须特殊处理。

2.部分性阴道纵隔

影响性生活、经血排出不畅时,可于非孕时行纵隔切除术。

3.分娩时发现阴道纵隔阻碍分娩时

宫口开大 4～5 cm 后,将纵隔中央切断,胎儿娩出后再检查处理伤口。

4.阴道斜隔合并感染

斜隔切开术,引流通畅,并用抗生素治疗。

(1)首选青霉素:每次 80 万 U,每天 3 次,肌内注射,皮试阴性后用。

(2)氨苄西林:每天 6 g,分 3 次静脉推注,皮试阴性后用;或氨苄西林每次 1.5 g 加入 5%葡萄糖 100 mL 中静脉滴注,每天 4 次,皮试阴性后用。

耐药菌株可选用以下两种:①头孢呋,每天 2～8 g。分 4 次静脉注射或静脉滴注。②头孢哌酮,每天 3～6 g,分 3～4 次静脉注射。

如对青霉素过敏者可选用以下 3 种:①庆大霉素,每次 8 万 U,每天 2～3 次,肌内注射。②复方磺胺甲噁唑,每次 2 片,每天 2 次,口服。③林可霉素,每天 1.2 g,静脉滴注。

第三节 子宫发育异常

子宫发育异常由副中肾管产生的器官,以子宫最易发生畸形。副中肾管发生、发育异常越早出现,它所造成的畸形越严重。绝大多数的子宫畸形为双角子宫、双输卵管、单子宫颈,占70%;最危险的子宫畸形是双子宫,其中一侧为残角子宫,占 5%。其之所以严重是因为残角子宫不易被发现,一旦宫外孕破裂,容易导致死亡。

一、分类及临床表现

(一)子宫未发育或发育不全

1.先天性无子宫

先天性无子宫为两侧副中肾管中段及尾段未发育,未能在中线会合形成子宫。常合并无阴道,但卵巢发育正常,临床表现为原发性闭经,第二性征正常,肛查触不到子宫,偶尔在膀胱后触及一横行的索条状组织。

2.始基子宫

始基子宫又称痕迹子宫,为双侧副中肾管向中线横行伸展会合后不久停止发育所致。子宫极小,仅长 1～3 cm,无宫腔,多数因无子宫内膜而无月经。

3.子宫发育不良

子宫发育不良又称幼稚型子宫,是因两侧副中肾管融合后在短时间内即停止发育。子宫发育小于正常,子宫颈相对较长而外口小,宫体和宫颈之比为1:1或2:3,有时子宫体呈极度的前屈或后屈。临床表现为月经量过少,婚后不孕,直肠-腹部诊可扪及小而活动的子宫。

(二)子宫发育畸形

子宫发育畸形有以下几种情况(图2-1)。

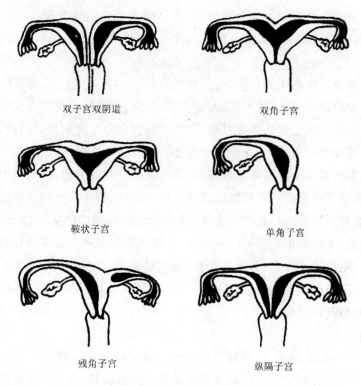

双子宫双阴道　　　　　　双角子宫

鞍状子宫　　　　　　单角子宫

残角子宫　　　　　　纵隔子宫

图 2-1　各种子宫发育畸形

1.双子宫

双子宫为两侧副中肾管完全未融合,各自发育形成双子宫、双宫颈及双阴道。左右侧子宫各有单一的卵巢和输卵管。患者多无自觉症状,不影响生育,常在产前检查、人工流产或分娩时被发现。偶有双子宫单阴道,或双子宫伴阴道纵隔,常因性交困难或经血不畅而就诊。妊娠晚期胎位异常率增加,产程中难产机会增多,以子宫收缩乏力、胎先露下降受阻为常见。

2.双角子宫及鞍状子宫

两副中肾管中段的上部未完全融合而形成双角子宫,轻者仅子宫底部下陷而呈鞍状或弧形。一般无症状,妊娠后易发生流产及胎位异常。

3.单角子宫

仅一侧副中肾管发育而成为单角子宫,常偏向一侧,仅有一条输卵管及一个卵巢,未发育侧的输卵管及卵巢多缺如。单角子宫一旦妊娠,多发生流产或早产。

4.残角子宫

残角子宫为一侧副中肾管发育正常,另一侧发育不全形成残角子宫,正常子宫与残角子宫各有一条输卵管和一个卵巢。多数残角子宫与对侧的正常子宫腔不相通仅有纤维带相连,若残角子宫内膜无功能,多无自觉症状,若残角子宫内膜有功能,可因宫腔积血而引起痛经,甚至并发子宫内膜异位症。偶有残角子宫妊娠至16～20周时发生破裂,出现典型输卵管妊娠破裂的症状和体征,若不及时手术治疗可因大量内出血而危及生命。

5.纵隔子宫

纵隔子宫为两侧副中肾管已完全会合,但纵隔未完全退化所致。子宫外形正常,由宫底至宫颈内口将宫腔完全隔为两部分为完全纵隔,仅部分隔开者为不全纵隔。纵隔子宫易发生流产、早产及胎位异常。子宫输卵管造影及宫腔镜检查是诊断纵隔子宫的可靠方法。

二、诊断

由于某些子宫畸形不影响生理功能,若无症状可终生不被发现。而部分患者由于生殖系统功能受到不同程度的影响,到了月经初潮、婚后、妊娠期、分娩期出现临床症状或人工流产并发症时才被发现。先天性无子宫患者无月经,因往往同时合并有先天性无阴道,致婚后性交困难;幼稚子宫、残角子宫等可表现为月经过少、痛经、经期不规律;双子宫、双角子宫可表现月经过多及经期延长。患者常有不育。如有妊娠,常有并发症。往往引起流产、早产、胎膜早破、胎位异常,其中臀位横位发生率高。发育畸形之子宫围产病率、新生儿死亡率均增高。

近年来,由于腔道造影、内镜、超声、CT、MRI等诊断技术的广泛应用,发现女性生殖道畸形这类疾病已非少见,上述畸形的诊断并不困难,关键是要想到这些异常的存在。如患者有原发性闭经、痛经、不孕、习惯性流产、流产不全史、重复胎位不正、难产等病史,家属或姐妹中有子宫畸形史,应考虑到子宫畸形的可能,需作仔细的妇科检查,用探针探测宫腔大小、方向、有无隔的存在,必需时选择下列检查。

(一)B超检查

其特点是简便、直观、无损伤、可重复多次检查。能清晰显示子宫形态、大小、位置及内部解剖结构。近年逐渐普及的阴道超声,可更清楚地显示子宫内膜、宫颈和子宫底部。在对纵隔子宫与双子宫或双角子宫的诊断中,应把B超检查作为首要的选择方法。但子宫B超检查难以了解纵隔子宫、双角子宫、残角子宫与阴道的畸形衔接及子宫腔之间相通的情况。

(二)X线造影

X线造影是利用一定的器械将造影剂从子宫内口注入子宫、输卵管的检查方法。能较好地显示子宫内腔的形态、输卵管通畅及异常的子宫通道情况,是诊断先天性子宫畸形最常用、最有效的方法之一。但是不能发现Ⅱ型和Ⅲ型残角子宫,改用盆腔充气造影可以发现。

(三)腹腔镜检查

可以直接观察子宫、卵巢及输卵管的发育情况。通过对腹腔的窥视,对各类生殖器畸形能做出全面的了解和评估。腹腔镜检查亦有不足之处,因为它只能看到盆腔表面的情况,也就是说只有子宫表面的畸形才能够准确地诊断,并不能了解到宫腔内情况。

(四)宫腔镜检查

可证实或发现子宫畸形,但是,它不能提供子宫浆膜表面的情况,有时不能对纵隔子宫和双角子宫做出肯定的区别。如果纵隔延伸到宫颈,且宫腔镜仅插入一侧,有时可能误诊为单角子宫。如果宫腔镜和腹腔镜联合运用,即更有利于评价先天性子宫异常,特别是对纵隔子宫和双角子宫的区别。结合宫腔镜,通过腹腔镜对宫底表面轮廓的评价,对区分纵隔子宫和双角子宫有较大价值,同时亦可弥补宫腔镜检查的不足。

宫腔镜检查的一个很大优点是可以施行某些矫治手术。

（五）静脉肾盂造影

生殖系统和泌尿系统的先天性畸形常常并存，如 70%～90% 单肾合并子宫畸形，而 15% 先天性无阴道合并肾脏畸形，因此有必要常规作静脉肾盂造影以排除泌尿系统畸形。

（六）其他

可行染色体核型分析，H-Y 抗原检测，SRY 基因检测，酶、性激素测定及性腺活检等，以明确有无遗传性疾病或性分化异常。

三、手术治疗

对子宫畸形常用的手术矫治方法有下列 4 种。

（一）子宫吻合术（双子宫的合并术）

子宫吻合术适宜于双子宫，纵隔子宫，以及双侧子宫角发育相称的双角子宫患者。子宫畸形经过整形手术后宫腔成为一较大的整体，有利于胚胎发育，减少流产和早产的发生。

（二）子宫纵隔切除术

子宫纵隔切除术适宜于完全或部分子宫纵隔者，有 3 种手术途径。

（1）经腹部手术。

（2）宫腔镜下切除子宫纵隔：手术时间选在卵泡期。

（3）经阴道切除子宫纵隔：在腹腔镜或 B 超监视下施行手术。

（三）残角子宫切除术

临床上，残角子宫多是由于残角子宫妊娠时被发现，一经确诊，及时切除；在剖宫产或妇科手术时发现残角子宫，亦应切除。若粘连重难以切除时，应将患侧输卵管结扎。

（四）宫腔积血的人工通道术

部分双子宫、双宫颈患者，一侧宫颈流出道受阻于起自两侧宫颈之间、斜行附着于同侧阴道壁的隔膜，这称为阴道斜隔综合征。结果是受阻侧宫腔积血，继发感染即形成积脓，一般在初潮后不久即出现进行性痛经。由于隔后的阴道子宫腔积血或积脓，妇科检查时在一侧穹隆或阴道侧壁触到囊性肿物，该侧子宫颈暴露不清，其上子宫有时误诊为包块。一经确诊，即行斜隔切开术。关于患侧子宫去留问题，意见不一。有学者主张开腹切除患侧子宫，而有的学者则持相反意见。因患者都是未婚或尚未生育者，保留积血侧子宫有可能提高受孕能力。

第四节　输卵管发育异常

输卵管是两个苗勒管上端各自分离的一段，因此，输卵管较子宫、阴道发生畸形的机会少得多。

一、分类

（一）输卵管未发育

尚未见双侧输卵管未发育单独出现的报道。这种畸形多伴有其他严重畸形而不能存活，往往与同侧的子宫不发育合并存在。输卵管不发育的原因,有原发性和继发性两种。前者原因不明,是指整个一侧的苗勒管都未形成,不但没有输卵管,同侧的子宫、子宫颈也不发育。后者如真两性畸形,一侧有卵巢,另一侧有睾丸或卵睾。在有睾丸或卵睾的一侧不形成输卵管,甚至不形成子宫。

(二)输卵管发育不全

实性的输卵管、索状的输卵管及发育不良的输卵管,都属于输卵管发育早期受到程度不同的抑制或阻碍使其不能完全发育所致。有时与发育不良的子宫同时存在。

(三)小副输卵管

小副输卵管是一个比较短小的输卵管,它有完整的伞端(单侧或双侧),附着于正常输卵管的上面。有的副输卵管腔与正常的输卵管腔沟通,有的不沟通而在其附着处形成盲端。

(四)单侧双输卵管或双侧双输卵管

双输卵管均有管腔通于子宫腔。发生机制不明。

(五)输卵管憩室

憩室较易发生于输卵管的壶腹部,容易造成宫外孕而危及生命。

(六)输卵管中段缺如

类似输卵管绝育手术后的状态,缺失段组织镜下呈纤维肌性。

(七)输卵管位置异常

在胎儿的分化发育过程中因发育迟缓未进入盆腔,使之位置异常(包括卵巢)。

二、临床表现

无明显临床表现,临床上多因检查不孕症、子宫畸形腹腔镜检查,或剖腹探查,或宫外孕破裂才被发现。

三、辅助检查

(一)子宫输卵管碘油造影

子宫输卵管碘油造影可提示小副输卵管、单侧或双侧双输卵管、输卵管憩室。但不能鉴别输卵管缺如与输卵管梗阻。

(二)腹腔镜

腹腔镜可在直视下发现输卵管发育异常(包括位置异常)(图 2-2)。

四、诊断

输卵管先天性畸形不易被发现,原因首先是常与生殖道先天畸形同时存在而被忽略,其二是深藏在盆腔侧方。常用的诊断方法,子宫输卵管造影术后发现单角子宫单侧输卵管,双输卵管。腹腔检查可能发现各种畸形。剖腹术可予较明确的诊断。

五、治疗

对由于输卵管异常引起不孕者,在腹腔镜或剖腹术行输卵管整形术。发生输卵管妊娠破裂或流产者,术中认真检查,对可修复的输卵管畸形不要轻易切除,应采取显微手术技巧进行整复输卵管,以保留功能。

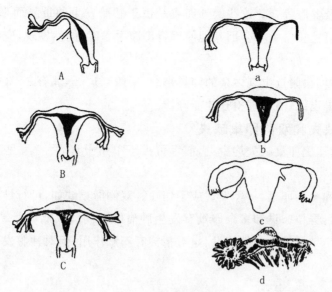

图 2-2 输卵管畸形

A.单侧输卵管及单侧子宫；B.小副输卵管(左侧)；C.双侧双输卵管
a.实管输卵管；b.输卵管发育不良(左)；c.中段节断性输卵管；d.输卵管憩室

第五节 卵巢发育异常

一、卵巢发育不全

原发性卵巢发育不全多发生于性染色体畸变女性，以 45，XO 为最常见，亦可见于 XO 核型的镶嵌体或单纯的多 X 核型。女性正常发育必须有两条正常结构的 X 性染色体，缺失一条或多一条 X 性染色体即影响卵巢的正常发育，均为双侧性。卵巢细长形、淡白色、质硬、呈条索状。其表现可为女性，但由于卵巢发育不全，性激素缺乏，使性器官及第二性征均不发育，往往伴有其他畸形。可有单侧卵巢发育不全，常伴有同侧输卵管，甚至肾脏缺如。

治疗原则：主要治疗闭经，其次为增加身高。对骨骺未闭合者，均先给予蛋白同化类激素，以促进体内蛋白质合成代谢和钙质蓄积，约半年后再用雌孕激素序贯疗法作人工周期诱导使月经来潮，同时辅以调整月经的中成药，注意增加营养等。

此类患者绝大多数都没有生育能力，国内已有采用赠送胚胎移植成功的报道。

二、卵巢异位

卵巢异位是指卵巢在发育过程中受阻，仍停留在胚胎期位置未下降至盆腔，即位置高于正常卵巢部位。如位于肾脏下极附近，或位于后腹膜组织间隙内，常伴有卵巢发育不良。如下降过度，可位于腹股沟疝囊内。

所有异位卵巢都有发生肿瘤的倾向，应予以切除。

三、额外卵巢

额外卵巢罕见，除外正常位置的卵巢外，尚可在他处发现额外的卵巢组织，其部位可在腹膜后,乙状结肠系膜及盆腔等处。这些额外卵巢是由于胚胎发生的重复而形成的,大小不一,小者仅数毫米,大者可达正常大小。因其他原因行剖腹手术时,偶然发现,应予以切除。

四、副卵巢

副卵巢即在正常卵巢附近出现多余的卵巢组织,一般<1 cm,偶有2~3个副卵巢出现,常呈结节状,易误认为淋巴结,需病理检查才能确诊。

五、单侧卵巢缺失和双侧卵巢缺失

单侧卵巢缺失和双侧卵巢缺失均少见,前者可见于单角子宫,后者可见于45,XO Turner综合征患者。

治疗:异位卵巢和多余卵巢,一经发现应予切除。双侧卵巢缺如,可行性激素替代疗法。

疗效标准与预后:异位卵巢和多余卵巢有发生肿瘤的倾向。双侧卵巢缺如施行性激素替代疗法,有助于内外生殖器及第二性征发育,对精神有安慰作用,但对性腺发育无作用,不可能恢复生育功能。

第三章 女性生殖器官损伤性疾病

第一节 生 殖 道 瘘

产伤及妇科手术是尿瘘的主要原因。尿瘘手术前应充分检查,明确尿瘘的种类、部位、大小、数量,制定个体化手术方案。产伤是粪瘘的主要原因,手术是唯一治疗手段,手术时机选择及围术期肠道管理是决定手术成败的重要因素。

一、尿瘘

尿瘘是指人体泌尿系统与其他系统或部位之间有异常通道,表现为小便淋漓、不能控制。尿瘘包括的范围很广,诸如膀胱阴道瘘、输尿管阴道瘘、尿道阴道瘘,以及膀胱肠瘘和膀胱腹壁瘘。但由于妇女生殖系统在分娩期间或妇科手术时发生损伤的机会较多,而生殖系统与泌尿系统均同源于体腔上皮,两者紧密相邻,故临床上以泌尿生殖瘘最为常见。本节所述尿瘘亦仅限于泌尿生殖瘘,重点描述膀胱阴道瘘,输尿管阴道瘘将在相关章节论述。

(一)病因

绝大多数尿瘘均为损伤所致。世界卫生组织的数据表明,全世界约有 200 万产科尿瘘患者,每年至少有 10 万新发病例。欧美等发达国家,产科尿瘘发病罕见;发展中国家,产科原因导致的尿瘘还很普遍。据报道,非洲、南美及中东地区每 1000 例分娩者中有 1～3 例发生膀胱阴道瘘。在我国广大农村,特别是偏远山区,产伤是引起尿瘘的主要原因,但近年来逐渐减少,在我国各大、中城市,由于产前保健和新法接生的推广和普及,分娩损伤所致的尿瘘已极罕见,而妇科手术所致者则相对有所增加。Mayo clinic 近 30 年共收治 800 例尿瘘,仅 5％是由于分娩损伤,而盆腔手术引起者则高达 85％,放射治疗引起者为 10％。此外,非损伤性如生殖道疾病或先天性畸形致的尿瘘,其漏尿症状相同,将在本节中一并予以介绍。

1.产科因素

分娩所致的尿瘘,主要是膀胱阴道瘘,多并发于产程延长或阻滞,根据其发病机制不同,可分为坏死和创伤两型。

(1)坏死型:在分娩过程中,如产妇骨盆狭窄或胎儿过大、胎位不正,引起胎先露下降受阻时,膀胱、尿道和阴道壁等软组织长时间被挤压在胎先露和母体耻骨联合之间,可因缺血、坏死而形成尿瘘。组织压迫可发生在骨盆的不同平面;若在骨盆入口平面,常累及子宫颈、膀胱三角区以上部位或输尿管,导致膀胱宫颈瘘、膀胱阴道瘘或输尿管阴道瘘;挤压在中骨盆平面时,多累及膀胱三角区及膀胱颈部,导致低位膀胱阴道瘘或膀胱尿道阴道瘘;挤压发生在骨盆底部达骨盆出口平面时,多累及尿道,导致尿道阴道瘘及阴道环状瘢痕狭窄。坏死型尿瘘具有以下临床特点:①多发生在骨盆狭窄的初产妇,但亦见于胎儿过大或胎位不正的经产妇。②胎先露部分或全部入盆、胎膜早破、膀胱过度充盈和膀胱壁变薄以及滞产是形成尿瘘的条件,其中尤以滞产或第二产程过度延长是发病的决定性因素。③尿漏大多出现在胎儿娩出后3～10天，但如产程过长，母体局部坏死组织可随手术产取出胎儿而脱落，以致产后立即漏尿。因而此类尿瘘实际上并非由于手术不当或器械直接损伤的结果，而是由于结束分娩过晚所导致的损伤。也有个别坏死型尿瘘延迟至产后20～40天才漏尿，但其瘘孔直径多在1 cm以内，甚至仅针孔大小。④滞产并发的生殖道感染，往往又促进和加剧瘘孔周围瘢痕组织的形成。

（2）创伤型：在分娩过程中，产道及泌尿道撕裂伤引起的尿瘘为创伤型，一般多发生在因滞产及（或）第二产程延长而采用手术结束分娩的产妇。其形成的原因有：①违反正常操作常规，如子宫颈未开全或膀胱充盈时即行臀位牵引或产钳助产，或在阴道内盲目暴力操作等，均可导致损伤。②胎儿娩出受阻而宫缩极强，特别是产前滥用缩宫素所致过强宫缩。可引起子宫破裂合并膀胱撕裂。③子宫下段剖宫产术或同时加作子宫切除术时，如膀胱子宫间有粘连、膀胱未充分往下游离，可损伤膀胱或盆段输尿管。④尿瘘修补愈合后，如再度经阴道分娩，原瘘口瘢痕可因承压过大而裂开，以致尿瘘复发。

创伤型尿瘘临床特点有：①绝大多数有手术助产史。②胎儿娩出后即开始漏尿。③一般组织缺失不多，周围瘢痕组织较少。

2.妇科手术损伤

妇科手术导致膀胱和输尿管损伤并不罕见，广泛全子宫切除、子宫内膜异位症、剖宫产术后膀胱粘连等均会增加膀胱、输尿管损伤风险，经阴道妇科手术，如经阴道切除子宫、阴道成形术或尿道憩室切除术等也可损伤膀胱、输尿管或尿道而形成尿瘘。

3.膀胱结核

膀胱结核均继发于肾结核，患者有低热、消瘦、尿频、尿急和血尿等症状。早期膀胱黏膜水肿、充血，出现结核结节和溃疡；晚期膀胱挛缩、容量减小，当溃疡穿透膀胱全层及阴道壁时，则形成膀胱阴道瘘。结核性瘘孔一般仅数毫米，甚至仅针尖大小。

4.外伤

外阴骑跨伤或骨盆骨折甚至粗暴性交均可损伤尿道或膀胱而形成尿瘘。偶见子宫脱垂或先天性无阴道患者，用刀剪自行切割，企图进行治疗而引起尿瘘。

5.放射治疗

采用腔内放射治疗子宫颈癌或阴道癌时，可因放射源安放不当或放射过量，以致局部组织坏死而形成尿瘘。此类尿瘘多在放疗后1～2年内发生，但亦可因组织纤维化和进行性缺血而晚至十余年后始出现。

6.局部药物

注射采用无水酒精或氯化钙等药物注射至子宫旁组织治疗子宫脱垂时，如不熟悉盆腔局部解剖，误将药物注入膀胱壁或尿道壁时可引起组织坏死，以致形成尿瘘。但现因注射药物引起的尿瘘已极罕见。

7.阴道内子宫托

安放子宫托治疗子宫脱垂时，应日放夜取，每天更换。如长期放置不取，可因局部组织受压坏死引起尿瘘或粪瘘。

8.癌肿

子宫颈癌、阴道癌、尿道癌或膀胱癌晚期,均可因癌肿浸润,组织坏死脱落而引起尿瘘。

9.膀胱结石

单纯女性膀胱结石引起尿瘘者罕见。但在膀胱阴道瘘修补术后,膀胱内丝线残留或因膀胱憩室的形成继发膀胱结石时,可因结石的磨损压挫伤导致尿瘘复发。

10.先天畸形

临床上少见,主要有输尿管开口异位和先天性尿道下裂两种。前者为一侧输尿管开口于阴道侧穹隆或前庭等部位,患儿出生后既有漏尿,亦能自行解出部分尿液。后者为尿道开口于阴道口或阴道内,轻者多无明显症状,重者尿道后壁缺如,膀胱直接开口于阴道,以致排尿完全不能控制。有些尿道开口在尿道下 1/3 段的尿道下裂患者,产前能控制小便,但产后由于盆底肌肉松弛和阴道前壁膨出而出现漏尿,临床上可因此而误诊为产伤性尿瘘。

(二)分类

尿瘘迄今尚无公认的统一标准。

根据损伤的范围不同可分为:①简单尿瘘指膀胱阴道瘘瘘孔直径＜3 cm,尿道阴道瘘瘘孔直径＜1 cm。②复杂尿瘘指膀胱阴道瘘瘘孔直径≥3 cm 或瘘孔边缘距输尿管开口＜0.5 cm,尿道阴道瘘瘘孔直径＞1 cm。③极复杂尿瘘:其他少见尿瘘。

根据解剖部位分类为以下几种。

1.尿道阴道瘘

尿道与阴道间有瘘管相通。

2.膀胱阴道瘘

膀胱与阴道间有瘘管相通。目前国外广泛使用 Waaldijk 分类系统对膀胱阴道瘘进一步分类。以尿道外口作为参照点,Waaldijk 分类系统包括 3 种不同类型。

(1)Ⅰ型:尿道及膀胱颈部未被累及。

(2)Ⅱ型:尿道受累,并进一步被分为两个亚型。①ⅡA:远端尿道未被累及(瘘距离尿道外口 1 cm);②ⅡB:远端尿道受累(瘘边缘与尿道外口距离＜1 cm)。两种不同Ⅱ型瘘可进一步被分为非环形和环形缺损。

(3)Ⅲ型:少见的瘘,如膀胱肠道瘘或膀胱皮肤瘘。

3.膀胱尿道阴道瘘

瘘孔位于膀胱颈部,累及膀胱和尿道,可能伴有尿道远侧断端完全闭锁,亦可能伴有膀胱内壁部分外翻。

4.膀胱宫颈阴道瘘

膀胱、子宫颈及与之相邻的阴道前壁均有损伤,三者间形成共同通道。

5.膀胱宫颈瘘

膀胱与子宫颈腔相沟通。

6.膀胱子宫瘘

膀胱与子宫腔相通。

7.输尿管阴道瘘

输尿管与阴道间有瘘管相通。

8.多发性尿瘘

同时有尿道阴道瘘和膀胱阴道瘘或输尿管阴道瘘两种或以上。

9.混合瘘

尿瘘与粪瘘并存。

(三)临床表现

1.漏尿

为尿瘘的主要症状。患者尿液不断经阴道流出,无法控制。但漏尿的表现往往随瘘孔的部位和大小不同而各异:①瘘孔位于膀胱三角区或颈部,尿液日夜外溢,完全失去控制。②位于膀胱三角区以上的高位膀胱阴道瘘或膀胱子宫颈瘘等,站立时可暂无漏尿,平卧则漏尿不止。③膀胱内瘘孔极小,周围有肉芽组织增生,或瘘孔经修补后仍残留有曲折迂回小瘘管者,往往仅在膀胱充盈时方出现不自主漏尿。④位于膀胱侧壁的小瘘孔,取健侧卧位时可暂时无漏尿,平卧或患侧卧位时则漏尿不止。⑤接近膀胱颈部的尿道阴道瘘,当平卧而膀胱未充盈时可无漏尿,站立时尿液即外漏。⑥位于尿道远 1/3 段的尿道阴道瘘,一般能控制排尿,但排尿时,尿液大部或全部经阴道排出。⑦单侧输尿管阴道瘘,除能自主排尿外,同时有尿液不自主地自阴道阵发性流出。⑧未婚或无阴道分娩史的部分尿瘘患者,平卧且紧夹大腿时,由于肛提肌的收缩和双侧小阴唇的闭合,尿液可暂时储存在被扩张的阴道内,但当分开大腿或站立时,尿液迅即自阴道内溢出。

2.外阴瘙痒和烧灼痛

由于外阴部、大腿内侧、甚至臀部皮肤长期被尿液浸润刺激而发红、增厚,并可能有丘疹或浅表溃疡等尿湿疹改变。患者感外阴瘙痒和灼痛,严重影响日常活动。

3.闭经

10%～15%的患者有长期闭经或月经稀少,但闭经原因不明,可能与精神创伤有关。

4.精神抑郁

由于尿液淋漓,尿臭四溢,患者昼间难与人为伍,离群索居;夜间床褥潮湿,难以安寐,以致精神不振,郁郁寡欢;更可因性生活障碍或不育等原因而导致夫妻不和,甚者为丈夫所遗弃。个别患者不堪长期肉体上的折磨和精神上的打击而萌发自杀之念。

5.其他表现

有膀胱结石者多有尿频、尿急、下腹部疼痛不适。结核性膀胱阴道瘘患者往往有发热、肾区叩痛。巨大膀胱尿道阴道瘘患者,膀胱黏膜可翻出至阴道内甚至阴道口,形似脱垂的子宫,翻出的黏膜常因摩擦而充血、水肿,甚至溃破出血。

(四)诊断

通过病史询问和妇科检查,一般不难确诊。但对某些特殊病例,尚需进行必要的辅助检查。

1.病史

出生后即漏尿者为先天性泌尿道畸形。年轻妇女,特别是未婚、未育者出现漏尿,且在发病前有较长期发热、尿频、尿痛、尿急者,一般均系结核性膀胱阴道瘘。难产后漏尿应区别其为坏死型或创伤型,个别产后数十天出现漏尿者亦应警惕结核性膀胱炎所致膀胱阴道瘘的可能。广泛性子宫切除后,因输尿管缺血坏死所致尿瘘多在术后 14 天左右出现漏尿,而其他妇科手术直接损伤输尿管者一般在术后当天或数天内即有漏尿,但漏尿前患者往往先有腹胀痛、腰痛、腹块和发热等腹膜后尿液外渗症状,当漏尿出现后,上述先驱症状可逐渐缓解和消失。其他如妇科癌肿、放疗、外伤、子宫托等原因所导致的尿瘘均有明确的病史,应详加询问。

2.体格检查

(1)全身检查:进行一般内科检查,注意心、肝、肾有无异常和有无贫血、发热等手术禁忌。

(2)妇科检查:先取膀胱截石位,行阴道窥镜及双合诊和三合诊检查,了解阴道、子宫颈形态,子宫大小,活动度和其附件情况,特别是瘘孔位置、大小和其周围瘢痕程度。如瘘孔位于耻骨联合后方难以暴露,或瘘孔极小,无法找到时,应嘱患者取膝胸卧位,并利用单叶阴道直角拉钩,将阴道后壁向上牵引,在直视下进一步明确瘘孔及其与邻近组织或器官的解剖关系。一般应常规用子宫探针或金属导尿管探测尿道,以了解其长度和有无闭锁、狭窄、断裂等;并可利用探针探触膀胱内有无结石,粗略估计膀胱的扩展度和容积大小,警惕结核性挛缩膀胱的可能。应注意近侧穹隆的小瘘孔常为输尿管阴道瘘。巨大尿瘘或接近子宫颈部的瘘孔,有时可在瘘孔边缘的膀胱黏膜上找到输尿管开口,并见到有尿液自开口处阵发性喷出。自幼漏尿者多为输尿管开口异位,诊断的关键在于耐心细致地观察和寻找阴道前庭、侧壁或穹隆处有无阵发性喷尿的小裂隙。

3.辅助检查

(1)亚甲蓝试验:此试验目的在于鉴别膀胱阴道瘘与输尿管阴道瘘,同时亦可用于辨识肉眼难以看到的极小的膀胱阴道瘘孔。方法如下:通过尿道导尿管将 $100 \sim 200$ mL 稀释消毒亚甲蓝溶液注入膀胱,然后夹紧尿管,扩开阴道进行鉴别。凡见到蓝色液体经阴道壁小孔流出者为膀胱阴道瘘,自子宫颈口流出者为膀胱子宫颈瘘或膀胱子宫瘘;如流出的为清亮尿液则属输尿管阴道瘘。在注入稀释亚甲蓝后未见液体经阴道流出时,可拔除尿管,如此时注入的蓝色液体立即从尿道口溢出,则压力性尿失禁的可能性大;如无液体流出,可在阴道内上下段先后放入两只干棉球塞,让患者喝水并下床走动 $15 \sim 20$ 分钟,再行检视。如阴道上段棉塞蓝染则为膀胱阴道瘘,棉塞浸湿但无蓝色时提示为输尿管阴道瘘。

(2)靛胭脂试验:亚甲蓝试验时瘘孔流出的为清亮液体,即可排除膀胱阴道瘘,应考虑为输尿管阴道瘘或先天性输尿管口异位,可进一步行靛胭脂试验加以确诊。方法为:由静脉推注靛胭脂 5 mL,$5 \sim 7$ 分钟后可见蓝色液体由瘘孔流出。经由瘘孔排出蓝色液体的时间距注入的时间愈久,说明该侧肾积水多愈严重。

(3)膀胱镜检查:可了解膀胱容量、黏膜情况,有无炎症、结石、憩室,特别是瘘孔数目、位置、大小,以及瘘孔与输尿管口和尿道内口的关系等。若诊断为输尿管阴道瘘,可在镜检下试插输尿管导管。一般健侧输尿管可顺利放入导管无阻,而患侧则受阻,受阻处即为瘘孔所在部位。若膀胱黏膜水肿,镜检下不易找到输尿管口,可经静脉注入靛胭脂 5 mL,注入后 $5 \sim 7$ 分钟即可见蓝色尿液由输尿管口溢出。此法既可帮助确定输尿管口的部位和瘘口侧别,亦可根据排出蓝色尿液的时间了解肾脏功能。若镜下见某一侧无蓝色尿溢出,而阴道有蓝色尿液出现时,则证明输尿管瘘位于该侧。对巨大膀胱阴道瘘或明确的尿道阴道瘘,一般均无必要且往往亦不可能进行膀胱镜检查。

(4)肾图:通过肾图分析,可了解双侧肾脏功能和上尿路通畅情况。若尿瘘并发一侧肾功能减退和尿路排泄迟缓,即表明为该侧输尿管阴道瘘;如双肾功能皆受损提示有尿路结核或双侧输尿管损伤可能。

(5)排泄性尿路造影:从静脉注入泛影酸钠后摄片,可根据肾盂、输尿管及膀胱显影情况,了解双侧肾功能,以及输尿管有无梗阻和畸形等。此法一般适用于诊断输尿管阴道瘘、结核性尿瘘或先天性输尿管异位。在诊断尿瘘时很少采用经膀胱逆行尿路造影。

(五)鉴别诊断

漏尿为尿液从不正常的途径不自主地流出,仅见于尿瘘和先天性尿路畸形患者,但应与尿从正常途径不自主流出如压力性尿失禁、结核性膀胱挛缩、充溢性尿失禁和逼尿肌不协调性尿失禁等相鉴别。

1.压力性尿失禁

压力性尿失禁的发生机制是腹压增加时膀胱内压力高于尿道内压力,造成膀胱内尿液不自控地经尿道排出。临床上表现为当患者咳嗽、喷嚏、大笑或站立时,尿液立即外流,严重者甚至平卧亦有尿溢出,一般仅见于有阴道分娩史的妇女,但巨大膀胱尿道阴道瘘修补痊愈后亦常后遗此病。压力性尿失禁患者膀胱、尿道与阴道之间不存在异常通道,因此检查无瘘孔发现,嘱患者咳嗽时即见尿从尿道口溢出;此时如用示指、中指伸入阴道内,分别置于尿道两旁(注意不能压迫尿道),用力将尿道旁组织向耻骨方向托起,以恢复膀胱和尿道间的正常角度和尿道内阻力,然后嘱患者咳嗽,此时尿液不再溢出。

2.膀胱挛缩

为结核性膀胱炎所引起,患者膀胱容量在 50 mL 以下,甚者仅容数毫升,膀胱颈部也因挛缩而失去收缩功能,以致尿液无法控制而不断外溢。结核性膀胱挛缩患者一般均曾有发热、长期尿频、尿急、尿痛甚至有血尿史,尿常规可见大量脓细胞。如用金属尿管探查可感到膀胱缩窄,壁实无伸张性。肾图多显示一侧甚至双肾功能减退,尿路造影可予确诊。

3.充溢性尿失禁

一般是由于膀胱调节功能障碍所致,可见于脊髓外伤、炎症、肿瘤、隐性脊柱裂等中枢神经疾病,和子宫颈癌根治术或分娩时胎头滞压过久后膀胱麻痹等周围神经疾病。临床表现为逼尿肌收缩乏力引起尿潴留,当膀胱过度充盈后仅少量或点滴尿液经由尿道口不自主断续溢出。检查见膀胱显著扩大,虽嘱患者用力向下屏气,亦无尿排出,但将导尿管放入膀胱后仍可导出大量尿液。

4.逼尿肌不协调性尿失禁

由于逼尿肌出现不自主的阵发性收缩所致。此类不自主收缩亦可因腹内压突然增高而激发,其表现与压力性尿失禁相似。但患者并无器质性病变,其尿液外流不是在压力增高时立即出现而是在数秒钟后才开始,且当压力解除后仍可继续排尿 10~20 秒。除尿失禁外,此类患者仍有正常排尿功能。膀胱测压时,可测出逼尿肌的异常收缩。

(六)预防

绝大多数尿瘘是可以预防的,而预防产伤性尿瘘尤为重要。在预防产伤尿瘘方面,应强调计划生育,生少生好。产前要定期作孕期检查,发现骨盆狭小、畸形或胎位不正者,应提前住院分娩。治愈后的尿瘘患者,再次分娩时一般应作剖宫产。对产妇要加强产程观察,及时发现产程异常,尤其是第二产程延长,积极处理,尽早结束分娩以避免形成滞产。经阴道手术分娩时,术前先导尿,术时严格遵守操作规程,小心使用各种器械。术后常规检查生殖道及泌尿道有无损伤,发现损伤时立即予以修补。凡产程过长、产前有尿潴留及血尿史者,产后应留置导尿管10天左右,以预防尿瘘形成。妇科全子宫切除手术时,如遇盆腔内器官有解剖变异或广泛粘连,最好首先在病变的以上部位暴露输尿管,然后沿其行径,向下追踪至盆腔段;次之应将膀胱自子宫颈和阴道上段处向下游离,至少达阴道两侧角部的侧方和下方为止。因子宫颈癌行广泛性子宫切除,当处理骨盆漏斗韧带时,应先切开后腹膜,仔细游离卵巢动静脉,再行高位缝扎;子宫动脉可在输尿管内侧切断结扎,以保留子宫动脉输尿管支的血供;输尿管不可广泛游离,同时要避免损伤输尿管外鞘膜。术中出血时,应冷静对待。如为动脉出血,应在血管近端加压,并用吸管吸净积血后,认清出血点,钳夹后缝扎止血。切忌在出血点盲目大块钳夹或缝扎。如为盆底静脉丛出血,应用纱布压迫10～15分钟,一般出血能停止。子宫颈癌放射治疗时应严格掌握剂量,后装应选择合适的施源器。使用子宫托治疗子宫脱垂时,必须日放夜取,不得长期放置不取。

(七)治疗

尿瘘一般均需手术治疗,但在个别情况下可先试行非手术疗法,若治疗失败再行手术;此外,对不宜手术者则应改用尿收集器进行治疗。

1.非手术治疗

适用于下列情况。

(1)分娩或手术一周后出现的膀胱阴道瘘,可经尿道留置直径较大的导尿管,开放引流,并给予抗生素预防感染,4～6周后小的瘘孔有可能愈合,较大者亦可减小其孔径。

(2)手术一周后出现的输尿管阴道瘘,如能在膀胱镜检下将双"J"管插入患侧输尿管损伤以上部位(非插入假道),并予保留,两周后瘘孔有自愈可能。

(3)对针头大小瘘孔,在经尿道留置导尿管的同时,可试用硝酸银烧灼使其出现新创面,瘘孔有可能因组织增生粘连而闭合。

(4)结核性膀胱阴道瘘,一般不考虑手术,均应先行抗结核治疗。治疗半年至一年后瘘孔有可能痊愈。只有经充分治疗后仍未愈合者方可考虑手术修补。

(5)年老体弱,不能耐受手术或经有经验的医师反复修补失败的复杂膀胱阴道瘘,可使用尿收集器,以避免尿液外溢。目前国内试制的尿收集器类型甚多,其区别在于收集器的收尿部分有舟状罩型、三角裤袋型和内用垫吸塞型的不同,而行尿部分和储尿部分则均大同小异。其共同缺点是在患者睡卧时,尿液仍难以达到密闭而有漏溢现象,故仍有待改进。

2.手术治疗

(1)手术治疗时间的选择。

尿瘘修补的时间应视其发病原因和患者局部和全身情况不同而异。①术时或术后立即发现的直接损伤性尿瘘应争取时间及时修补,否则手术修补时间与缺血坏死性尿瘘相同,即等待3～6个月待组织炎症消失,局部血供恢复正常后再行手术。有人主张服用泼尼松促使组织软化,加速水肿消失,可将手术提前至损伤后1个月进行。但泼尼松类药物亦将影响伤口愈合,故多数学者仍认为提前手术是不适当的。瘘管修补术失败后亦宜等待3个月后再行手术。在等待期间如发现瘘口处有未吸收的缝线应尽早拆除。②放射治疗癌肿引起的尿瘘多在治疗结束后数月出现,且常需要一个较长时间才能完成其坏死脱落过程。一般而言,应在漏尿出现后一年,甚至2～3年瘘孔完全稳定,膀胱黏膜基本恢复正常,且无癌症复发时才考虑修补。③膀胱结核引起的尿瘘应在抗结核治疗一年以上仍未愈合,局部无活动性结核病变后考虑手术。④尿瘘合并膀胱结石,手术应视膀胱黏膜有无水肿、感染而定。凡结石大者宜先经腹取出膀胱结石,待黏膜炎症消失后再行手术修补。结石小且膀胱黏膜正常时,可在取石同时进行修补术。⑤尿瘘合并妊娠,虽然妊娠期局部血供良好有利于愈合,但妊期手术易并发出血,故一般仍以产后月经恢复后修补为宜。但若为高位尿瘘,亦可考虑在行剖宫产时行修补术。⑥尿瘘合并闭经者,阴道黏膜及膀胱黏膜均菲薄,应先用雌激素准备,可口服戊酸雌二醇2 mg×20天再行手术。⑦月经定期来潮者,应选择在月经干净后3～7天内手术。

(2)术前准备:①术前加强营养,增强体质,有贫血者应予纠正。②做好病员思想工作,交代术时及术后注意事项,以争取其主动配合:如术时应做好耐受不适体位的思想准备;术后应较长期卧床休息和每天大量饮水,以保持尿管畅流无阻等。③术前常规用1∶5000高锰酸钾溶液,坐浴3～5天。有外阴皮炎者在坐浴后,可用氧化锌油膏涂擦患部,直至皮炎痊愈后方可手术。④术前尿液常规检查以保证无尿路感染或膀胱结石的存在。尿常规有红、白细胞者应进一步检查确诊和治疗。⑤术前两日进清淡少渣饮食,术前晚及手术日清晨各灌肠一次,一般无须清洁灌肠。

(3)手术途径的选择:手术有经阴道、经腹和经阴腹联合途径之分。原则上应根据瘘孔部位和发生原因选择不同途径,但绝大多数产科损伤尿瘘应首选经阴道修补为宜。

经阴道手术。其优点有:①操作较简便,可直接、迅速暴露瘘孔,不损伤身体其他正常组织。②对患者全身干扰小,术后较舒适,并发症少,恢复迅速,腹部无任何瘢痕残留。③术时出血少,特别是操作均在膀胱外进行,膀胱组织无损伤和出血,故术后膀胱内无血凝块堵塞,尿流一般畅通无阻。④凡损伤波及尿道者,非经阴道无法修补。⑤有利于各种辅助手术的进行,如利用阴道壁替代缺损的膀胱,阴道皮瓣移植或球海绵体肌填充等。⑥阴道内局部瘢痕组织一般并不致因修补而增多,故经阴道修补可反复多次进行。

经腹途径。适用于:①膀胱高位瘘孔。②输尿管阴道瘘。③反复经阴道手术失败,特别是修补后瘘孔变小,但瘘管迂回曲折者,其特点是在游离阴道黏膜后仍无法直接暴露膀胱黏膜。④阴道狭窄,瘢痕严重,经阴道无法暴露瘘孔者。⑤全子宫切除术后的膀胱阴道瘘。

经腹手术又有下列几种不同途径。①腹膜外膀胱外:适用于单纯的高位膀胱阴道瘘。②腹膜外膀胱内:适用于瘘孔接近输尿管开口,或合并有膀胱结石者。③膜内膀胱外:适用于高位瘘,瘘孔周围瘢痕多,或子宫有病变需切除者;特别是子宫颈有严重撕裂伤,非切除子宫,膀胱不能完全松解者。④腹膜内膀胱内:适用于膀胱有广泛粘连不易分离,或子宫已切除的膀胱阴道瘘。近年来腹腔镜手术技术迅速发展,腹腔镜下尿瘘修补也获得很高的成功率。

经阴腹联合途径:适用于瘘孔极大,瘘孔边缘既高又低,特别是尿道有损伤不易从单途径进行分离缝合的复杂尿瘘。

一般而言,经阴道手术简单、安全,凡经阴道可以暴露者,都应优先选用阴道途径。但就医师而言,应熟悉各种手术方法,不能拘泥于单一途径。

(4)术时麻醉、体位和消毒:手术的成功与否与麻醉的配合有密切关系。①术时麻醉应达到无痛和肌肉完全松弛,并能根据手术需要而延长麻醉时间。一般连续硬膜外麻醉能满足手术要求。②为了充分暴露手术野,体位的选择至为重要。经腹手术取平仰卧位,如有可能,最好将双下肢用脚架略抬高分开,以便随时用手放入阴道协助手术。经阴道手术有膀胱截石位、俯卧位、侧卧位等不同。一般多采用前两种。凡子宫活动即用鼠齿钳夹住子宫颈能将子宫往下牵引无困难者,均可采取膀胱截石位;子宫固定特别是瘘孔位于耻骨后方,不易暴露者,应采取俯卧位。③消毒:不论经阴道或经腹手术,均应首先用肥皂水擦洗阴道、外阴,然后用生理盐水冲净,拭干后再用碘附消毒。消毒不彻底往往是手术失败的原因之一。

(5)充分游离瘘孔周围组织:一般均用小弯圆刀做切口。在切开阴道黏膜前,最好先围绕预定的切口四周注射肾上腺素稀释液(1∶1000 肾上腺素 1 mL 加入 300 mL 生理盐水)至阴道壁与膀胱间的疏松筋膜间隙,直至阴道黏膜隆起变白为止。注射液体后可减少术野渗血,便于找到正确的分离间隙和避免分离的黏膜瓣撕裂。经阴道修补时有两种分离瘘孔法,即离心分离法和向心加离心分离法。离心分离法在距瘘口缘仅 2～3 mm 做环形切口,切开阴道黏膜层后,用刀或弯剪向外游离阴道黏膜,以便膀胱获得松解。此法适合于中、小瘘孔。向心加离心分离法是在距切口缘 2 cm 以上处做切口,先往内向心分离阴道黏膜至距瘘缘 0.5 cm 为止,再从原阴道黏膜切口向外做离心分离,以缓解瘘孔缝合缘的张力。向心加离心法特别适用于巨大膀胱阴道瘘,其优点有:①可利用部分阴道壁代替膀胱壁覆盖瘘孔,因而有利于巨大瘘孔的闭合;②如输尿管开口接近瘘孔缘时,可避免损伤输尿管口;③瘘孔周围瘢痕较多时,切缘位于瘢痕组织之外,血供多良好,有利于切口愈合;④膀胱黏膜本身未受干扰,膀胱内无出血和血凝块积聚,术后尿道引流通畅。无论离心法或向心加离心分离法,阴道黏膜游离的范围要充分,原则上应使瘘孔缘游离后自行横向靠拢,或估计缝合无张力方可。

阴道黏膜推进瓣法也可用于瘘的修补,效果良好。根据阴道黏膜的状况,在阴道前、后、侧壁分离出不同形状的黏膜瓣,如"J"形"U"形,最后将阴道黏膜瓣推进覆盖到瘘口。

如为巨大瘘孔,一般应分离膀胱子宫颈间隙到膀胱腹膜反折处;瘘孔缘紧贴盆壁和耻骨时,须将膀胱组织从骨膜上游离,或游离长约 1 cm 的骨膜片,以便将骨膜片代替膀胱侧缘与瘘孔其余部分缝合;如患者为膀胱尿道瘘,应将尿道远端阴道黏膜广泛游离,以便使瘘孔上缘游离的阴道黏膜瓣能毫无张力地覆盖在尿道远端的尿道壁上,从而将尿道断端包埋在膀胱内。原则上应避免将尿道远侧断端直接与膀胱吻合。

若采用经阴道修补术治疗,术野较差、瘘管不能向下牵拉、瘘孔数目多、位置接近输尿管口、周围瘢痕粘连严重,或合并输尿管阴道瘘、肾盂积水,则应选择经腹或腹腔镜膀胱阴道瘘修补术。首先应当分离膀胱子宫颈及阴道前壁间隙,因膀胱阴道瘘管周围有瘢痕形成,间隙层次往往不清,瘢痕处致密需锐性切割分离,应注意避免造成膀胱新的创口。若患者已行全子宫切除,术中可用组织钳钳夹纱布球置于阴道残端推向腹腔方向,保持阴道壁张力,利于分离。暴露出瘘口后,充分游离瘘口周围膀胱和相应的阴道前壁,游离出瘢痕组织周围正常膀胱壁 1 cm 左右。游离膀胱瘘口脂肪组织,暴露膀胱肌层组织。剔除膀胱瘘口周围脂肪组织以利术后伤口愈合。剪切去除膀胱瘘口周围瘢痕组织,瘢痕均应剪切,剪切原则上使用剪刀,尽量不用电切或超声刀,以免对残余膀胱瘘口创面造成热损伤而不利愈合。分层缝合膀胱瘘口,可将带蒂大网膜瓣或者腹直肌瓣缝合垫衬于膀胱和阴道之间以增加手术成功率。

经腹或腹腔镜途径若评估为复杂膀胱阴道瘘,常规经膀胱外路径分离不能暴露膀胱瘘口或瘘口与阴道壁的瘢痕分离困难时,可以采用膀胱切开膀胱修补术。首先分离与膀胱顶部的粘连,暴露膀胱顶部,并切开膀胱壁全层,于距离瘘口边界约 2 cm 的距离停止,切开膀胱后,显露并辨认清楚瘘口位置,及其与双侧输尿管开口的距离和关系,再辨认瘘口与尿道内口的毗邻关系。找准瘘口位置,在瘘口边缘,瘘口周围约 5 mm 的距离环形切开膀胱黏膜层和肌层,而瘘口周围瘢痕尽量切除,如切割困难则将其旷置。将切割分离出的正常膀胱黏膜和肌层行全层连续或间断缝合,必要时再加固缝合一层,再全层关闭切开的膀胱壁,并将膀胱顶部浆膜层固定于壁腹膜,从腹壁穿刺植入膀胱引流管行膀胱造瘘。

(6)严实分层缝合瘘孔:共缝合 3 层。第 1 层用 3-0 人工合成可吸收缝线连续或间断缝合膀胱筋膜及肌层,缝针要带够组织,但不应穿透膀胱黏膜,以便使瘘孔缘连同其四周瘢痕组织向内翻转而加强瘘孔屏障,从而有利于瘘缘的愈合,在瘘孔两侧角部的缝合应从角的外侧开始。连续缝合时,每缝合一针应注意随手将缝线拉紧。第 1 层缝合妥当后,即通过尿道导尿管注入生理盐水试漏,肯定无漏尿并用生理盐水洗清局部术野后,再用 3-0 人工合成可吸收缝线或 0 号丝线连续或间断缝合第 2 层(即膀胱筋膜层与部分膀胱肌层)以加固之。但两侧角部缝线应从第 1 层缝线的外方开始。最后用 2-0 号可吸收缝线缝合第三层(即阴道黏膜层),黏膜的糙面宜翻向阴道腔。阴道黏膜应紧贴膀胱筋膜,其间不能遗留无效腔,否则可因创口分泌物在该处积聚、感染而导致手术失败。

(7)有助于提高疗效的辅助手术:对一般尿瘘而言,采用上述修补方法可获满意效果,但在极复杂的尿瘘患者中,有时加用某些辅助手术是必要的。辅助手术基本上可分为两大类:一类是扩大术野,有助于暴露瘘孔,以利于手术的顺利进行,其中包括会阴扩大侧切术、耻骨联合切除术、耻骨支开窗术等;另一类是利用异体或自身组织替代、填充和加强缺损处的膀胱、尿道或阴道黏膜以促进瘘孔的愈合。临床上采用的异体移植有羊膜、牛心包等。临床上目前较常采用的为自身带蒂组织如下。①球海绵体脂肪垫填充术:即在大阴唇内侧作纵形切口,游离中指大小一段皮下脂肪组织,通过侧方阴道,将游离端拉入瘘孔创面覆盖膀胱,并间断固定缝合,以消灭膀胱与阴道黏膜间无效腔和增强局部血供,并有可能加强膀胱颈和尿道控制排尿的能力。②大、小阴唇皮瓣移植术:可用于覆盖缺损的阴道创面。③子宫颈瓣移植修补术:适用于紧靠子宫颈位于前穹隆部的膀胱阴道瘘。④股薄肌移植术:用以加强瘘口缝合缘。⑤阴道壁组织填充术,取长方形带蒂阴道黏膜覆盖在瘘孔缘,使瘘孔处有两层阴道黏膜覆盖。⑥其他经腹修补术时有用大网膜、腹直肌作为填充材料者。由于放疗后尿瘘周围组织纤维化严重,血管减少,因此应重视带蒂组织瓣修补。如为输尿管阴道瘘,当瘘口靠近膀胱时,可行经腹或者腹腔镜下输尿管种植术。

(8)术后处理。①一般护理:术后应较长期卧床,但体位可不受限制。术后 2～3 天静脉补液,进少渣饮食,以后宜大量饮水,每天至少3000 mL以保持膀胱自净。②留置导尿管引流:凡经阴道修补的尿瘘,一般均置保留气囊导尿管开放引流,以保持膀胱较长时间处于空虚休息状态。保留时间以14天为宜,但可根据瘘孔大小和修补难易而有所不同。孔小、缝合无张力、修补满意的瘘孔保留3～4天即可。保留导尿管期间,应每小时记录排出尿量。若出现尿或保留尿管14天仍有尿漏时,可再继续保留导尿管7～10天(注意此时切忌用阴道窥器或手指进行阴道检查),偶尔尿瘘仍有愈合可能。术后如发现无尿液排出和/或患者自觉下腹胀满时,应及时检查导尿管有无阻塞或脱落。尿管畅通时不需更换,但连接导尿管的橡皮管及储尿袋,需每天置换。③外阴及阴道护理:每天擦洗外阴1次,大便后应立即增擦1次。除阴道有出血外,应尽量避免做阴道检查或阴道上药。④抗生素的应用:从手术日晨开始,即应给予预防性抗生素。⑤雌激素的应用:凡术前已服用雌激素者,术后仍应继续服用1个月左右。⑥出院注意事项:出院时如观察无尿失禁、尿潴留等异常情况,一般不做阴道检查;术后3个月内禁性交,以免引起缝合口裂开和感染。⑦如再次妊娠,嘱临产前住院,及早剖宫产结束分娩。

二、粪瘘

粪瘘是指人体肠道与其他系统或部位之间有异常沟通,其中妇产科最常见的是直肠阴道瘘(RVF),指直肠前壁和阴道后壁之间由上皮组织构成的病理性通道。粪瘘可与尿瘘并存。

(一)病因

分娩时胎头长期停滞在阴道内,直肠受压坏死是形成直肠阴道瘘的最主要原因。会阴Ⅲ度撕裂修补后直肠未愈合,或修补会阴撕裂时,缝线透过直肠黏膜而未及时发现拆除,也可引起阴道直肠瘘。直肠手术进行肠管端端吻合时,因距离阴道过近,如果波及阴道或吻合口愈合不良,组织坏死可导致直肠阴道瘘,这种瘘的瘘口位置相对较高,近于穹隆。此外,因阴道直肠间隔薄,进行阴道后壁脱垂修补术、变性手术或阴道成形等手术时,切除过多过厚阴道壁组织、阴道成形造穴时穴道偏向直肠侧或手术不熟练、解剖层次不清等都有可能导致手术创伤性直肠阴道瘘。痔手术或局部注射硬化剂治疗时,局部损伤或注射部位及注射药物剂量不当使局部坏死后形成直肠阴道瘘,注射硬化剂导致的瘘孔周围的瘢痕往往范围大。长期安放子宫托不取出,阴道内放射源安放不当或过量时亦可导致直肠阴道瘘;此外,晚期生殖道癌肿可并发粪瘘;先天性生殖器发育畸形患者,可为伴有先天性直肠阴道瘘,且常与先天性肛门闭锁并存。

(二)临床表现及诊断

凡直肠阴道瘘瘘孔较大者,粪便皆经阴道排出,便稀溏时更为明显;若瘘孔小,粪便干结成形时,虽无明显粪便自阴道排出,但阴道内不时有分泌物和排气现象。

诊断粪瘘较尿瘘简单,除先天性粪瘘外,一般均有明显发病原因。大的粪瘘可在阴道窥器暴露下直接窥见瘘孔,瘘孔极小者往往仅在阴道后壁见到一处鲜红的小肉芽组织,如从此处用探针探测,而同时用另一手放入直肠内直接触及探针即可确诊。此外还可以尝试亚甲蓝及阴道注水实验来明确小的瘘口:直肠内灌入亚甲蓝,阴道内塞入棉纱条,10～20分钟后观察棉纱条上是否有染色;患者取截石位,温水灌注阴道,用直肠镜在直肠内通气,观察阴道侧有无气泡溢出。影像学检查包括经直肠超声、阴道造影、钡剂灌肠、CT、MRI等。其中直肠超声最常用,瘘管在超声下显示为低回声或无回声。对于放疗相关的 RVF 患者,可选择使用阴道镜加造影以明确可能发生的阴道-小肠、结肠瘘,必要时需活检以排除肿瘤复发。肛门直肠黏膜的健康情况可通过钡剂灌肠和结肠镜检查完成。而检查括约肌应成为 RVF 之必要步骤,术前行直肠内超声、直肠肛管压力测定及阴部神经电位检查,以明确是否合并括约肌功能障碍。

直肠阴道瘘的分类方法并不统一,在直肠的下 1/3 及阴道的下 1/2 为低位瘘;位于直肠中 1/3 和阴道后穹隆(6 cm 以上)的瘘为高位瘘;位于这两点之间的是中位瘘。目前较为公认的是根据瘘口在阴道内的位置、大小及病因,将 RVF 分为单纯型和复杂型。发生于阴道的中低位,直径<2.5 cm,由创伤或感染因素引起的瘘称为单纯型;发生于阴道高位,直径≥2.5 cm,由炎性肠病、放疗或肿瘤引起的瘘及修补失败的 RVF,称为复杂瘘。近年有部分学者认为,对那些瘘口比较小的、可首选腹腔镜下修补的高位瘘,也可以视其为单纯型。

(三)预防

预防粪瘘的基本原则与尿瘘相同。产时应注意缩短第二产程,避免会阴严重撕裂,并在缝合会阴后常规肛查,发现有缝线穿透直肠黏膜者应即拆除重缝。此外,应避免长期安放子宫托不取。妇女生殖道癌肿进行放疗时,应注意掌握后装放射量和放射源安放位置。

(四)治疗

虽然有学者报道 RVF 经保守治疗自愈,但大多数学者均认为手术修补是 RVF 唯一的治愈手段。高位巨大直肠阴道瘘,阴道瘢痕严重,暴露困难者,或同时合并有尿瘘者,均应先做暂时性乙状结肠造瘘,待间隔 4 周,阴道无粪便排出后再行粪瘘修补术。

1.术前准备

(1)手术前 3 天软食,术前一日进流质,术前 4 小时禁饮水。

(2)手术前 3 天每天口服卡那霉素 1 g,每天 2 次和甲硝唑 0.4 g,每天 3 次。

(3)术前服用清肠剂,术前一晚及术晨用肥皂水清洁灌肠。

2.手术原则

(1)粪瘘的治疗与尿瘘相同,手术创伤或外伤的瘘孔应立即修补;压迫坏死粪瘘应待产后 4~6 个月炎症消失后,再行修补。修补失败者可于 3 个月后再次修补。

(2)修补 RVF 的关键在于直肠前壁的重建,恢复直肠及肛管部位的高压力区。应充分游离瘘口旁组织、仔细辨认周围组织层次,完整切除瘘管及周围瘢痕,谨慎止血后分层行无张力缝合,并保持组织间充足的血供。如果无法保证充足血供,则应在阴道与直肠间填充血运丰富的组织以确保缝合部位的愈合。

(3)粪瘘与尿瘘并存时,一般先缝合尿瘘,再缝粪瘘。

(4)如确系无法修补的巨大粪瘘,可径直行永久性结肠造瘘。

3.手术方法

(1)单纯瘘管切除、分层修补术:该术式有经腹、阴道、会阴及经肛 4 种入路。显露瘘管后,切开直肠阴道间连接处黏膜或切除瘘管,适当游离瘘管周围直肠阴道隔后共分三层缝合,先用 3-0 人工合成可吸收缝线连续或间断缝合肠壁肌层,不透过肠黏膜,以使瘘缘翻转至肠腔内,第二层同法加固,将第一层包埋,最后缝合阴道黏膜层。其中经腹入路适用于高位瘘,而其余

3 种途径适用于中低位瘘。经肛途径优点在于不损伤肛门括约肌。经阴道途径显露优于经肛途径,不需分离括约肌,可同时行括约肌成形术,多数不需要术前或同时行回肠末端或结肠造口,无会阴切口,愈合快,不导致会阴及肛管畸形,并发症发生率低。

(2)直肠推进瓣修补术:该术式由 Noble 提出,要点在瘘管周围分离出一个包括直肠黏膜层、黏膜肌层和部分内括约肌的推进瓣,切除部分瘘管后,将推进瓣覆盖缝合,使直肠壁恢复连续性(方法与尿瘘中阴道黏膜推进瓣相似);阴道内的瘘管则敞开引流。该术式可分为经会阴和经肛两种入路:经会阴切口暴露较好,可同时行括约肌成形;经肛入路的优点则在于无会阴部切口,疼痛少,愈合好,不损伤括约肌,术后不影响排便功能,避免术后锁眼畸形及保护性转流性肠造口,是单纯性中低位 RVF 的首选方法,即使首次失败后仍能再次应用。

(3)经肛门括约肌途径修补术:也称 Mason 手术,主要用于低位 RVF,尤其是合并括约肌损伤者。术中将瘘管至会阴体间的直肠肛管阴道隔切开,分层缝合直肠肛管、肛门括约肌和阴道黏膜等。手术时应注意阴道可容二指,肛门通过一指,且有括约肌收缩感。该术式严重术后并发症为直肠皮肤瘘及肛门失禁,其发生率分别为 3.8% 和 18%。对于无括约肌损伤的患者需切断括约肌,亦是 Mason 手术的不足之处。

(4)组织瓣转移修补术:指通过引入血供良好的组织到瘘管区,并分隔两侧瘘口缝合处。目的是加强直肠阴道间隙,促进愈合。适用于复杂型瘘。对于中低位瘘,常用的组织瓣有球海绵体肌、肛提肌、阴股沟瓣、臀肌皮瓣、单或双侧股薄肌皮瓣等。高位瘘通常在经腹修补术后填充大网膜或折叠下翻的腹直肌等。

(5)经腹手术及腹腔镜手术:适用于高位 RVF,术式包括经腹肛拖出式直肠切除术(Maunsell-Weir 术式)、Parks 结肠--肛管直肠肌袖内吻合术等,使阴道壁与直肠完全被隔开,彻底消除了窦道形成的最主要因素,Ⅰ期手术成功率高,患者易接受。主要用于复杂或复发的 RVF。但手术较复杂,需要有低位直肠切除吻合的手术经验,Parks 手术缺点是残存的直肠肌袖病变可能会继续加重并发展至狭窄。随着腹腔镜技术的进步,腹腔镜下修复 RVF 病例也有较多报道,但该术式手术适应证相对严格,术前应明确患者瘘口大小、位置,同时需操作者具备很高的腹腔镜操作技巧。

4.术后处理

(1)手术后保持肠道空虚数天对修补好的瘘孔愈合非常重要,饮食控制加应用抑制肠蠕动的药物,保持无排便 3 天后可逐渐进食流质,控制第一次排便在术后 5 天或 6 天时,可口服液状石蜡以润滑大便。

(2)术后 3 天每天口服甲硝唑,方法同术前。

(3)保持外阴部清洁,每天擦洗 1 次。

(五)临床特殊情况的思考和建议

盆底网片重建、尿道中段悬吊以及阴道骶骨固定术等需要补片材料的手术术后若出现生殖道瘘,应及早取出网片,否则瘘管难以愈合,在修补瘘管时应该充分减张。

第二节　外阴及阴道损伤

外阴及阴道损伤多为暴力损伤所致,应重视预防,严重损伤可导致大量出血。异物残留应明确残留物种类和位置,及早取出,避免感染及严重损伤。外生殖器损伤主要指外阴(包括会阴)和阴道损伤,以前者为多见。

一、外阴损伤

(一)临床类型

1.处女膜裂伤

处女膜由黏膜组织所构成,其内、外两面均为鳞状上皮覆盖,中层含结缔组织、血管及神经末梢。结缔组织的多少决定处女膜的厚薄程度。肥厚者多富有弹性,不易破裂;菲薄者易于裂伤。处女膜的破裂一般发生于初次性交时。破裂多在膜的后半部,裂口呈对称的两条,由膜的游离缘向基底部延伸。破裂时患者有突发性剧痛,伴有少量流血,一般出血能自止,无须处理。数天后裂口边缘修复,但不复合拢,因而残留有清晰裂痕。但也有极少数妇女的处女膜弹性好,有一定扩张性,性交后仍保持完整而无出血。奸污或暴力性交,偶可导致处女膜过度裂伤,以致伤及周围组织而大量出血。幼女的处女膜位于前庭深处,且阴道亦狭小,故处女膜损伤较少见。奸污时一般仅导致前庭部擦伤。但如用暴力强行插入阴茎,则可引起外阴部包括处女膜、会阴、阴道甚至肛门的广泛撕裂伤。

2.外阴裂伤或血肿

外阴裂伤多发生于未成年少女。当女孩骑车、跨越栏杆或座椅,沿楼梯扶手滑行,或由高处跌下,以致外阴部直接触及硬物时,均可引起外阴部软组织不同形式和不同程度的骑跨伤,受伤后患者当即感到外阴部疼痛,伴有外阴出血。检查可见外阴皮肤、皮下组织,甚至肌肉有明显裂口及活动出血。

由于外阴部富于血供,而皮下组织疏松,当局部受到硬物撞击,皮下血管破裂而皮肤无裂口时,极易形成外阴血肿。血肿继续增大时,患者扪及肿块外,还感剧烈疼痛和行动不便,甚至因巨大血肿压迫尿道而导致尿潴留。检查可见外阴部有紫蓝色块物隆起,压痛显著。如外阴为尖锐物体所伤,可引起外阴深部穿透伤,严重者可穿入膀胱、直肠或腹腔内。

(二)防治

初次性交时应避免使用暴力。性交后如流血不止或外阴有任何撕裂伤时,均应及时缝合止血。外阴血肿的治疗应根据血肿大小,是否继续增大以及就诊的时间而定。血肿小无增大可暂保守治疗。嘱患者卧床休息,最初 24 小时内宜局部冷敷(冰敷),以降低局部血流量和减轻外阴疼痛。24 小时后可改用热敷或超短波、远红外线等治疗,以促进血肿吸收。血肿形成4～5 天后,可在严密消毒情况下抽出血液以加速血肿的消失。但在血肿形成的最初 24 小时内,特别是最初数小时内切忌抽吸血液,因渗出的血液有压迫出血点而达到防止继续出血的作用,早期抽吸可诱发再度出血。凡血肿巨大,特别是有继续出血者,应在良好的麻醉条件下切开血肿,排除积血,结扎出血点后再予缝合。术毕应在外阴部和阴道同时用纱布加压以防继续渗血,同时留置导尿管,必要时可予皮片引流。

二、阴道损伤

(一)性交损伤

一般均为暴力性交或奸污所致,近年来由情趣用品导致的损伤逐渐增多。导致性交损伤的诱因有:妊娠期阴道充血,产后或绝经后阴道萎缩,阴道手术瘢痕,阴道畸形或狭窄,性交时位置不当以及男方酒后同房等。损伤部位一般多位于后穹隆。因右侧穹隆较宽敞,男子龟头多活动于该侧,故右侧裂伤多于左侧。损伤可为单一或多发性,多环绕子宫颈呈"一"字形横裂或新月形裂口。阴道组织血供丰富,性交引起撕裂后立即出现阴道流血,有时甚至因流血过多而致休克。严重撕裂还可以导致腹膜破裂,以致引起气腹而出现腹胀痛症状。

患者就诊时常隐瞒性生活史。故凡有阴道出血者应警惕有性交损伤的可能,除详细咨询有关病史外,应先用窥阴器扩开阴道,用棉球拭净阴道内积血后,仔细检查出血来源,注意有无阴道壁裂伤,裂伤是否波及腹膜、直肠或膀胱。在紧急情况下,若为阴道壁出血可暂用纱布压迫止血,然后做好充分准备下,经阴道用人工合成可吸收线缝合止血。注意避免缝线穿透直肠黏膜。

(二)药物损伤

局部用消炎杀菌药治疗阴道炎时,可因剂量过大、用法不当或误用腐蚀药物而造成阴道损伤。如冲洗阴道时采用的高锰酸钾溶液浓度过高或有颗粒未溶化时,可因形成的氢氧酸钾腐蚀阴道黏膜引起阴道溃疡和出血。往年各地采用氯己定治疗阴道炎症而引起的阴道壁广泛溃疡亦屡有所见。

药物性损伤表现为用药后阴道分泌物增多,呈脓血性,甚至有鲜血流出,伴阴道外阴灼热疼痛感。检查可见阴道广泛充血,并有散在溃疡。高锰酸钾烧灼所致溃疡有黑色糊状物(二氧化锰)覆盖。药物损伤后如不及时治疗,阴道黏膜坏死、剥脱,最后可引起阴道粘连和狭窄。

凡药物治疗引起阴道炎症时,应遵医嘱,切勿乱投药石,忌用任何腐蚀性药物纳入阴道引产。放入药物后如出现任何不适应应立即取出,并用冲洗干净。局部可涂擦紫草油,或用紫草油纱布覆盖以促进溃疡愈合和防止继发粘连,一般每天更换纱布一次,直至创面痊愈为止。如因药物经过黏膜吸收引起全身中毒反应者,应检测肝、肾功能,有肾衰竭时应尽早给予肾透析治疗。

(三)卫生栓损伤

国外妇女使用卫生栓者较多。卫生栓导致阴道溃疡陆续有所发生。据认为导致溃疡的原因可能为:①卫生栓放置位置不当引起的压迫坏死。②使用者对栓中除臭剂变态反应。③栓中所含高吸附纤维素能改变阴道黏膜上皮结构,破坏细胞间桥,致使细胞间的间隙扩大和形成微溃疡;如非月经期仍继续使用以吸附血液时,则微溃疡可发展为肉眼可见的阴道溃疡。若使用具有送栓器的卫生栓,甚至在放入时即可直接导致阴道黏膜线形撕裂伤;栓放入后虽可暂时压迫止血,但将造成裂口延期不愈,因而当栓取出后反而出现血性白带。检查时可见阴道上段黏膜有明显的红色颗粒状斑块区。一般在停止使用卫生栓后能逐渐自愈。

(四)子宫托损伤

使用子宫托治疗子宫脱垂和尿失禁的患者由于子宫托长时间压迫阴道壁可能导致阴道溃

疡,严重者甚至发生阴道直肠瘘。预防方法主要是选择合适的子宫托,定时取出子宫托消毒,如果出现脓性或者血性白带应到妇科门诊检查。出现阴道溃疡应停用子宫托,局部使用雌三醇软膏可促进溃疡愈合。

(五)阴道水蛭咬伤

见于3～14岁农村幼女,多在5～9月炎热季节发病。发病前一时有接触河、湖水史。其主要症状为阴道出血和发热,失血多者可出现休克。出血可能与水蛭咬伤后分泌的一种水蛭素的抗凝作用有关。治疗采用10%高渗盐水500～1000 mL冲洗阴道,一般可迅速止血。

三、异物残留

生殖器官异物残留包括阴道内、盆腔内和宫腔内异物,以前者多见,后两者均为医源性异物,应可避免。

(一)原因

1.幼女无知或出于好奇心

自己或由其他小孩将纽扣、豆子、果核或回形针等塞入阴道内。精神病妇女亦可发生类似情况。

2.医源性异物

医源性异物是由于医护人员手术时遗留或向患者交代不清所致。最常见的为子宫颈活组织检查或会阴、阴道修补手术后阴道内留置的纱布或棉球未及时取出或未全部取出所造成的阴道异物残留,特别严重的是经腹手术时将纱布、纱布垫,甚至器械遗忘在腹腔内而形成的腹腔或盆腔异物。此外,也曾发生在剖宫产时,将纱布遗忘在宫腔而形成的宫腔内异物。

3.宫腔内节育器嵌入子宫肌层或进入腹腔内

虽属异物残留,但它是安放宫内节育器的并发症之一,已在计划生育章中予以介绍。长期放置子宫托治疗子宫脱垂可导致其嵌顿在阴道壁内,也属异物残留,详见子宫脱垂。

(二)临床表现及诊断

阴道异物的主要症状为阴道有脓性或脓血性分泌物排出。如为纱布或棉球,分泌物呈恶臭。成人多有阴道手术史,一般通过阴道窥诊即能确诊。对幼女则需详细询问有无放入异物史,肛查多可触及有一定活动度的物体,其大小、形状及硬度因异物种类而异。如留置的为硬物体,用金属探针放入阴道内即可探得异物的存在。应注意将阴道内异物与阴道或子宫颈葡萄状肉瘤相鉴别,必要时可在全麻下用宫腔镜或鼻镜窥视并行活组织检查加以确诊。腹腔内有异物遗留时,术后多有持续腹痛、发热和腹部包块,严重者并发肠梗阻、感染,甚至肠瘘。凡术后出现上述现象,特别是有腹部包块形成时,应考虑腹腔内异物残留可能。金属异物如手术缝针留置腹腔时,可能除腹痛外,并无其他症状,但腹部透视即可确诊。剖宫产后宫腔内有纱布残留时,患者术后长期发热、腹痛,宫腔内有大量分泌物排出,子宫复旧不佳。当纱布经阴道排出或取出后,症状随之消失。

(三)预防

(1)医护人员应加强责任心,并严格执行剖腹术前及关腹前的器械、敷料清点制度,以确保无异物遗留。行会阴切开缝合术时,宜采用有带的纱布卷。术时将带子的游离端置于阴道口外以避免遗忘。凡阴道手术后需保留纱布塞者,应将每条纱布塞的一角留在阴道口外,术后医嘱中写明纱布数目和应取出时间或向患者本人交代清楚,并记入病程记录中。为幼女或未婚妇女取阴道分泌物检查时,应旋紧棉絮以防脱落,发现脱落应立即设法取出。

(2)对儿童应加强教育与监督,严防将异物塞入阴道。对精神病患者应严加管理并给予相应治疗。

(四)治疗

成年妇女阴道内异物可随手取出。幼女阴道内有异物时可用长钳轻轻夹出,或在麻醉下用宫腔镜或鼻镜扩开阴道取出。有炎症者取出异物后以 0.5% 醋酸低压冲洗阴道。

腹腔异物应尽早剖腹探查取出。如已形成肠瘘或术时分离粘连而形成肠瘘者,一般应根据当时情况作肠切除吻合术或肠瘘修补术。

四、临床特殊情况的思考和建议

盆底组织疏松,部分外阴及阴道损伤后可在盆腔深部形成巨大血肿,难以清除引流。对于此类病例,可以予以局部压迫,同时加强输血、抗感染,辅以散结化瘀的中成药,待血肿自行消散吸收。

第三节 输尿管损伤

绝大多数输尿管损伤是由妇科手术引起的。输尿管损伤应尽早发现,早期手术治疗。

输尿管损伤多由妇科手术引起,其中绝大多数均能在损伤后立即发现和修补预后良好;但若术时未能察觉或修补失败,则将在术后形成输尿管阴道瘘。由于输尿管损伤或形成的输尿管阴道瘘在诊断和治疗方面不同于膀胱阴道瘘,故在本节另行介绍。

一、病因

80%～90%输尿管是由于妇科手术,特别是经腹全子宫切除或广泛性全子宫切除术所引起。损伤的部位多见于子宫动脉、主韧带、阴道侧穹隆或骨盆漏斗韧带等部位。损伤的方式包括钳夹、结扎、切开、切断、扭曲成角、缺血坏死。输尿管从沿途经过的每一个血管获得血供,营养输尿管的小血管在输尿管外膜内相互间组成血供丰富的血管吻合网络,过度游离输尿管可能导致血管网破坏,输尿管发生缺血性坏死。子宫内膜异位症或输卵管卵巢囊肿引起盆腔广泛粘连,或子宫颈巨大肌瘤导致盆腔器官移位而行子宫切除时,如果术者不熟悉异常解剖也可能误伤输尿管,以致形成输尿管阴道瘘。此外,随着电刀的广泛使用,不恰当使用电凝止血导致的输尿管损伤时有发生,输尿管在局部受热损伤后发生迟发物理变化,局部坏死,形成瘘口。在使用单极电凝设备时还会发生电传导所致的输尿管组织坏死,现在单极电凝设备已被双极电凝所取代,这种损伤很罕见。

二、临床表现及诊断

任何盆腔手术过程中,如发现术野有"水样液体"阵发性渗出或发现有管腔的索状物被切断而无血液流出时,则提示为输尿管损伤。术时出血多而盲目大块钳夹和缝扎出血点亦有可能伤及输尿管。此时应用拇指和示指由上向下扪触输尿管进入膀胱的行径。如扪触到钳夹或缝扎部位紧靠输尿管时,应将该段输尿管游离,以便确认有否钳夹、缝扎或其他损伤可能。如输尿管损伤未能在术时发现,术后可因损伤方式和程度不同而有不同表现。双侧输尿管结扎术后即无尿;一侧输尿管结扎多表现为术后 3 天该侧腰痛,肾区叩痛伴畏寒、发热;输尿管切断或钳夹伤多在术后 1～3 天内出现阴道漏尿。由于输尿管被结扎或剥离缺血所引起的尿瘘可晚至术后 1～3 周出现漏尿。排泄性尿路造影和膀胱镜检查有助于诊断患侧肾盂积水程度和输尿管损伤的部位,从而选择适当的治疗方案。

三、治疗

术中发现输尿管损伤当即治疗,效果良好。输尿管完全断裂应作端端吻合术或输尿管膀胱吻合术。部分断裂者可将创缘修整后进行缝合,此时应注意保护好尚未断裂的管壁,防止撕裂为完全断裂。单纯钳夹或缝扎可在去除钳夹或松解缝扎线结后,打开膀胱,逆行插入输尿管导管,留置 72 小时以促进愈合。如损伤严重,输尿管结扎处活力差,处理方法同输尿管断裂。

术后发现输尿管损伤应尽早手术修复,现多认为只要患者全身情况良好,虽然技术操作较难,早期修复效果良好。由于 B 超和 CT 技术的进步,也有人主张先作经皮肾穿刺造瘘术以避免肾功能进一步损害,等待 3～4 个月后再进行延期修复。

目前妇产科采用的修复方法,主要有下列几种。

(一)输尿管端端吻合术

适用于位置较高、距输尿管远端 5 cm 以上而缺损较少的输尿管损伤。操作要点如下:①适当游离输尿管邻近的损伤部位上下段,以期吻合后吻合口无张力。②切除输尿管损伤段后,将两断端分别剪开 2～3 mm,从而修整成铲形但方向相反的斜面。③将双"J"管插入输尿管作为支架,引流上端进入肾盂,下端进入膀胱,2～3 周后拔出。④用 5-0 人工合成可吸收缝线缝合输尿管一端斜面尖端与另一端斜面底部缺口,分别打结;再分别用两端的缝线以 2 mm 间距连续缝合缺口两侧,关闭缺口,缝合时缝及的外面鞘膜层和肌层要多于黏膜,缝完一侧缺口后和另一端尾线打结。⑤取脂肪或大网膜覆盖吻合口。⑥在吻合口处置引流管,由侧腹壁引出腹壁外。3 天后无渗液即拔除。

(二)输尿管膀胱吻合术

适用于输尿管远端 5 cm 以内的损伤。妇产科手术导致该处损伤最为多见,且采用此吻合法治疗的效果最好,操作要点如下:①游离输尿管,切除受损段后。切除的远端用 7 号丝线结扎,近端剪开 2～3 mm,并修整成铲形斜面。暂用两根细丝线缝于近端斜面以备牵引。②适当游离膀胱外疏松结缔组织,使膀胱能稍上移以减少吻合后输尿管张力。③切开膀胱,在原输尿管膀胱内开口处稍上方打洞贯通膀胱壁,利用输尿管牵引丝线将输尿管近端引入膀胱内,拆去牵引线。④用 5-0 人工合成不吸收缝线间断缝合输尿管全层与膀胱黏膜层,一般缝 6 针。注意防止输尿管扭曲。⑤在膀胱外用细丝线间断缝合,将输尿管鞘膜和浅肌层固定于膀胱肌壁,前后左右共缝四针,以缓解输尿管吻合口张力和促进其愈合。⑥安置耻骨上膀胱内导尿管引流,开放引流 14 天。⑦缝合膀胱切口,黏膜层用 2-0 可吸收缝线连续或间断缝合,肌层和其外筋膜层可用细丝线间断缝合。⑧耻骨后膀胱外置烟卷引流,3 天后无渗出物拔除。

(三)输尿管膀胱瓣吻合术

如输尿管损伤位置较高,可采用部分膀胱壁替代部分输尿管,但目前已极少采用此手术。方法如下:在膀胱前壁做宽 3 cm,长 4～5 cm 的梯形切口,底部保持与膀胱联系。将已游离的膀胱瓣用人工合成 5-0 可吸收缝线分两层缝合形成膀胱瓣管。在输尿管导管插入膀胱瓣管和输尿管后,将输尿管断端与膀胱瓣管上端吻合。

(四)输尿管回肠、回肠膀胱吻合术

如输尿管下段坏死,粘连不易分离,可采用此吻合法,即游离一段回肠替代输尿管下段,再将回肠与膀胱吻合。但就妇产科而言,目前很少有采用此法的必要。

四、预防和处理

(一)妇科手术引起的尿瘘的术中预防和处理

每位进行盆腔手术的产科和妇科医师应了解如何进入腹膜后隙和辨认输尿管。从圆韧带开始,于骨盆入口处向两侧切开卵巢血管外侧的腹膜直至结肠。此区域不会损伤任何组织或引起出血。向内侧钝性分离卵巢及其血管,进入腹膜后隙。大血管和盆侧壁在外侧,可以很容易地触摸到或直接看到。可看到输尿管疏松地附在内侧腹膜上。输尿管总是在骨盆入口髂内动脉起始处跨过髂血管。以吸引器或器械轻柔地触摸输尿管,输尿管会进行蠕动,这帮助辨认。在非常肥胖、暴露不佳的妇女,将你的示指放在腹膜后隙、拇指放在腹膜表面。通过两个手指间滑动感或咔嚓感辨认输尿管。一旦辨认,可以很容易用直角钳钝性分离,暴露输尿管至子宫动脉。开腹手术时在子宫动脉和膀胱间,可以用前述触摸和滑动感技术辨认输尿管。腹腔镜手术时,通常输尿管可以通过腹膜看到和一路跟踪,当不能看到时,可以用超声刀锐性分离,后腹膜辨认出输尿管并跟踪至手术部位。当腹腔镜术中使用向组织发送能量的器械时(如单极或双极电凝、超声刀、激光),手术医师应了解该器械的热损伤范围。虽然多数器械的平均热损伤范围约为 2 mm,但可能会达到 5 mm,所以,在输尿管附近使用这些能量器械具有引起未发现的损伤和延期坏死的潜在可能性。

没有数据表明术前静脉肾盂造影、CT 或预防性放置输尿管支架可减少输尿管损伤的风险。

在妇科手术中,医师要对泌尿系统的损伤保持高度的警惕,了解输尿管的解剖,如遇盆腔内器官有解剖变异或广泛粘连,最好首先在髂血管分叉处暴露输尿管,然后沿其行径,向下追踪至盆腔段;下推膀胱时应注意解剖界限,避免损伤;当高位结扎骨盆漏斗韧带时,应先切开后腹膜,仔细游离卵巢动静脉,暴露输尿管,再行高位缝扎;输尿管不可广泛游离,以尽量保留输尿管的血供,同时要避免损伤输尿管外鞘膜。术中出血时,应冷静对待切忌在出血点盲目大块钳夹或缝扎。如为动脉出血,应在血管近端加压,并用吸管吸净积血后,认清出血点,钳夹后缝扎止血。

对可疑的膀胱损伤,术中亚甲蓝充盈膀胱检查或膀胱镜检查,有利于及时发现和处理,避免术后出现尿瘘。对可疑的输尿管损伤和缺血,术中置入输尿管支架有利于预防术后输尿管瘘的发生。

(二)术后尿瘘的诊断和处理

术后出现阴道大量排液、大量腹腔引流液、腹膜刺激征时,应立即检查腹腔引流液或阴道排液的肌酐水平,当肌酐水平比血液中的水平明显增加,接近尿肌酐水平时,可以诊断尿瘘。膀胱镜、亚甲蓝试验、静脉肾盂造影有助于了解瘘口位置、有无肾盂积水、输尿管瘘。在保护肾脏功能的前提下,可以首先尝试保守治疗。输尿管瘘在膀胱镜下置入输尿管双"J"管,膀胱瘘

保持尿管持续开放,一般可以自行愈合。输尿管双"J"管一般在术后 2～3 个月取出。但对于成功置入输尿管支架的患者,术后有发生继发输尿管狭窄的可能。需随访泌尿系统的 B 超和肾功能,以及时发现和处理,避免发生肾积水、肾功能受损和肾无功能。当双"J"管置入困难,置入后症状不能缓解,保守治疗无效时,需手术治疗。

(三)输尿管瘘的外科手术修复时机

目前存在争论,有人主张早期修复,亦有人建议最好于瘘发生 3 个月后进行修复。主张延迟修复的理由包括输尿管血循环状况改善和瘘可能自行愈合。非手术处理及过久延迟手术的潜在危险是引流不畅或完全的输尿管梗阻而导致肾功能的丧失。有作者主张早期修复,即发现后立即修复,认为延迟修复与早期修复的成功率相等,而患者在等待修复期间存在患侧肾功能受损的危险,在等待期间,阴道漏尿通常带来不必要的心理痛苦和经济损伤。手术时机还取决于手术范围、输尿管损伤的时间、部位和程度,盆腔组织情况及患者一般状态。如存在梗阻,且不能及时手术,放置输尿管支架不成功,行肾造瘘是避免肾功能损害和丧失的有效措施。由妇科手术引起的输尿管阴道瘘多发生于输尿管的下 1/3,髂血管下方,对这种部位瘘的处理多数采用输尿管膀胱再吻合及抗反流技术。

五、临床特殊情况的思考和建议

易损伤输尿管的妇科手术中(如广泛全子宫切除、巨大阔韧带肌瘤、深部内膜异位症等)是否需要预防性放置输尿管双"J"管存在争议,因为放置双"J"管本身可能带来输尿管损伤,而术后尿路感染也比较常见。部分专家推荐术中使用输尿管导管,术中若无明确输尿管损伤,可于术后即刻拔出。

第四节　子宫损伤

一、子宫穿孔

子宫穿孔多发生于流产刮宫,特别是钳刮人工流产手术时,但诊断性刮宫、安放和取出宫内节育器(intrauterine device,IUD)均可导致子宫穿孔。

(一)原因

1.术前未做盆腔检查或判断错误

刮宫术前未做盆腔检查或对子宫位置、大小判断错误,即盲目操作,是子宫穿孔的常见原因之一,特别是当子宫前屈或后屈,而探针、吸引头或刮匙放入的方向与实际方向相反时,最易发生穿孔。双子宫或双角子宫畸形患者,早孕时误在未孕侧操作,亦易导致穿孔。

2.术时不遵守操作常规或动作粗暴

初孕妇子宫颈内口较紧,强行扩宫,特别是跳号扩张子宫颈时,可能发生穿孔。此外,如在宫腔内粗暴操作,过度搔刮或钳夹子宫某局部区域,均可引起穿孔。

3.子宫病变

以往有子宫穿孔史、反复多次刮宫史或剖宫产后瘢痕子宫患者,当再次刮宫时均易发生穿孔。子宫绒癌或子宫内膜癌累及深肌层者,诊断性刮宫或宫腔镜检查时,可导致或加速其穿孔或破裂。

4.萎缩子宫

当体内雌激素水平低落,如产后子宫过度复旧或绝经后,子宫往往小于正常,且其肌层组织脆弱、肌张力低,探针很容易直接穿透宫壁,甚至可将 IUD 直接放入腹腔内。

5.强行取出嵌入肌壁的 IUD

IUD 已嵌入子宫肌壁,甚至部分已穿透宫壁时,如仍强行经阴道取出,有引起子宫穿孔的可能。

(二)临床表现

绝大多数子宫穿孔均发生在人工流产手术,特别是大月份钳刮手术时。子宫穿孔的临床表现可因子宫原有状态、引起穿孔的器械大小、损伤的部位和程度,以及是否并发其他内脏损伤而有显著不同。

1.探针或 IUD 穿孔

凡探针穿孔,由于损伤小,一般内出血少,症状不明显,检查时除可能扪及宫底部有轻压痛外,余无特殊发现。产后子宫萎缩,在安放 IUD 时,有时可穿透宫壁将其直接放入腹腔而未察觉,直至以后 B 型超声随访 IUD 或试图取出 IUD 失败时方始发现。

2.卵圆钳、吸管穿孔

卵圆钳或吸管所致穿孔的孔径较大,特别是当穿孔后未及时察觉仍反复操作时,常伴急性内出血。穿孔发生时患者往往感突发剧痛。腹部检查,全腹均有压痛和反跳痛,以下腹部最为明显,但肌紧张多不显著,如内出血少,移动性浊音可为阴性。妇科检查子宫颈举痛和宫体压痛均极显著。如穿孔部位在子宫峡部一侧,且伤及子宫动脉的下行支时,可在一侧阔韧带内扪及血肿形成的块物;但也有些患者仅表现为阵发性颈管内活跃出血,宫旁无块物扪及,宫腔内亦已刮净而无组织残留。子宫绒癌或葡萄胎刮宫所导致的子宫穿孔,多伴有大量内、外出血,患者在短时间内可出现休克症状。

3.子宫穿孔并发其他内脏损伤

人工流产术发生穿孔后未及时发现,仍用卵圆钳或吸引器继续操作时,往往夹住或吸住大网膜、肠管等,以致造成内脏严重损伤。如将夹住的组织强行往外牵拉,患者顿感刀割或牵扯样上腹剧痛,术者亦多觉察往外牵拉的阻力极大,有时可夹出黄色脂肪组织、粪渣或肠管,严重者甚至可将肠管内黏膜层剥脱拉出。因肠管黏膜呈膜样,故即使夹出亦很难肉眼辨认其为何物。肠管损伤后,其内容物溢入腹腔,迅速出现腹膜炎症状。如不及时手术,患者可因中毒性休克死亡。

如穿孔位于子宫前壁,伤及膀胱时可出现血尿。当膀胱破裂,尿液流入腹腔后,则形成尿液性腹膜炎。

(三)诊断

凡经阴道宫腔内操做出现下列征象时,均提示有子宫穿孔的可能。

(1)使用的器械进入宫腔深度超过事先估计或探明的长度,并感到继续放入无阻力时。

(2)扩张子宫颈的过程中,如原有阻力极大,但忽而阻力完全消失,且患者同时感到有剧烈疼痛时。

(3)手术时患者有剧烈上腹痛,检查有腹膜炎刺激征,或移动性浊音阳性;如看到夹出物有黄色脂肪组织、粪渣或肠管,更可确诊为肠管损伤。

(4)术后子宫旁有块物形成或宫腔内无组织物残留,但仍有反复阵发性颈管内出血者,应考虑在子宫下段侧壁阔韧带两叶之间有穿孔可能。

(四)预防

(1)术前详细了解病史和做好妇科检查,并应排空膀胱。产后 3 个月哺乳期内和宫腔<6 cm者不放置 IUD。有剖宫产史、子宫穿孔史或哺乳期受孕而行人工流产术时,在扩张子宫颈后即予注射子宫收缩剂,以促进子宫收缩变硬,从而减少损伤。

(2)经阴道行宫腔内手术是完全凭手指触觉的"盲目"操作,故应严格遵守操作规程,动作轻柔,安全第一,务求做到每次手术均随时警惕有损伤的可能。

(3)孕 12～16 周而行引产或钳刮术时,术前 2 天分 4 次口服米非司酮共 150 mg,同时注射依沙吖啶100 mg至宫腔,以促进子宫颈软化和扩张。一般在引产第 3 天,胎儿胎盘多能自行排出。如不排出时,可行钳刮术。钳刮时先取胎盘,后取胎体,如胎块长骨通过子宫颈受阻时,忌用暴力牵拉或旋转,以免损伤宫壁。此时应将胎骨退回宫腔最宽处,换夹胎骨另一端则不难取出。

(4)如疑诊子宫体绒癌或子宫内膜癌而需行诊断性刮宫确诊时,搔刮宜轻柔。当取出的组织足以进行病理检查时,则不应再作全面彻底的搔刮术。有条件时最好在宫腔镜直视下取可疑部位组织进行活检。

(五)处理

手术时一旦发现子宫穿孔,应立即停止宫腔内操作。然后根据穿孔大小、宫腔内容物干净与否、出血多少和是否继续有内出血、其他内脏有无损伤,以及妇女对今后生育的要求等而采取不同的处理方法。

(1)穿孔发生在宫腔内容物已完全清除后,如观察无继续内、外出血或感染,三天后即可出院。

(2)凡穿孔较小者(用探针或小号张器所致),无明显内出血,宫腔内容物尚未清除时,应先给予缩宫素以促进子宫收缩,并严密观察有无内出血。如无特殊症状出现,可在 7～10 天后再行刮宫术;但若术者刮宫经验丰富,对仅有部分宫腔内容物残留者,可在发现穿孔后避开穿孔部位将宫腔内容物刮净。

(3)如穿孔直径大,有较多内出血,尤其合并有肠管或其他内脏损伤者,则不论宫腔内容物是否已刮净,应立即剖腹探查,并根据术时发现进行肠修补或部分肠段切除吻合术。子宫是否切开或切除,应根据有无再次妊娠要求而定。已有足够子女者,最好做子宫次全切除术;希望再次妊娠者,在肠管修补后再行子宫切开取胎术。

(4)其他辅助治疗:凡有穿孔可疑或证实有穿孔者,均应尽早经静脉给予抗生素预防和控制感染。

二、子宫颈撕裂

(一)原因

子宫颈撕裂多因宫缩过强但子宫颈未充分容受和扩张,胎儿被迫强行通过子宫颈外口或内口所致。一般见于无足月产史的中孕引产者。加用缩宫素特别是前列腺素引产者发生率更高。

（二）临床表现

临床上可表现为以下 3 种不同类型。

1.子宫颈外口撕裂

一般与足月分娩时撕裂相同,多发生于宫颈 6 或 9 点处,长度可由外口处直达阴道穹隆部不等,常伴有活跃出血。

2.子宫颈内口撕裂

子宫颈内口尚未完全扩张,胎儿即强行通过时,可引起子宫颈内口处黏膜下层结缔组织撕裂,因黏膜完整,故胎儿娩出后并无大量出血,但因子宫颈内口闭合不全以致以后出现习惯性流产。

3.子宫颈破裂

凡裂口在子宫颈阴道部以上者为子宫颈上段破裂,一般同时合并有后穹隆破裂,胎儿从后穹隆裂口娩出。如破裂在子宫颈的阴道部为子宫颈下段破裂,可发生在子宫颈前壁或后壁,但以后壁为多见。裂口呈横新月形,但子宫颈外口完整,患者一般流血较多。窥阴器扩开阴道时即可看见裂口,甚至可见到胎盘嵌顿于裂口处。

（三）预防和治疗

（1）凡用依沙吖啶引产时,不应滥用缩宫素,特别是不应采用米索前列醇加强宫缩。引产时如宫缩过强,产妇诉下腹剧烈疼痛,并有烦躁不安,而宫口扩张缓慢时,应立即肌内注射哌替啶 100 mg 及东莨菪碱0.5 mg 以促使子宫松弛,已加用静脉注射缩宫素者应立即停止滴注。

（2）中孕引产后不论流血多少,应常规检查阴道和子宫颈。发现撕裂者立即用人工合成可吸收缝线修补。

（3）凡因子宫颈内口闭合不全出现晚期流产者,可在非妊娠期进行手术矫正,但疗效不佳。现多主张在妊娠 14～19 周期间用 10 号丝线前后各套 2 cm 长橡皮管绕子宫颈缝合扎紧以关闭颈管。待妊娠近足月或临产前拆出缝线。

（四）临床特殊情况的思考和建议

随着宫腔镜的普及,宫腔镜操作时子宫穿孔日益多见,宫腔镜为可视操作,通常术中可以发现子宫穿孔,立刻停止操作即可,必要时后穹隆穿刺抽吸进入腹腔的膨宫液。宫腔镜电切时穿破子宫应注意观察有无膀胱及肠管损伤征象。

第四章 女性生殖系统炎症

第一节 非特异性外阴炎

非特异性外阴炎是由物理、化学等非病原体因素所致的外阴皮肤或黏膜炎症。

一、病因

外阴易受经血、阴道分泌物刺激,若患者不注意清洁,或粪瘘患者受到粪便污染刺激、尿瘘患者受到尿液长期浸渍等,均可引起非特异性炎症反应。长期穿紧身化纤内裤或经期长时间使用卫生用品所导致的物理化学刺激,如皮肤黏膜摩擦、局部潮湿、透气性差等,亦可引起非特异性外阴炎。

二、临床表现

外阴皮肤黏膜有瘙痒、疼痛、烧灼感,于活动、性交、排尿及排便时加重。急性炎症期检查见外阴充血、肿胀、糜烂,常有抓痕,严重者形成溃疡或湿疹;慢性炎症时检查可见外阴皮肤增厚、粗糙、皲裂,甚至苔藓样变。

三、治疗

治疗原则为消除病因,保持外阴局部清洁、干燥,对症治疗。

(一)病因治疗

寻找并积极消除病因,改善局部卫生。若发现糖尿病应及时治疗,若有尿瘘、粪瘘应及时行修补。

(二)局部治疗

保持外阴局部清洁、干燥,大小便后及时清洁外阴。可用 0.1%聚维酮碘液或 1∶5000 高锰酸钾液坐浴,每天 2 次,每次 15～30 分钟。坐浴后涂抗生素软膏或中成药药膏。也可选用中药水煎熏洗外阴部,每天 1～2 次。

第二节 前庭大腺炎症

前庭大腺炎症由病原体侵入前庭大腺所致,可分为前庭大腺炎、前庭大腺脓肿和前庭大腺囊肿。生育期妇女多见,幼女及绝经后期妇女少见。

一、病原体

多为混合性细菌感染。主要病原体为葡萄球菌、大肠埃希菌、链球菌、肠球菌。随着性传播疾病发病率的升高,淋病奈瑟菌及沙眼衣原体也成为常见病原体。

病原体侵犯腺管,初期导致前庭大腺导管炎,腺管开口往往因肿胀或渗出物凝聚而阻塞,分泌物积存不能外流,感染进一步加重则形成前庭大腺脓肿。若脓肿消退后,腺管阻塞,脓液吸收后被黏液分泌物所替代,形成前庭大腺囊肿。前庭大腺囊肿可继发感染,形成脓肿,并反复发作。

二、临床表现

前庭大腺炎起病急,多为一侧。初起时局部产生肿胀、疼痛、灼热感,检查见局部皮肤红肿、压痛明显,患侧前庭大腺开口处有时可见白色小点。若感染进一步加重,脓肿形成并快速增大,直径可达 3.6 cm,患者疼痛剧烈,行走不便,脓肿成熟时局部可触及波动感。少数患者可能出现发热等全身症状,腹股沟淋巴结可呈不同程度增大。当脓肿内压力增大时,表面皮肤黏膜变薄,脓肿可自行破溃。若破孔大,可自行引流,炎症较快消退而痊愈;若破孔小,引流不畅,则炎症持续存在,并反复发作。

前庭大腺囊肿多为单侧,也可为双侧。若囊肿小且无急性感染,患者一般无自觉症状,往往于妇科检查时方被发现;若囊肿大,可感到外阴坠胀或性交不适。检查见患侧阴道前庭窝外侧肿大,在外阴部后下方可触及无痛性囊性肿物,多呈圆形、边界清楚。

三、治疗

(一)药物治疗

急性炎症发作时,需保持局部清洁,可取前庭大腺开口处分泌物做细菌培养,确定病原体。常选择使用喹诺酮或头孢菌素与甲硝唑联合抗感染。也可口服清热、解毒中药,或局部坐浴。

(二)手术治疗

前庭大腺脓肿需尽早切开引流,以缓解疼痛。切口应选择在波动感明显处,尽量靠低位以便引流通畅,原则上在内侧黏膜面切开,并放置引流条,脓液可送细菌培养。无症状的前庭大腺囊肿可随访观察;对囊肿较大或反复发作者可行囊肿造口术。

第三节 滴虫性阴道炎

滴虫性阴道炎是由阴道毛滴虫引起的常见阴道炎症,也是常见的性传播疾病。

一、病原体

阴道毛滴虫生存力较强,适宜在温度为 25～40 ℃、pH 为 5.2～6.6 的潮湿环境中生长,在 pH 5 以下环境中其生长受到抑制。月经前后阴道 pH 发生变化,月经后接近中性,隐藏在腺体及阴道皱襞中的滴虫得以繁殖,滴虫性阴道炎常于月经前后发作。滴虫能消耗或吞噬阴道上皮细胞内的糖原,阻碍乳酸生成,使阴道 pH 升高。滴虫能消耗氧,使阴道成为厌氧环境,易致厌氧菌繁殖,约 60% 的患者同时合并细菌性阴道病。阴道毛滴虫还能吞噬精子,影响精子在阴道内存活。滴虫不仅寄生于阴道,还常侵入尿道或尿道旁腺,甚至膀胱、肾盂,可以引发多种症状。

二、传播方式

经性交直接传播是其主要传播方式。滴虫可寄生于男性的包皮皱褶、尿道或前列腺中,男性由于感染滴虫后常无症状,易成为感染源。也可经公共浴池、浴盆、浴巾、游泳池、坐式便器、衣物、污染的器械及敷料等间接传播。

三、临床表现

潜伏期为4～28天。25％～50％的患者感染初期无症状,主要症状是阴道分泌物增多及外阴瘙痒,间或出现灼热、疼痛、性交痛等。分泌物典型特点为稀薄脓性、泡沫状、有异味。分泌物灰黄色、黄白色呈脓性是因其中含有大量白细胞。若合并其他感染,则呈黄绿色;呈泡沫状、有异味是滴虫无氧酵解碳水化合物,产生腐臭气体所致。瘙痒部位主要为阴道口及外阴。若合并尿道感染,可有尿频、尿痛的症状,有时可有血尿。检查见阴道黏膜充血,严重者有散在出血点,甚至宫颈有出血斑点,形成"草莓样"宫颈;部分无症状感染者阴道黏膜无异常改变。

四、诊断

根据典型临床表现容易诊断,阴道分泌物中找到滴虫即可确诊。最简便的方法是湿片法,取0.9％氯化钠温溶液1滴放于玻片上,在阴道侧壁取典型分泌物混于其中,立即在低倍光镜下寻找滴虫。显微镜下可见到呈波状运动的滴虫及增多的白细胞被推移。此方法的敏感性为60％～70％,阴道分泌物智能化检测系统及分子诊断技术可提高滴虫检出率。取分泌物前24～48小时避免性交、阴道灌洗或局部用药。取分泌物时阴道窥器不涂润滑剂,分泌物取出后应及时送检并注意保暖,否则滴虫活动力减弱,造成辨认困难。分泌物革兰氏染色涂片检查会使滴虫活动减弱造成检出率下降。

本病应与需氧菌性阴道炎(AV)相鉴别,两者阴道分泌物性状相似,稀薄、泡沫状、有异味。主要通过实验室检查鉴别。滴虫性阴道炎湿片检查可见滴虫,而AV常见的病原菌为B族链球菌、葡萄球菌、大肠埃希菌及肠球菌等需氧菌,镜下可见大量中毒白细胞和大量杂菌,乳杆菌减少或消失,阴道分泌物中凝固酶和葡萄糖醛酸苷酶可呈阳性。

此外,因滴虫性阴道炎可合并其他性传播疾病,如HIV、黏液脓性宫颈炎等,诊断时需特别注意。

五、治疗

滴虫性阴道炎患者可同时存在尿道、尿道旁腺、前庭大腺多部位滴虫感染,治愈此病需全身用药,并避免阴道冲洗。主要治疗药物为硝基咪唑类药物。

(一)全身用药

初次治疗可选择甲硝唑2 g,单次口服;或替硝唑2 g,单次口服;或甲硝唑400 mg,每天2次,连服7天。口服药物的治愈率达90％～95％。服用甲硝唑者,服药后12～24小时避免哺乳;服用替硝唑者,服药后3天内避免哺乳。

(二)性伴侣的治疗

滴虫性阴道炎主要由性行为传播,性伴侣应同时进行治疗,并告知患者及性伴侣治愈前应避免无保护性行为。

(三)随访及治疗失败的处理

由于滴虫性阴道炎患者再感染率很高,最初感染3个月内需要追踪、复查。若治疗失败,对甲硝唑2 g单次口服者,可重复应用甲硝唑400 mg,每天2次,连服7天;或替硝唑2 g,单次口服。对再次治疗后失败者,可给予甲硝唑2 g,每天1次,连服5天;或替硝唑2 g,每天1次,连服5天。为避免重复感染,对密切接触的用品如内裤、毛巾等建议高温消毒。

（四）妊娠期滴虫性阴道炎的治疗

妊娠期滴虫性阴道炎可导致胎膜早破、早产以及低出生体重儿等不良妊娠结局。妊娠期治疗的目的主要是减轻患者症状。目前对甲硝唑治疗能否改善滴虫性阴道炎的不良妊娠结局尚无定论。治疗方案为甲硝唑 400 mg，每天 2 次，连服 7 天。甲硝唑虽可透过胎盘，但未发现妊娠期应用甲硝唑会增加胎儿畸形或机体细胞突变的风险。但替硝唑在妊娠期应用的安全性尚未确定，应避免应用。

第四节　外阴阴道假丝酵母菌病

外阴阴道假丝酵母菌病（VVC）曾称念珠菌性阴道炎，是由假丝酵母引起的常见外阴阴道炎症。国外资料显示，约有 75％的妇女一生中至少患过 1 次 VVC，45％的妇女经历过 2 次或 2 次以上的发病。

一、病原体及诱发因素

80％～90％的病原体为白假丝酵母，10％～20％的病原体为光滑假丝酵母、近平滑假丝酵母、热带假丝酵母等。假丝酵母适宜在酸性环境中生长，其阴道 pH 通常小于 4.5。假丝酵母对热的抵抗力不强，加热至 60 ℃，1 小时即死亡；但对干燥、日光、紫外线及化学制剂等因素的抵抗力较强。白假丝酵母为双相菌，有酵母相和菌丝相。酵母相为孢子，在无症状寄居及传播中起作用；菌丝相为孢子伸长形成假菌丝，具有侵袭组织的能力。10％～20％的非孕妇女及 30％的孕妇阴道中可能黏附有假丝酵母寄生，但菌量极少，呈酵母相，并不引起炎症反应；在宿主全身及阴道局部细胞免疫能力下降时，假丝酵母转化为菌丝相，大量繁殖生长侵袭组织，引起炎症反应。发病的常见诱因有长期应用广谱抗生素、妊娠、糖尿病、大量应用免疫抑制剂以及接受大量雌激素治疗等，胃肠道假丝酵母感染者粪便污染阴道、穿紧身化纤内裤及肥胖使外阴局部温度与湿度增加，也是发病的影响因素。

二、传播途径

主要为内源性传染，假丝酵母作为机会致病菌，除阴道外，也可寄生于人的口腔、肠道，这 3 个部位的假丝酵母可互相传染，也可通过性交直接传染。少部分患者通过接触感染的衣物间接传染。

三、临床表现

主要表现为外阴阴道瘙痒、阴道分泌物增多。外阴阴道瘙痒症状明显，持续时间长，严重者坐立不安，以夜晚更加明显。部分患者有外阴部灼热痛、性交痛以及排尿痛，尿痛是排尿时尿液刺激水肿的外阴所致。阴道分泌物的特征为白色稠厚，呈凝乳状或豆腐渣样。妇科检查可见外阴红斑、水肿，可伴有抓痕，严重者可见皮肤皲裂、表皮脱落。阴道黏膜红肿、小阴唇内侧及阴道黏膜附有白色块状物，擦除后露出红肿黏膜面，急性期还可见到糜烂及浅表溃疡。

外阴阴道假丝酵母菌病可分为单纯性 VVC 和复杂性 VVC，后者占 10％～20％。单纯性 VVC 包括非孕期妇女发生的散发性、白假丝酵母所致的轻或中度 VVC；复杂性 VVC 包括非白假丝酵母所致的 VVC、重度 VVC、复发性 VVC、妊娠期 VVC 或其他特殊患者如未控制的糖尿病、免疫低下者所患 VVC。

四、诊断

对有阴道炎症症状或体征的妇女,若在阴道分泌物中找到假丝酵母的芽生孢子或假菌丝即可确诊。可用湿片法或革兰氏染色检查分泌物中的芽生孢子和假菌丝。湿片法多采用 10%氢氧化钾溶液,可溶解其他细胞成分,提高假丝酵母检出率。对于有症状而多次湿片法检查为阴性或治疗效果不好的难治性 VVC 病例,可采用培养法同时行药敏试验。

VVC 合并细菌性阴道病、滴虫性阴道炎是常见的阴道混合性感染的类型,实验室检查可见到两种或以上致病微生物。pH 测定具有鉴别意义,若 VVC 患者阴道分泌物 pH>4.5,需要特别注意存在混合感染的可能性,尤其是合并细菌性阴道病的混合感染。

本病症状及分泌物性状与细胞溶解性阴道病(CV)相似,应注意鉴别。CV 主要由乳杆菌过度繁殖,pH 过低,导致阴道鳞状上皮细胞溶解破裂而引起相应临床症状的一种疾病。常见临床表现为外阴瘙痒、阴道烧灼样不适,阴道分泌物性质为黏稠或稀薄的白色干酪样。两者主要通过实验室检查鉴别,VVC 镜下可见到芽生孢子及假菌丝,而 CV 可见大量乳杆菌和上皮溶解后细胞裸核。

五、治疗

消除诱因,根据患者情况选择局部或全身抗真菌药物,以局部用药为主。

(一)消除诱因

及时停用广谱抗生素、雌激素等药物,积极治疗糖尿病。患者应勤换内裤,用过的毛巾等生活用品用开水烫洗。

(二)单纯性 VVC

常采用唑类抗真菌药物。

1.局部用药

可选用下列药物放置于阴道深部:①克霉唑制剂,克霉唑阴道片 1 片(500 mg),单次用药;或克霉唑栓每晚 1 粒(150 mg),连用 7 天。②咪康唑制剂,硝酸咪康唑栓每晚 1 粒(200 mg),连用 7 天;或硝酸咪康唑阴道软胶囊每晚 1 粒(400 mg),连用 3 天。③制霉菌素制剂,制霉菌素阴道泡腾片每晚 1 片(10 万单位),连用 10~14 天。

2.全身用药

对未婚妇女及不宜采用局部用药者,可选用口服药物。常用药物:氟康唑 150 mg,顿服。

(三)复杂性 VVC

1.重度 VVC

在单纯性 VVC 治疗的基础上延长一个疗程的治疗时间。若为口服或局部用药一日疗法的方案,则在 72 小时后加用 1 次;若为局部用药 3~7 天的方案,则延长为 7~14 天。

2.复发性 VVC

1 年内有症状并经真菌学证实的 VVC 发作 4 次或以上,称为复发性 VVC(RVVC)。治疗重点在于积极寻找并去除诱因,预防复发。抗真菌治疗方案分为强化治疗与巩固治疗,根据培养和药物敏感试验选择药物。在强化治疗达到真菌学治愈后,给予巩固治疗半年。强化治疗方案即在单纯性 VVC 治疗的基础上延长 1~2 个疗程的治疗时间。巩固治疗目前国内外尚无成熟方案,可口服氟康唑 150 mg,每周 1 次,连续 6 个月;也可根据复发规律,每月给予一个疗程局部用药,连续 6 个月。

在治疗前建议作阴道分泌物真菌培养同时行药敏试验。治疗期间定期复查监测疗效,并注意药物不良反应,一旦出现肝功能异常等不良反应,立即停药,待不良反应消失更换其他药物。

3.妊娠期 VVC

以局部用药为主,以小剂量长疗程为佳,禁用口服唑类抗真菌药物。

(四)注意事项

无须对性伴侣进行常规治疗。有龟头炎症者,需要进行假丝酵母检查及治疗,以预防女性重复感染。男性伴侣包皮过长者,需要每天清洗,建议择期手术。症状反复发作者,需考虑阴道混合性感染及非白假丝酵母病的可能。

(五)随访

在治疗结束的 7～14 天,建议追踪复查。若症状持续存在或治疗后复发,可做真菌培养同时行药敏试验。对 RVVC 患者在巩固治疗的第 3 个月及第 6 个月时,建议进行真菌培养。

第五节 细菌性阴道病

细菌性阴道病(BV)是阴道内正常菌群失调所致的、以带有鱼腥臭味的稀薄阴道分泌物增多为主要表现的混合感染。

一、病因

正常阴道菌群以乳杆菌占优势。若产生过氧化氢(H_2O_2)的乳杆菌减少,阴道 pH 升高,阴道微生态失衡,其他微生物大量繁殖,主要有加德纳菌,还有其他厌氧菌,如动弯杆菌、普雷沃菌、紫单胞菌、类杆菌、消化链球菌等,以及人型支原体感染,导致细菌性阴道病。促使阴道菌群发生变化的原因仍不清楚,可能与频繁性交、反复阴道灌洗等因素有关。

二、临床表现

带有鱼腥臭味的稀薄阴道分泌物增多是其临床特点,可伴有轻度外阴瘙痒或烧灼感,性交后症状加重。分泌物呈鱼腥臭味,是厌氧菌产生的胺类物质(尸胺、腐胺、三甲胺)所致。有 10%～40% 的患者无临床症状。检查阴道黏膜无明显充血等炎症表现。分泌物呈灰白色、均匀一致、稀薄状,常黏附于阴道壁,但容易从阴道壁拭去。

三、诊断

主要采用 Amsel 临床诊断标准,下列 4 项中具备 3 项,即可诊断为细菌性阴道病,多数认为线索细胞阳性为必备条件。

(1)线索细胞阳性:取少许阴道分泌物放在玻片上,加 1 滴 0.9% 氯化钠溶液混合,于高倍显微镜下寻找线索细胞。镜下线索细胞数量占鳞状上皮细胞比例大于 20%,可以诊断细菌性阴道病。线索细胞即为表面黏附了大量细小颗粒的阴道脱落鳞状上皮细胞,这些细小颗粒为加德纳菌及其他厌氧菌,使得高倍显微镜下所见的鳞状上皮细胞表面毛糙、模糊、边界不清,边缘呈锯齿状。

(2)匀质、稀薄、灰白色阴道分泌物,常黏附于阴道壁。

(3)阴道分泌物 pH>4.5。

(4)胺试验阳性:取阴道分泌物少许放在玻片上,加入 10%氢氧化钾溶液 1~2 滴,产生烂鱼肉样腥臭气味,是因胺遇碱释放氨所致。

四、治疗

治疗选用抗厌氧菌药物,主要有甲硝唑、替硝唑、克林霉素。甲硝唑可抑制厌氧菌生长而不影响乳杆菌生长,是较理想的治疗药物。

(一)全身用药

首选为甲硝唑 400 mg,口服,每天 2 次,共 7 天;其次为替硝唑 2 g,口服,每天 1 次,连服 3 天;或替硝唑 1 g,口服,每天 1 次,连服 5 天;或克林霉素 300 mg,口服,每天 2 次,连服 7 天。不推荐使用甲硝唑 2 g 顿服。

(二)局部用药

甲硝唑制剂 200 mg,每晚 1 次,连用 7 天;或 2%克林霉素软膏阴道涂抹,每次 5 g,每晚 1 次,连用 7 天。哺乳期以选择局部用药为宜。

(三)注意事项

(1)BV 可能导致子宫内膜炎、盆腔炎性疾病及子宫切除后阴道残端感染,准备进行宫腔手术操作或子宫切除的患者即使无症状也需要接受治疗。

(2)BV 与绒毛膜羊膜炎、胎膜早破、早产、产后子宫内膜炎等不良妊娠结局有关,有症状的妊娠期患者均应接受治疗。

(3)细菌性阴道病复发者可选择与初次治疗不同的抗厌氧菌药物,也可试用阴道乳杆菌制剂恢复及重建阴道的微生态平衡。

第六节　萎缩性阴道炎

萎缩性阴道炎是由雌激素水平降低、局部抵抗力下降引起的,以需氧菌感染为主的阴道炎症。常见于自然绝经或人工绝经后的妇女,也可见于产后闭经、接受药物假绝经治疗者。

一、病因

绝经后妇女因卵巢功能衰退或缺失,雌激素水平降低,阴道壁萎缩,黏膜变薄,上皮细胞内糖原减少,阴道内 pH 升高(多为 5~7),嗜酸的乳杆菌不再为优势菌,局部抵抗力降低,以需氧菌为主的其他致病菌过度繁殖,从而引起炎症。

二、临床表现

主要症状为外阴灼热不适、瘙痒,阴道分泌物稀薄,呈淡黄色;感染严重者阴道分泌物呈脓血性。可伴有性交痛。检查时见阴道皱襞消失、萎缩、菲薄。阴道黏膜充血,有散在小出血点或点状出血斑,有时见浅表溃疡。

三、诊断

根据绝经、卵巢手术史、盆腔放射治疗史及临床表现,排除其他疾病,可以诊断。阴道分泌物镜检见大量白细胞而未见滴虫、假丝酵母等致病菌。萎缩性阴道炎患者因受雌激素水平低落的影响,阴道上皮脱落细胞量少且多为基底层细胞。对有血性阴道分泌物者,应与生殖道恶性肿瘤进行鉴别。对出现阴道壁肉芽组织及溃疡情况者,需行局部活组织检查,与阴道癌相鉴别。

四、治疗

治疗原则为补充雌激素,增加阴道抵抗力;使用抗生素抑制细菌生长。

(一)补充雌激素

补充雌激素主要是针对病因的治疗,以增加阴道抵抗力。雌激素制剂可局部给药,也可全身给药。局部涂抹雌三醇软膏,每天1～2次,连用14天。口服替勃龙2.5 mg,每天1次,也可选用其他雌孕激素制剂连续联合用药。

(二)抑制细菌生长

阴道局部应用抗生素如诺氟沙星制剂100 mg,放于阴道深部,每天1次,7～10天为1个疗程。对阴道局部干涩明显者,可应用润滑剂。

第七节　急性子宫颈炎

急性子宫颈炎是指子宫颈发生急性炎症,包括局部充血、水肿,上皮变性、坏死,黏膜、黏膜下组织、腺体周围见大量中性粒细胞浸润,腺腔中可有脓性分泌物。急性子宫颈炎可由多种病原体引起,也可由物理因素、化学因素刺激或机械性子宫颈损伤、子宫颈异物伴发感染所致。

一、病因及病原体

急性子宫颈炎的病原体。①性传播疾病病原体:淋病奈瑟菌及沙眼衣原体,主要见于性传播疾病的高危人群;②内源性病原体:部分子宫颈炎发病与细菌性阴道病病原体、生殖支原体感染有关。但也有部分患者的病原体不清楚。沙眼衣原体及淋病奈瑟菌均感染子宫颈管柱状上皮,沿黏膜面扩散引起浅层感染,病变以子宫颈管明显。除子宫颈管柱状上皮外,淋病奈瑟菌还常侵袭尿道移行上皮、尿道旁腺及前庭大腺。

二、临床表现

大部分患者无症状。有症状者主要表现为阴道分泌物增多,呈黏液脓性,阴道分泌物刺激可引起外阴瘙痒及灼热感。此外,可出现经间期出血、性交后出血等症状。若合并尿路感染,可出现尿急、尿频、尿痛。妇科检查见子宫颈充血、水肿、黏膜外翻,有黏液脓性分泌物附着甚至从子宫颈管流出,子宫颈管黏膜质脆,容易诱发出血。若为淋病奈瑟菌感染,因尿道旁腺、前庭大腺受累,可见尿道口、阴道口黏膜充血、水肿以及多量脓性分泌物。

三、诊断

出现两个特征性体征之一、显微镜检查子宫颈或阴道分泌物白细胞增多,可做出急性子宫颈炎症的初步诊断。子宫颈炎初步诊断后,需进一步做沙眼衣原体和淋病奈瑟菌的检测。

1.特征性体征

具备一个或两个同时具备：①于子宫颈管或子宫颈管棉拭子标本上，肉眼见到脓性或黏液脓性分泌物；②用棉拭子擦拭子宫颈管时，容易诱发子宫颈管内出血。

2.白细胞检测

子宫颈管分泌物或阴道分泌物中白细胞增多，后者需排除引起白细胞增多的阴道炎症。①子宫颈管脓性分泌物涂片作革兰氏染色，中性粒细胞＞30 个/高倍视野；②阴道分泌物湿片检查白细胞＞10 个/高倍视野。

3.病原体检测

应作沙眼衣原体和淋病奈瑟菌的检测，以及有无细菌性阴道病及滴虫性阴道炎。

(1)检测淋病奈瑟菌常用的方法：①分泌物涂片革兰氏染色，查找中性粒细胞中有无革兰阴性双球菌，由于子宫颈分泌物涂片的敏感性、特异性差，不推荐用于女性淋病的诊断方法；②淋病奈瑟菌培养，为诊断淋病的"金标准"方法；③核酸检测，包括核酸杂交及核酸扩增，尤其核酸扩增方法诊断淋病奈瑟菌感染的敏感性、特异性高。

(2)检测沙眼衣原体常用的方法：①衣原体培养，因其方法复杂，临床少用；②酶联免疫吸附试验检测沙眼衣原体抗原，为临床常用的方法；③核酸检测，包括核酸杂交及核酸扩增，尤以后者为检测沙眼衣原体感染敏感、特异的方法。但应做好质量控制，避免污染。

若子宫颈炎症进一步加重，可导致上行感染，因此对子宫颈炎患者应注意有无上生殖道感染。

四、治疗

主要为抗生素药物治疗。可根据不同情况采用经验性抗生素治疗及针对病原体的抗生素治疗。

(一)经验性抗生素治疗

对有以下性传播疾病高危因素的患者(如年龄小于 25 岁，多性伴或新性伴，并且为无保护性性交或性伴患性传播疾病)，在未获得病原体检测结果前，可采用经验性抗生素治疗，方案为阿奇霉素 1 g 单次顿服；或多西环素 100 mg，每天 2 次，连服 7 天。

(二)针对病原体的抗生素治疗

对于获得病原体者，选择针对病原体的抗生素。

1.单纯急性淋病奈瑟菌性子宫颈炎

主张大剂量、单次给药，常用药物有头孢菌素及头孢霉素类药物。前者如头孢曲松钠 250 mg，单次肌内注射；或头孢克肟 400 mg，单次口服；也可选择头孢唑肟 500 mg，肌内注射；头孢噻肟钠 500 mg，肌内注射。后者如头孢西丁 2 g，肌内注射，加用丙磺舒 1 g 口服。另可选择氨基糖苷类抗生素中的大观霉素 4 g，单次肌内注射。

2.沙眼衣原体感染所致子宫颈炎

治疗药物主要有以下 3 类。

(1)四环素类：如多西环素 100 mg，每天 2 次，连服 7 天；米诺环素 0.1 g，每天 2 次，连服 7～10 天。

(2)大环内酯类：主要有阿奇霉素 1 g，单次顿服；或克拉霉素 0.25 g，每天 2 次，连服 7～

10 天；或红霉素 500 mg，每天 4 次，连服 7 天。

（3）氟喹诺酮类：主要有氧氟沙星 300 mg，每天 2 次，连服 7 天；或左氧氟沙星 500 mg，每天 1 次，连服 7 天；或莫西沙星 400 mg，每天 1 次，连服 7 天。

由于淋病奈瑟菌感染常伴有衣原体感染，因此，若为淋菌性子宫颈炎，治疗时除选用抗淋病奈瑟菌药物外，同时应用抗衣原体感染药物。

3.合并细菌性阴道病

同时治疗细菌性阴道病，否则将导致子宫颈炎持续存在。

（三）性伴侣的处理

若子宫颈炎患者的病原体为淋病奈瑟菌或沙眼衣原体，应对其性伴进行相应的检查及治疗。

第五章　女性生殖系统内分泌疾病

第一节　性　早　熟

青春期为第二性征开始发育和获得性生殖能力的时期。女性第二性征发育以乳房发育为先,继而出现阴毛、腋毛。月经初潮通常晚于第二性征发育,此时已具有生育能力。

性早熟是指第二性征出现的年龄比预计青春期发育年龄早2.5个标准差,女性性早熟表现为8岁以前出现任何一种第二性征的发育或月经来潮。女性发病率为男性的5倍。性早熟可以引起患儿的社交心理问题,应特别重视。

一、病因和发病机制

根据病因和发病机制,基本分为两大类:GnRH依赖性性早熟和非GnRH依赖性性早熟。

(一)GnRH依赖性性早熟

一些病变或目前尚未明了的因素过早激活下丘脑-垂体-性腺轴,启动与正常青春期发育程序相同的第二性征的发育,又称为中枢性性早熟、真性性早熟或完全性性早熟。GnRH依赖性性早熟可由器质性病变所致,也可以是全面检查未能发现任何相关病因。前者病变包括分泌GnRH/LH的肿瘤、下丘脑异(错)构瘤、中隔-视神经发育不良、鞍上囊肿、脑炎、颅脑损伤、原发性甲状腺功能减低症、某些遗传代谢病及长期性甾体激素接触。后者又称特发性性早熟。

(二)非GnRH依赖性性早熟

为其他途径促使第二性征提前发育,并非下丘脑-垂体-性腺轴过早激活。非GnRH依赖性性早熟有两类:同性性早熟和异性性早熟。同性性早熟可由分泌雌激素的卵巢肿瘤和肾上腺皮质瘤、异位分泌HCG的肿瘤及长期接触外源性雌激素等所致。异性性早熟可由分泌雄激素的疾病和肿瘤等引起。

二、临床表现

临床表现包括女性性早熟的共性表现,以及不同病因出现的相应症状和体征。

(一)女性性早熟的临床表现

主要为过早的第二性征发育、体格生长异常或月经来潮。

1.第二性征的过早出现

8岁以前出现第二性征发育,如乳房初发育、阴毛或腋毛出现,或月经来潮。临床上偶见第二性征单一过早发育,如单纯乳房发育、单纯阴毛过早发育,或孤立性月经提早初现,而无其他性早熟的表现。单纯乳房发育可早在患儿3岁或更早时发生,发育乳房多为TannerⅢ期。单纯阴毛过早发育常由肾上腺雄激素通路过早启动引起,也可由21-羟化酶缺乏及罕见的11-羟化酶缺乏所致。

2.体格生长异常

发育年龄提前,初起因雌激素作用于长骨,患儿高于正常发育者。但由于长骨骨骺的提前融合,最终成年身高低于正常发育者。

(二)不同病因伴随的主要临床表现

1.GnRH 依赖性性早熟

占女性性早熟的 80%以上,包括特发性性早熟与中枢神经系统异常所致的性早熟。

(1)特发性性早熟:占 80%~90%,无特殊症状。

(2)中枢神经系统异常:占 7%左右,可由下丘脑、垂体肿瘤,脑积水等先天畸形,以及颅部手术、外伤及感染等引起。性早熟常是肿瘤早期仅有的表现,随之可有颅内压增高和肿瘤压迫视神经症状或癫痫发作等。

2.非 GnRH 依赖性性早熟

占女性性早熟的 17%左右,包括同性性早熟与异性性早熟。

(1)同性性早熟:①卵巢肿瘤,约占 11%,由分泌雌激素的卵巢肿瘤(良性或恶性)所致。检查可见 80%的患者有盆腔肿块。②McCune-Albright 综合征,又称多发性、弥漫性囊性骨病变,占 5%。临床特点:易骨折、皮肤色素沉着,出现奶咖斑、卵巢囊肿、甲状腺功能亢进、肾上腺皮质功能亢进或软骨病。③肾上腺肿瘤,可分泌雌激素的肾上腺肿瘤,占 1%。④分泌 HCG 的卵巢肿瘤,约占 0.5%,其中最常见的有卵巢绒毛膜上皮性癌和无性细胞瘤,患者有盆腔肿块。⑤原发性甲状腺功能减退症,可出现甲状腺功能减退的相应表现。

(2)异性性早熟:分泌雄激素的肾上腺及卵巢肿瘤,可有多毛、无排卵、高胰岛素血症,或肾上腺肿块及盆腔肿块。先天性肾上腺皮质增生症(CAH)是女孩异性性早熟的多见原因,可出现不同程度男性化表现,表现为痤疮多毛,包括性毛和体毛增多,伴阴蒂肥大。

三、诊断

性早熟的诊断首先应了解是否有器质性病变(如神经系统、卵巢、肾上腺等部位的肿瘤)及非内分泌异常引起的阴道流血。

(一)病史

(1)注意性发育变化,特别是第二性征变化的时间顺序,生长是否加快,月经发生的时间。

(2)是否接触外源性性激素制剂如药物(避孕药)、化妆品、食物(添加催长剂的动植物)等。

(3)神经系统、视觉、行为的变化。

(4)智力学习情况。

(5)家族中的青春发育年龄史。

(二)体格检查

记录身高、体重及性发育 Tanner 分期,内、外生殖器发育情况及腹部、盆腔检查了解是否有占位性病变。全身检查应注意有无皮肤斑块,甲状腺功能减退的特有的体征或男性化体征,以及有无神经系统异常。

(三)辅助检查

1.激素检测

(1)血浆生殖激素测定。测定 FSH、LH、E_2、HCG,必要时测定硫酸脱氢表雄酮、睾酮、黄体酮。血 LH、FSH 基础值增高提示中枢性性早熟,女孩 LH/FSH>1 更有意义。

（2）TSH、T_3、T_4 测定有助于甲状腺功能的判断。

（3）疑及先天性肾上腺皮质增生或肿瘤时,应查血皮质醇、11-脱氧皮质醇、17α-羟黄体酮、24 小时尿 17-酮类固醇等。

（4）GnRH 激发试验。正常 LH 峰值出现在 15～30 分钟,激发后 LH 峰值>15 U/L,或者较基础值增加 3 倍以上提示为特发性性早熟,LH/FSH>0.66 更有意义。

2.影像学检查

（1）腕部摄片了解骨龄,超过实际年龄 1 岁以上视为提前。

（2）CT、MRI 和 B 超检查,了解有无颅内肿瘤,腹部及盆腔超声了解卵巢及肾上腺有无肿瘤。

3.阴道上皮细胞检查

能较好地反映卵巢分泌 E_2 水平。在性早熟治疗过程中,该检查对疗效监测作用较检测 E_2 敏感。

四、鉴别诊断

首先分辨类型(依赖性或非依赖性),然后寻找病因(器质性或非器质性)。GnRH 依赖性性早熟,特别是特发性者,可出现一系列第二性征、性激素升高、GnRH 激发试验反应强烈;非 GnRH 依赖性性早熟常为性腺、肾上腺疾病和外源性性激素所致,无排卵;单纯乳房、阴毛发育者常无其他性征(表 5-1)。

表 5-1　性早熟疾病的辅助检查结果

分型	性腺大小	基础 FSH/LH	E_2	DHAS	睾酮	GnRH 反应
特发性	增大	升高	升高	升高	升高	增高
中枢性	增大	升高	升高	升高	升高	增强
性腺性	增大	不高	升高	不高	可高	无反应
Albright	增大	不高	升高	可高	可高	无反应
肾上腺性	小	不高	升高	升高	可高	无反应

五、治疗

性早熟的治疗原则:①去除病因。②抑制性发育至正常青春期年龄。③延缓及遏制性早熟体征。④促进生长,改善最终成人身高。⑤正确心理引导及性教育。

(一)病因治疗

首先应查明病因,进行相应治疗。肿瘤可采用手术、化疗或放疗;脑积水进行引流减压。先天性肾上腺疾病和甲状腺功能减退者可进行激素替代治疗。外源性激素使用者,应停止服用相应药物或食品。

(二)药物治疗

1.GnRH 类似物(GnRHa)

治疗中枢性性早熟(特别是特发性者)的首选药物。治疗目的是停止或减慢第二性征发育,延缓骨成熟的加速,改善最终身高。目前多采用 GnRH 类似物的缓释型制剂。起始剂量 $50\sim80\ \mu g/kg$,维持量为 $60\sim80\ \mu g/kg$。每 4 周 1 次。治疗至少两年,一般建议用至 12 岁时停药。

2.甲状腺素替代治疗

可治疗甲状腺功能减退引起的性早熟。

3.肾上腺皮质激素替代治疗

CAH 者需要终生使用。

(三)外科矫形

外生殖男性化者应酌情作矫形手术,即缩小增大的阴蒂,扩大融合的会阴。早手术对患者心理创伤较少。

第二节　痛　　经

痛经为月经期出现的子宫痉挛性疼痛,可伴腰酸、下腹坠痛或其他不适,严重者可影响生活和工作。全国妇女月经生理常数协作组抽样调查结果表明,痛经发生率为 33.9%,其中严重影响工作的约为占 1/10。痛经分为原发性与继发性两种;原发性痛经是无盆腔器质性病变的痛经,发生率占 366%,痛经始于初潮或其后不久;继发性痛经通常是器质性盆腔疾病的后果。本节仅介绍原发性痛经。

一、病因

原发性痛经的病因和病理生理并未完全明了,目前有以下几种解释。

(一)前列腺素合成与释放异常

目前已知前列腺素(PGs)可影响子宫收缩:$PGF_2\alpha$ 可刺激子宫平滑肌收缩,节律性增强,张力升高;PGE_2 能抑制子宫收缩,使宫颈松弛。黄体酮能促进子宫内膜合成前列腺素,分泌期子宫内膜 $PGF_2\alpha$ 的量高于 PGE_2,故引起子宫平滑肌过强收缩,甚至痉挛而出现痛经。因此,原发性痛经仅发生在有排卵的月经周期。$PGF_2\alpha$ 进入血循环可引起胃肠道、泌尿道和血管等处的平滑肌收缩,从而引发相应的全身症状。

(二)子宫收缩异常

子宫平滑肌不协调收缩及子宫张力变化可使子宫供血不足,导致子宫缺血和盆腔神经末梢对前列腺素和过氧化物的高度敏感,从而降低物理和化学刺激引起的疼痛阈值。

(三)其他

黄体退化时,黄体酮合成减少,细胞内溶酶体释放磷脂酶 A,后者水解磷脂产生花生四烯酸。花生四烯酸通过环氧化酶途径生成前列腺素;也可通过 5-脂氧化酶途径生成白三烯,后者可刺激子宫收缩。

垂体后叶加压素也可能导致子宫肌层的高敏感性,减少子宫血流,引起原发性痛经。还有研究表明原发性痛经的发生还受精神、神经因素的影响,另外与个体痛阈及遗传因素也有关。

二、临床表现

于月经来潮前数小时即感疼痛,经时疼痛逐步或迅速加剧,历时数小时至2～3天不等。疼痛常呈阵发性或痉挛性,通常位于下腹部,放射至腰骶部或大腿内侧。50%患者有后背部痛、恶心呕吐、腹泻、头痛及乏力;严重病例可发生晕厥而急诊就医。一般妇科检查无异常发现。有时可见子宫发育不良,子宫过度前屈、后屈,以及子宫内膜呈管状脱落的膜样痛经等情况。

三、诊断与鉴别诊断

根据初潮后一段时间月经转规律后,出现经期下腹坠痛,基础体温测定证实痛经发生在排卵周期,妇科检查排除器质性疾病,临床即可诊断。须与子宫内膜异位症,子宫腺肌病,盆腔感染、黏膜下子宫肌瘤及宫腔粘连症等引起的痛经相鉴别。三合诊检查、子宫输卵管碘油造影、腹腔镜及宫腔镜有助于鉴别诊断。

四、治疗

主要目的是缓解疼痛及其伴随症状。

(一)一般治疗

应重视精神心理治疗,阐明月经期轻度不适是生理反应。必要时可给予镇痛、镇静、解痉治疗。

(二)药物治疗

1.抑制排卵药物

通过抑制下丘脑-垂体-卵巢轴,抑制排卵、抑制子宫内膜生长,降低前列腺素和加压素水平,从而缓解痛经程度。口服避孕药疗效可达90%以上。主要适用于要求避孕的患者。

2.抑制子宫收缩药物

(1)前列腺素合成酶抑制剂:通过抑制前列腺素合成酶的活性,减少PG的产生,防止过强子宫收缩和痉挛,降低子宫压力,从而达到治疗的目的,有效率60%～90%。适用于不要求避孕或对口服避孕药效果不好的原发性痛经患者。月经来潮或痛经出现后连续服药2～3天。吲哚美辛栓剂100 mg肛塞或吲哚美辛片剂25 mg,每天3～4次口服。布洛芬、酮洛芬、甲氯芬那酸、甲芬那酸是被美国食品和药品管理委员会(FDA)批准的用于治疗痛经的药物。布洛芬200～400 mg,每天3～4次;或酮洛芬50 mg,每天3～4次。该类药物的主要不良反应为胃肠道症状及变态反应。胃肠道溃疡者禁用。

(2)钙通道阻滞剂:可干扰钙离子通过细胞膜,并阻止钙离子由细胞释放,降低子宫肌细胞周围的钙离子浓度,使子宫收缩减弱。常用硝苯地平10 mg,每天3次,痛时舌下含服。主要不良反应为血压下降,心动过速,血管扩张性头痛及面部潮红。

(三)手术治疗

1.宫颈管扩张术

适用于已婚宫颈狭窄的患者。用扩张棒扩张宫颈管至6～8号,利于经血流畅。

2.神经切除术

对顽固性痛经还可考虑经腹腔镜骶前神经切除手术治疗,效果良好,但手术有一定的并发症。

第三节　闭　　经

闭经为月经从未来潮或异常停止。闭经可分生理性闭经和病理性闭经。本节仅介绍病理性闭经。

病理性闭经分为两类:原发性闭经和继发性闭经。原发性闭经是指女性年逾 14 岁,而无月经及第二性征发育,或年逾 16 岁,虽有第二性征发育,但无月经,约占 5%。继发性闭经为曾有月经,但现停经时间超过 6 个月,或≥原 3 个月经周期的时间,约占 95%。

病理性闭经是一种常见症状,可由多种原因所致,应仔细寻找病因,正确诊断和及时治疗。

一、分类

正常月经的建立和维持,有赖于下丘脑-垂体-卵巢轴的神经内分泌调节,以及子宫内膜(靶器官)对性激素的周期性反应和下生殖道通畅性,其中任何一个环节发生障碍均可导致闭经。

(一)按病变部位分类

可分为 4 种:①子宫性闭经。②卵巢性闭经。③垂体性闭经。④中枢神经-下丘脑性闭经。

(二)按促性腺激素水平分类

有高促性腺激素闭经和低促性腺激素闭经。由于两者性腺功能均处低落状态,故亦称高促性腺激素性腺功能低落和低促性腺激素性腺功能低落。

1.高促性腺激素性腺功能低落

指促性腺激素 FSH≥30 IU/L 的性腺功能低落者,提示病变环节在卵巢。

2.低促性腺激素性腺功能低落

指促性腺激素 FSH 和 LH 均<5 IU/L 的性腺功能低落者,提示病变环节在中枢(下丘脑或垂体)。

(三)按卵巢功能障碍的程度分类

将闭经分为两度闭经。

1.Ⅰ度闭经

子宫内膜已受一定量的雌激素作用,用孕激素后有撤退性子宫出血,提示卵巢具有分泌雌激素功能。

2.Ⅱ度闭经

子宫内膜未受雌激素影响,用孕激素后不出现撤退性子宫出血,提示卵巢分泌雌激素功能缺陷或停止。

二、病因和病理生理

原发性闭经多由先天性疾病和生殖道畸形,或功能失调及继发疾病发生于青春期前所致。继发性闭经常由器官功能障碍或肿瘤引起。本节按下丘脑-垂体-卵巢-子宫轴解剖部位介绍引起闭经的相关病变。

(一)中枢神经-下丘脑性闭经

它包括精神应激性、体重下降、神经性厌食、过度运动、药物等引起的下丘脑分泌 GnRH 功能失调或抑制;另外,尚有先天性疾病或脑发育畸形及肿瘤引起的下丘脑 GnRH 分泌缺陷。

1.精神应激性

环境改变、过度紧张或精神打击等应激引起的应激反应,最重要的是促肾上腺皮质激素释放激素(CRH)和可的松分泌的增加。CRH 可能通过增加内源性阿片肽分泌,抑制垂体促性腺激素分泌而导致闭经。

2.下丘脑多巴胺分泌下降

多巴胺为下丘脑分泌的垂体催乳激素抑制因子。下丘脑多巴胺分泌的下降可引起垂体催乳激素病理性分泌增加,从而产生对生殖轴的抑制。

3.体重下降、神经性厌食

神经性厌食起病于强烈惧怕肥胖而有意节制饮食;体重骤然下降将导致促性腺激素低下状态,原因未明。当体重降至正常体重的 15% 以上时,即出现闭经,继而出现进食障碍和进行性消瘦及多种激素改变;促性腺激素逆转至青春期前水平。此症多发生于 25 岁以下年轻女性,是一种威胁生命的疾病,病死率高达 9%。

4.运动性闭经

竞争性的体育运动及强运动和其他形式的训练,如芭蕾和现代舞蹈,可引起闭经,称运动性闭经,是因体内脂肪减少及应激本身引起下丘脑 GnRH 分泌受抑制。最近的研究还提示强运动的同时不适当地限制能量摄入(低能量摄入)比体脂减少更易引起闭经。现认为,体内脂肪下降及营养低下引起瘦素下降是生殖轴功能抑制的机制之一。

5.嗅觉缺失综合征

一种下丘脑 GnRH 先天性分泌缺陷,同时伴嗅觉丧失或嗅觉减退的低促性腺激素性腺功能低落,称嗅觉缺失综合征。临床表现为原发性闭经,性征发育缺如,伴嗅觉减退或丧失。

6.药物性闭经

口服避孕药或肌内注射甲羟黄体酮避孕针引起继发性闭经,是由于药物对下丘脑 GnRH 分泌的抑制。另外,尚有一些药物如氯丙嗪、利血平等通过抑制下丘脑多巴胺使垂体分泌催乳激素增加引起闭经。药物性闭经是可逆的,但若在停药后 6 个月仍不能恢复月经者,应注意排除其他问题。

7.肿瘤

颅咽管瘤是最常见的下丘脑肿瘤,发生于蝶鞍上的垂体柄漏斗部前方。该肿瘤沿垂体柄生长可压迫垂体柄,影响下丘脑 GnRH 和多巴胺向垂体的转运,从而导致低促性腺激素闭经伴垂体催乳激素分泌增加。

(二)垂体性闭经

指垂体病变使促性腺激素分泌降低引起的闭经。有先天性和获得性两大类,先天性很少见。常见的获得性垂体病变如下所述。

1.垂体肿瘤

位于蝶鞍内的腺垂体各种腺细胞均可发生肿瘤,最常见的是分泌催乳激素的腺瘤。若肿瘤压迫分泌促性腺激素的细胞可使促性腺激素分泌减少引起闭经。肿瘤过多分泌催乳激素使血循环中催乳激素升高,可激发下丘脑多巴胺而抑制 GnRH 分泌;同时,催乳激素的升高可降低卵巢对促性腺激素敏感性。闭经程度与催乳激素对下丘脑 GnRH 分泌的抑制程度呈正相关;微量的垂体催乳激素有时也可引起闭经。

2.空蝶鞍综合征

由于蝶鞍隔先天性发育不全或肿瘤及手术破坏蝶鞍隔,而使充满脑脊液的蛛网膜下腔向垂体窝(蝶鞍)延伸,使腺垂体逐渐被脑脊液压扁,蝶鞍被脑脊液充盈,称空蝶鞍。由于脑脊液对垂体柄的压迫使下丘脑 GnRH 和多巴胺经垂体门脉循环向垂体的转运受阻,临床表现为闭经,可伴溢乳。实验室检查催乳激素可高于正常。

3.希恩综合征

由于产后出血和休克导致腺垂体急性梗死和坏死,使腺垂体丧失正常功能引起一系列腺垂体功能低下的症状,包括产后无乳,脱发,阴毛腋毛脱落,低促性腺激素闭经,以及肾上腺皮质、甲状腺功能减退症状,如低血压、畏寒、嗜睡、食欲不振、贫血、消瘦等。

(三)卵巢性闭经

指卵巢先天性发育不全,或卵巢功能衰退或继发性病变所引起的闭经。

1.性腺先天性发育不全

性腺条索状或发育不全,性腺内卵泡缺如或少于正常。临床多表现为性征幼稚的原发性闭经,性腺发育不全者由于性激素分泌功能缺陷故促性腺激素升高,属高促性腺激素闭经。占原发性闭经的 35%,分为染色体正常和异常两类。性腺发育不全者,75% 的患者存在染色体异常;25% 的患者染色体正常。染色体正常的性腺体发育不全称单纯性性腺发育不全。原发性闭经性腺发育不全最常见的核型异常为 45,XO(50%);其次为 45,XO 的嵌合型(25%)和 46,XX(25%);少见的尚有 46,XY 单纯性腺发育不全和 45,XO/46,XY 嵌合型性腺发育不全。继发性闭经性腺发育不全最常见的核型为 46,XX,按发生频率尚有 45,XO 嵌合型、X 短臂和长臂缺失、47,XXX 及 45,XO。

(1)45,XO 患者除性腺发育不全发生高促性腺激素低雌激素闭经外,尚具有一系列体格发育异常特征:如身材矮小(不足 150 cm),蹼颈,盾状胸,肘外翻,称 Turner 综合征。

(2)46,XY 单纯性腺发育不全(Swyer 综合征):具有女性生殖系统,但无青春期性发育,表现为性幼稚型原发性闭经。性腺可在任何年龄发生肿瘤,因此一旦确诊必须切除性腺。

2.抵抗性卵巢综合征或称不敏感卵巢

特征为卵巢具有多数始基卵泡及初级卵泡,形态饱满,但对促性腺激素不敏感,故卵泡不分泌雌二醇,促性腺激素升高。临床表现为原发性闭经,但性征发育接近正常。其维持性征发育的雌激素来源于卵巢间质在高 LH 刺激下产生的雄烯二酮在外周组织的转化。

3.卵巢早衰

40 岁前由于卵巢内卵泡耗竭或被破坏,或因手术切除卵巢而发生的卵巢功能衰竭,称卵巢早衰。卵巢外观呈萎缩状。由于卵巢分泌性激素功能衰竭,促性腺激素升高,80% 以上的患者有潮热等绝经过渡期症状。多数患者无明确诱因,属特发性。部分患者由自身免疫性疾病的自身免疫性卵巢炎所致。另外,盆腔放射及全身化疗对卵母细胞有损害作用,儿童期腮腺炎病毒可破坏卵巢卵母细胞可发生卵巢早衰。

(四)子宫性闭经

由先天性子宫畸形或获得性子宫内膜破坏所致闭经。

1.先天性无子宫

因双侧副中肾管形成子宫段未融合，退化所致，常合并无阴道。卵巢发育正常。

2.Asherman 综合征

Asherman 综合征是指子宫内膜破坏引起继发性闭经。一般发生于产后或流产后过度刮宫引起的子宫内膜基底层损伤和粘连；粘连可使宫腔、宫颈内口、宫颈管或上述多处部位部分或全部阻塞，从而引起子宫内膜不应性或阻塞性闭经，称 Asherman 综合征或宫腔粘连。

3.其他

子宫内膜结核可破坏子宫内膜引起闭经。此外，也有宫内节育器引起宫内感染发生闭经的报道。

(五)先天性下生殖道发育异常

处女膜无孔、阴道下 1/3 段缺如，均可引起经血引流障碍而发生闭经，其特点是周期性腹痛伴阴道积血和子宫积血或腹腔积血。此类患者一经发现，需做引流及矫治术。

三、诊断

(一)病史

病史包括月经史、婚育史、服药史、子宫手术史、家族史，以及发病可能起因和伴随症状，如环境变化、精神心理创伤、情感应激、运动性职业或过强运动、营养状况及有无头痛、溢乳等。原发性闭经者应了解青春期生长和第二性征发育进程。

(二)体格检查

体格检查包括智力、身高、体重，第二性征发育状况，有无体格发育畸形，甲状腺有无肿大，乳房有无溢乳，皮肤色泽及毛发分布。原发性闭经性征幼稚者还应检查嗅觉有无缺失，头痛或溢乳者还应行视野测定。

(三)妇科检查

内、外生殖器发育情况及有无畸形；外阴色泽及阴毛生长情况；已婚妇女可用阴道窥器暴露阴道和宫颈，通过检查阴道壁皱褶多少及宫颈黏液了解体内雌激素的水平。

(四)实验室辅助检查步骤

已婚妇女月经停止必须首先排除妊娠；通过病史及体格检查应对闭经病变环节及病因应有初步印象。辅助检查的目的是通过选择项目的检查以确定诊断。

1.评估雌激素水平以确定闭经程度

(1)宫颈评分法：根据宫颈黏液量、拉丝度、结晶及宫颈口开张程度评分；每项 3 分，共 12 分。见表 5-2。

(2)阴道上皮脱落细胞检查：根据阴道上皮脱落细胞中伊红染色或角化细胞所占比例了解雌激素影响程度。

表 5-2　Insler 宫颈雌激素作用程度评分法

项目	评分			
	0	1	2	3
黏液量	无	颈管内	颈管口见黏液	溢出宫颈口
拉丝度	无	达阴道 1/4	达阴道 1/2	达阴道口
结晶	无	少许细条结晶	羊齿结晶	典型结晶
宫颈口	无	裂隙	部分开张	开张(瞳孔样)

（3）孕激素试验：肌内注射黄体酮 100 mg（每天 20 mg，连用 5 天，或 100 mg 一次注射）。停药后有撤退流血者表明体内有一定内源性雌激素水平，为Ⅰ度闭经；停药后无撤退性流血者可能存在两种情况：①Ⅱ度闭经，内源性雌激素水平低落。②子宫病变所致闭经。

2.雌激素试验

每天口服己烯雌酚 1 mg 或妊马雌酮 1.25 mg 或雌二醇 2 mg，共服 20 天。最后 5～7 天口服甲羟黄体酮，每天 10 mg。停药后有撤退性流血者可排除子宫性闭经；无撤退性流血者则应再重复上述用药方法，停药仍无撤退性流血者可确定子宫性闭经。但如病史及妇科检查已排除子宫性闭经及下生殖道发育异常，此步骤可省略。

3.激素测定

（1）催乳激素（PRL）的测定：①PRL 升高者，测定 TSH。TSH 升高者，为甲状腺功能减退所致闭经。TSH 正常，PRL＞100 ng/mL 时应行头颅及蝶鞍部位磁共振显像（MRI）或 CT 以明确蝶鞍或蝶鞍以上部位肿瘤或空蝶鞍；MRI 对颅咽管肿瘤、蝶鞍肿瘤及肿瘤向蝶鞍以外部位延伸和空蝶鞍的检测优于 CT。②PRL 正常者，测定促性腺激素值。

（2）促性腺激素测定：以区分以下情况闭经。①孕激素试验阴性者：FSH＜5 IU/L 为低促性腺激素性腺功能低落，提示病变环节在下丘脑或垂体。FSH＞30 IU/L 为高促性腺激素性腺功能低落，提示病变环节在卵巢，应行染色体检查，明确遗传学病因。②孕激素试验阳性者：LH＞FSH 且 LH/FSH 的比例＞3 时提示多囊卵巢综合征。LH、FSH 正常范围者为下丘脑功能失调性闭经。

（3）垂体兴奋试验：又称 GnRH 刺激试验。通过静脉注射 GnRH 测定 LH 和 FSH，以了解垂体 LH 和 FSH 对 GnRH 的反应性。将戈那瑞林 25 μg 溶于生理盐水 2 mL，在静息状态下经肘静脉快速推入，注入后 30、90 分钟采血测定 LH 和 FSH。临床意义：①LH 正常反应型。注入后 30 分钟 LH 高峰值比基值升高 2～4 倍。②LH 无反应或低弱反应。注入后 30 分钟 LH 值无变化或上升不足 2 倍，提示垂体功能减退。如希恩综合征、垂体手术或放射线严重破坏正常组织时。③LH 反应亢进型。30 分钟时刻 LH 高峰值比基值升高 4 倍以上，此时须测定 FSH 反应型以鉴别多囊卵巢综合征与卵巢储备功能降低两种不同的生殖内分泌失调。多囊卵巢综合征时 LH 反应亢进，但 FSH 反应低下；30 分钟，90 分钟 FSH 峰值＜10 IU/L。卵巢储备功能降低（卵巢功能衰退）时 LH、FSH 反应均亢进；30 分钟，90 分钟 FSH 峰值＞20 IU/L。

（4）其他激素测定：肥胖或临床上存在多毛、痤疮等高雄激素体征时尚须测定胰岛素、雄激素（血睾酮，硫酸脱氧表雄酮；尿 17 酮等）和 17 羟黄体酮，以确定是否存在胰岛素拮抗、高雄激素血症或先天性 21 羟化酶缺陷所致的青春期延迟或闭经。必要时还应行卵巢和肾上腺超声或 MRI 检查以排除肿瘤。

4.其他辅助检查

(1)基础体温测定:了解卵巢排卵功能。

(2)子宫内膜活检:了解子宫内膜有无增生性病变。

(3)子宫输卵管造影:了解有无子宫腔病变和宫腔粘连。

(4)宫腔镜检查:诊断宫腔粘连较子宫造影精确,且能发现轻度宫腔粘连。

(5)超声/腹腔镜检查:对诊断多囊卵巢综合征及卵巢肿瘤有价值。

四、治疗

确定闭经病因后,根据病因给予治疗。

(一)一般处理

疏导神经精神应激起因的精神心理,以消除患者精神紧张、焦虑及应激状态。低体重或因节制饮食消瘦致闭经者应调整饮食,加强营养,以期恢复标准体重。运动性闭经者应适当减少运动量及训练强度,必须维持运动强度者,应供给足够营养及纠正激素失衡。因全身性疾病引起闭经者应积极治疗。

(二)内分泌药物治疗

根据闭经的病因及其病理生理机制,采用天然激素及其类似物或其拮抗剂,补充机体激素不足或拮抗其过多,以恢复自身的平衡而达到治疗目的。

1.抑制垂体催乳激素过多分泌

(1)溴隐亭:为多巴胺激动剂,与多巴胺受体结合后,起到类似多巴胺作用,直接抑制垂体 PRL 分泌,从而降低循环中 PRL,恢复排卵。还可直接抑制垂体分泌 PRL 肿瘤细胞的生长和肿瘤细胞 PRL 的分泌。无肿瘤的功能性催乳激素分泌过多,口服剂量为每天 2.5~5 mg,一般在服药的第 5~6 周能使月经恢复。垂体肿瘤患者每天口服溴隐亭 5~7.5 mg,敏感患者在服药的后 3 个月可见肿瘤明显缩小。不良反应为胃肠道不适,应餐中服。不良反应重者,可经阴道给药(睡前),阴道给药较口服吸收完全,且避免药物肝脏首过效应,不良反应小。溴隐亭长效针剂,肌内注射,作用较口服迅速,适合于大肿瘤对视野有急性损害者。

(2)甲状腺片:适用于甲状腺功能减退所致的高催乳素血症。

2.雌、孕激素替代治疗

(1)雌孕激素人工周期替代疗法:用于低雌激素性腺功能低落患者。其重要性:①维持女性生殖健康及全身健康,包括神经系统、心血管、骨骼(维持骨矿含量)和皮肤等。②维持性征和引起月经。③维持子宫发育为诱发排卵周期作受孕准备。方法:补佳乐 1 mg 或倍美力 0.625 mg,于月经期第 5 天口服,每晚 1 次,连服 21 天,至服药第 11~16 天,每天加用醋酸甲羟黄体酮片 10 mg 口服,或地屈黄体酮 10 mg,每天 2 次口服。停药后 3~7 天月经来潮,此为 1 个周期。

(2)孕激素后半周期疗法:适合于体内有一定内源性雌激素的Ⅰ度闭经患者,以阻断雌激素对内膜持续作用引起的增生,并引起子宫内膜功能层剥脱性出血。于月经周期后半期(撤药性出血的第 16~25 天)口服地屈黄体酮片 10 mg/d,每天 2 次,共 10 天,或微粒化黄体酮

200～300 mg/d,5～7 天,或醋酸甲羟黄体酮 10 mg/d,连用 10 天,或肌内注射黄体酮 20 mg/d,共 5 天。

（3）短效口服避孕药:适用于Ⅰ、Ⅱ度闭经、同时短期内无生育要求者。其机制是雌、孕激素联合可抑制垂体 LH 的合成和分泌,从而减少对卵巢的过度刺激。另外,避孕药中的雌激素（炔雌醇）具有升高循环中性激素结合蛋白的作用,从而降低循环中的游离雄激素。方法:去氧孕烯炔雌醇片（妈富隆）、复方孕二烯酮片（敏定偶）或复方醋酸环丙黄体酮（达英-35）,每天 1 片,计 21 天。

（三）手术治疗

针对器质性病因,采用相应的手术治疗。

1.生殖道畸形

经血引流障碍阻塞部位行切开术,并通过手术矫正（成形术）建立通道。

Asheman 综合征:手术分解宫颈及宫腔粘连,既往采用宫颈扩张器和刮宫术分解粘连,现采用宫腔镜下直视的机械性（剪刀）切割或激光切割粘连带,效果比盲目操作为佳。需生育者还应服用大剂量雌激素,每天口服结合雌激素 2.5 mg/d,连服 3 周后加用如地屈黄体酮 10 mg/d或甲羟黄体酮 4～8 mg/d,共 10～12 天;连用 2～3 个周期。

2.肿瘤

卵巢肿瘤一经确诊应手术切除。颅内蝶鞍部位肿瘤应根据肿瘤大小、性质及是否有压迫症状决定治疗方案。垂体催乳激素肿瘤可口服溴隐亭,除非肿瘤过大产生急性压迫症状或对药物不敏感,一般不需手术治疗。颅咽管肿瘤属良性肿瘤,手术可能损伤下丘脑,无压迫症状者也不需手术,至于肿瘤对生殖轴功能的影响可采用激素替代治疗。高促性腺激素闭经、染色体含 Y 者性腺易发生肿瘤,一经确诊应立即行性腺切除术。

第四节　异常子宫出血

正常月经是下丘脑-垂体-卵巢轴生理调节控制下的周期性子宫内膜剥脱性出血。正常月经的周期、持续时间、月经量呈现明显的规律性和自限性。当机体受到内部和外部各种因素诸如精神过度紧张、情绪变化、环境气候改变、营养不良、贫血、代谢紊乱、甲状腺、肾上腺功能异常等影响时,均可通过中枢神经系统引起下丘脑-垂体-卵巢轴功能调节异常,导致月经失调。

异常子宫出血是由下丘脑-垂体-卵巢轴功能失调引起的。按发病机制可分无排卵性和排卵性异常子宫出血两大类,前者占 70％～80％,多见于青春期和绝经过渡期妇女;后者占 20％～30％,多见于育龄妇女。

一、无排卵性异常子宫出血

卵巢不排卵可导致孕激素缺乏,子宫内膜仅受雌激素的作用,可呈现不同程度的增殖改变。继后,可因雌激素量的不足,子宫内膜发生突破性出血;抑或因雌激素持续作用的撤退,子宫内膜发生出血自限机制异常,出现月经量增多或经期延长。常见于卵巢功能初现期和衰退期。

(一)病因和病理生理

无排卵性异常子宫出血主要包括青春期异常子宫出血和绝经过渡期异常子宫出血,育龄期少见。各期无排卵性异常子宫出血发病机制不同。

1.青春期异常子宫出血

青春期女性初潮后需要1.5～6年时间(平均4.2年)建立稳定的月经周期性调控机制。由于该时期下丘脑-垂体-卵巢轴尚未成熟,FSH呈持续低水平,虽有卵泡生长,但不能发育为成熟卵泡,合成、分泌的雌激素量未能达到促使LH高峰(排卵必需)释放的阈值,故无排卵。此外,青春期少女正处于生理与心理的急剧变化期,情绪多变,感情脆弱,发育不健全的下丘脑-垂体-卵巢轴更易受到内、外环境的多因素影响,导致排卵障碍。

2.绝经过渡期异常子宫出血

该时期女性卵巢功能逐渐衰退,卵泡逐渐耗尽,剩余卵泡对垂体促性腺激素反应性降低,卵泡未能发育成熟,雌激素分泌量波动不能形成排卵前高峰,故不排卵。

3.生育期无排卵异常子宫出血

生育期妇女既可因内、外环境刺激,如劳累、应激、流产、手术和疾病等引起短暂的无排卵,也可因肥胖、多囊卵巢综合征、高催乳素血症等引起持续无排卵。

各种原因引起的无排卵均可导致子宫内膜受单纯雌激素影响,达到或超过雌激素的内膜出血阈值,而无孕激素对抗,从而发生雌激素突破性出血。雌激素突破性出血分为阈值雌激素水平和高雌激素水平突破性出血两种类型。突破性出血与雌激素浓度之间存在半定量关系。雌激素水平过低可无子宫出血;雌激素达到阈值水平可发生间断性少量出血,内膜修复慢,出血时间延长,临床上表现为出血淋漓不尽;雌激素超过阈值水平并维持较长时期,可引起一定时间的闭经,因无孕激素参与,内膜增厚但不牢固,易发生急性突破性出血,血量汹涌,犹如"血崩"。无排卵性异常子宫出血也可因雌激素持续作用撤退出血引起,子宫内膜在单纯雌激素的刺激下持续增生,此时可因一批卵泡闭锁导致雌激素水平下降,内膜失去支持而剥脱出血。

无排卵性异常子宫出血的子宫出血尚与子宫内膜出血的自限性机制缺陷有关:①子宫内膜组织脆性增加。因子宫内膜受单纯雌激素影响,腺体持续增生,间质因缺乏孕激素作用而反应不足,导致子宫内膜组织脆弱,易自发溃破出血。②子宫内膜脱落不全。正常月经前子宫内膜各部剥脱同步、完全、快速,无排卵性异常子宫出血子宫内膜由于雌激素的波动,脱落不规则和不完整,缺乏足够的功能层组织丢失而难以有效刺激内膜的再生和修复。③血管结构与功能异常。不规则的组织破损和多处血管断裂,以及小动脉螺旋化缺乏,收缩乏力,造成流血时间延长、流血量增多。④凝血与纤溶异常。多次子宫内膜组织的破损不断活化纤溶酶,导致局部纤维蛋白裂解增强,纤溶亢进,凝血功能异常。⑤血管舒缩因子异常。增殖期子宫内膜PGE_2含量高于$PGF_2\alpha$,而在无排卵性异常子宫出血中,PGE_2含量更高,血管易于扩张,出血增加。另外,前列环素具有促血管扩张和抑制血小板凝集作用,在无排卵性异常子宫出血患者,子宫肌层合成前列环素明显增加。

(二)子宫内膜病理改变

无排卵性异常子宫出血患者子宫内膜由于受雌激素持续影响而无孕激素拮抗,发生不同程度的增生性改变,少数亦可呈萎缩性改变。

1.子宫内膜增生症

根据世界卫生组织(WHO)制定的标准分型如下所述。

(1)单纯性增生:以前称腺囊型增生过长。组织学特点是内膜腺体和间质细胞增生程度超过正常周期的增殖晚期,常呈局部腺体密集、大小轮廓不规则、腺腔囊性扩大,犹如瑞士干酪样外观,故又称瑞士干酪样增生。腺上皮细胞为高柱状,呈假复层排列;间质细胞质少,排列疏松;螺旋动脉发育差、直竖。表面毛细血管和小静脉增多,常呈充血扩张。

(2)复杂性增生:以前称腺瘤型增生过长。内膜常增生,呈息肉状。腺体增生拥挤,结构复杂。子宫内膜腺体高度增生,呈出芽状生长,形成子腺体或突向腺腔,腺体数目明显增多,腺体背靠背,致使间质明显减少。腺上皮呈复层或假复层排列,细胞核大深染,位于中央,有核分裂象,胞质界限明显但无不典型性改变。

(3)不典型性增生:腺上皮出现异型性改变,表现为腺上皮细胞增生,层次增多,排列紊乱,细胞核大深染有异型性。

不论为单纯性或复杂性增生,只要腺上皮细胞出现不典型增生改变,都应归于不典型增生。此类改变已不属于异常子宫出血的范畴,属癌前期病变,10%～15%可转化为子宫内膜癌。

各型增生之间的关系 单纯性增生通常是单独存在,但有时也与复杂性增生或不典型增生同时存在。如果组织结构为单纯性增生,而细胞学上具有不典型改变,则为单纯性不典型增生。如果组织结构为复杂性增生,而细胞学上具有不典型改变,则为复杂性不典型增生。内膜不典型增生分为轻、中、重三度。

内膜不典型增生与无不典型增生的单纯性与复杂性增生有以下几点区别。①形态学上的不同:组织结构与细胞异型性有一定关系,往往是结构越复杂,细胞有不典型细胞的可能性越大。在不典型区域,腺上皮细胞排列紊乱,极性消失,细胞多形性,有的见多核细胞,筛状结构和"迷宫"样结构尤为明显。②组织计量学上的比较:不典型增生及无不典型增生的细胞体积,胞核的大小(包括面积、周长、短径和长径等),以及细胞形态等形态学测量提示,它们之间的区别主要在核的变化,不典型增生特别是重度不典型增生与分化好的腺癌无明显差异。③细胞DNA合成间期与细胞倍增时间:不典型增生与腺癌相似,而无不典型增生与正常增殖相似。④对黄体酮的反应:细胞无不典型增生者比细胞有不典型增生者对黄体酮的反应更明显。

2.增殖期子宫内膜

子宫内膜的形态表现与正常月经周期中的增殖期内膜无区别,只是在月经周期后半期甚至月经期,仍表现为增殖期形态。

3.萎缩性子宫内膜

子宫内膜萎缩菲薄,腺体少而小,腺管狭而直,腺上皮为单层立方形或低柱状细胞,间质少而致密,胶原纤维相对增多。

(三)临床表现

无排卵性异常子宫出血失去正常周期性和出血自限性,临床上最主要的症状是子宫不规则出血:出血间隔长短不一,短者几日,长者数月,常误诊为闭经;出血量多少不一,出血量少者仅为点滴出血,多者大量出血,不能自止,可能导致贫血甚至休克。出血期间一般无腹痛或其他不适。

(四)诊断

主要依据病史、体格检查及辅助检查做出诊断。

1.病史

详细了解异常子宫出血的表现(经期长短、经量多少、经血的性质)、发病时间、病程经过、目前出血情况、发病前有无停经史、以往治疗经过。应询问患者的年龄、月经史、婚育史、避孕措施、激素类药物使用史及全身与生殖系统有无相关疾病,如肝病、血液病、高血压及代谢性疾病如甲状腺功能亢进或减退、肾上腺或垂体疾病等。

2.体格检查

体格检查包括全身检查和妇科检查,以排除全身性及生殖系统器质性病变。

3.辅助检查

在排除器质性病变后,主要了解凝血功能、有无贫血、卵巢是否排卵和了解子宫内膜情况等。

(1)凝血功能测试:血小板计数,出、凝血时间,凝血酶原时间,活化部分凝血酶原时间等。

(2)血红蛋白、血红细胞计数及血细胞比容:了解患者贫血情况。

(3)妊娠试验:有性生活史者应行妊娠试验,以排除妊娠及妊娠相关疾病。

(4)超声检查:可了解子宫大小、形状,宫腔内有无赘生物,子宫内膜厚度等。

(5)诊断性刮宫(D&C):简称诊刮。其目的包括止血和取材做病理学检查。年龄＞40 岁的生育期和绝经过渡期妇女、异常子宫出血病程超过半年者、子宫内膜厚度＞12 mm 者,或药物治疗无效、具有子宫内膜癌高危因素患者,应采用诊断性刮宫,以了解子宫内膜有无其他病变。对未婚患者,若激素治疗无效或疑有器质性病变,也应经患者和其家属知情同意后考虑诊刮。不规则流血或大量出血者应及时刮宫,拟确定排卵或了解子宫内膜增生程度,宜在经前期或月经来潮后 6 小时内刮宫。刮宫要全面、特别注意两侧宫角部;注意宫腔大小、形态、宫壁是否光滑、刮出物性质和量。刮出物应全部送病理学检查。

(6)宫腔镜检查:在宫腔镜直视下选择病变区进行活检,较盲取内膜的诊断价值高,尤其可排除早期子宫内膜病变如子宫内膜息肉、子宫黏膜下肌瘤、子宫内膜癌等。

(7)基础体温测定(BBT):基础体温呈单相型,提示无排卵。

(8)激素测定:酌情检查 FSH、LH、E_2、P 及 PRL。为确定有无排卵,可于经前 1 周测定血清黄体酮。

(9)阴道脱落细胞涂片检查:一般表现为中、低度雌激素影响。

(10)宫颈黏液结晶检查:经前检查出现羊齿植物叶状结晶提示无排卵。

(11)宫颈细胞学检查:巴氏分类法或 TBS 报告系统,用于排除宫颈癌及其癌前病变。

(五)鉴别诊断

诊断异常子宫出血,必须排除以下病理原因的子宫出血。

(1)异常妊娠或妊娠并发症:如流产、异位妊娠、葡萄胎、子宫复旧不良,胎盘残留、胎盘息肉或滋养细胞病变等。常可通过仔细询问病史及血或尿 HCG 测定,B 超检查等协助鉴别。

(2)生殖器官肿瘤:如子宫内膜癌、宫颈癌、滋养细胞肿瘤、子宫肌瘤、卵巢肿瘤等。一般通过盆腔检查、B超、诊刮及相关特殊检查等鉴别。

(3)生殖器官感染：如急性阴道炎或急、慢性子宫内膜炎、子宫肌炎等。妇科检查可有宫体压痛等。

(4)生殖道损伤：如阴道裂伤出血。

(5)性激素类药物使用不当、宫内节育器或异物引起的子宫不规则出血。

(6)全身性疾病：如血液病、肝肾衰竭、甲状腺功能亢进或减退等。可以通过查血常规、肝功能，以及根据甲状腺病变的临床表现和甲状腺激素的测定来做出鉴别诊断。

(六)治疗

1.一般治疗

贫血者应补充铁剂、维生素 C 和蛋白质，严重贫血者需输血。流血时间长者给予抗生素预防感染。出血期间应加强营养，避免过度劳累和剧烈运动，保证充分休息。

2.青春期及生育期无排卵性异常子宫出血的治疗

以止血、调整周期为治疗原则，有生育要求者需促排卵治疗。

(1)止血：首先采用大剂量雌激素或雌、孕激素联合用药。根据出血量采用合适的制剂和使用方法。①大量出血：要求 6～8 小时内见效，24～48 小时内出血基本停止，若 96 小时以上仍不止血，应考虑有器质性病变存在的可能。大剂量雌激素可迅速促使子宫内膜生长，短期内修复创面而止血，也称"子宫内膜修复法"，适用于出血时间长、量多、血红蛋白<80 g/L 的患者。主要药物为苯甲酸雌二醇、结合雌激素及戊酸雌二醇。具体用法如下。a.苯甲酸雌二醇：初始剂量3～4 mg/d，分 2～3 次肌内注射，若出血明显减少，则维持；若出血量未见减少，则加量，也可从6～8 mg/d 开始，每天最大量一般不超过 12 mg。出血停止 3 天后开始减量，通常以每 3 天递减 1/3 量为宜。b.结合雌激素：25 mg，静脉注射，可 4～6 小时重复 1 次，一般用药 2～3 次；次日应给予结合雌激素(其他名称：倍美力)3.75～7.5 mg/d，口服，并按每 3 天递减 1/3 量为宜。也可在 24～48 小时内开始用口服避孕药。c.口服结合雌激素(倍美力)每次 1.25 mg或戊酸雌二醇(补佳乐)每次 2 mg，每 4～6 小时 1 次，血止 3 天后按每 3 天递减 1/3 量为宜。大剂量雌激素止血对存在血液高凝状态或有血栓性疾病史的患者应禁用。血红蛋白增加至 90 g/L 以上后均必须加用孕激素，有利于停药后子宫内膜的完全脱落。若激素治疗无效或疑有器质性病变，应经患者和其家属知情同意后考虑诊刮。②少量出血：使用最低有效量激素，减少药物不良反应。采用孕激素占优势的口服避孕药，如去氧孕烯炔雌醇片(妈富隆)、复方孕二烯酮片(敏定偶)或复方醋酸环丙黄体酮(达英-35)。用法为每次 1～2 片，1 天 2～3 次，血止 3 天后逐渐减量至 1 天 1 片，维持至出血停止后 21 天周期结束。

(2)调整月经周期：血止后，需恢复正常的内分泌功能，以建立正常月经周期。①孕激素后半周期疗法：适用于有内源性雌激素的青春期或生育期异常子宫出血患者。于月经周期后半期(撤药性出血的第 16～25 天)口服地屈黄体酮片 10 mg/d，每天 2 次，共 10 天，或微粒化黄体酮200～300 mg/d，5～77 天，或醋酸甲羟黄体酮 10 mg/d，连用 10 天，或肌内注射黄体酮 20 mg/d，共5 天。②雌、孕激素序贯法(即人工周期)：模拟月经周期中卵巢分泌的雌、孕激素变化，将雌、孕激素序贯应用，使子宫内膜发生相应变化。适用于青春期异常子宫出血或生育期异常子宫出血内源性雌激素较低者。补佳乐 1 mg 或倍美力 0.625 mg，于月经期第 5 天口服,每晚 1 次,连服 21 天,至服药第 11~16 天,每天加用醋酸甲羟黄体酮片 10 mg 口服,或地屈黄体酮 10 mg,每天 2 次口服。停药后 3~7 天月经来潮,此为 1 周期。连用 2~3 个周期后,部分患者能自发排卵。若正常月经仍未建立,应重复上述序贯疗法。③口服避孕药:此法开始即用孕激素以限制雌激素的促内膜生长作用,使撤药性出血逐步减少,其中雌激素可预防治疗过程中孕激素的突破性出血。口服避孕药可很好地控制周期,尤其适用于有避孕需求的生育期异常子宫出血患者。应注意口服避孕药潜在风险,不宜用于有血栓性疾病、心脑血管疾病高危因素及 40 岁以上吸烟的女性。

3.绝经过渡期异常子宫出血

以止血、调整周期、减少经量,防止子宫内膜病变为治疗原则。常采用性激素药物止血和调整月经周期。

年龄>40 岁的妇女、具有子宫内膜癌高危因素或子宫内膜厚度>12 mm 者,应首先采用诊断性刮宫,以排除子宫内膜其他病变。

(1)止血:主要采用孕激素,也称"内膜萎缩法"。合成孕激素止血的机制是使雌激素作用下持续增生的子宫内膜转化为分泌期,并有对抗雌激素作用,使内膜萎缩,从而达到止血目的。

急性出血:可选用炔诺酮(妇康片)5 mg 口服,每 6 小时 1 次,一般用药 4 次后出血量明显减少或停止,改为 8 小时 1 次,血止 3 天后按每 3 天减量 1/3,直至维持量每天 5 mg。

生命体征稳定,血红蛋白>80 g/L 的患者也可采用孕激素"内膜脱落法"或"药物刮宫":孕激素停药后,子宫内膜脱落较完全,从而达到止血效果。药物及用法如下:①黄体酮 20~40 mg,肌内注射,每天 1 次,共 5 天。②口服地屈黄体酮片(达芙通)每次 10 mg,1 天 2 次,共 10 天。③口服微粒化黄体酮(琪宁),每天 200~300 mg,5~7 天。④口服醋酸甲羟黄体酮片 8~10 mg/d,共 10 天。

此外还可加用雄激素。雄激素有拮抗雌激素、增强子宫平滑肌及子宫血管张力的作用,减轻盆腔充血而减少出血量,但无止血作用,大出血时单独应用效果不佳。

(2)调整月经周期、减少经量:多应用口服妇康片周期治疗,4.375~5 mg/d,于月经期第 5 天口服,共 20 天。也可于月经第 16~25 天采用孕激素后半周期疗法,具体方法同上。

对于药物治疗效果不佳或不宜用药、无生育要求的患者,尤其是不易随访的年龄较大者及内膜病理为癌前病变或癌变者,应考虑手术治疗。手术治疗:①子宫内膜去除术。适用于激素等药物治疗无效或复发者。②子宫全切除术。

4.辅助治疗

抗纤溶药物和促凝药物,抗纤溶药物氨甲环酸(妥塞敏)静脉注射或静脉滴注:每次 0.25~0.5 g,1 天 0.75~2 g;口服,每次 500 mg,3 次/d;还可以用巴曲酶、酚磺乙胺、维生素 K 等。有减少出血量的辅助作用,但不能赖以止血。

二、排卵性异常子宫出血

排卵性异常子宫出血较无排卵性异常子宫出血少见,多发生于生育期妇女。患者虽有排卵,但黄体功能异常。常见有两种类型。

(一)黄体功能不足(LPD)

月经周期中有卵泡发育及排卵,但黄体期孕激素分泌不足或黄体过早衰退,导致子宫内膜分泌反应不良。

1.发病机制

足够水平的 FSH 和 LH、LH/FSH 比值及卵巢对 LH 良好的反应是黄体健全发育的必要前提。黄体功能不足有多种因素。

(1)卵泡发育不良：卵泡颗粒细胞数目和功能分化缺陷，特别是颗粒细胞膜上 LH 受体缺陷，引起排卵后颗粒细胞黄素化不良及分泌黄体酮量不足。神经内分泌调节功能紊乱可导致卵泡期 FSH 缺乏，卵泡发育缓慢，雌激素分泌减少，从而对下丘脑及垂体正反馈不足。

(2)LH 排卵高峰分泌不足：卵泡成熟时 LH 排卵峰分泌量不足，促进黄体形成的功能减弱，是黄体功能不足的常见原因。循环中雄激素水平偏高和垂体泌乳激素升高等因素都可抑制 LH 排卵峰。

(3)LH 排卵峰后低脉冲缺陷：LH 排卵峰后的垂体 LH 低脉冲分泌是维持卵泡膜黄体细胞功能的重要机制，若此分泌机制缺陷将导致黄体功能不足。

2.病理

子宫内膜形态表现为分泌期腺体呈分泌不良，间质水肿不明显或腺体与间质发育不同步，或在内膜各个部位显示分泌反应不均，如在血管周围的内膜，孕激素水平稍高，分泌反应接近正常，远离血管的区域则分泌反应不良。内膜活检显示分泌反应较实际周期日至少落后 2 天。

3.临床表现

一般表现为月经周期缩短，因此月经频发。有时月经周期虽在正常范围内，但卵泡期延长、黄体期缩短(<11 天)。在育龄妇女常可表现为不易受孕或在孕早期流产。

4.诊断

根据月经周期缩短、不孕或早孕时流产，妇科检查无引起异常子宫出血的生殖器官器质性病变；基础体温双相型，但排卵后体温上升缓慢，上升幅度偏低，高温期短于 11 天。经前子宫内膜活检显示分泌反应至少落后 2 天，可做出诊断。

5.治疗

(1)促进卵泡发育：针对其发生原因，调整性腺轴功能，促使卵泡发育和排卵，以利于正常黄体的形成。

促卵泡发育治疗：首选药物为氯米芬，适用于黄体功能不足卵泡期过长者。氯米芬可通过与内源性雌激素受体竞争性结合而促使垂体释放 FSH 和 LH，达到促进卵泡发育的目的。可于月经第 2~5 天开始每天口服氯米芬 50 mg，共 5 天。应用 3 个周期后停药并观察其恢复情况。疗效不佳，尤其不孕者，考虑每天口服氯米芬量增加至 100~150 mg 或采用 HMG-HCG 疗法，以促进卵泡发育和诱发排卵，促使正常黄体形成。

(2)促进月经中期 LH 峰形成：在监测到卵泡成熟时，使用绒促性素 5000~10000 U 肌内注射，以加强月经中期 LH 排卵峰，达到促进黄体形成和提高其分泌黄体酮的功能。

(3)黄体功能刺激疗法：于基础体温上升后开始，肌内注射 HCG 1000~2000 U 每周 2 次或隔天 1 次，共 2 周，可使血浆黄体酮明显上升。

(4)黄体功能替代疗法：一般选用天然黄体酮制剂。自排卵后或预期下次月经前 12~14 天开始，每天肌内注射黄体酮 10~20 mg，共 10~14 天；也可口服天然微粒化黄体酮，以补充黄体分泌黄体酮的不足。

(5)黄体功能不足合并高催乳素血症的治疗:使用溴隐亭每天 2.5～5 mg,可使催乳激素水平下降,并促进垂体分泌促性腺激素及增加卵巢雌、孕激素分泌,从而改善黄体功能。

(二)子宫内膜不规则脱落

月经周期中有卵泡发育及排卵,黄体发育良好,但萎缩过程延长,导致子宫内膜不规则脱落。

1.发病机制

由于下丘脑-垂体-卵巢轴调节功能紊乱或溶黄体机制异常引起黄体萎缩不全,内膜持续受孕激素影响,以致不能如期完全脱落。

2.病理

正常月经第 3～4 天时,分泌期子宫内膜已全部脱落,代之以再生的增殖期内膜。但在黄体萎缩不全时,月经期第 5～6 天仍能见到呈分泌反应的子宫内膜。由于患者经期较长,使内膜失水,间质变致密,腺体皱缩,腺腔呈梅花状或星状,腺细胞透亮、核固缩,间质细胞大,间质中螺旋血管退化。此时刮宫,子宫内膜常表现为混合型子宫内膜,即残留的分泌期内膜与出血坏死组织及新增殖的内膜混合共存。有些区域内膜尚有出血,另一些区域已有新的增殖期内膜出现。

3.临床表现

表现为月经周期正常,但经期延长,长达 9～10 天,且出血量多,甚至淋漓数天方止。

4.诊断

临床表现为月经周期正常,经期延长,经量增多,基础体温呈双相型,但下降缓慢。在月经第 5～6 天行诊断性刮宫,病理检查仍能见到呈分泌反应的内膜,且与出血期及增殖期内膜并存。

5.治疗

(1)孕激素:通过下丘脑-垂体-卵巢轴的负反馈功能,使黄体及时萎缩,内膜按时完整脱落。方法:自排卵后第 1～2 天或下次月经前 10～14 天开始,每天口服甲羟黄体酮 10 mg,连服 10 天。有生育要求者可肌内注射黄体酮注射液或口服天然微粒化黄体酮。无生育要求者也可口服避孕药,月经第 5 天开始,每天 1 片,连续 21 天为 1 周期。

(2)绒促性素:用法同黄体功能不足,HCG 有促进黄体功能的作用。

第五节　高催乳素血症

任何原因导致血清催乳激素(PRL)水平异常升高,超过其检测实验室标准上限数值者(一般＞1.14 nmol/L,或 25 μg/L)应视为高催乳素血症。

一、病因

导致高催乳素血症的原因主要有以下病变和药物。

(一)分泌催乳素的垂体肿瘤

分泌催乳素的垂体肿瘤是高催乳素血症最常见的原因。此类垂体肿瘤主要为催乳激素瘤。按催乳激素瘤直径大小分微腺瘤（<1 cm）和大腺瘤（≥1 cm）。多数催乳激素瘤患者血清 PRL 水平可达 100 μg/L，并伴有溢乳。随着催乳激素瘤增大，其可压迫垂体柄，从而阻断下丘脑多巴胺的抑制作用。

(二)影响下丘脑激素神经递质生成、输送的病变

下丘脑分泌的催乳激素抑制因子（PIF）途经垂体柄至垂体，可抑制垂体 PRL 的分泌，PIF 主要是多巴胺。空蝶鞍综合征、颅咽管瘤、神经胶质瘤、脑膜炎症、颅脑外伤、脑部放疗等影响 PIF 的分泌和传递，均可引起 PRL 的升高。下丘脑功能失调也可使 PRL 升高，如假孕。

(三)内分泌疾病

原发性甲状腺功能减退、多囊卵巢综合征都可引起 PRL 的升高。原发性甲状腺功能减退时，由于血清甲状腺素水平低下，引起 TRH 分泌增加，TRH 可刺激垂体前叶的分泌促甲状腺素细胞和分泌催乳激素细胞，从而引起促甲状腺素和 PRL 增高。多囊卵巢综合征则通过雌激素的刺激，提高分泌催乳激素细胞的敏感性，引起 PRL 分泌增加。

(四)胸部疾病

如胸壁的外伤、手术、烧伤、带状疱疹等也可能通过反射引起 PRL 升高。

(五)其他

肾上腺瘤、异位性癌肿（如支气管癌、肾癌）也可能有 PRL 升高。肾功能不全、肝硬化影响到全身内分泌稳定时也会使 PRL 升高。手术切除卵巢及子宫后，PRL 也可异常增高。

(六)特发性高催乳素血症

PRL 多为 60～100 μg/L，无明确原因。诊断前需排除垂体微腺瘤。脑部 CT 检查发现许多此类疾病患者数年后常发展为垂体微腺瘤。

(七)药物影响

长期服用多巴胺受体阻断剂、儿茶酚胺耗竭类、鸦片类和抗胃酸类药物，以及避孕药等可使垂体分泌 PRL 增多。

二、临床表现

(一)溢乳

>50％的高催乳素血症患者伴有溢乳。在非妊娠和非哺乳期出现溢乳或挤出乳汁，或断奶数月仍有乳汁分泌，通常是乳白、微黄色或透明液体，非血性。部分患者 PRL 水平较高但无溢乳表现，可能与其分子结构有关。

(二)闭经或月经紊乱

高水平的 PRL 可影响垂体前叶促性腺激素的分泌，导致黄体期缩短或无排卵性月经失调；约 20％的患者伴有月经稀发甚至闭经。后者与溢乳表现合称为闭经—溢乳综合征。

(三)不育或流产

卵巢排卵障碍或黄体功能不足可导致不孕或流产。

(四)头痛、眼花及视觉障碍

微腺瘤一般无明显症状；大腺瘤可压迫蝶鞍隔出现头痛、头胀等；当腺瘤向前侵犯或压迫

视交叉或影响脑脊液回流时,也可出现头痛、呕吐和眼花,甚至视野缺损和动眼神经麻痹。

(五)性功能改变

部分患者因卵巢功能障碍,表现低雌激素状态,阴道壁变薄或萎缩,分泌物减少,性欲减低。

三、辅助检查

(一)血清学检查

血清 PRL 水平持续异常升高,>1.14 nmol/L(25 µg/L)。多囊卵巢综合征合并高催乳素血症患者 LH 和雄激素可升高。

(二)影像学检查

当血清 PRL 水平高于 4.55 nmol/L(100 µg/L)时,应注意是否存在垂体肿瘤,CT 和 MRI 可明确下丘脑、垂体及蝶鞍情况,是有效的诊断方法。其中 MRI 对软组织的显影较 CT 清晰,因此对诊断空蝶鞍症最为有效,也可使视神经,海绵窦及颈动脉清楚显影。

(三)眼底、视野检查

垂体肿瘤增大可侵犯和/或压迫视交叉,引起视盘水肿;也可因肿瘤损伤视交叉不同部位而有不同类型视野缺损,因而眼底、视野检查有助于确定垂体肿瘤的部位和大小。

四、诊断

根据血清学检查 PRL 持续异常升高,同时出现溢乳、闭经及月经紊乱、不育、头痛、眼花、视觉障碍及性功能改变等临床表现,可诊断为高催乳素血症。诊断时应注意某些生理状态如妊娠、哺乳、夜间睡眠、长期刺激乳头乳房、性交、过饱或饥饿、运动和精神应激等都会导致 PRL 轻度升高。因此,临床测定 PRL 时应避免生理性影响,在 9~12 时取血测定较为合理。诊断高催乳素血症后,根据病情做必要的辅助检查,以进一步明确发病原因及病变程度,便于治疗。在包括 MRI 或 CT 等各种检查后未能明确催乳激素异常增高原因的患者可诊断为特发性高催乳素血症,但应注意对其长期随访,小部分患者甚至 10~20 年后出现垂体瘤。

五、治疗

根据病因而定。

(一)随访

对特发性高催乳素血症、PRL 轻微升高、月经规律、卵巢功能未受影响、无溢乳且未影响正常生活时,可不必治疗,应定期复查,观察临床表现和 PRL 的变化。

(二)药物治疗

1.溴隐亭

为非特异性多巴胺受体激动剂,可兴奋多巴胺 D1 和 D2 受体,抑制催乳素的合成分泌,是治疗高催乳素血症最常用的药物。一般每天 2.5~5 mg 可降低 PRL 水平、抑制溢乳、恢复排卵,但少数患者需每天 12.5 mg 才见效。对无垂体肿瘤的高催乳素血症者不必长期用药,一般 1 年后停药,观察 PRL 情况,再做处理。对于催乳激素腺瘤患者,应长期用药,可使部分腺瘤萎缩、退化或停止生长。

对有生育要求的患者应待 PRL 正常稳定一段时间后再妊娠为宜。尽管目前认为溴隐亭对妊娠是安全的,但仍主张一旦妊娠,应考虑停药。虽然,妊娠期催乳激素腺瘤增大情况少见,但仍应加强监测,定期复查视野(妊娠 20、28、38 周)。若有异常,应及时行 MRI 检查。溴隐亭不良反应主要有恶心、呕吐、眩晕、疲劳和直立性低血压等,用药数天后可自行消失,故治疗应从小剂量开始,逐渐增量至有效维持量,可在晚餐后或睡觉前服。新型溴隐亭长效注射剂克服了因口服造成的胃肠道功能紊乱,每次 50～100 mg,每28 天1 次,是治疗大催乳激素腺瘤安全有效的方法,可长期控制肿瘤的生长并使瘤体缩小,不良反应较少,用药方便。

2.诺果宁

若溴隐亭不良反应无法耐受或无效时可改用诺果宁。本药是选择性多巴胺 D_2 受体激动剂,不良反应更少。

3.维生素 B_6

作为辅酶在下丘脑中多巴向多巴胺转化时加强脱羟及氨基转移作用,与多巴胺受体激动剂起协同作用。临床用量可达 60～100 mg,每天 2～3 次。

(三)手术治疗

垂体肿瘤如无视神经压迫症状不必手术。但垂体肿瘤产生明显压迫及神经系统症状或药物治疗无效时,应考虑手术治疗。经蝶窦手术是最为常用的方法,开颅手术少用。术前可用溴隐亭使肿瘤减小,减少术中出血。手术后应观察 PRL 水平和垂体的其他功能状况。

(四)放射治疗

放疗适用于药物治疗无效或不能坚持和耐受、不愿手术或因其他禁忌证不能手术,以及手术后患者的辅助治疗,一般不单独使用。近年兴起的 γ 刀技术也被应用于垂体肿瘤的治疗。放射治疗会影响瘤体周围的组织,从而有可能影响垂体功能,诱发其他肿瘤,损伤周围神经等。

第六节　经前期综合征

经前期综合征(PMS)是指月经前周期性发生的影响妇女日常生活和工作、涉及躯体精神及行为的症候群,月经来潮后可自然消失。伴有严重情绪不稳定者称为经前焦虑障碍(PM-DD)。

一、病因和发病机制

PMS 的病因尚无定论,目前有以下几种学说。

(一)脑神经递质学说

研究发现一些与应激反应及控制情感有关的神经递质,如 5-羟色胺、阿片肽、单胺类等,在月经周期中对性激素的变化敏感。雌、孕激素通过对神经递质的影响在易感人群中引起 PMS。

(二)卵巢激素学说

PMS 症状与月经周期黄体期黄体酮的撤退变化相平行,因而认为中、晚黄体期黄体酮水平的下降或雌/孕激素比值的改变可能诱发 PMS。但近年的研究并未发现 PMS 患者卵巢激素的产生与代谢存在异常。

(三)精神社会因素

临床上 PMS 患者对安慰剂的治愈反应高达 30%～50%,接受精神心理治疗者也有较好疗效,表明患者精神心理因素与 PMS 的发生有关。另外,个性及社会环境因素对 PMS 症状的发生也极为重要。PMS 患者病史中常有较明显的精神刺激,可能都是产生经前情绪变化的重要因素。

(四)前列腺素作用

前列腺素可影响钠潴留、精神行为、体温调节及许多 PMS 的有关症状,前列腺素合成抑制剂能改善 PMS 躯体症状,但对精神症状的影响尚不肯定。

(五)维生素 B_6 缺陷

维生素 B_6 是合成多巴胺和 5-羟色胺的辅酶,对减轻抑郁症状有效,因此认为 PMS 患者可能存在维生素 B_6 缺陷。

PMS 的病理生理存在多种因素的相互影响,卵巢激素是 PMS 的必要因素,但其本身不足以引起 PMS。PMS 的易感因素可能与患者本身的神经敏感体质或其他异常如维生素 B_6 缺陷等有关。在易感患者一些脑神经递质活性的改变是引起 PMS 的可能原因。

二、临床表现

典型 PMS 症状出现于经前 1～2 周,逐渐加重,至月经前最后 2～3 天最为严重,月经来潮后迅速减轻直至消失。有些患者症状消退时间较长,逐渐消退,直至月经开始后 3～4 天才完全消失。

本病多见于 25～45 岁妇女,主要表现为周期性出现的易怒、抑郁和疲劳,伴有腹部胀满、四肢水肿、乳房触痛。主要症状归纳为 3 方面:①躯体症状,表现为头痛、乳房胀痛、腹部胀满、肢体水肿、体重增加、运动协调功能减退。②精神症状,易怒、焦虑、抑郁、情绪不稳定、疲乏,以及饮食、睡眠、性欲改变。③行为改变,思想不集中、工作效率低、意外事故倾向,易有犯罪行为或自杀意图。

三、诊断

根据经前期出现的周期性典型症状,PMS 的诊断多无困难。PMDD 的诊断可采用美国精神病协会推荐的标准。

对患者 2～3 个月周期所记录的症状作前瞻性评估。在黄体期的最后一个星期存在 5 种(或更多种)下述症状,并且在经后消失,其中至少有一种症状必须是(1)、(2)、(3)或(4)。

(1)明显的抑郁情绪,自我否定意识,感到失望。

(2)显焦虑、紧张,感到"激动"或"不安"。

(3)情感不稳定,比如突然伤感、哭泣或对拒绝增加敏感性。

(4)持续和明显易怒或发怒,或与他人的争吵增加。

(5)对平时活动(如工作、学习、友谊、嗜好)的兴趣降低。

(6)主观感觉注意力集中困难。

(7)嗜睡、易疲劳或能量明显缺乏。

(8)食欲明显改变,有过度摄食或产生特殊的嗜食渴望。

(9)失眠。

（10）主观感觉不安或失控。

（11）其他躯体症状，如乳房触痛或肿胀，头痛、关节或肌肉痛、肿胀感、体重增加。

这些失调务必是明显干扰工作或学习或日常的社会活动及与他人的关系（如逃避社会活动、生产力和工作学习效率降低），不是另一种疾病加重的表现（加重型抑郁症、恐慌症、恶劣心境或人格障碍）。

诊断 PMDD 的要求：连续 3 次月经前具有上述 11 种症状中的 5 种，月经来潮 4 天内缓解，无症状期持续到周期第 13 天；5 种症状中必须至少包括 1 种精神症状（如易怒、情绪波动、焦虑或抑郁）；具有的多种躯体症状仅作为 1 种症状评估。

四、鉴别诊断

PMS 的症状为非特异性，需与其他疾病鉴别，包括各种精神病、心肝肾疾病引起的水肿、特发性水肿及经前期加重的疾病。周期性出现症状是 PMS 的典型特点，而精神病在整个月经周期中症状不变，严重程度也缺乏规律性。其次，经前期加重的疾病在卵泡期也有症状，经前期加重。而 PMS 卵泡期则无症状。有与 PMS 同时出现的精神障碍患者，均应首先由精神病学专家诊断，排除精神病后再按照 PMS 进行治疗。

五、治疗

先采用心理疏导及饮食治疗，若无效可给予药物治疗。

（一）心理疏导

帮助患者调整心理状态，认识疾病和建立勇气及自信心，这种精神安慰治疗对相当一部分患者有效。

（二）饮食

应选择：①高碳水化合物低蛋白饮食。②限制盐。③限制咖啡。④补充维生素 E、维生素 B_6 和微量元素镁。

（三）药物治疗

1.抗抑郁剂

可选用：①选择性 5-羟色胺再摄入抑制剂。对 PMS 有明显疗效，是治疗 PMS 的一线药物，如氟西汀 20 mg/d，整个月经周期服用，无明显不良反应。②三环类抗抑郁剂。氯丙咪嗪每天 25～75 mg，对控制 PMS 有效。

2.抗焦虑剂

适用于明显焦虑及易怒的患者。阿普唑仑经前用药，起始剂量为 0.25 mg，每天 2～3 次，逐渐递增，最大剂量为每天 4 mg，一直用至月经来潮的第 2～3 天。

3.前列腺素抑制剂

吲哚美辛 25 mg，每天 3 次。可缓解头痛、痛经。

4.促性腺激素释放激素类似剂（GnRH-a）

通过降调节抑制垂体促性腺激素分泌，造成低促性腺激素、低雌激素状态，缓解症状。有一定不良反应，不宜长期应用，且费用较高。

5.达那唑

每天 200 mg，能减轻乳房疼痛，对情感、行为改变有效。但有雄激素特性和肝功能损害作用,只用于其他治疗无效,且症状严重时。

6.溴隐亭

1.25～2.5 mg,每天 2 次,经前 14 天起服用,月经来潮时停药。主要对经前乳房疼痛有效。

7.醛固酮受体拮抗剂

螺内酯 25 mg,每天 2～3 次。不仅可减轻水、钠潴留症状,对精神症状也有效。

8.维生素 B_6

可调节自主神经系统与下丘脑-垂体-卵巢轴的关系,还可抑制催乳激素的合成。每天口服 100 mg 可改善症状。

第六章　女性盆底功能障碍

第一节　阴道脱垂

阴道脱垂包括阴道前壁脱垂与阴道后壁脱垂。

一、阴道前壁脱垂

阴道前壁脱垂常伴有膀胱膨出和尿道膨出，以膀胱膨出为主（图 6-1）。

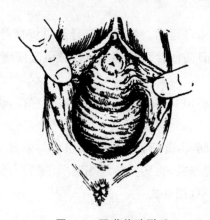

图 6-1　阴道前壁脱垂

（一）病因病理

阴道前壁的支持组织主要是耻骨尾骨肌、耻骨膀胱宫颈筋膜和泌尿生殖膈的深筋膜。

若分娩时，上述肌肉、韧带和筋膜，尤其是耻骨膀胱宫颈筋膜、阴道前壁及其周围的耻尾肌过度伸张或撕裂，产褥期又过早从事体力劳动，使阴道支持组织不能恢复正常，膀胱底部失去支持力，膀胱及与其紧连的阴道前壁上 2/3 段向下膨出，在阴道口或阴道口外可见，称为膀胱膨出。膨出的膀胱随同阴道前壁仍位于阴道内，称Ⅰ度膨出；膨出部暴露于阴道口外称Ⅱ度膨出；阴道前壁完全膨出于阴道口外，称Ⅲ度膨出。

若支持尿道的耻骨膀胱宫颈筋膜严重受损，尿道及与其紧连的阴道前壁下 1/3 段则以尿道外口为支点，向后向下膨出，形成尿道膨出。

（二）临床表现

轻者可无症状。重者自觉下坠、腰酸，并有块物自阴道脱出，站立时间过长、剧烈活动后或腹压增大时，阴道"块物"增大，休息后减小。仅膀胱膨出时，可因排尿困难而致尿潴留，易并发尿路感染，患者可有尿频、尿急、尿痛等症状。膀胱膨出合并尿道膨出时，尿道膀胱后角消失，在大笑、咳嗽、用力等增加腹压时，有尿液溢出，称张力性尿失禁。

（三）诊断及鉴别诊断

主要依靠阴道视诊及触诊,但要注意是否合并尿道膨出及张力性尿失禁。患者有上述自觉症状,视诊时阴道口宽阔,伴有陈旧性会阴裂伤。阴道口突出物在屏气时可能增大。若同时见尿液溢出,表明合并膀胱膨出和尿道膨出。触诊时突出包块为阴道前壁,柔软而边界不清。如用金属导尿管插入尿道膀胱中,则在可缩小的包块内触及金属导管,可确诊为膀胱或尿道膨出,也除外阴道内其他包块的可能,如黏膜下子宫肌瘤、阴道壁囊肿、阴道肠疝、肥大宫颈及子宫脱垂(可同时存在)等。

（四）预防

正确处理产程,凡有头盆不称者及早行剖宫产术,避免第二产程延长和滞产;提高助产技术,加强会阴保护,及时行会阴侧切术,必要时手术助产结束分娩;产后避免过早参加重体力劳动;提倡做产后保健操。

（五）治疗

轻者只需注意适当营养和缩肛运动。严重者应行阴道壁修补术;因其他慢性病不宜手术者,可置子宫托缓解症状,但需日间放置、夜间取出,以防引起尿瘘、粪瘘。

二、阴道后壁脱垂

阴道后壁脱垂常伴有直肠膨出。阴道后壁脱垂可单独存在,也可合并阴道前壁脱垂。

（一）病因病理

经阴道分娩时,耻尾肌、直肠-阴道筋膜或泌尿生殖膈等盆底支持组织由于长时间受压而过度伸展或撕裂,如在产后未能修复,直肠支持组织削弱,导致直肠前壁向阴道后壁逐渐脱出,形成伴直肠膨出的阴道后壁脱垂(图6-2)。

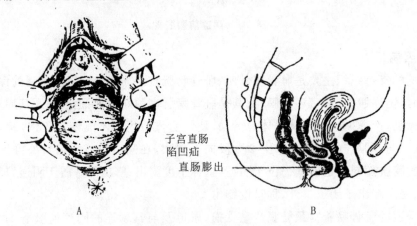

子宫直肠
陷凹疝
直肠膨出

A　　　　　　　　　　　　　　B

图6-2　阴道后壁脱垂

A.直肠膨出;B.直肠膨出矢状面观

若较高处的耻尾肌纤维严重受损,可形成子宫直肠陷凹疝,阴道后穹隆向阴道内脱出,内有肠管,称肠膨出。

（二）临床表现

轻者无明显表现,严重者可感下坠、腰酸、排便困难,甚至需要用手向后推移膨出的直肠方能排便。

（三）诊断与鉴别诊断

检查可见阴道后壁呈球形膨出，肛诊时手指可伸入膨出部，即可确诊。

（四）预防

同阴道前壁脱垂。

（五）治疗

轻度者不需治疗，重者需行后阴道壁及会阴修补术。

第二节　子宫脱垂

子宫脱垂是子宫从正常位置沿阴道下降，宫颈外口达坐骨棘水平以下，甚至子宫全部脱出阴道口以外。子宫脱垂常伴有阴道前壁和后壁脱垂。

一、临床分度与临床表现

（一）临床分度

我国采用全国部分省、市、自治区"两病"科研协作组的分度，以患者平卧用力向下屏气时，子宫下降最低点为分度标准。将子宫脱垂分为 3 度（图 6-3）。

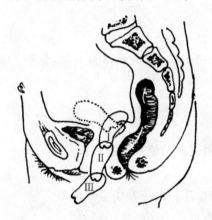

图 6-3　子宫脱垂

1. Ⅰ度

（1）轻型，宫颈外口距处女膜缘小于 4 cm，未达处女膜缘。

（2）重型，宫颈外口已达处女膜缘，阴道口可见子宫颈。

2. Ⅱ度

（1）轻型，宫颈已脱出阴道口外，宫体仍在阴道内。

（2）重型，宫颈及部分宫体脱出阴道口。

3. Ⅲ度

宫颈与宫体全部脱出阴道口外。

(二)临床表现

1.症状

(1)Ⅰ度:患者多无自觉症状。Ⅱ、Ⅲ度患者常有程度不等的腰骶区疼痛或下坠感。

(2)Ⅱ度:患者在行走、劳动、下蹲或排便等腹压增加时有块状物自阴道口脱出,开始时块状物在平卧休息时可变小或消失。严重者休息后块状物也不能自行回缩,常需用手推送才能将其还纳至阴道内。

(3)Ⅲ度:患者多伴Ⅲ度阴道前壁脱垂,易出现尿潴留,还可发生压力性尿失禁。

2.体征

脱垂子宫有的可自行回缩,有的可经手还纳,不能还纳的,常伴阴道前后壁脱出,长期摩擦可致宫颈溃疡、出血。Ⅱ、Ⅲ度子宫脱垂患者宫颈及阴道黏膜增厚角化,宫颈肥大并延长。

二、病因

分娩损伤,产后过早体力劳动,特别是重体力劳动;子宫支持组织疏松薄弱,如盆底组织先天发育不良;绝经后雌激素不足;长期腹压增加。

三、诊断

通过妇科检查结合病史很容易诊断。检查时嘱患者向下屏气或加腹压,以判断子宫脱垂的最大程度,并分度。同时注意观察有无阴道壁脱垂、宫颈溃疡、压力性尿失禁等,必要时做宫颈细胞学检查。如可还纳,需了解盆腔情况。

四、处理

(一)支持疗法

加强营养,适当安排休息和工作,避免重体力劳动,保持大便通畅,积极治疗增加腹压的疾病。

(二)非手术疗法

1.放置子宫托

适用于各度子宫脱垂和阴道前后壁脱垂患者。

2.其他疗法

包括盆底肌肉锻炼、物理疗法和中药补中益气汤等。

(三)手术疗法

适用于国内分期Ⅱ度及以上子宫脱垂或保守治疗无效者。

1.阴道前、后壁修补术

适用于Ⅰ、Ⅱ度阴道前、后壁脱垂患者。

2.曼氏手术

手术包括阴道前后壁修补、主韧带缩短及宫颈部分切除术。适用于年龄较轻、宫颈延长、希望保留子宫的Ⅱ、Ⅲ度子宫脱垂伴阴道前、后壁脱垂患者。

3.经阴道子宫全切术及阴道前后壁修补术

适用于Ⅱ、Ⅲ度子宫脱垂伴阴道前、后壁脱垂、年龄较大、无须考虑生育功能的患者。

4.阴道纵隔形成术或阴道封闭术

适用于年老体弱不能耐受较大手术、不需保留性交功能者。

5.阴道、子宫悬吊术

可采用手术缩短圆韧带,或利用生物材料制成各种吊带,以达到悬吊子宫和阴道的目的。

五、预防

推行计划生育,提高助产技术,加强产后体操锻炼,产后避免重体力劳动,积极治疗和预防使腹压增加的疾病。

第三节　压力性尿失禁

压力性尿失禁(SUI)是指由于腹压增高引起的尿液不自主流出。真性压力性尿失禁(GSI)指在膀胱肌肉无收缩状态下,由于膀胱内压大于尿道压而发生的不自主性尿流出,是由于压力差导致的尿流出。压力性尿失禁患者的常见主诉是当腹压增高时,如咳嗽、打喷嚏等,出现无法抑制的漏尿现象。急迫性尿失禁是由于膀胱无抑制性收缩使膀胱内压力增加导致的尿液自尿道口溢出。弄清这两种尿失禁区别的意义在于,真性压力性尿失禁可以通过手术恢复尿道及其周围组织的正常解剖关系,达到治疗的目的。而急迫性尿失禁主要依靠药物和行为的治疗,使膀胱的自发性收缩得到抑制。如果这2种尿失禁同时存在,那么诊断和治疗起来就比较复杂。

一、病因学

压力性尿失禁的病因复杂,主要的有年龄因素、婚育因素和既往妇科手术史等因素。其他可能的危险因素包括体重指数过高、类似的家族史、吸烟史、慢性便秘等。由于这些因素的复杂关系,很难预测出现尿失禁的概率。

二、控尿机制

GSI是由于腹部压力增加,这种压力又传递到膀胱,尽管此时膀胱无收缩,但突然升高的腹压传到膀胱,使膀胱内压的升高超过膀胱颈和尿道括约肌产生的阻力而导致漏尿。尿道闭合压力的异常有多方面的原因,但主要有3个方面,主动控尿机制缺陷、解剖损伤及尿道黏膜封闭不全。

(一)主动控尿功能

女性主动控尿功能由尿道括约肌和膀胱颈肌肉的主动收缩产生,这些肌肉的主动收缩提供了膀胱出口闭合的力量。这些收缩彼此独立并且和传递到近端尿道的力结合在一起,形成了尿道关闭压。正常情况下,尿道主动收缩发生在腹压内升高前 $250\,\mu s$,咳嗽或喷嚏导致腹压升高,首先主动提前收缩膀胱关闭膀胱出口,抵抗腹压压迫膀胱产生的排尿作用。分娩创伤和其他尿失禁的诱发因素可使的支配相关肌肉的神经受到损伤或肌肉本身的损伤后由瘢痕组织替代,这些可使盆底肌和括约肌的质量和数量发生变化,导致压力性尿失禁。

(二)维持控尿的解剖基础

女性尿道是膀胱闭合控制机制的功能部分,其本身并无真正的内括约肌。一般说只要上端一半尿道是完整的,且有适当的功能,排尿即可自行节制。膀胱控制良好的决定性因素是尿道膀胱颈和膀胱周围的韧带筋膜等支持组织,如解剖上这些支持组织完整,则尿道中上段是作为腹腔内器官存在。腹压增高时,在传递到膀胱表面时也以同样程度和大小传递到腹内的尿道近端;同时支持膀胱颈和尿道的韧带筋膜的韧性对腹压产生反作用力,从而挤压尿道,使得膀胱出口关闭。控尿正常的女性,这种传递来的挤压力在腹压传递到来后,或传递到膀胱颈部和尿道的同时就开始了。相反,患有压力性尿失禁女性的这些韧带较松弛和受到牵拉,造成膀胱颈下降,以致腹压不能传递到近端尿道和膀胱颈部(图6-4)。因此,对于这类患者的咳嗽和喷嚏等增加的腹压仅作用于膀胱,不作用于膀胱颈部和尿道近端,产生较强的排尿力量。

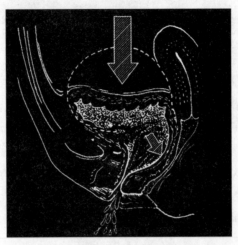

图 6-4　压力性尿失禁发生机制

膀胱尿道结合部支撑不良,腹内压增加时周围支撑组织失去对腹压的抵抗,发生漏尿

(三)尿道黏膜与黏膜下

柔软的尿道上皮和尿道黏膜下血管丛产生的黏膜密封作用是参与控尿的第三个机制。女性尿道平滑肌与上皮内层之间有丰富的血液供应,大大增厚并加强了黏膜层,使得尿道壁自然关闭,提高了尿道静压。尿道上皮黏膜血管丛对雌激素敏感,雌激素的作用使其血流丰富、黏膜柔软且厚实。如果尿道失去了柔软性或者由于手术、放疗、雌激素缺乏使黏膜下血液供应不良,也会影响尿道严密闭合(图6-5)。

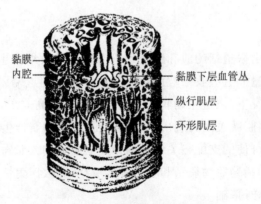

黏膜
内腔
黏膜下层血管丛
纵行肌层
环形肌层

图 6-5　女性尿道黏膜及黏膜下结构

雌激素影响尿道黏膜及黏膜下血供,增加尿道血流及黏膜厚度

上述3种机制的同时作用维持控尿。这可以解释为什么当一个年轻女性经过多次生产,

并有韧带损伤(控尿的解剖机制丧失),却无压力性尿失禁,直到绝经期后,雌激素水平下降(尿道黏膜的封闭机制减弱)才出现压力性尿失禁。这也可以解释为什么不是所有患尿道过度移动的女性都发生压力性尿失禁,因为增加主动机制的作用和尿道黏膜保持完好可以代偿解剖机制的丧失。在深入了解控尿机制的相互作用后,可以理解为什么有些女性对标准的膀胱悬吊术效果不佳。

三、压力性尿失禁的分类

尿失禁的分类方法有许多种,但多数的分类方法都是依据解剖和生理学方面的变化。这些分类的意义在于能够预测手术的成功率。有学者注意到无尿失禁女性的尿道侧位观,其上部尿道与垂直线的夹角<30°(即尿道倾斜角为 10°～30°),膀胱尿道后角在 90°～100°。而尿失禁患者由于解剖支撑不良,尿道高活动性,有力时尿道旋转下降,使尿道倾斜角增大,如角度倾斜30°～45°,为压力性尿失禁Ⅰ型;>45°为Ⅱ型(图 6-6)。

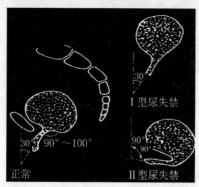

图 6-6　Ⅰ型和Ⅱ型真性压力性尿失禁膀胱颈及尿道后角形态改变示意图

压力性尿失禁的概念包括尿道的解剖和功能。有学者把影像学诊断技术和流体力学技术结合起来。同时观察尿道的解剖和功能,提出固有括约肌缺损的概念,此类尿失禁属于Ⅲ型尿失禁。人们发现,膀胱颈悬吊术治疗Ⅲ型尿失禁不如尿道吊带术效果好。提出Ⅲ型尿失禁是压力性尿失禁的认识和诊断中的一项重要的进步。许多医师主张尿道悬吊治疗Ⅰ型和Ⅱ型尿失禁,对Ⅲ型尿失禁主张尿道吊带悬吊术。

(一)影像尿流动力学分型

1.0 型(type 0)SUI

典型 SUI 病史,但临床和尿动力学检查未能显示 SUI,影像尿动力学示膀胱颈后尿道位于耻骨联合下缘上方,应力状态下膀胱颈后尿道开放并有所下降。

2.Ⅰ型(typeⅠ)SUI

静止状态膀胱颈关闭并位于耻骨联合下缘上方,应力状态下膀胱颈开放并下移,但下移距离<2 cm。应力状态下常出现尿失禁,无或轻微膀胱膨出。

3.ⅡA 型(typeⅡA)SUI

静止状态膀胱颈关闭并位于耻骨联合下缘之上,应力状态下膀胱颈后尿道开放,尿道扭曲下移膀胱膨出。应力状态下通常会出现明显尿失禁。

4.ⅡB 型(typeⅡB)SUI

静止状态膀胱颈关闭并位于耻骨联合下缘或其之下,应力状态下膀胱颈可不下移,但颈部后尿道开放并出现尿失禁。

5.Ⅲ型（typeⅢ）SUI

静止状态逼尿肌未收缩时膀胱颈后尿道即处于开放状态。腹压轻微升高或仅重力作用即可出现明显的尿失禁。

（二）腹压漏尿点压（ALPP）分型

（1）Ⅰ型 SUI：ALPP≥90 cmH$_2$O。

（2）Ⅱ型 SUI：ALPP 60～90 cmH$_2$O。

（3）Ⅲ型 SUI：ALPP≤60 cmH$_2$O。

（三）尿道压分型

1.尿道固有括约肌功能障碍型

最大尿道闭合压（MUCP）≤20 cmH$_2$O 的压力性尿失禁患者（另一意见为＜30 cmH$_2$O）。

2.解剖型

最大尿道闭合压（MUCP）＞20 cmH$_2$O 的压力性尿失禁患者（另一意见为＞30 cmH$_2$O）。

四、压力性尿失禁的分度

压力性尿失禁分轻、中、重三度。

（一）主观分度

1.轻度

一般活动及夜间无尿失禁，腹压增加时偶发尿失禁，不需要佩戴尿垫。

2.中度

腹压增加及起立活动时，有频繁的尿失禁，日常生活中需要佩戴尿垫。

3.重度

起立活动或卧位体位变化时即有尿失禁。

（二）客观分度

以尿垫试验为基准，可有 24 小时尿垫、3 小时尿垫及 1 小时尿垫试验，因 24 小时、3 小时受时间、环境及患者依从性影响太大，目前较推荐 1 小时尿垫试验，但目前尚无统一标准，尚需积累经验。应用较多的 1 小时尿垫试验为依据的分度如下。

1.轻度

1 小时尿垫试验＜2 g。

2.中度

1 小时尿垫试验 2～10 g。

3.重度

1 小时尿垫试验＞10 g。

五、压力性尿失禁的临床评估

（一）压力性尿失禁病史

1.与压力性尿失禁相关的症状和病史

病史和体检是尿失禁诊断的基础。详尽的病史能提供有关尿失禁病因的相关信息，也能为选择进一步的检查而提供依据。引起尿失禁的病因很多，如泌尿系统感染、萎缩性阴道炎、急性谵妄状态、运动受限、便秘等和各种药物可引起暂时性尿失禁。Resnick 曾归纳了几种引起暂时性尿失禁的最常见病因,创建了"DIAPPERS"记忆法。而女性压力性尿失禁与生育、肥胖、盆腔手术等因素有关;男性压力性尿失禁多为前列腺手术所致。

在病史采集中需对患者的主诉进行一定的分析。如主诉尿急,有可能指突然出现强烈的排尿感(常为急迫性尿失禁),或患者因担心尿液溢出而做出的过度反应(压力性尿失禁的表现),或患者憋尿时感觉下腹部严重不适或疼痛并无急迫排尿感或未曾出现过急迫性尿失禁(感觉型尿急或间质性膀胱炎表现)。尿频通常指每天排尿次数超过 7 次。尿频可为过多、服用利尿剂或咖啡因等能刺激利尿的饮料。但这种尿频为尿量过多所致,表现为排尿次数增加而排尿量基本正常,又称多尿。而因泌尿系统疾病产生的尿频为排尿次数增加的同时每次排尿量明显减少(24 小时平均每次排尿量<200 mL)。原因有泌尿系统感染(感觉型尿急)、逼尿肌过度活动(运动型尿急)、膀胱排空障碍(残余尿增多或慢性尿潴留)等。其他膀胱内病理改变如膀胱内结石、膀胱结核和膀胱癌也会出现尿频症状。另外,泌尿系统外疾病如盆腔肿物、妊娠、盆腔炎、前列腺炎等也是造成尿频的常见原因。如需进一步了解尿频的原因需询问以上所有疾病的病史才能做出准确的诊断。夜尿增多与多种因素有关,如逼尿肌过度活动,残余尿增多所致的膀胱有效容量减少和夜间尿量过多,也有可能与睡眠方面的疾病有关。白天尿频而夜间正常者常提示有精神因素作用,或与饮水过多、口服利尿药和饮食中有利尿成分(如咖啡因)等有关。

女性膀胱膨出者,常因膀胱颈后尿道下移出现压力性尿失禁,而膨出严重者则因尿道扭曲反而出现排尿困难,甚至充盈性尿失禁。

各种各样可能影响到膀胱尿道功能的神经系统疾病均可导致尿失禁的发生。如糖尿病早期可出现逼尿肌过度活动所致的急迫性尿失禁,而糖尿病性膀胱病变严重者因逼尿肌收缩无力而出现充盈性尿失禁。高位截瘫多因逼尿肌反射亢进导致急迫性尿失禁,而骶髓损伤则常导致充盈性尿失禁。

2.反映压力性尿失禁特征和严重程度的症状

女性压力性尿失禁为尿道功能障碍所致,根据其发病机制不同分为两型:解剖型压力性尿失禁,表现为膀胱颈后尿道明显下移;固有尿道括约肌缺陷型压力性尿失禁(ISD)。两种压力性尿失禁的鉴别极为重要,标准的膀胱颈悬吊术对 ISD 疗效极差。根据定义,ISD 的产生与尿道固有括约肌机制下降有关,产生或提示尿道固有括约肌功能受损的因素很多,在询问病史时应加以考虑。一般来说,解剖型压力性尿失禁多为轻或中度,而 ISD 者尿失禁严重;此外还可以通过尿动力学检查(腹压型漏尿点压力低于 $60\ cmH_2O$)鉴别是否为 ISD。通过临床表现可以对压力性尿失禁的严重程度进行初步评估。有资料显示 Stamey 分级系统与 ISD 的严重程度成正相关,如患者压力性尿失禁症状严重时应考虑 ISD 的可能性。咳嗽、大笑或打喷嚏等出现轻至中度压力性尿失禁者多与膀胱颈后尿道下移有关,因此需了解患者有无膀胱膨出及其严重程度。如询问下蹲时有无阴道口肿物膨出感,或下蹲时是否有明显的排尿困难等,这些症状均提示可能存在膀胱后壁膨出(膀胱颈后尿道随之下移)。同时需了解有无生育、难产、子宫切除等可能损害盆底肌功能,造成膀胱后壁膨出的因素。如平卧有咳嗽漏尿,但下蹲确有排尿困难者常提示有严重的膀胱后壁膨出(或称阴道前壁膨出)。有时膀胱后壁膨出者常主诉排尿困难,并无明显压力性尿失禁症状,但并非无压力性尿失禁,一旦将膨出的阴道前壁复位后即可表现出典型的压力性尿失禁。

3.既往史

既往史应包括过去及现在疾病史、手术史、妇产科病史和目前药物史。神经系统状态会影响膀胱和括约肌功能,如多发性硬化症、脊柱损伤、腰椎疾病、糖尿病、脑卒中、帕金森病和脊柱发育不良等。应了解患者以前有否神经系统疾病,如肌肉萎缩、瘫痪、震颤、麻木、麻刺感。了解有否肌肉痛、瘫痪或不协调运动及双眼视力情况。前列腺手术、阴道手术或尿失禁手术可能导致括约肌损伤;直肠和根治性子宫切除术可能会造成神经系统损伤;放射治疗可以导致小容量低顺应性膀胱或放射性膀胱炎。

药物治疗可加重或导致尿失禁,如老年人常服用的利尿剂、α-受体激动剂和 α-受体阻滞剂(可影响到膀胱颈平滑肌的张力);抗胆碱能药物可通过阻断神经肌肉接头而抑制逼尿肌收缩,导致尿潴留,进而引起充溢性尿失禁。钙通道阻滞剂亦可抑制逼尿肌收缩。

妇女按激素水平分为绝经前期、绝经期和绝经后期。如果为绝经后期必须注意是否接受激素补充治疗,因为低雌激素导致的尿道黏膜萎缩对尿道结合部有不良影响。分娩史应当包括活产总数、最大胎儿体重、分娩方式及第二产程。胎儿高体重和第二产程延长可造成盆神经的损伤。应当询问患者尿失禁的出现与妊娠、分娩、绝经、手术的关系,为病理生理分析提供线索。

(二)体格检查

尿失禁患者的体格检查分为 3 个步骤:①腹部和背部检查;②盆底检查,女性检查内容包括有无器官膨出,阴道疾病应行阴道双合诊了解子宫和附件;③神经系统的评估。

1.初步评估

初步评估包括望诊有无肥胖、先前手术瘢痕或有无腹部和腹股沟疝。有无神经系统疾病的体表征象,如骶部皮肤凹陷、皮下脂肪瘤、毛发、色素沉着和隆起等。腹部触诊有无下腹部压痛和胀满等尿潴留体征。耻骨上叩诊可了解膀胱充盈程度。背部和脊柱检查了解有无骨骼畸形、外伤和手术瘢痕等。

2.女性盆底的检查

对病史及尿失禁严重程度的了解,可初步判断尿失禁的类型和产生原因。但女性尿失禁患者盆底的检查往往能提供有关的客观证据。如曾有膀胱颈悬吊术病史而症状复发者,经阴道检查发现阴道前壁支撑良好,提示该患者压力性尿失禁的类型为 ISD。

女性盆底检查最主要的目的是了解女性患者有无膀胱后壁、直肠和子宫的膨出或下垂。如存在严重的膀胱前后壁膨出或子宫下垂,单纯进行压力性尿失禁手术不但会造成压力性尿失禁手术的失败,还可因术后尿道扭曲造成排尿困难等,也会给日后进行生殖器官膨出或下垂的修补手术带来困难。

(1)阴道窥器检查:患者取截石位,先观察女性外生殖器有无异常,如小阴唇过度向后分开或肛门后移提示会阴体张力减退或去神经化。放入窥器之前应通过阴道口连接有无黏膜萎缩和阴道口狭窄。

放入阴道窥器后,应有次序地系统检查 3 个方面:阴道前壁、阴道顶部和阴道后壁。具体如下:①阴道前壁,采用阴道拉钩压住阴道后壁即可显示阴道前壁。观察有无尿道肉阜、尿道旁囊肿和尿道旁腺炎等,尿道硬结常提示尿道炎症,憩室或肿瘤。如有尿道憩室挤压之尿道口可见脓性分泌物。苍白、薄而发亮的阴道黏膜或黏膜皱襞消失则提示为缺乏雌激素所致的阴道炎。如曾有耻骨后阴道前壁悬吊术,阴道前壁留有瘢痕且固定,压力性尿失禁症状仍然严重提示为 ISD。静止时阴道后壁平坦而前壁隆起则提示存在膀胱膨出,可根据患者屏气增加腹压是评估膀胱膨出的严重程度。目前临床上将膀胱膨出分为 4 级:轻度或 I 级膨出仅行膀胱颈悬吊术即可;Ⅱ级膨出选择膀胱四角悬吊术;Ⅲ级以上者应在行膀胱颈悬吊术同时行膀胱膨出修补(表 6-1)。②阴道顶部,再用一阴道拉钩沿阴道前壁置入并向上提拉以暴露阴道顶部。观察子宫颈位置或子宫全切术后患者的阴道顶部位置。增加腹压时子宫颈下移提示子宫脱垂。如发现子宫颈位置异常或阴道黏膜病变,应进行详尽的妇科检查。③阴道后壁,子宫切除术后患者增加腹压时阴道顶部出现下移,提示可能存在肠道膨出或阴道穹隆脱垂。测量阴道后壁的长度可鉴别是否为肠道膨出或阴道穹隆脱垂,如为阴道穹隆脱垂,阴道后壁长度缩短;而阴道顶部膨出为肠道脱垂所致则阴道后壁长度可无明显变化。如可疑肠道膨出,应同时进行直肠和阴道检查。患者取立位,检查者拇指和示指分别置入阴道和直肠内,嘱患者咳嗽或增加腹压,在两指间膨出疝囊处可感觉因咳嗽或增加腹压所产生的脉冲波动。

表 6-1　膀胱膨出临床分级

分级	表现
I 级	膀胱后壁轻度下移
Ⅱ级	增加腹压时膀胱后壁下移至阴道口
Ⅲ级	静止时膀胱后壁下移至阴道口
Ⅳ级	静止或腹压增加时膀胱膨出至阴唇处

用阴道拉钩固定后,如仍有阴道壁膨出(阴道前壁修补术后),则可能为直肠膨出(或称阴道后壁膨出)。阴道后壁膨出更接近阴道口。有时阴道后壁膨出严重或位置较高则难与阴道穹隆部膨出相鉴别,常在手术中才能区别。怀疑阴道后壁膨出者,还应了解患者会阴体的完整性,会阴中心腱会阴肌的张力。

(2)其他检查。①棉签试验:是判断膀胱颈后尿道有无下移的一项简便方法。患者取截石位,尿道内注入润滑剂,将一消毒棉签经尿道插入膀胱,嘱患者增加腹压,如膀胱颈后尿道下移,则棉签抬高,加压前后夹角变化超过 30°则提示膀胱颈后尿道有下移。②诱发试验和膀胱颈抬举试验:患者憋足尿并取截石位,示指和中指分别置于阴道两侧穹隆部,嘱患者增加腹压,如同时有尿液流出,即为诱发试验阳性。在做诱发试验时应注意观察漏尿的时间和伴随症状,压力性尿失禁者在腹压增高的同时出现漏尿,无明显的伴随症状;而急迫性尿失禁者常在腹压增高后出现漏尿,该现象与腹压等活动诱发逼尿肌无抑制性收缩有关,患者在漏尿的同时常伴有尿急症状。如诱发试验阳性,再次嘱患者增加腹压,在出现漏尿后,再两指抬高,托起膀胱颈后尿道,如漏尿停止则膀胱颈抬举试验阳性。该结果提示压力性尿失禁与膀胱颈后尿道下移有关。注意在行膀胱颈抬举试验时阴道内手指不能直接压迫尿道,否则可造成假阳性。如抬高膀胱颈后尿道后仍漏尿,则有两种可能:一种为膀胱颈位置抬高不够所造成的假阴性,否则,提示患者尿道固有括约肌功能存在明显的缺陷。

3.神经系统的检查

详尽的神经系统检查应包括 4 个方面：①精神状态；②感觉功能；③运动功能；④反射的完整性。首先观察患者有无痴呆、麻痹性痴呆、瘫痪、震颤，以及有无不同程度的运动障碍。通过检查患者的方向感、语言表达能力、认知水平、记忆和理解能力等评估其精神状态。排尿障碍性疾病可与痴呆、脑卒中、帕金森病或多发硬化等所致的精神状态改变有关，也可为这类疾病所致的神经系统损伤所致。可根据不同皮区感觉的缺失了解神经损伤的水平。在检查某一特定皮区时应同时检查其位置感、震颤感、针刺感、轻触感和温度觉等。常用的脊髓水平皮区标志有乳头($T_4 \sim T_5$)，脐(T_{10})，阴茎底部、阴囊上部和大阴唇(L_1)，阴囊中部和小阴唇($L_1 \sim L_2$)，膝前部(L_3)，足底和足外侧面(S_1)，会阴及肛周($S_1 \sim S_5$)。

运动系统评估中首先应检查有无肌肉萎缩，运动功能的不完全丧失定义为"麻痹"，而功能完全丧失则定义为"瘫痪"。下肢应检查的肌肉有胫前肌($L_4 \sim S_1$)，腓肠肌($L_5 \sim S_2$)、趾展肌($L_4 \sim S_1$)。可通过背屈、跖屈和趾展活动来了解以上这些肌肉的功能。

通常采用一定部位的皮肤感觉评估了解骶皮神经反射功能。骶神经根($S_2 \sim S_4$)主要分布于尿道外括约肌和肛门外括约肌，在临床上一般认为肛门外括约肌是会阴所有横纹肌的代表，因此通过肛门外括约肌来预测尿道外括约肌的功能。最常用的反射是皮肤肛门反射($S_2 \sim S_5$)，即轻触肛门黏膜皮肤交界处可引起肛门外括约肌的收缩。该反射消失提示骶神经的损害，但有时正常老年人此反射也不甚明显。还应行直肠指诊，除了解有关前列腺的情况外，怀疑有神经系统疾病者应评估患者肛门括约肌张力和肛门自主收缩的能力。肛门自主收缩能力正常则提示盆底肌肉神经支配和骶髓圆锥功能的完整，如肛门括约肌张力和肛门自主收缩能力明显减弱或消失，则提示骶神经或外周神经受到损害，甚至圆锥功能完全丧失。而肛门括约肌张力存在，但不能自主收缩者常提示存在骶上神经的损伤。

尽管球海绵体肌反射专指球海绵体的反射性收缩，但该反射可用于检查所有会阴横纹肌的神经系统。球海绵体肌反射为反映骶髓($S_2 \sim S_4$)活动的骶髓局部反射。球海绵体肌反射检查男女不同，检查者预先将右手示指置入患者的肛门内（通常在直肠指诊时进行），然后用左手突然挤压患者的阴茎头，如肛门括约肌出现收缩，提示球海绵体肌反射存在。女性患者则通常采用挤压阴蒂进行球海绵体肌反射检查。留着导尿管者可通过突然向外牵拉导尿管刺激膀胱颈来诱发球海绵体肌反射。球海绵体肌反射消失通常提示骶神经受到损害，但大约 20% 正常女性其球海绵体肌反射可缺失。

六、压力性尿失禁的治疗

当尿失禁的诊断、分类和严重程度被确定下来，就要选择治疗方法。以下是一些应用于压力性尿失禁的非手术和手术治疗方法。

(一)非手术治疗

一般认为，非手术治疗是 SUI 的第一线治疗方法，主要用于轻、中度患者，同时还可以作为手术治疗前后的辅助治疗。SUI 的非手术治疗方法主要包括生活方式干预、盆底肌肉锻炼、盆底电磁刺激、膀胱训练、佩戴止尿器、子宫脱和药物治疗等。

1.生活方式干预

主要包括减轻体重、戒烟、禁止饮用含咖啡因饮料、生活起居规律、避免强体力劳动和避免参加增加腹压的体育活动等。

2.盆底肌肉锻炼

盆底肌肉锻炼又称凯格尔运动,由德国医师 Arnold Kegel 提出,半个多世纪以来一直在尿失禁的治疗中占据重要地位,目前仍然是 SUI 最常用和效果最好的非手术治疗方法。其主要内容是:通过持续收缩盆底肌(提肛运动)2~6 秒,松弛休息 2~6 秒,如此反复 10~15 次。每天训练 3~8 次,持续 6~8 周为 1 个疗程。

3.盆底电磁刺激

从 1998 年开始,磁场刺激被用来治疗尿失禁。目前用于临床的神经肌肉刺激设备能产生脉冲式超低频地磁场,有固定式和便携式两种。便携式家庭装治疗仪的使用极为方便,可以穿戴于下腹部,无须脱去贴身衣服。盆底电磁刺激每次 20 分钟,一周 2 次,6 周为一个疗程。治疗 3 个月后,其有效率可达 50%,尿失禁的量和生活质量评分均明显提高。有资料表明,盆底电磁场刺激后盆底肌肉最大收缩压的改变程度高于 PFMT。盆底电磁刺激可能的不良反应主要为下腹部及下肢疼痛不适,但发生率很低。

4.射频治疗

利用射频电磁能的振荡发热使膀胱颈和尿道周围局部结缔组织变性,导致胶原沉淀、支撑尿道和膀胱颈的结缔组织挛缩,结果抬高了尿道周围阴道旁结缔组织,恢复并稳定尿道和膀胱颈的正常解剖位置,从而达到控尿的目的。该方法可靠、微创、无明显不良反应,但尚在探索应用阶段。

5.膀胱训练

(1)方法一:延迟排尿,逐渐使每次排尿量大于 300 mL。①治疗原理:重新学习和掌握控制排尿的技能,打断精神因素的恶性循环,降低膀胱的敏感性。②禁忌证:低顺应性膀胱,充盈期末逼尿肌压大于 40 cmH_2O。③要求:切实按计划实施治疗。④配合措施:充分的思想工作,排尿日记,其他。

(2)方法二:定时排尿。①目的:减少尿失禁次数,提高生活质量。②适应证:尿失禁严重,且难以控制者。③禁忌证:伴有严重尿频。

6.佩戴止尿器

其作用原理是乳头产生的负压将尿道外口黏膜和远端尿道吸入使之对合,同时对尿道远端组织起稳定及支托作用。外用止尿器对轻、中度的 SUI 效果较好,对年轻患者,还具有使会阴肌肉张力恢复的效果,缺点是易引发尿路感染。另外,止尿器也可以置入尿道内,疗效优于外置止尿器,但其感染机会明显增加。使用阴道止尿器,可使得 24 小时失禁的尿液量明显减少,提高患者生活质量评分。

7.子宫托

其设计目的是为尿道和膀胱颈提供不同程度的支撑,以改善 SUI 的症状。对于配合PFMT 依从性较差的患者或治疗无效的患者,尤其是不适合手术治疗者,可考虑使用子宫托。

8.药物治疗

主要适用于轻、中度女性压力性尿失禁患者。其主要作用原理在于增加尿道闭合压,提高尿道关闭功能,以达到控尿的目的,而对膀胱尿道解剖学异常无明显作用。目前主要有 3 种药物用于 SUI 的治疗:α-肾上腺素能激动剂、三环抗抑郁药和雌激素补充。

(1)α_1-肾上腺素能激动剂。①原理:激活尿道平滑肌 α_1 受体及躯体运动神经元,增加尿道阻力。②不良反应:高血压、心悸、头痛和肢端发冷,严重者可发作脑卒中。③常用药物:米多君、甲氧明。米多君的不良反应较甲氧明更小。美国 FDA 禁止将苯丙醇胺用于压力性尿失禁治疗。④用法:2.5 mg/次,每天两次。⑤疗效:有效,尤其合并使用雌激素或盆底肌训练等方法时疗效较好。

(2)三环抗抑郁药。①原理:抑制肾上腺素能神经末梢的去甲肾上腺素和 5-羟色胺再吸收,增加尿道平滑肌的收缩力,并可以从脊髓水平影响尿道横纹肌的收缩功能,抑制膀胱平滑肌收缩,缓解急迫性尿失禁。②用法:50～150 mg/d。③疗效:尽管有数个开放性临床试验显示它可以缓解压力性尿失禁症状及增加尿道闭合压,但其疗效仍需随机对照临床试验(RCT)研究加以证实。④不良反应:口干、视力模糊、便秘、尿潴留和直立性低血压等胆碱能受体阻断症状;镇静、昏迷等组胺受体-Ⅰ阻断症状;心律失常、心肌收缩力减弱;有成瘾性;过量可致死。目前此类药物常用有丙米嗪。更新型制剂,不良反应较小,但在中国未上市。

(3)雌激素。①原理:促进尿道黏膜、黏膜下血管丛及结缔组织增生,增加 α 肾上腺素能受体的数量和敏感性。通过作用于上皮、血管、结缔组织和肌肉 4 层组织中的雌激素敏感受体来维持尿道的主动张力。②用法:口服或经阴道黏膜外用。③疗效:雌激素曾经广泛应用于压力性尿失禁的治疗,可以缓解尿频尿急症状,但不能减少尿失禁,且有诱发和加重尿失禁的风险。④不良反应:最新研究对雌性激素特别是过去常用的单纯性雌激素如己烯雌酚在治疗女性压力性尿失禁中的作用提出了质疑,有资料显示这类激素在应用的早期阶段有一定疗效,但如果长期应用不仅有较多的不良反应如增加子宫内膜癌、乳腺癌和心血管病的风险,且有加重压力性尿失禁症状的可能性。

(二)手术治疗

女性压力性尿失禁患者治疗方法选择需考虑下列几个重要问题:①SUI 是单纯解剖性、内在括约肌失功能,还是两者混合所致;②SUI 伴有尿频、尿急的患者,是否存在 UUI 的病因,在手术纠正解剖因素后,尿频、尿急、尿失禁是否仍然存在;③SUI 患者伴有膀胱膨出,在施行尿道悬吊术后是否会发生排尿困难、残余尿甚至尿潴留。要解决上述问题,需进行全面检查。

1.Marshall 实验

用示、中指在膀胱颈下、尿道两旁将阴道壁抬高后,用腹压时可阻止尿液外流;做 Q-tip 试验将轻探针插入尿道深部,在使用腹压时探针与躯体水平抬高超过 30°。上述两个试验提示尿道过度活动所致的解剖性 SUI。

2.测量尿道长度

若短于 3 cm,外阴、阴道及尿道呈老年性萎缩,或曾有医源性膀胱尿道神经损伤史,应考虑为内在尿道括约肌失功能所致的尿失禁。

3.做尿液常规检查及尿道按摩后首段尿液检查

注意有无泌尿生殖道感染或炎症,必要时做尿动力学检查,以排除膀胱过度活动症及 UUI。

4.妇科检查

注意有无膀胱膨出及子宫脱垂,必要时取站立抬高一侧股部,观察用腹压时阴道壁膨出及子宫脱垂的程度。

上述检查若证实合并 OAB、泌尿生殖系统感染或炎症,或明显有膀胱膨出、子宫脱垂等情况,应分别予以处理。伴有内在括约肌失功能的患者,尿道悬吊手术可能收效,病情严重者需要施行尿道括约肌假体手术。伴有尿频、尿急的解剖性压力性患者,若无导致急迫症状的病因,是否应实施尿道悬吊手术,是较难取舍的问题,此类患者经各种药物治疗、物理治疗及针灸治疗,若症状无改善,在取得患者理解及同意后,可以施行尿道悬吊术。Schrepferman 通过临床观察,发现 SUI 伴低压运动性急迫症状者(尿动力学检查于膀胱内压<15 cmH$_2$O 时产生逼尿肌不稳定收缩的振幅),术后 91% 的患者急迫症状缓解;而在伴有高压运动性急迫症状者中仅 28% 缓解,在感觉性急迫症状者仅 39% 术后急迫症状缓解。提示术前伴有低压运动性急迫症状的妇女在施行膀胱颈悬吊术后,极少遗留尿急症状。

压力性尿失禁的手术有 150 多种术式,许多方法之间往往仅有很小的差异,而更多的是解剖学名词的纷繁和操作技巧的细微不同。目前用于压力性尿失禁的手术主要有以下 4 类。

(1)泌尿生殖膈成形术:阴道前壁修补术和 Kely 折叠术。

(2)耻骨后尿道悬吊术:Burch 手术。

(3)悬吊带术:悬吊带术可用自身筋膜(腹直肌、侧筋膜、圆韧带)或合成材料医用材料带(阴道无张力尿道中段悬吊术 TVT、经阴道悬吊带术 IVS、SPARC 悬吊术、经闭孔阴道无张力尿道中段悬吊术 TVTO/TOT 等)。

(4)膀胱颈旁填充剂注射:明胶醛交叉连接牛胶原蛋白及已被允许用于治疗 SUI。

经过实践检验,美国尿控协会对女性 SUI 治疗的临床规范上提出:耻骨后尿道悬吊术和悬吊带术是治疗女性 SUI 的有效方法。

SUI 手术治疗的主要适应证:①非手术治疗效果不佳或不能坚持,不能耐受,预期效果不佳的患者。②中重度压力性尿失禁,严重影响生活质量的患者。③生活质量要求较高的患者。④伴有盆腔脏器脱垂等盆底功能病变需行盆底重建者,应同时行抗压力性尿失禁手术。

SUI 手术治疗的主要禁忌证:①伴尿道原因的排空困难;②膀胱逼尿肌不稳定;③严重的心、肝、肺、肾等疾病。

行手术治疗前应注意:①征询患者及家属的意愿,在充分沟通的基础上做出选择;②注意评估膀胱尿道功能,必要时应行尿动力学检查;③根据患者的具体情况选择术式,要考虑手术的疗效、并发症及手术费用,并尽量选择创伤小的术式;④尽量考虑到尿失禁的分类及分型;⑤对特殊病例应灵活处理,如多次手术或尿外渗导致的盆腔固定患者,在行抗尿失禁手术前应对膀胱颈和后尿道行充分的松解;对尿道无显著移动的 Ⅲ 型 ISD 患者,术式选择首推为经尿道注射,次为人工尿道括约肌及尿道中段吊带。

第四节　术后下尿路功能障碍

一、术后下尿路功能障碍的病因及诊治注意事项

术后下尿路功能障碍是妇产科常见的手术并发症之一。由于膀胱、尿道和妇科脏器同属盆腔脏器，妇产科手术，如盆腔脏器切除或盆底重建术，常在女性盆腔深部操作，因此可能会损伤下段输尿管、膀胱，破坏盆底支持结构，损伤分布于泌尿系统的神经和血管，从而导致下尿路功能障碍。

妇产科术后下尿路功能障碍性疾病包括术后排尿障碍、术后尿失禁、膀胱过度活动及泌尿系统感染等。下尿路症状（lower urinary tract symptoms，LUTS）由损伤的部位、类型和严重程度决定，如盆底支持结构的破坏可导致压力性尿失禁；盆底神经丛的损伤会产生充盈性尿失禁；膀胱或尿道周围水肿、血肿等可引起短暂的排尿困难、尿急或尿频。

LUTS都将明显影响患者术后的生活质量，因此要求妇产科医师除了考虑原发病的治疗外，也应尽可能考虑保留患者术后的膀胱及尿道功能。对需进行相关手术操作的患者，妇产科医师应对包括下尿路功能障碍在内的手术风险、发病机制及相关治疗有充分认识，并充分告知患者，有助于预防相关并发症、改善患者术后生活质量和避免医患纠纷。本节将阐述妇产科术后下尿路功能障碍的病因、诊断、治疗进展及相关注意事项。

(一)妇科术后下尿路功能障碍影响的病因

不同手术对下尿路功能障碍产生不同影响，如根治性手术通过破坏盆底支持结构和神经支配导致下尿路症状，而卵巢切除后通过激素水平改变可能导致膀胱功能受影响；同一种手术术后下尿路功能障碍可能存在多种表现，如根治性手术可表现为逼尿肌功能亢进或减弱；而同一种下尿路功能障碍可能存在多种机制参与，如根治性手术术后压力性尿失禁与术中分离阴道上段和腹膜时损伤了膀胱支持结构和尿道膀胱间隙有关，也可能与内脏神经和盆神经的损伤及尿道旁组织的部分切除有关，而术前高龄和绝经的状态可加重膀胱颈的薄弱性，故对每个发生术后下尿路功能障碍患者的病因应个体化分析，并采取针对性的治疗措施。以下是造成下尿路功能障碍几种常见的病因。

1.术后血肿、组织水肿和感染

盆腔操作后局部可能形成血肿、组织水肿和感染，从而进一步影响到术后膀胱和尿道功能的恢复。膀胱和尿道的症状在术后即可出现，如排尿困难、尿急或尿频等。这些症状多是由于手术对膀胱的刺激，膀胱或尿道周围水肿、血肿等引起，常在患者出院以前就得以缓解，而长期存在的下尿路症状可能提示尿道和膀胱、其支持结构、自主神经支配或血供的直接破坏。

2.下尿路神经损伤

盆腔神经的损伤是盆腔器官切除术后下尿路功能障碍的主要原因之一。下尿路的神经解剖学研究表明，切除盆腔脏器可能影响到邻近脏器的支配神经与血供。

下尿路神经支配由自主神经和体神经组成。

下尿路的副交感盆腔神经来自骶髓2～4节，与交感神经纤维会合，在骶前区形成腹下神

经丛(盆丛),该神经丛沿两侧向下分布于直肠两侧宫颈旁、阴道穹隆部、膀胱后壁,并继续向下分布于两侧阔韧带,其中膀胱丛支配膀胱与尿道,具有收缩膀胱逼尿肌、松弛尿道内括约肌及加强输尿管的蠕动的功能。该神经分布区域为手术中分离的重要部位,手术横切、牵拉、肿瘤侵犯和感染等均可导致不同程度的神经损伤和排尿障碍。例如,盆腔神经丛主干在子宫动静脉下方走行,故离断主韧带时常易损伤该神经。Hanson 指出,残留的盆腔神经丛不足以向膀胱发放足够的脉冲,从而导致膀胱功能失调;另有观点认为,当手术范围足够大以至于大部分阴道穹隆被切除时,如广泛全子宫切除,才会涉及盆腔神经丛。由于盆腔神经丛位于宫颈侧后方,行走于主韧带下方,故单纯全子宫切除术中,大部分盆腔神经丛得以保存,对神经功能的影响不大。Butler-Manuel 指出宫骶韧带与主韧带中外侧 1/3 包含大量自主神经组织,故若从靠近宫颈和宫体处离断宫颈骶主韧带复合物,仅仅会损伤少量进入宫体和宫颈的神经纤维,而对其他盆腔脏器的自主神经无明显损伤,故认为次全子宫切除术对盆腔功能障碍无明显影响。

下尿路的交感神经纤维来自胸 10~12 节,在盆腔缘和骶骨岬附近形成上腹下丛。在以下两种情况下可能会损伤该神经丛:前后位切除游离直肠中动脉、腹膜后和主动脉旁淋巴结清扫。上腹下丛交感神经纤维的损伤可导致膀胱颈和近段尿道张力下降,造成患者尿频、尿急和尿失禁,而副交感神经的损伤可导致逼尿肌收缩力减低,如逼尿肌反射低下,严重者甚至逼尿肌反射丧失。当交感神经和副交感神经同时受到不同程度的损伤,可能会出现比较复杂的排尿功能障碍,需要尿动力学检查才能了解患者膀胱尿道功能。

在直肠手术时,常可损伤阴部神经,而导致尿道膜部括约肌功能受损,严重者因括约肌功能完全丧失而出现真性完全性尿失禁。此外,盆腔局部恶性肿瘤侵犯盆腔神经丛或下腹神经丛也可造成膀胱尿道的功能障碍。

下尿路神经损伤后膀胱储尿功能障碍分为两个阶段:以体积缩小、痉挛膀胱为特征的高张状态,以及以过度扩张膀胱为特征的低张状态。在低张状态,膀胱与尿道中段括约肌主要处于交感神经的支配。这两相的转变,在术后膀胱修复机制中起重要作用。

局部的去神经作用将导致膀胱平滑肌细胞的高张状态,非随意逼尿肌收缩的稳定性不足直接影响到膀胱容积。膀胱顺应性的改变及黏膜水肿对膀胱容积亦有不利影响。膀胱的高张状态被认为是直接手术创伤及去神经支配后以副交感神经为主导的状态两个原因造成的。由于位于盆腔的内脏神经和下腹神经内的副交感纤维的离断,从而改变了膀胱内压力传感器的敏感性。

膀胱高张状态是最常见的术后膀胱功能障碍形式,通常持续短暂,术后 8~12 周消失或缓解。通过动物实验已观察到这一时期局部神经纤维的再生和膀胱直肠功能的恢复现象。组织水肿和血肿在这一时期也基本消退。之后出现的膀胱低张状态是膀胱自身调节和适应不良及术后初始阶段过度扩张的表现。术后持续导尿在术后早期有利于减少上述并发症。在膀胱处于低张时,逼尿肌为休息状态,尿道中段括约肌仍关闭。在不显著增加膀胱内压力的情况下,膀胱容积却明显增加(容受)。与此相反的是,在排尿状态,膀胱主要受副交感神经控制,交感神经受到抑制,从而使膀胱逼尿肌收缩,尿道中段括约肌开放。阴部神经的活性也受到抑制,尿道外括约肌得以开放,尿液流出。

损伤内侧盆腔神经丛的自主神经纤维可能增加膀胱颈的阻力,同时使逼尿肌及感受器受损。因此,逼尿肌难以发动及维持足够的收缩力,尿道括约肌难以放松,造成排尿困难。最大排尿压力及最大流速压力在术后均增加,提示尿道出口阻力增加;而最大排尿速度下降,提示逼尿作用抑制。为克服低张状态,耻骨弓加压(Crede 动作)或腹腔加压(Valsalva 动作)有助于排尿。腹腔加压对弥补膀胱颈功能的改变很有效。几乎100%术后患者采用这种方式均可排尿,但排尿时间延长。需要注意的是,长期使用这种增加腹压方式帮助排尿易造成盆腔脏器脱垂。

3.盆底支持结构改变

术后解剖结构改变也是手术引起下尿路功能障碍的重要原因。子宫切除使膀胱颈失去支撑,产生排尿功能障碍;尿失禁术后由于尿道或膀胱颈位置改变导致流出道梗阻可致尿潴留;前壁脱垂矫正后解除了尿道的解剖学梗阻状态,使术前可以"控尿"的患者在 Valsalva 动作时出现术后压力性尿失禁(postoperative stress urinary incontinence,POSUI);后壁脱垂患者腹压增加时,后壁脱垂的阴道壁向前施加压力,使得尿道压力增加,从而获得"控尿"效果,可能掩盖或减轻原本的尿失禁症状,术后出现或加重。

4.膀胱与尿道直接损伤

膀胱或尿道的直接损伤,如 TVT 术中造成膀胱穿孔可引起显著的下尿路症状;膀胱尿道间隙或逼尿肌平滑肌纤维的损伤可能诱发逼尿肌的非自主性收缩从而导致术后尿失禁。

此外,盆腔手术中对输尿管、膀胱、尿道的直接损伤可造成尿液从损伤部位漏出,形成尿生殖瘘,目前对此类尿失禁常称之为尿瘘或称尿道外尿失禁,也是广义尿失禁的一种,但其处理原则和经尿道尿失禁却有明显不同。妇科盆腔大手术有 0.5% 可能出现输尿管损伤,经腹子宫切除术损伤膀胱者大约为 1.8%,而经阴道子宫切除术者仅为 0.4%。如术中泌尿系统器官损伤未能及时发现,术后将出现伤口漏尿、尿囊肿或尿瘘形成。

膀胱阴道瘘是女性尿生殖瘘中最常见的一种,尽管目前在发达国家妇科手术膀胱阴道瘘的发生率低于02%,但其中80%发生于良性疾病手术后,如月经过多、盆腔纤维化和盆腔器官膨出等。在发展中国家多数膀胱阴道瘘与产科有关,而且漏尿症状严重,其中只有20%可自愈而逸尿逐渐消失,而其他大部分仍需手术修补。

其他泌尿系统瘘较为少见。输尿管阴道瘘与根治性子宫切除术后输尿管损伤有关。尿道阴道瘘多见于尿道憩室修补后,尿道损伤和阴道前壁修补术后并发症等。膀胱子宫瘘更为少见,多见于剖宫产时膀胱损伤未能及时发现。

尿生殖瘘也可同时合并膀胱尿道功能障碍,产生的原因与盆腔疾病和盆腔手术有关。

(二)妇产科术后膀胱尿道功能障碍诊治注意事项

下尿路功能障碍的常用诊断方法:①实验室检查。尿常规、尿培养、血生化等。②泌尿道特殊检查。泌尿系及残余尿测定、尿流率。③选择性检查。病原学检查、细胞学检查、内镜、CT 或 MRI 检查、尿动力学检查。对不同类型的下尿路功能障碍患者,应结合病史、症状与体征,选择适合的诊断方法。

1.高危因素

对存在上述高危因素的人群,术后应积极预防和警惕术后下尿路功能障碍的发生。OAB 易患因素:年龄因素、多产生育史及 OAB 家族史等。尿潴留易患因素:年龄因素、下尿道感染、高体重指数、排尿困难史、肛门括约肌撕裂病史、巨大儿分娩史、阴道干涩感及术前已存在尿潴留疾病（糖尿病、盆底膨出性疾病）等。

2.手术方式

不同手术方式对术后排尿困难的发生也有影响。广泛子宫切除较次广泛子宫切除根治手术更易发生术后尿潴留；开腹、阴式及腹腔镜子宫切除相比，术后尿潴留及泌尿系统感染的发生率以开腹最高，阴式次之，腹腔镜最低。TOT 相比 TVT，尿潴留发生率明显降低，而 TVT 与 Butch 之间无显著差异。另有研究发现，Butch 术中使用 2 号缝线者尿潴留发生率较使用 0 号线者明显为高，故建议 Butch 手术中尽量使用 0 号缝线，以减少术后尿潴留的发生。

3.术后镇痛

使用镇痛泵持续硬膜外给药，将抑制腰骶部脊髓的盆神经，膀胱内括约肌张力提高，导致尿潴留。其中，鞘内和硬膜外使用阿片类药物致尿潴留的发生率为 42%～80%。此外，大量输液、麻醉过深、麻醉时间长（＞2 小时）也是术后尿潴留的危险因素。

4.尿路感染与尿潴留

需警惕尿路感染与尿潴留相互作用。广泛性全子宫切除术后，尿路感染者有 71.9% 合并尿潴留，而尿潴留者有 24% 并发尿路感染，提示感染可导致逼尿肌炎性水肿，影响膀胱逼尿功能，加重尿潴留。术后保留导尿管超过 4 天者，尿培养阳性率为 94.4%，故对长时间导尿的患者应警惕由于感染所致尿潴留的风险。

5.手术操作

为避免术后下尿路功能障碍并发症，各种涉及切除泌尿生殖器官的盆腔手术需遵循以下基本原则。

（1）适当引流：适当使用支架和引流装置，可降低泌尿道瘘管和狭窄风险。

（2）保持组织血供丰富无张力：该原则适用于单纯性膀胱修补复杂的尿道-小肠吻合等多种盆腔手术。

（3）避免重叠缝合：大网膜和肌瓣有助于避免瘘管形成，特别是在既往接受放疗的区域。

（4）制订个性化治疗方案：在考虑行改道术前，应将既往放疗、大量肠道切除、总体健康状况、肾功能等因素进行综合考虑；不同尿流改道术的优缺点及可用的肠道节段均有很大差异。

6.尿失禁类型

术前准确判断尿失禁的类型。术前对压力性尿失禁的全面评估，其中包括有无混合性尿失禁、压力性尿失禁的类型和有无合并盆腔器官的膨出及其膨出的严重程度，确定有效的治疗方案，以避免术后并发症的发生。如压力性尿失禁合并膀胱严重膨出，应同时进行盆底修补术，单纯行膀胱颈悬吊术常造成术后出现排尿困难或单纯前壁悬吊造成术后尿失禁加重。

7.悬吊手术

尿失禁手术术中避免过度悬吊，过度悬吊可造成膀胱不稳定，产生急迫性尿失禁，严重者造成膀胱颈梗阻，出现充盈性尿失禁。

8.充盈性尿失禁

注意鉴别尿潴留与尿失禁。部分患者盆腔大手术后可出现尿失禁，是由于尿潴留、尿流率下降导致的充盈性尿失禁。如患者残余尿量增多，尿流率下降，应警惕充盈性尿失禁的可能。

9.药物

有些药物,如钙通道阻滞剂、镇痛药和麻醉药物等对逼尿肌收缩有明显抑制作用,适当控制这些药物,也能明显缓解盆腔手术对膀胱尿道功能的影响。α受体激动剂可造成膀胱出口阻力增加,也是造成充盈性尿失禁或加重尿失禁的因素之一,但是药物的调整应考虑到患者所患相关疾病的需要。

10.尿动力学检查

由于术后早期膀胱尿道功能障碍的病因很多,如对于术后早期水肿、盆底结构的重新分布组合、外科创伤、神经暂时性损害等,多数患者膀胱尿道功能逐渐恢复正常,一般不需要做尿动力学检查。术后 3~6 个月,患者膀胱尿道功能障碍仍无明显恢复时,应考虑尿动力学检查。检查项目包括残余尿量测定、膀胱测压、尿道测压、腹部漏尿点压力测定、括约肌肌电图等。对可能有复杂的神经源性膀胱者,影像尿动力学检查能提供更准确和有临床意义的参考。

二、妇产科术后排尿障碍及处理

术后排尿功能障碍包括尿潴留、排尿无力、排尿延迟、排尿间断、排尿不尽感、尿频、尿急和夜尿等,是妇科手术后常见的泌尿系并发症。由于尿潴留可以导致上述所有症状,并进而导致肾功能障碍和泌尿系统感染,所以诊断与干预必须及时。文献报道,广泛及次广泛子宫切除术后尿潴留发生率为 3.8%~44.9%;尿失禁手术后尿潴留发生率为 35%。

(一)妇产科术后排尿障碍的病因

术后尿潴留是一较为常见但对其知之甚少的事件,与其发生有关的 8 个互不排斥的影响因素:①有创性操作;②膀胱过度扩张;③膀胱敏感度降低;④膀胱收缩性降低;⑤流出道阻力增高;⑥排尿反射活力降低;⑦伤害性抑制反射;⑧原有膀胱出口病变。麻醉和止痛可以影响第 ②、③、④和⑥条。疼痛或不适引起的伤害性抑制反射是一个重要因素,因为交感神经传出支可以直接影响第④、⑤、⑥条因素。

(二)病理生理

绝对或相对的排尿功能障碍多起因于膀胱收缩功能的降低(收缩幅度或持续时间的下降)或流出道阻力的升高。

1.低活动性膀胱

膀胱收缩功能绝对或相对障碍可由诱发和维持正常逼尿肌收缩所必需的神经肌肉机制的某一环节暂时或者永久性改变导致。神经功能正常的个体中在排空反射受到抑制时也可以发生。排空障碍也可继发于骨盆和会阴区域发出的传出冲动增加而产生的反应结果或者由心理因素造成。非神经因素包括膀胱过度扩张导致的膀胱肌肉的损伤,中枢或者外周激活药物的反应,严重的感染及纤维化。

2.膀胱出口过度活动或梗阻

病理性的出口阻力增高在男性患者中比在女性更容易出现。尽管这种情况经常继发于解剖性梗阻,但也可以继发于膀胱收缩时尿道内、外括约肌舒张功能的障碍或者过度活动。外括约肌协同功能失调是神经疾病或损伤患者常见的非解剖性梗阻的原因(与确定的解剖性因素相对),女性最常见的流出道梗阻的原因为括约肌性尿失禁术后继发的流出道受压或纤维化。

(三)临床表现

术后排尿障碍常常合并感染与排尿刺激症状,如排尿困难、尿频、尿急或急迫性尿失禁均可能是尿路梗阻的表现,液体摄入与排尿日记可反映症状的严重程度,但目前尚缺乏统一的诊断标准。对抗尿失禁手术后仍能排尿的患者常表现为梗阻性症状,如排尿延迟、尿流缓慢、排尿费力和排尿不尽感。

(四)诊断

妇科手术后出现排尿障碍,体检常发现尿道在耻骨后位置偏高及角度异常,棉签试验可用于检测尿道轴角度;残余尿≥100 mL。使用排尿后导尿或超声均可诊断尿潴留。膀胱容量>600 mL(超声诊断)且在 30 分钟内不能自行排尿可诊断尿潴留。

尿失禁术后尿道梗阻可结合病史(如术前患者有无梗阻或刺激性排尿症状)及体检综合考虑。排尿后残余尿可反映膀胱排空能力,但不能区分是否是由于逼尿肌收缩功能减退或尿道阻力增加所致。

此外,尿培养可排除感染的可能;尿道径测量也不能代替尿动力学检查用于反映尿道阻力;膀胱镜检查偶尔可以发现尿道角度异常或膀胱小梁,虽无法准确判断尿道阻力,但可用于排除异物或肿瘤的可能;影像尿动力学检查可确定梗阻的部位,膀胱颈缺陷、近端尿道扩张,伴膀胱内压升高、低流速(排尿压力>50 cmH$_2$O 合并尿流速<15 mL/min),提示尿道梗阻,但仍需结合临床对个体进行综合分析。

(五)治疗

排尿功能障碍的治疗目标:①保护或改善上尿路功能;②无或抑制了感染;③低膀胱内压足够储尿;④低膀胱内压恰当排尿;⑤适当的控制;⑥不使用尿管或造瘘;⑦社会接受度和适应性;⑧职业接受度和适应性。

术后短暂性尿潴留不需要手术处理,持续性尿潴留可能由流出道梗阻所致,常需手术干预。

膀胱排空障碍的治疗通常包括:提高膀胱内压和逼尿肌压力,排尿反射的训练、降低出口阻力或上述方面的联合治疗。如果上述方法都无效,间歇性导尿同样是一种非常有效的治疗方法。

1.非手术治疗

(1)导尿:导尿仍是现今治疗术后尿潴留的最常用方法。膀胱的过度膨胀将延迟恢复自发性排尿并导致膀胱输尿管反流、肾积水、泌尿道感染和尿失禁,长期尿潴留和反复泌尿系统感染将导致膀胱壁纤维化和膀胱顺应性的丧失,故排尿困难的患者通过间歇或连续导尿解除膀胱高压状态至关重要。目前观点认为,应提倡周期性导尿,急性尿潴留应持续保留导尿一周,但定期夹闭尿管的训练意义目前存在争议;清洁间断导尿较长期留置导尿管显著降低感染率,并提高患者满意度,应使膀胱容量小于 500 mL 并持续到盆神经功能恢复和残余尿正常;对于无法行清洁间歇导尿的患者,可考虑经尿道或耻骨上膀胱持续引流,但感染率较高。此外,长期引流也会引发膀胱尿道炎症、降低膀胱容积、膀胱结石等。此外,一种由磁性控制单位激活的尿道植入性装置是可代替导尿的简便有效方法;尿道扩张器对解除梗阻的疗效尚存争议,不推荐使用。

如果尿潴留持续 4～6 周不缓解,需行尿动力学检查测定尿流率和膀胱压,以排除膀胱流出道梗阻。

(2)药物治疗:对于由麻醉导致的尿潴留可以使用麻醉药的拮抗剂,如阿片受体拮抗剂(纳洛酮 0.1～0.2 mg,此剂量常可影响镇痛效果)或阿片类药物外周拮抗剂(甲基纳曲酮 0.3 mg/kg,不影响镇痛效果);α 受体阻滞剂作用于膀胱括约肌与三角肌中的 α 受体,发挥抗肾上腺素能神经的作用,抑制胆碱酯酶的生成,作用于膀胱表面平滑肌,促进排尿。抗胆碱酯酶药(如新斯的明)和拟胆碱药(如氯贝胆碱)可通过减少乙酰胆碱破坏及模拟乙酰胆碱的作用来改善尿潴留,但应注意药物不良反应,如心动过缓、呕吐、肌束震颤等。

(3)其他非手术疗法:其他非手术治疗方法还包括限制液体摄入量、定时排尿及盆底肌肉康复疗法等。

2.手术治疗

(1)尿道松解术:适用于抗尿失禁术后顽固性尿急伴或不伴急迫性尿失禁、残余尿量持续上升和尿潴留者;间歇性或持续性导尿 4 周后无法自主排尿者;残余尿持续 3 个月者。若患者术前排尿功能正常或体检发现尿道被抬高,则无须另行尿动力学检查。对未达到尿潴留诊断标准但有梗阻症状者,应先行非手术治疗,无效者方可考虑尿道松解术。术后新发尿急或急迫性尿失禁者可通过药物、限制液体摄入量、定时排尿和盆底肌肉康复疗法,无效者方可考虑尿道松解术。术后约 19% 压力性尿失禁复发,与尿道过度活动和/或内在括约肌缺陷有关,患者术前应被告知尿道松解术引起压力性尿失禁复发的风险。

对尿道松解术无效的患者,多由于尿道与耻骨再次形成了粘连带所致。有学者主张在尿道与耻骨间放置隔离组织(如带蒂大网膜脂肪垫或 Martius 唇),以防止黏附,但疗效不确定。

(2)骶神经调节:将脉冲发生器植入患者骶孔内,将原本失衡的尿路控制系统的兴奋与抑制重新调节到一个平衡状态,适用于非梗阻性尿潴留。对照评估术前术后残余尿量、膀胱容量及最大尿流率,均有大幅度好转,70% 尿潴留患者的每次导尿量减少 50% 以上,其中 58% 治愈(无须导尿),患者满意度为 100%,但费用昂贵。

三、妇产科手术后尿失禁及处理

术后尿失禁可分为急迫性和压力性,包括术后新发急迫性尿失禁和术后压力性尿失禁,多数情况下两者同时存在。压力性尿失禁是腹压增加时非自主溢尿;急迫性尿失禁与膀胱不稳定、容积降低或顺应性下降有关。在排除尿潴留与感染后,尿动力检查可以明确单纯的急迫性尿失禁,使用抗胆碱药物治疗。

(一)术后压力性尿失禁

1.病因

(1)手术损伤,影响盆底组织复旧,致使尿道膨出,尿道内压力减低,膀胱颈下降,后尿道膀胱角消失,使尿道变得短而宽。另外,由于泌尿生殖膈及浅层肌肉的损伤,外括约肌失去功能,发生尿失禁。

(2)隐匿性尿失禁是引起术后压力性尿失禁的主要原因。子宫脱垂及阴道前壁膨出时,由于膀胱过度下垂,膀胱尿道角度消失,尿道内括约肌受牵拉而关闭不全,发生压力性尿失禁,如合并尿道膨出,则尿失禁症状更加明显。子宫脱垂患者中约 39% 合并尿失禁。隐匿性尿失禁机制可能为腹压增加时,后壁脱垂的阴道壁向前施加压力,使得尿道压力增加,从而获得"控尿"效果,而在手术治疗脱垂纠正了尿道的解剖学梗阻状态后患者表现出增加腹压后尿失禁。

2.临床表现及分度

(1)患者有妇科手术病史,术后在腹压突然增加时发生遗尿。多发生在咳嗽、打喷嚏、大笑、提重物、便秘加腹压时。在各年龄妇女中均有轻微至较明显的尿失禁。最常见于 45 岁以上曾有分娩创伤的妇女,50%左右的老年妇女有尿失禁。

(2)尿失禁程度轻重不一,由偶发几滴遗尿到全部尿不能控制流出。常依症状的轻重分为4 度。Ⅰ度,腹压增加时偶有尿失禁;Ⅱ度,腹压增加时常有尿失禁;Ⅲ度,直立时即有尿失禁;Ⅳ度,平卧时即有尿失禁。Nario 等根据尿失禁的状态、频率、数量给予临床评分。如尿失禁发生在咳嗽、打喷嚏、举重物、跑步时,评 1 分;如发生在上楼梯、行走、大笑、性交时,评 2 分。在尿失禁的频率上,如每周发生,评 1 分;如每天发生,评 2 分。在尿失禁的数量上,如每天少于一张卫生巾,评 1 分;如每天多于两张卫生巾,评 2 分。累计总分 1~3 分为轻度,4~7 分为中度,≥8 分为重度。

3.诊断

详细询问病史,鉴别是压力性尿失禁还是急迫性尿失禁;有无尿频、尿急、尿痛及脓尿,与膀胱炎及尿道炎鉴别;注意询问尿失禁与增加腹压的关系;神经性尿失禁多伴有其他神经支配障碍。妇科检查注意有无尿瘘、子宫脱垂、膀胱膨出、尿道膨出及盆腔肿物等。可进行以下实验和检查。

(1)诱发试验:患者仰卧位,双腿屈曲外展,检查者压患者腹壁,如有尿液溢出,而患者无排尿感,腹压解除后溢出停止,即为阳性。

(2)膀胱颈抬高试验:检查者右手伸入阴道,中、示指置阴道壁尿道的两侧,指尖位于膀胱及尿道交接处,向前上方将膀胱颈抬高,再行诱发试验,如无尿液溢出,即为阳性。

(3)膀胱尿道造影:可发现尿道后角消失伴尿道倾斜角>45°;膀胱尿道位置下移,膀胱颈位置为膀胱的最下缘,膀胱颈开放如锥状。

(4)尿道压力测定:用测压导尿管测定。正常人最大尿道压平均为 6.86 kPa,最大尿道关闭压一般在 4.90 kPa 以上。尿失禁患者最大尿道压明显下降,最大尿道关闭压低于 4.96 kPa。

(5)超声波检查:阴道超声波诊断张力性尿失禁的标准如下。①休息状态的膀胱角≥90°;②膀胱角至耻骨弓的距离≥2.3 cm;③膀胱颈的活动度≥20°。符合以上标准的 2 项即可诊断。

4.治疗

隐匿性尿失禁被认为是术后压力性尿失禁的主要原因,术前加强对隐匿性尿失禁的筛选有助于降低 POSUI。

隐匿性尿失禁被认为是在无逼尿肌收缩及脱垂脏器完全回纳的情况下,在膀胱充盈300 mL、Valsalva 动作时出现的尿失禁,通常在尿动力学检查(UDS)监测膀胱内压时进行上述试验。若膀胱截石位不能明确诊断,则取坐位或站立位重复检查。患者若主诉脱垂前有 SUI史,而脱垂发生后尿失禁症状消失,则应高度怀疑隐匿性尿失禁。在实际操作中,回纳脱垂脏器的程度及阴道壁内压力并无公认标准,故同一患者可能在不同的测量状态得出不同结果。

此外,术前可采用压力-流速动态尿动力检查评估排尿功能。排尿困难、膀胱出口梗阻(BOO)、逼尿肌不稳定及尿道活动度增加与脱垂相关;而逼尿肌收缩受损和内括约肌缺陷则与脱垂无关。有学者推荐尿道中段闭合压或漏尿点时压力转化率(PTR)显著降低至<0.9或1作为筛查隐匿性尿失禁的指标。尿道逆行性压力测定(URP)和膀胱过度活动异常对诊断亦有一定帮助。膀胱尿道造影的影像学参数和棉签试验的尿道活动度对鉴别隐匿性尿失禁帮助不大。

对可疑的隐匿性压力性尿失禁,主要有两种处理方式:①纠正脱垂同时实施预防性压力性尿失禁手术;②先纠正脱垂,术后再评估是否需要行尿失禁手术。前者的优势在于术后极少患者会出现压力性尿失禁症状,但可能增加术后并发症(梗阻性尿频、膀胱过度活动及尿潴留等)的风险,同时也存在过度治疗的情况;选择后者避免了增加术后并发症和过度治疗的风险,术后出现 POSUI 可行二次手术纠正 POSUI。手术治疗如尿道中段悬吊术,可在一定程度上纠正盆腔手术操作导致的解剖学异常,5 年治愈率较满意。

(二)术后急迫性尿失禁与膀胱过度活动

急迫性尿失禁指有强烈尿意,有意识性抑制排尿但不能控制而尿液经尿道漏出者。膀胱过度活动症(OAB)是指无明显病理或代谢性疾病的前提下出现尿急,伴或不伴急迫性尿失禁,常伴夜尿与尿频,这些症状提示逼尿肌功能亢进,但其他形式的排尿功能障碍也有上述症状,但需排除感染和其他原因所致。尿动力学检查可以表现为非自主性逼尿肌过度活动,也可为其他形式的尿道-膀胱功能障碍。

正常排尿过程涉及神经系统、膀胱和括约肌协调机制。OAB 的病理机制包括失去中枢或周围神经系统对膀胱平滑肌兴奋的抑制、异常兴奋及膀胱本身的病变。目前病因不明,可能的病因有逼尿肌不稳定;膀胱感觉过敏;尿道及盆底肌功能异常;其他如精神行为异常,激素代谢失调等。

1.病因

术后急迫性尿失禁的原因可能为膀胱逼尿肌过度活动或原发性膀胱敏感性异常。膀胱逼尿肌的非自主收缩可能与支配膀胱的神经状态(多发性硬化、脑损伤及脊柱损伤等)有密切关系,被认为是神经源性膀胱逼尿肌过度活动。若排除上述原因后,逼尿肌的过度活动被认为是原发性膀胱逼尿肌过度活动。

原发性膀胱逼尿肌过度活动发生的原因可能由于术中组织分离时导致逼尿肌的去神经损伤,从而提高平滑肌细胞的兴奋性和肌细胞间神经冲动的传导速度,导致逼尿肌平滑肌细胞一过性协调性收缩。其他可能导致术后急迫性尿失禁的原因在于 SUI 缓解后,膀胱容量上升,从而使原本隐匿性的膀胱过度活动性表现出来。此外,膀胱流出道梗阻为 SUI 术后急迫性尿失禁的原因之一。膀胱出口阻力增加必然导致逼尿肌收缩性增强,从而诱发急迫性尿失禁。

术后急迫性尿失禁的另一个可能原因是术前存在未被诊断的混合型尿失禁,即同时存在膀胱过度活动与 SUI。常规尿动力学对急迫性尿失禁的诊断率并不高,使术前未发现的混合型尿失禁患者在术后出现急迫性尿失禁症状。

2.临床表现

典型的临床表现为手术后尿急,突发、强烈的排尿欲望,且很难被主观抑制而延迟排尿;尿频,患者自觉每天排尿次数过于频繁。在主观感觉的基础上,成人排尿次数达到:日间≥8 次,夜间≥2 次,每次尿量<200 mL;夜尿,因尿意而排尿≥2 次/夜的主诉;常伴发急迫性尿失禁。

3.诊断

依据病史、体检和尿动力检查,排除泌尿系统感染等即可诊断。但膀胱的非自主收缩本身可能是其他排尿功能障碍的表现,故 OAB 为排他性诊断,目前尚无统一诊断标准。

按照国际泌尿协会对 OAB 的定义,OAB 属用评估症状、体检、尿液分析和其他评估形成的经验性诊断。作为经验性诊断,只能使用非侵入或可重复的治疗手段进行干预。当明确排除其他疾病可能,包括感染、膀胱结石、肿瘤后,才能明确诊断 OAB。世界卫生组织第二次国际控尿论坛发表了下尿路功能障碍的基本评估方法推荐意见。评估需选择最大成本收益方案,在一系列物理与实验室检查中进行选择。

4.治疗

在给予任何治疗前,需要确认患者需要或愿意接受治疗,以及治疗对患者生活质量的影响。术后出现急迫性尿失禁首先应测定膀胱容积及明确是否存在非自主性收缩,干预的目标是增加膀胱容积及减少非自主性收缩。

行为疗法适用于任何 OAB 患者的初始治疗,由一系列的治疗策略组成,包括加强教育(使患者认知下泌尿道结构与功能)、液体摄入与饮食管理、排尿日记、定时排尿、延迟排尿(逐渐使每次排尿量>300 mL)、PFE 生物反馈和盆底功能锻炼等。行为治疗可帮助患者重新掌握控制排尿的技能,打断精神因素的恶性循环,从而降低膀胱敏感性。对膀胱排空时无漏尿,但充盈是尿失禁的患者,可定时排空膀胱以控制症状。

药物治疗可增加膀胱流出道阻力,包括三环抗抑郁剂和 α 受体激动剂,主要为非选择性 M 受体拮抗剂(酒石酸托特罗定片 2 mg,每天 2 次;奥昔布宁 5 mg,每天 2 次;其他药物,丙米嗪、地西泮、吲哚美辛等)。非选择性 M 受体拮抗剂对 OAB 治疗的疗效肯定,但有口干、便秘、视物模糊等不良反应,将来可能被膀胱选择性更好的药物将替代。

对药物和行为治疗无效的患者,可考虑骶神经调节,涉及电刺激骶神经和周围神经、电刺激使得肌肉收缩、放松,并调节中枢神经系统功能。电刺激控制下尿路的骶神经根部可同时用于治疗尿失禁与尿潴留。

对于神经调节无效的严重 OAB 患者,可考虑更具侵入性的治疗手段,如膀胱扩大成形术和尿流改道术。由膀胱容积缩小所致的难治性急迫性尿失禁病例可利用肠道组织行膀胱扩大成形术。作为最早使用的尿流改道术,输尿管乙状结肠吻合术有较高的电解质失衡、上尿路感染、梗阻率和吻合部位的肿瘤发生风险,已逐渐被其他改道术取代。输尿管皮肤造瘘术也由于吻合口狭窄和难以收集尿液而不再采用。目前最常使用的是肠带膀胱修补术、可插管可控尿流改道术和原位新膀胱术。根据临床情况,可使用各种大肠与小肠组织。

其他的治疗策略还包括其他类型的药物、膀胱内给药,包括拮抗剂、膀胱逼尿肌内注射 A 型肉毒毒素、采用组织工程学方法简化膀胱扩大成形术、基因干预逆转神经重构、针灸及综合治疗等。目前,还有两种潜在的治疗处于临床研究阶段:膀胱内注入辣椒素受体使神经元感受器失活,以及向逼尿肌直接注射肉毒毒素。其他治疗尝试:如电磁疗法与去神经疗法的疗效不能肯定。

四、术后泌尿系统感染

经阴道手术的住院时间较经腹手术显著缩短，但可能增加尿路感染风险。术后泌尿系统感染（UTI）按解剖学部位分为上尿路感染（肾盂肾炎）与下尿路感染（膀胱炎/尿道炎）；按病程长短分为急性感染与慢性感染。

（一）病因

大多数尿路感染是由细菌引起的，这些细菌通常来自肠道。细菌毒力因子，包括黏附素在决定细菌侵入和感染范围上起了决定性作用。上皮细胞感受性的增加，使患者易患复发性尿路感染，是一种遗传型特征。尿流梗阻是增加宿主对尿路感染的易感性的关键因素。

（二）临床表现

术后膀胱炎通常伴有排尿困难、尿频、尿急、耻骨上疼痛和血尿。下尿路症状是最常出现的，并且通常比上尿路症状提前数天出现。肾盂肾炎典型的表现为发热、寒战和腰痛。恶心和呕吐也可能出现。肾脏或肾周脓肿可能导致无痛的发热、腰部肿块和压痛。在老年人中，这些症状可能更弱。留置导尿的患者通常伴有无症状的菌尿，但是也可能迅速发生与菌血症相关的发热并威胁生命。

（三）诊断

推定尿路感染的诊断靠直接或间接的尿液分析，并经尿液培养确诊。尿液的评估提供了关于尿路情况的临床信息。尿液和尿路在正常情况下是不存在细菌和炎症的。在患有尿路感染时可能发生尿液分析和培养的假阴性，尤其是在感染的早期，细菌和白细胞的数量较低，或因液体摄入增加及随后的利尿作用导致的尿液稀释。在偶然的情况下，尽管存在细菌定植和尿路上皮炎症，但尿液中可能检测不到细菌和白细胞。尿液分析和培养的假阴性是由收集尿液标本时细菌和白细胞污染造成的。自行排尿留取的标本最易发生污染，但是也可以发生在导尿的过程中。耻骨上穿刺留取膀胱中的尿液受污染的可能性最小，这种方式能够提供对膀胱尿液状况最精确地评价，但由于它会带来一些损伤，因此在临床中仅做有限的使用。

急性非复杂性 UTI 诊断标准为尿培养菌数 $\geqslant 10^3$ cfu/mL；复杂性 UTI（合并泌尿道解剖或功能异常）诊断标准为尿培养菌数 $\geqslant 10^5$ cfu/mL。

（四）治疗

常规治疗包括休息、大量饮水、尿量 >2000 mL/d；改善营养、热水坐浴/下腹热敷；碳酸氢钠碱化尿液，缓解疼痛；托特罗定可减轻膀胱刺激征，症状重时短时服用止痛镇静药。

抗菌治疗应选择尿中浓度较高的广谱抗革兰阴性菌药物，据疗效和药敏试验调整，其中喹诺酮类药物 85% 以原形经肾排泄，带来尿内高浓度，故治疗尿路感染多选择氟喹诺酮类，半合成青霉素类及头孢菌素类亦为常用药物。

预防性使用抗生素可降低阴道手术术后 UTI 风险。盆底妇科术后不使用预防性抗生素时，UTI 的发生率为 10%～64%，使用头孢菌素类作为术前预防性抗生素类药物后降到 0～15%。使用复方磺胺甲噁唑（28%）、氨苄西林/舒巴坦（13.6%）、甲硝唑加氨苄西林（20%）、甲硝唑（10%～22.7%）、环丙沙星（27.2%）后 UTI 的发生率较高。头孢菌素类联合呋喃妥因（1.8%）或克林霉素（2.5%）作为预防性抗生素 UTI 的发生率较低。

头孢菌素类是预防 UTIs 的首选药物，一般术前给药 1 次，术后给药 2～3 次。Rogers 等认为联合应用呋喃妥因是治疗 UTI 最常用的抗菌药,可扩展抗菌谱(包括大肠埃希菌或克雷白菌),进一步降低 UTI 发生率,但该研究基于经腹手术病例,该方法是否对盆底手术病例有效尚待探讨。

然而预防性抗生素在抑制泌尿系统病原微生物的同时,也可打破正常阴道菌群平衡,从而诱发泌尿系统病原体增殖导致 UTIs 发生。抗生素的种类和治疗期限是决定疗效的关键。很多因素影响盆底术后 UTIs。手术与持续时间是重要的因素。如后盆腔阴道手术区域更靠近肛门,UTIs 的发生率较尿道中段悬吊增加;不规范的导尿操作也会增加 UTIs;其他术中或术后的并发症与 UTIs 复发相关,包括术中损伤泌尿道、术后排尿功能障碍和膀胱阴道瘘或直肠阴道瘘形成;与患者相关的危险因素包括年龄、肥胖、神经源性膀胱、心血管疾病、糖尿病,以及既往 UTIs 史。术后长期导尿为病原微生物提供了繁殖场所,从而增加了 UTIs 风险。UTIs 风险与导尿方式与持续时间相关。文献报道,耻骨上导尿较经尿道导尿降低术后 UTIs 风险,但由于前者属侵入式操作,故很少使用。术前应用雌激素可降低术后 UTIs,可能由于雌激素降低阴道 pH 并促进乳酸杆菌增殖。绝经患者接受激素代替治疗者,雌激素可帮助调节阴道菌群及尿道上皮功能从而降低 UTIs,但 Mikkelsen 认为术前雌二醇虽然减少了菌尿,但未能降低膀胱炎的复发率。

单纯下尿路综合征时经验用药,予以短疗程(3 天)治疗 7 天后复查。如果无尿路症状,尿培养阴性,则可拟诊膀胱炎,无须给予治疗。嘱患者 1 个月后复查;如尿培养仍有真性细菌尿,则可拟诊隐匿性肾盂肾炎,给予敏感的抗菌药物治疗 2 周;如患者仍有下尿路症状,尿培养有真性细菌尿及再发性肾盂肾炎,则需按肾盂肾炎常规治疗。

第七章 女性生殖系统肿瘤

第一节 子宫肉瘤

子宫肉瘤是一类来源于子宫内膜间质、结缔组织或平滑肌的子宫恶性肿瘤,好发于围绝经期妇女,多发生在 40~60 岁。临床十分少见,占妇科恶性肿瘤的 1%~3%,占子宫恶性肿瘤的 2%~6%。子宫肉瘤虽少见,但组织成分繁杂,分类也繁多,主要有子宫平滑肌肉瘤、子宫内膜间质肉瘤和子宫恶性苗勒管混合瘤等。由于子宫肉瘤恶性程度高,预后较差,不易早期诊断,术后易复发,放射治疗和化学治疗不甚敏感,故病死率高,其 5 年生存率徘徊在 30%~50%。

一、组织发生及病理
根据组织来源,主要分为以下几种。

(一)平滑肌肉瘤
平滑肌肉瘤最多见,来自子宫肌层或子宫血管壁平滑肌纤维,也可由子宫肌瘤恶变而来,称子宫肌瘤肉瘤变性或恶变。巨检见肉瘤呈弥漫性生长,与子宫肌层无明显界限,肌瘤肉瘤变者常从中心开始向周围播散。剖面失去漩涡状结构,常呈均匀一片或鱼肉状,色灰黄,质地脆而软。50%以上见出血坏死。镜下见平滑肌细胞增生,细胞大小不一,排列紊乱,核异型,染色质多、深染且分布不均,核仁明显,有多核巨细胞,核分裂象大于 5/10HPF 及有凝固性坏死。

(二)子宫内膜间质肉瘤
子宫内膜间质肉瘤来自宫内膜间质细胞,分两类。

1.低度恶性子宫内膜间质肉瘤
低度恶性子宫内膜间质肉瘤以往称淋巴管内间质异位等,少见。巨检见子宫球状增大。剖面见子宫内膜层有息肉状肿块,鱼肉样,棕褐色至黄色,可有出血、坏死和囊性变。镜下见子宫内膜间质细胞高度增生并浸润肌层,细胞大小一致,呈圆形或小梭形,核分裂象小于等于 3/10HPF。

2.高度恶性子宫内膜间质肉瘤
高度恶性子宫内膜间质肉瘤又称子宫内膜间质肉瘤,少见,恶性程度较高。巨检形似前者,但体积较大。镜下见内膜间质细胞呈梭形或多角形,大小不等,异形性明显,分裂象多,大于 10/10HPF。

(三)恶性中胚叶混合瘤肿瘤
恶性中胚叶混合瘤肿瘤(MMMT)含肉瘤和腺癌两种成分,故又称癌肉瘤或恶性中胚叶混合瘤,较罕见的子宫恶性肿瘤,来自中胚叶。巨检见肿瘤从子宫内膜长出,向宫腔突出呈息肉样,多发性或分叶状,底部较宽或形成蒂状,质软,表面光滑或有溃烂,肿瘤切面呈鱼肉状,有出血和小囊腔。晚期浸润周围组织。镜下见癌(腺癌为主)和肉瘤两种成分混合存在。

二、临床表现

(一)早期症状

早期症状不明显,病灶向宫腔内生长者,症状出现较早,随病情变化可出现以下症状。

1.不规则阴道出血

不规则阴道出血是最常见的症状,量或多或少,为宫腔生长的肿瘤表面破溃所致。若合并感染坏死,可有大量脓性分泌物排出,内含组织碎片,味臭。肿瘤可自宫腔或宫颈脱至阴道内。

2.下腹部块物

子宫肌瘤迅速增大,尤其是绝经后的患者,应考虑为恶性。

3.压迫症状

晚期肿瘤向周围组织浸润,压迫周围组织,加上肿瘤生长迅速而出现下腹痛、腰痛等。压迫直肠、膀胱时出现相关脏器压迫症状。

4.晚期癌症状

癌肿转移腹膜或大网膜时出现血性腹水,晚期出现恶病质、消瘦、继发性贫血、发热等全身衰竭现象。

(二)体征

妇科检查:子宫增大,质软,表面不规则。有时宫口扩张,宫口内见赘生物或从宫口向阴道脱出的息肉样或葡萄状赘生物,呈暗红色,质脆,触之易出血。晚期肉瘤可浸润盆壁。

三、临床分期

常用国际抗癌协会(UICC)的分期法如下所述。

Ⅰ期:癌肿局限于宫体。

Ⅱ期:癌肿已浸润至宫颈。

Ⅲ期:癌肿已超出子宫范围,侵犯盆腔其他脏器及组织,但仍局限于盆腔。

Ⅳ期:癌肿超出盆腔范围,侵犯上腹腔或已有远处转移。

四、转移途径

转移途径有直接蔓延、淋巴转移及血行转移,以血行转移多见。

五、诊断

根据病史、症状、体征,应疑有子宫肉瘤的可能。分段诊刮是有效的辅助诊断方法,刮出物送病理检查可确诊;但因子宫肉瘤组织复杂,刮出组织太少易误诊为腺癌;有时取材不当仅刮出坏死组织以致误诊或漏诊。若肌瘤位于肌层内,尚未侵犯子宫内膜,刮宫无法诊断,B超及CT等检查可协助诊断,但最后诊断必须根据病理切片检查结果。手术切除的子宫肌瘤标本也应逐个详细检查,可疑者应做快速病理检查以确诊。子宫肉瘤易转移至肺部,故应常规行胸部X线片检查。

六、治疗

治疗原则是以手术为主。Ⅰ期行全子宫及双侧附件切除术。宫颈肉瘤、子宫肉瘤Ⅱ期、癌肉瘤应行子宫广泛性切除术及盆腔及主动脉旁淋巴结切除术。根据病情早晚,术后加用化学治疗或放射治疗可提高疗效,恶性苗勒管混合瘤对放射治疗较敏感,手术加放射治疗疗效较好。目前对肉瘤化学治疗效果较好的药物有顺铂、阿霉素、异环磷酰胺等,常用三药联合方案。子宫恶性中胚叶混合瘤和高度恶性子宫内膜间质肉瘤对放射治疗敏感。低度恶性子宫内膜间质肉瘤含雌孕激素受体,孕激素治疗有一定疗效,通常用醋酸甲羟黄体酮或甲地黄体酮。

七、预后

子宫肌瘤肉瘤变的恶性程度一般较低,预后较好。恶性苗勒管混合瘤恶性程度高,预后差。子宫肉瘤的 5 年存活率仅为 20%～30%。

第二节　子宫内膜癌

子宫内膜癌是女性生殖道常见的妇科恶性肿瘤之一,由于发病在宫体部,也称子宫体癌。其发病率仅次于子宫颈癌,占女性生殖道恶性肿瘤的 20%～30%,占女性全身恶性肿瘤的7%,病死率为1.6/10 万。在我国,子宫内膜癌也呈现上升状态。值得注意的是,在卫健委公布的《中国卫生统计提要》中,对中国恶性肿瘤死亡抽样回顾调查显示,位于前 10 位恶性肿瘤病死率中,子宫恶性肿瘤病死率为 4.32/10 万,已超过子宫颈癌位居女性恶性肿瘤病死率的第7 位;子宫颈癌为 2.84/10 万,位于第 9 位。

子宫内膜癌好发年龄 50～60 岁,平均 60 岁左右,较子宫颈癌晚,多见于围绝经期或绝经后老年妇女,60% 以上发生在绝经后妇女,约 30% 发生在绝经前。子宫内膜癌的年龄分布:绝经后 50～59 岁妇女最多,60% 绝经后,30% 绝经前,高发年龄 58 岁,中间年龄 61 岁。40 岁以下患者仅占 2%～5%,25 岁以下患者极少。近年来,有年轻化趋势,在发达国家,40 岁以下患者由2/10 万增长为 40/10 万～50/10 万。

一、发病机制

发病机制尚不完全明了,一般认为与雌激素有关,主要是由于体内高雌激素状态长期刺激子宫内膜,可引起子宫内膜癌的发生。高雌激素状态有来自内源性和来自外源性两种。内源性雌激素引起的子宫内膜癌患者表现为多有闭经、多囊卵巢及不排卵,不孕、少孕和晚绝经,常合并肥胖、高血压、糖尿病。外源性雌激素引起的子宫内膜癌患者有雌激素替代史及与乳癌患者服用他莫昔芬史有关。均为子宫内膜腺癌者一般分期较早、肿瘤分化好,预后较好。

阿米蒂奇等对子宫内膜癌发病机制的研究表明,无孕激素拮抗的高雌激素长期作用,可增加患子宫内膜癌的风险。发现应用外源性雌激素者将增加 4～8 倍患内膜癌的危险,若超过 7年,则危险性增加14 倍。激素替代所致的内膜癌预后较好,这些患者分期早、侵肌浅、分化好,常合并内膜增生,5 年生存率为 94%。

子宫内膜癌发生的相关因素有以下几种。

(一)未孕、未产、不孕与子宫内膜癌的关系

与未能被孕激素拮抗的雌激素长期刺激有关。受孕少、未产妇比多于 5 个孩子的妇女患子宫内膜癌高3 倍,年轻子宫内膜癌患者中 66.45% 为未产妇,子宫内膜癌发病时间多在末次妊娠后5～43 年(平均23 年),提示与原发或继发不孕有关。不孕、无排卵及围绝经期排卵紊乱者,子宫内膜癌发病率明显高于有正常排卵性月经者。

(二)肥胖

子宫内膜癌肥胖者居多,将近20%患者超过标准体重10%,超标准10%～20%者的宫体癌发病率较体重正常者高3倍,而超出标准体重22.7%则子宫内膜癌发病率高9倍。肥胖与雌激素代谢有关:雌激素蓄积在多量脂肪内,排泄较慢。绝经后妇女雌激素主要来源为肾上腺分泌的雄烯二酮,在脂肪中的芳香化转换为雌酮,体内雌酮增加可导致子宫内膜癌的发生。脂肪越多,转化能力越强,血浆中雌酮越高。

(三)糖尿病

临床发现10%子宫内膜癌患者合并糖尿病,糖尿病患者子宫内膜癌发病率较无糖尿病者高2～3倍。

(四)高血压

50%以上子宫内膜癌患者合并高血压,高血压妇女的子宫内膜癌发病率较正常者高1.7倍。

(五)遗传因素

20%的患者有家族史。近亲家族史3代内患者中,子宫颈癌占15.6%,子宫内膜癌30%。母亲为子宫内膜癌者占10.7%,故认为子宫内膜癌和遗传因素有关。家族遗传性肿瘤,即遗传性非息肉病性结直肠癌(HNPCC),也称林奇Ⅱ(LynchⅡ)综合征,与子宫内膜癌的关系密切,受到重视。

(六)癌基因与抑癌基因

分子生物学研究显示,癌基因与抑癌基因等与子宫内膜癌的发生、发展、转移有关,其中抑癌基因主要有 $PTEN$ 和 $p53$。$PTEN$ 是一种具有激素调节作用的肿瘤抑制蛋白,在子宫内膜样腺癌中,雌激素受体(ER)及孕激素受体(PR)多为阳性,30%～50%的病例出现 $PTEN$ 基因的突变,极少病例出现 $p53$ 突变。而在子宫浆液性腺癌中 ER、PR 多为阴性,$p53$ 呈强阳性表达。

二、子宫内膜癌的分型

子宫内膜癌分为雌激素依赖型(Ⅰ型)或相关型,和雌激素非依赖型(Ⅱ型)或非相关型,这两类子宫内膜癌的发病及作用机制尚不甚明确,其生物学行为及预后不同。博克曼首次提出将子宫内膜癌分为两型。他发现近60%～70%的患者与高雌激素状态相关,大多发生于子宫内膜过度增生后,且多为绝经晚(大于50岁),肥胖,以及合并高血糖、高脂血症等内分泌代谢疾病,并提出将其称为Ⅰ型子宫内膜癌;对其余30%～40%的患者称其为Ⅱ型子宫内膜癌,多发生于绝经后女性,其发病与高雌激素无关,无内分泌代谢紊乱,病灶多继发于萎缩性子宫内膜之上。其后更多的研究发现两种类型子宫内膜癌的病理表现及临床表现不同,Ⅰ型子宫内膜癌组织类型为子宫内膜腺癌多为浅肌层浸润,细胞呈高、中分化,很少累及脉管,对孕激素治疗反应好,预后好。Ⅱ型子宫内膜癌多为深肌层浸润,细胞分化差,对孕激素无反应,预后差。

由于Ⅱ型子宫内膜癌主要是浆液性乳头状腺癌,少部分透明细胞癌,易复发和转移,预后差,近年来越来越多地引起了人们的关注。实际早在1947年诺瓦克就报道了具有乳头状结构的子宫内膜癌,但直到1982年才由亨德里克逊等将其正式命名为子宫乳头状浆液性腺癌(UPSC),并制定了细胞病理学诊断标准。克恩等报道在73%子宫内膜癌患者中检测到 $p53$ 基因的过度表达,而且 $p53$ 过度表达者的生存率明显低于无 $p53$ 过度表达的患者。科瓦廖夫等也报道 UPSC 中有 78% 呈 $p53$ 基因的过度表达,而且其中有 53% 可检测到 $p53$ 基因的突变,而在高分化子宫内膜腺癌中其表达仅为 $10\%\sim20\%$。谢尔曼等提出子宫内膜癌起源的两种假说。认为在雌激素长期作用下可导致子宫内膜腺癌通过慢性通道发生,而在 $p53$ 作用下则可能为快速通路,导致 UPSC 的发生。$p53$ 基因被认为与 UPSC 的发生和发展有很大的关系。

对两种类型子宫内膜癌诊断比较困难,主要依靠组织病理学的诊断。安布罗斯等提出内膜上皮内癌(EIC)的概念,认为 EIC 多发生在内膜息肉内,特征为子宫表面上皮和/或腺体被相似于浆液性癌的恶性细胞所替代,间质无侵袭。在细胞学和免疫组织化学上与 UPSC 具有同样的形态学和免疫组织化学特征,表现为细胞分化差和 $p53$ 强阳性,被认为是 UPSC 的原位癌。这一概念的提出有利于对 UPSC 进行早期诊断和早期治疗。

三、病理特点

(一)大体表现

本病可发生在子宫内膜各部位,不同组织类型的癌肉眼无明显区别,侵及肌层时子宫体积增大,浸润肌层癌组织境界清楚,呈坚实灰白色结节状肿块。子宫内膜癌呈两种方式生长。

1.弥散型

肿瘤累及整个宫腔内膜,可呈息肉菜花状,表面有坏死、溃疡,可有肌层浸润,组织呈灰白色、质脆、豆渣样。

2.局限型

肿瘤局限于宫腔某处,多见子宫腔底部或盆底部。累及内膜面不大,组织呈息肉样或表面粗糙呈颗粒状,易肌层浸润。

(二)镜下表现

腺体增生、排列紊乱,腺体侵犯间质,出现腺体共壁。分化好的肿瘤可见腺体结构明显,分化差的肿瘤腺体结构减少,细胞呈巢状、管状或索状排列。腺上皮细胞大小不等,排列紊乱,极性消失,核呈异型性,核大、深染。

(三)病理组织类型

在国际妇科病理协会(ISGP)提出的子宫内膜癌分类基础上,现采用国际妇产科联盟(FI-GO)修订的临床病理分期。最常见的是子宫内膜样腺癌,占 $80\%\sim90\%$,其中包括子宫内膜腺癌伴有鳞状上皮分化的亚型:浆液性癌、透明细胞腺癌、黏液性癌、小细胞癌、未分化癌等。其中浆液性腺癌是常见恶性度高的肿瘤。

关于子宫内膜腺癌伴有鳞状上皮分化的亚型,以往作为鳞状上皮化生,并分为腺棘癌和鳞腺癌,认为鳞腺癌较腺棘癌恶性度更高。但研究发现:子宫内膜样癌的预后主要与肿瘤中腺体成分的分化程度有关,而与是否伴有鳞状上皮分化,及鳞状分化的好坏关系不大。因此,该区分已没有意义。现已不再分为腺棘癌和鳞腺癌,而将两者均包括在子宫内膜腺癌伴有鳞状上皮分化亚型内。

浆液性乳头状腺癌、透明细胞癌恶性度高,鳞癌、未分化癌罕见,但恶性度高。

四、转移途径

约 75% 的子宫内膜癌患者为Ⅰ期,余 25% 为其他各期。特殊组织类型及低分化癌(G3)

易出现转移,转移途径为直接蔓延,淋巴转移,晚期可有血行转移。

(一)直接蔓延

病灶沿子宫内膜蔓延。

(1)子宫上部及宫底部癌→宫角部→输卵管、卵巢→盆腹腔。

(2)子宫下部癌→子宫颈、阴道→盆腔。

(3)癌侵犯肌层→子宫浆膜层→输卵管、卵巢→盆腹腔。

(二)淋巴转移

淋巴转移是子宫内膜癌的主要转移途径。

(1)子宫内膜癌癌瘤生长部位与转移途径的关系:①子宫底部癌→阔韧带上部→骨盆漏斗韧带→腹主动脉旁淋巴结。②子宫角部或前壁上部癌灶→圆韧带→腹股沟淋巴结。③子宫下段累及子宫颈癌灶→宫旁淋巴结→闭孔淋巴结→髂内、外淋巴结→髂总淋巴结。④子宫后壁癌灶→宫骶韧带→直肠淋巴结。

(2)子宫内膜癌的淋巴结转移不像子宫颈癌那样有一定的规律性,而与腹腔冲洗液癌细胞检查是否阳性,癌灶在宫腔内的位置及病变范围的大小,肌层浸润的深度,是否侵犯子宫颈,附件有无转移,癌细胞组织病理学分级有关。①临床Ⅰ期、G1、G2、侵及肌层小于 1/2 或 G3、癌灶仅限于内膜时,盆腹腔淋巴结转移率 0~2%。②临床Ⅰ期、G2、G3 或 G1、侵及肌层大于 1/2 时,盆腔淋巴结转移率 20%,腹主动脉旁淋巴结转移率 16%。③临床Ⅰ、Ⅱ期盆腔淋巴结转移率 9%~35%,腹主动脉旁淋巴结的 6%~14%。④在盆腔淋巴结中,最易受累为髂外淋巴结,有 61%~78% 转移,其次为髂内、髂总、闭孔和骶前淋巴结。转移中 37% 的淋巴结直径小于 2 mm,需经镜下检查确诊。

(三)子宫内膜癌的卵巢转移

转移到卵巢可能有两种途径:经输卵管直接蔓延到卵巢、经淋巴转移到卵巢实质。前者腹腔细胞学检查 100% 阳性,可无淋巴转移。后者腹腔细胞学检查 19% 阳性,36% 淋巴转移。但两者复发率相近,分别为 50% 和 52%。

四、临床表现

(1)常与雌激素水平相关疾病伴存。无排卵性功血、多囊卵巢综合征、功能性卵巢肿瘤。

(2)易发生在不孕、肥胖、高血压、糖尿病、未婚、不孕、少产、绝经延迟的妇女,这些内膜癌的危险因素称为子宫体癌综合征。

(3)有近亲家族肿瘤史,较子宫颈癌高。

(4)症状与体征:75% 均为早期患者,极早期可无症状,病程进展后有以下表现。①阴道流血:为最常见症状。未绝经者经量增多、经期延长,或经间期出血。绝经者阴道持续性出血或间歇性出血,个别也有闭经后出血。②阴道排液:在阴道流血前有此症状。少数主诉白带增多,晚期合并感染可有脓血性白带伴臭味。③疼痛:因宫腔积液、宫腔积脓可引起下腹痛。腹腔转移时可有腹部胀痛。晚期癌浸润周围组织时可引起相应部位疼痛。④全身症状:腹腔转移时可有腹部包块、腹胀、腹水,晚期可引起贫血、消瘦、恶病质及全身衰竭。⑤子宫增大、变软:早期患者无明显体征,病情进展后触及子宫稍大、稍软,晚期子宫固定,并可在盆腔内触及不规则肿块。

五、诊断及鉴别诊断

(一)诊断

1.病史

高育龄妇女出现不规则阴道出血,尤其绝经后阴道出血,结合上述临床特点,应考虑有患子宫内膜癌的可能。

2.辅助检查

(1)细胞学检查:仅从子宫颈口吸取分泌物涂片细胞学检查阳性率不高,用宫腔吸管或宫腔刷吸取分泌物涂片,可提高阳性率。

(2)诊断性刮宫:是诊断子宫内膜癌最常用的方法,确诊率高。①先用小刮匙环刮颈管。②再用探针探宫腔,然后进宫腔搔刮内膜,操作要小心,以免子宫穿孔。刮出物已足够送病理学检查时,应停止操作。肉眼仔细检查刮出物是否新鲜,如见糟脆组织,应高度可疑癌。③子宫颈管及宫腔刮出物应分别送病理学检查。

(3)影像学检查。①B超检查:超声下子宫内膜增厚,失去线形结构,可见不规则回声增强光团,内膜与肌层边界模糊,伴有出血或溃疡,内部回声不均。彩色多普勒显示内膜血流低阻。通过 B 超检查,可了解病灶大小、是否侵犯子宫颈,及有无侵肌层,有无合并子宫肌瘤,有助于术前诊断更接近手术病理分期。②CT 检查可正确诊断肌层浸润的深度以及腹腔脏器及淋巴结转移,腹腔脏器及淋巴结转移。③MRI 检查能准确显示病变范围、肌层受侵深度和盆腔淋巴结转移情况。Ⅰ期准确率为 88.9%,Ⅱ期为 75%,Ⅰ/Ⅱ期为 84.6%。④正电子发射计算机断层成像(PET):均出现氟代脱氧葡萄糖(18F-FDG)聚集病灶,有利于发现病灶,但对子宫内膜癌术前分期的诊断欠佳。

(4)宫腔镜检查:可在直视下观察病灶大小、生长部位、形态,并取活组织检查。

适应证:有异常出血而诊断性刮宫阴性,了解有无子宫颈管受累,疑为早期子宫内膜癌可在直视下活体组织检查。

在应用宫腔镜对子宫内膜癌进行检查时,是否会因使用膨宫剂时引起内膜癌向腹腔扩散,一直是争论的焦点。不少研究者认为不增加子宫内膜癌的转移。库杰拉等进行的一项多中心的临床研究对术前子宫内膜癌两组病例分别进行宫腔镜检查活检与诊断性刮宫操作,于术中观察两组腹腔冲洗液细胞学变化,结果两组术中腹腔冲洗液癌细胞阳性无统计学差异,结论是宫腔镜诊断不增加子宫内膜癌细胞向腹膜腔播散的风险。对术前曾接受宫腔镜检查的子宫内膜癌病例进行随访,认为宫腔镜对子宫内膜癌的预后未产生负面影响。尽管如此,仍应强调宫腔镜适于早期子宫内膜癌的检查,且在使用宫腔镜检查子宫内膜癌时,应注意膨宫压力,最好在10.7 kPa(80 mmHg)以内。

(5)血清标志物检查:CA125、CA110-9、癌胚抗原(CEA)、CP2 等检测有一定参考价值。在 95% 的特异度下 CA125 的敏感性较低,Ⅰ期内膜癌只有 20.8%,Ⅱ~Ⅳ期敏感性为32.9%,多种肿瘤标志物联合检测可以提高阳性率。近年来发现人附睾分泌蛋白 4(HE4)可作为肿瘤标志物,在卵巢癌和子宫内膜癌的诊断中优于 CA125。在早期和晚期内膜癌中 HE4 优于其他的肿瘤标志物,比 CA125 的敏感性高。如果 HE4 与 CA125 联合使用优于单独使用CA125,可以提高诊断率。

(二)鉴别诊断

1.功能失调性子宫出血

病史及妇科检查难以鉴别,诊断性刮宫病理学检查可以鉴别。

2.子宫内膜炎合并宫腔积脓

宫腔积脓时患者阴道排出脓液或浆液,出现腹胀,有时发热,检查子宫增大,扩宫可有脓液流出,病理检查无癌细胞。但要警惕与子宫内膜癌并存的可能。

3.子宫黏膜下肌瘤或内膜息肉

诊断性刮宫、B超、宫腔镜检查等可鉴别诊断。

4.子宫颈癌(内生型)

通过妇科检查、巴氏涂片检查、阴道镜下活检、分断刮宫及病理学检查可以鉴别。子宫颈腺癌与子宫内膜癌鉴别较难,前者有时呈桶状子宫颈,宫体相对较小。

5.子宫肉瘤

均表现为阴道出血和子宫增大,分段刮宫有助于诊断。

6.卵巢癌

卵巢内膜样癌与晚期子宫内膜癌不易鉴别。

六、治疗

手术治疗是子宫内膜癌首选治疗方法,根据患者全年龄、有无内科并发症等,以及术前评估的分期,选择适当的手术范围。根据期别采用以下术式。

(一)手术

手术是首选的治疗方法。通过手术可以了解病变的范围,与预后相关的因素,术后采取的相应治疗。

1.手术范围

(1)Ⅰ期 A、B 及细胞分化好(G1、G2)可行筋膜外子宫切除、双附件切除。盆腔淋巴结及腹主动脉旁淋巴结取样送病理学检查。

对于年轻、子宫内膜样腺癌ⅠA 期 G1 或ⅠB 期 G1 的患者可行筋膜外全子宫、单侧附件切除术,保留一侧卵巢。但强调术后需定期严密随访。

随着微创技术的提高,对早期子宫内膜癌可应用腹腔镜进行分期手术。

(2)ⅠB 期(侵及肌层大于等于 1/2)、Ⅱ期、细胞分化差(G3),或虽为Ⅰ期,但组织类型为子宫内膜浆液性乳头状腺癌,透明细胞癌,因其恶性程度高,早期即可有淋巴转移及盆腹腔转移,即使癌变局限于子宫内膜,30％～50％的患者已有子宫外病变。其手术应与卵巢癌相同,应切除子宫、双侧附件、盆腔及腹主动脉旁淋巴,还应切除大网膜及阑尾。

(3)Ⅲ期或Ⅳ期(晚期癌、浆液性乳头状腺癌或子宫外转移)应以缩瘤为目的,行肿瘤细胞减灭术,除切除子宫、双附件及盆腔和腹主动脉旁淋巴结、大网膜阑尾外,还应尽可能切除癌块,使残留癌小于 2 cm,但需根据个体情况区别对待。

2.术中注意事项

(1)吸取子宫直肠凹陷处腹腔液,或用生理盐水 200 mL 冲洗子宫直肠凹陷、侧腹壁,然后抽取腹腔冲洗液,做细胞学检查找癌细胞。

（2）探查盆腹腔各脏器有无转移，腹膜后淋巴结（盆腔及腹主动脉旁淋巴结）有无增大、质硬。

（3）高位切断结扎卵巢动静脉。

（4）切除子宫后应立即肉眼观察病灶位置、侵犯肌层情况，必要时送快速冰冻病理检查。

（5）子宫内膜癌标本应行雌、孕激素受体检查，有条件还可行 $PTEN$、$p\,53$ 等基因蛋白免疫组化检测，进行分子分型。

3.复发癌的手术治疗

如初次治疗为手术治疗，阴道断端复发者可首选手术切除。如初次治疗为放射治疗，或已行次广泛或广泛性全子宫切除术后的中心性复发者，可经严格选择及充分准备后行盆腔脏器廓清术。如为孤立病灶复发灶者可手术，术后行放、化学治疗及激素治疗。

（二）放射治疗

1.术前放射治疗

目的是给肿瘤以致死量，减小肿瘤范围或体积，使手术得以顺利进行。适应证包括可疑癌瘤侵犯肌层、Ⅱ期子宫颈转移或Ⅲ期阴道受累者。细胞分化不良于术前行腔内放射治疗，放射治疗后再手术。晚期癌患者先行体外照射及腔内照射，大剂量照射后一般需间隔 8～10 周后手术。

2.术后放射治疗

腹水癌细胞阳性、细胞分化差、侵犯肌层深、有淋巴转移者行术后放射治疗，组织类型为透明细胞癌、腺鳞癌者需术后放射治疗。多行体外照射，如有子宫颈或阴道转移则加腔内照射。

3.单纯放射治疗

单纯放射治疗主要用于晚期或有严重内科疾病、高龄和无法手术的其他晚期患者。

（三）化学治疗

由于子宫内膜癌对化学治疗药物的耐药性，目前主要对晚期、复发者进行化学治疗，多采用以下方案。

（1）CAP 方案：顺铂（DDP）、阿霉素（ADM）、环磷酰胺（CTX）联合化学治疗（DDP 50 mg/m²，ADM 500 mg/m²，CTX 500 mg/m²，静脉注射，4 周 1 次）。

（2）CA 方案：CTX 500 mg/m²，ADM 500 mg/m²，静脉注射，4 周 1 次。

（3）CAF 方案：CTX 500 mg/m²，ADM 500 mg/m²，5-FU 500 mg/m²，静脉注射，4 周 1 次。

（4）紫杉醇、卡铂联合化学治疗方案。

（四）抗雌激素治疗

1.孕激素治疗

孕激素可直接作用于癌细胞，延缓 DNA、RNA 的修复，从而抑制瘤细胞生长。孕激素治疗后使癌细胞发生逆转改变，分化趋向成熟。目前主要对晚期复发子宫内膜癌进行激素治疗。常用孕激素有以下几种：①醋酸甲羟黄体酮，剂量 250～500 mg/d，口服。②醋酸甲地黄体酮，剂量80～160 mg/d，口服。③己酸黄体酮，为长效孕激素，剂量 250～500 mg，每周 2 次，肌内注射。

2.抗雌激素治疗

他莫昔芬为非甾体抗雌激素药物,并有微弱雌激素作用,可与 E_2 竞争雌激素受体占据受体面积,起到抗雌激素作用,可使孕激素受体水平升高。用法为口服 20 mg/d,3～6 个月。对受体阴性者,可与孕激素每周交替使用。

七、预后

子宫内膜癌因生长缓慢,转移晚,症状显著,多于早期发现,约 75% 为早期患者,预后较好,5 年生存率为 60%～70%。预后与以下因素有关:组织学类型、临床分期、肿瘤分级、肌层浸润深度、盆腔及腹主动脉旁淋巴结有无转移、子宫外转移等。

第三节　子宫颈癌

子宫颈癌是我国最常见的女性生殖道恶性肿瘤,其发病率有明显的地区差异。在世界范围内,子宫颈癌发病率最高的地区是哥伦比亚,最低的是以色列。我国属于高发区,但不同的地区发病率也相差悬殊,地区分布特点是高发区连接成片,从山西、内蒙古、陕西,经湖北、湖南到江西,形成一个子宫颈癌的高发地带;农村高于城市,山区高于平原。随着近 50 年来国内外长期大面积普查普治及妇女保健工作的开展,子宫颈癌的发病率和病死率均已明显下降,且晚期肿瘤的发生率明显下降,早期及癌前病变的发生率在上升。发病年龄以 40～55 岁为最多见,20 岁以前少见。子宫颈癌以鳞状细胞癌为最多见,其次还有腺癌及鳞腺癌。少见病理类型还有神经内分泌癌、未分化癌、混合型上皮/间叶肿瘤、黑色素瘤、淋巴瘤等。

一、子宫颈鳞状细胞癌

子宫颈恶性肿瘤中 70%～90% 为鳞状细胞癌。多发生于子宫颈鳞状上皮细胞和柱状上皮细胞交界的移行区。子宫颈鳞状细胞癌又有疣状鳞癌及乳头状鳞癌等亚型。

(一)病因

子宫颈癌病因至今比较明确的是与人乳头瘤病毒(HPV)感染有关。HPV 在自然界广泛存在,主要侵犯人的皮肤和黏膜,导致不同程度的增生性病变。目前鉴定出的 HPV 有 130 余种亚型,大约有 40 种与肛门生殖道感染有关。根据其在子宫颈癌发生中危险性的不同,可将HPV 分为两类:高危型 HPV,包括 HPV 16、18、31、33、35、39、45、51、52、56、58、59、68、73、82型,此种类型通常与子宫颈高度病变和子宫颈癌的发生相关,如 HPV 16,18 型常常在子宫颈癌中检测到。而我国还包括 HPV 33、31、58 及 52 型。低危型 HPV,包括 HPV 6、11、40、42、43、44、54、61、70、72、81、88,CP 6108 型等,常常在良性或子宫颈低度病变中检测到,而很少存在于癌灶中,如 HPV6、11 型与外生殖器和肛周区域的外生型湿疣关系密切。目前还有三型疑似高危型:HPV 26、53 和 66 型。

已有大量研究证实 HPV 阴性者几乎不会发生子宫颈癌(子宫颈微偏腺癌、透明细胞癌除外)。因此,检测 HPV 感染是子宫颈癌的一种重要的辅助筛查手段。

但以往资料也显示,子宫颈癌的发生可能也与下列因素有关:①早婚、早育、多产。②性生活紊乱、性卫生不良。③子宫颈裂伤、外翻、糜烂及慢性炎症的长期刺激。④其他病毒,疱疹病毒Ⅱ型(HSV-Ⅱ)及人巨细胞病毒(HCMV)等感染。⑤有高危的性伴侣,性伴侣有多种性病、性伴侣又有多个性伴、性伴侣患有阴茎癌、性伴侣的前任妻子患有子宫颈癌等。⑥吸烟者。⑦社会经济地位低下、从事重体力劳动者。

(二)病理特点

1.组织发生

子宫颈鳞状细胞癌的好发部位为子宫颈阴道部鳞状上皮与子宫颈管柱状上皮交界部,即移行带。在子宫颈移行带形成过程中,其表面被覆的柱状上皮可通过鳞状上皮化生或鳞状上皮化被鳞状上皮所代替。此时,如有某些外来致癌物质刺激或 HPV 高危亚型的持续感染存在等,使移行带区近柱状上皮活跃的未成熟储备细胞或化生的鳞状上皮,向细胞的不典型方向发展,形成子宫颈上皮内瘤变,并继续发展为镜下早期浸润癌和浸润癌。这一过程绝大多数是逐渐的、缓慢的,但也可能有少数患者不经过原位癌而于短期内直接发展为浸润癌。

2.病理表现

(1)根据癌细胞的分化程度分为 3 种类型。①高分化鳞癌(角化性大细胞型,Ⅰ级):癌细胞大,高度多形性。有明显的角化珠形成,可见细胞间桥,癌细胞异型性较轻,核分裂较少,或无核分裂。②中分化鳞癌(非角化性大细胞型,Ⅱ级):癌细胞大,多形性,细胞异型性明显,核深染,不规则,核浆比例失常,核分裂较多见,细胞间桥不明显,无或有少量角化珠,可有单个的角化不良细胞。③低分化鳞癌(小细胞型,Ⅲ级):含有小的原始细胞,核深染,含粗颗粒。癌细胞大小均匀,核浆比例更高。无角化珠形成,亦无细胞间桥存在,偶可找到散在的角化不良的细胞。细胞异型性明显,核分裂象多见。此型常需利用免疫组化及电镜来鉴别。

(2)根据肿瘤生长的方式及形态,子宫颈鳞癌大体标本可分为以下 4 种。

外生型:最常见,累及阴道。①糜烂型:子宫颈外形清晰,肉眼未见肿瘤,子宫颈表面可见不规则糜烂,程度不一,多呈粗糙颗粒性,质地较硬,容易接触性出血,此种类型多见于早期子宫颈癌。②结节型:肿瘤从子宫颈外口向子宫颈表面生长,多个结节融合形成团块状,有明显的突起,常有深浅不一的溃疡形成。肿瘤质地较硬、脆,触诊时出血明显。③菜花型:为典型外生型肿瘤。癌肿生长类似菜花样,自子宫颈向阴道内生长。此型瘤体较大,质地较脆、血液循环丰富、接触性出血明显,常伴有感染和坏死灶存在。因向外生长,故较少侵犯宫旁组织,预后相对好。

内生型:癌灶向子宫颈邻近组织浸润,子宫颈表面光滑或仅有柱状上皮异位,子宫颈肥大质硬呈桶装,常累及宫旁组织。

溃疡型:内生型和乳头型,肿瘤向子宫颈管侵蚀性生长,形成溃疡或空洞,状如火山口。有时整个子宫颈穹隆组织及阴道溃烂而完全消失,边缘不整齐。组织坏死,分泌物恶臭,排液,癌瘤组织硬脆。此型多见于体形消瘦、体质虚弱、一般情况差的患者。

颈管型:癌灶发生于颈管内,常侵及子宫颈管及子宫峡部供血层及转移至盆腔淋巴结。

一般内生型子宫颈癌血管、淋巴结转移及宫旁和宫体受侵较多见,外生型侵犯宫体较少。

3.根据癌灶浸润的深浅分类

(1)原位癌:见子宫颈上皮内瘤变。

(2)微小浸润癌:在原位癌的基础上,镜下发现癌细胞小团似泪滴状甚至锯齿状出芽穿破基底膜,或进而出现膨胀性间质浸润,但深度不超过 5 mm,宽不超过 7 mm,且无癌灶互相融合现象,浸润间质。

(3)浸润癌:癌组织浸润间质的深度超过 5 mm,宽度超过 7 mm 或在淋巴管、血管中发现癌栓。

(三)转移途径

1.直接蔓延

直接蔓延最常见。向下侵犯阴道,向上可累及子宫峡部及宫体,向两侧扩散到子宫颈旁组织和主、骶韧带,压迫输尿管并侵犯阴道旁组织,晚期向前后可侵犯膀胱和直肠,形成膀胱阴道瘘或直肠阴道瘘。

2.淋巴转移

淋巴转移是子宫颈癌转移的主要途径,转移率与临床期别有关。最初受累的淋巴结有宫旁、子宫颈旁、闭孔、髂内、髂外、髂总、骶前淋巴结,称一级组淋巴转移。继而受累的淋巴结有腹主动脉旁淋巴结和腹股沟深浅淋巴结,称为二级组淋巴结转移。晚期还可出现左锁骨上淋巴结转移。

3.血行转移

血行转移较少见,多发生在癌症晚期。主要转移部位有肺、肝、骨骼等处。

(四)临床分期

子宫颈癌临床分期目前采用的是国际妇产科联盟(FIGO)的临床分期标准。

1.子宫颈癌临床分期

(1)Ⅰ期:癌已侵犯间质,但局限于子宫颈。①ⅠA 期:镜下早期浸润,即肉眼未见病变,用显微镜检查方能做出诊断,间质的浸润小于 5 mm,宽度小于等于 7 mm,无脉管的浸润。ⅠA1 期,显微镜下可测量的微灶间质浸润癌,其间质浸润深度小于等于 3 mm,水平扩散小于等于 7 mm,ⅠA2 期,显微镜下可测量的微小癌,其浸润间质的深度大于 3 mm 但小于等于 5 mm,水平扩散小于等于 7 mm。②ⅠB 期:临床病变局限在子宫颈,或病灶超过ⅠA 期。ⅠB1 期,临床病变局限在子宫颈,癌灶小于等于 4 cm,ⅠB2 期,临床病变局限在子宫颈,癌灶大于 4 cm。

(2)Ⅱ期:癌灶超过子宫颈,但阴道浸润未达下 1/3,宫旁浸润未达骨盆壁。①ⅡA 期:癌累及阴道为主,但未达下 1/3,无明显宫旁浸润。ⅡA1,临床可见癌灶,小于等于 4 cm,ⅡA2,临床可见癌灶,大于 4 cm。②ⅡB 期:癌浸润宫旁为主,未达盆壁。

(3)Ⅲ期:癌侵犯阴道下 1/3 或延及盆壁。有肾盂积水或肾无功能者,均列入Ⅲ期,但非癌所致的肾盂积水或肾无功能者除外。①ⅢA 期:宫旁浸润未达盆壁,但侵犯阴道下 1/3。②ⅢB期:宫旁浸润已达盆壁,癌瘤与盆壁间无空隙,或引起肾盂积水或肾无功能。

(4)Ⅳ期:癌扩展超出真骨盆或临床侵犯膀胱和/或直肠黏膜。①ⅣA 期:癌肿侵犯膀胱或(和)直肠黏膜等邻近器官。②ⅣB 期:癌肿浸润超出真骨盆,有远处器官转移。

2.分期注意事项

(1)ⅠA 期应包括最小的间质浸润及可测量的微小癌。ⅠA1 及ⅠA2 均为显微镜下的诊断,非肉眼可见。

(2)静脉和淋巴管等脉管区域受累,宫体扩散和淋巴结受累均不参与分期。

(3)检查宫旁组织增厚并非一定是癌性浸润所致,还可能是因为炎性,只有宫旁组织结节性增厚、弹性差、硬韧未达盆壁者才能诊断为ⅡB期,达盆壁者诊断为ⅢB期。

(4)癌性输尿管狭窄而产生的肾盂积水或肾无功能时,无论其他检查是否仅Ⅰ或Ⅱ期,均应定为Ⅲ期。

(5)仅有膀胱泡样水肿者不能列为Ⅳ期而为Ⅲ期。必须膀胱冲洗液有恶性细胞、病理证实有膀胱黏膜下浸润时,方可诊断为Ⅳ期。

(五)诊断

子宫颈癌在出现典型症状和体征后,一般已为浸润癌,诊断多无困难,活组织病理检查可确诊。但早期子宫颈癌及癌前病变往往无症状,体征也不明显,目前国内外均主张使用三阶梯检查法来进行子宫颈病变和子宫颈癌的筛查/检查,从而尽早发现癌前病变和早期癌,同时减少漏诊的发生。

1.症状

(1)无症状:微小浸润癌一般无症状,多在普查中发现。

(2)阴道出血:ⅠB期后,癌肿侵及间质内血管,开始出现阴道出血,最初表现为少量血性白带或性交后、双合诊检查后少量出血,称接触性出血。也可能有经间期或绝经后少量不规则出血。晚期癌灶较大时则表现为多量出血,甚至因较大血管被侵蚀而引起致命大出血。

(3)排液、腐臭味:阴道排液,最初量不多,呈白色或淡黄色,无臭味。随着癌组织破溃和继发感染,阴道可排出大量米汤样、脓性或脓血性液体,常伴有蛋白质腐败样的恶臭味。

(4)疼痛:晚期癌子宫颈旁组织有浸润,常累及闭孔神经、腰骶神经等,可出现严重持续的腰骶部或下肢疼痛。癌瘤压迫髂血管或髂淋巴,可引起回流受阻,出现下肢肿胀疼痛。癌肿压迫输尿管,引起输尿管及肾盂积水,则伴有腰部胀痛不适。

(5)水肿:癌症晚期肿瘤压迫髂淋巴或髂内、髂外动静脉引起血流障碍,发生下肢水肿、外阴水肿、腹壁水肿等。末期营养障碍也可能发生全身水肿。

(6)邻近器官转移:①膀胱:晚期癌侵犯膀胱,可引起尿频、尿痛或血尿。双侧输尿管受压,可出现无尿,排尿异常及尿毒症。癌浸润穿透膀胱壁,可发生膀胱阴道瘘。②直肠:癌肿压迫或侵犯直肠,常有里急后重、便血或排便困难,严重者可发生肠梗阻及直肠阴道瘘。

(7)远处器官转移:晚期子宫颈癌可通过血行转移发生远处器官转移。最常见肺脏、骨骼及肝脏等器官的转移。①肺转移:患者出现咳嗽、血痰、胸痛、背痛、胸腔积液等。②骨骼转移:常见于腰椎、胸椎、耻骨等,有腰背痛及肢体痛发生,病灶侵犯或压迫脊髓,可引起肢体感觉及运动障碍。③肝脏转移:早期可不表现,晚期则出现黄疸、腹水及肝区痛等表现。

2.体征

早期子宫颈癌子宫颈的外观和质地可无异常,或仅见不同程度的糜烂。子宫颈浸润癌外观上可见糜烂、菜花、结节及溃疡,有时子宫颈肿大变硬呈桶状。妇科检查除注意子宫颈情况外,还应注意穹隆及阴道是否被侵犯,子宫是否受累。要注意子宫大小、质地、活动度、宫旁有无肿物及压痛。

3.辅助检查

(1)子宫颈细胞学检查。传统涂片巴氏染色,结果分为五级:Ⅰ级为正常的阴道上皮细胞涂片,不需特殊处理。Ⅱ级为炎症。现多将Ⅱ级再分为ⅡA和ⅡB级。ⅡA级细胞为炎症变化,ⅡB级细胞有核异质的不典型改变。对Ⅱ级特别是ⅡB级应先给予抗感染治疗,4～6周后行涂片检查追访。如持续异常,应行阴道镜检查或阴道镜下定位活组织检查。Ⅲ、Ⅳ、Ⅴ级分别为可疑癌、高度可疑癌及癌。对Ⅲ级以上的涂片,应立即重复涂片,并做进一步检查,如阴道镜检查、碘试验、活组织检查等。目前即使是传统涂片,也主张采用 TBS 描述性诊断法进行报告。

TBS 描述性诊断法包括:①良性细胞改变。a.感染:滴虫性阴道炎,真菌形态符合念珠菌属,球杆菌占优势,形态符合阴道变异菌群(阴道嗜血杆菌)。杆菌形态符合放线菌属,细胞改变与单纯疱疹病毒有关。b.反应性改变:与炎症(包括不典型修复)、萎缩性阴道炎、放射治疗、宫内避孕器(IUD)及其他因素有关。②上皮细胞改变。a.鳞状上皮细胞:无明确诊断意义的非典型鳞状细胞(ASCUS)、低度鳞状上皮内病变(LSIL)、HPV 感染、宫颈上皮内瘤变Ⅰ级(CINⅠ)、高度鳞状上皮内病变(HSIL)、原位癌、CINⅡ、CINⅢ、鳞状上皮细胞癌。b.腺上皮细胞:宫内膜细胞(良性,绝经后)、无明确诊断意义的非典型腺上皮(AGUS)、子宫颈腺癌、宫内膜腺癌、宫外腺癌、腺癌。c.其他恶性新生物。

(2)碘试验:称席勒或卢戈试验。将 2% 的溶液涂在子宫颈和阴道壁上,观察其染色。正常子宫颈鳞状上皮含糖原,与碘结合后呈深赤褐色或深棕色;子宫颈炎或子宫颈癌的鳞状上皮及不成熟的化生上皮不含或缺乏糖原而不着色。碘试验主要用于子宫颈细胞学检查可疑癌,无阴道镜的条件下识别子宫颈病变的危险区,确定活检的部位,了解阴道有无癌浸润。

(3)阴道镜检查:是一种简便有效的了解子宫颈及阴道有无病变的方法。当子宫颈防癌涂片可疑或阳性,而肉眼不能见到子宫颈上皮及毛细血管异常时,通过阴道镜的放大作用则可明确其形态变化;可根据形态异常部位活组织检查,以提高活检的准确率,常作为子宫颈细胞学检查异常,组织病理学检查时确定活检部位的检查方法,并可定期追踪观察 CIN 治疗后的变化。但阴道镜无法观察子宫颈管内疾病。

(4)人乳头瘤病毒(HPV)检测:鉴于人乳头瘤病毒感染与子宫颈癌的直接关系,近年来常用检测子宫颈细胞内 HPV-DNA,对细胞学不明意义的不典型鳞状上皮细胞(ASG-US)以上的人群进行分流,对子宫颈癌进行辅助诊断。子宫颈涂片检查呈阴性或可疑者,如 HPV-DNA 阳性,重新复查涂片或再次取材可降低子宫颈涂片的假阴性率。因为细胞学对残留病变的敏感性为 70%,HPV 为 90%,但 HPV 阴性者意义更大。同时 HPV 的分型检测对于临床上追踪 HPV 的持续感染、CIN 及子宫颈癌的治疗后追踪评价、疫苗注射前的感染与否的知晓均有意义。

(5)子宫颈和颈管活组织检查及子宫颈管内膜刮取术:是确诊 CIN 和子宫颈癌最可靠和不可缺少的方法。一般无阴道镜时应在子宫颈鳞-柱交界部的 3、6、9、12 点四处取活检。有阴道镜时可在碘试验不着色区,醋白试验明显异常区,上皮及血管异常区或肉眼观察的可疑癌变部位取多处组织,各块组织分瓶标清楚位置送病理检查。除做子宫颈活组织检查外,怀疑腺癌时还应用刮匙做子宫颈管搔刮术,特别是子宫颈刮片细胞学检查为Ⅲ级或Ⅲ级以上而子宫颈活检为阴性时,以确定颈管内有无肿瘤或子宫颈癌是否已侵犯颈管尤为重要。

(6)子宫颈锥形切除术:在广泛应用阴道镜以前,绝大部分阴道涂片检查呈异常的患者,都行子宫颈锥切术作为辅助诊断的方法,以排除子宫颈浸润癌。目前阴道镜下多点活检结合颈管诊刮术已代替了许多锥切术。

下列情况下应用锥切:①子宫颈细胞学检查多次为阳性,而子宫颈活检及颈管内膜刮取术为阴性时。②细胞学检查与阴道镜检查或颈管内膜刮取术结果不符。③活检诊断为子宫颈原位癌或微灶型浸润癌,但不能完全除外浸润癌。④级别高的 CIN 病变超出阴道镜检查的范围,延伸到颈管内。⑤临床怀疑早期腺癌,细胞学检查阴性,阴道镜检查未发现明显异常时。

做子宫颈锥切时应注意:手术前要避免做过多的阴道和子宫颈准备,以免破坏子宫颈上皮。尽量用冷刀不用电刀,锥切范围高度在癌灶外 0.5 cm,锥高延伸至颈管 2～2.5 cm,应包括阴道镜下确定的异常部位、颈管的异常上皮。怀疑为鳞癌时,重点为子宫颈外口的鳞柱状细胞交界处及阴道镜检查的异常范围。怀疑为腺癌时,子宫颈管应切达子宫颈管内口处。

(7)子宫颈环形电切术(LEEP)及移形带大的环状切除术(LLETZ):一种新的较为成熟的CIN 及早期浸润癌的诊断及治疗方法。

该方法常用于:①不满意的阴道镜检查。②颈管内膜切除术阳性。③细胞学和颈管活检不一致。④子宫颈的高等级病变(CINⅡ～Ⅲ)。此种方法具有一定的热损伤作用,应切除范围在病灶外 0.5～1 cm,方不影响早期浸润癌的诊断。

(8)其他:当子宫颈癌诊断确定后,根据具体情况,可进行肺摄片、B 超检查、膀胱镜、直肠镜检查及静脉肾盂造影等检查,以确定子宫颈癌的临床分期。视情况可行 MRI、CT、PET-CT、骨扫描等检查。

(六)鉴别诊断

1.子宫颈良性病变

子宫颈良性病变包括子宫颈糜烂和子宫颈息肉、子宫颈子宫内膜异位症。可出现接触性出血和白带增多,外观有时与子宫颈癌难以鉴别,应做子宫颈涂片或取活体组织进行病理检查。

2.子宫颈良性肿瘤

子宫颈良性肿瘤包括子宫黏膜下肌瘤、子宫颈管肌瘤、子宫颈乳头瘤等。子宫颈表面如有感染坏死,有时可误诊为子宫颈癌。但肌瘤多为球形,来自颈管或宫腔,常有蒂,质硬,且可见正常的子宫颈包绕肌瘤或肌瘤的蒂部。

3.子宫颈恶性肿瘤

子宫颈恶性肿瘤包括原发性恶性黑色素瘤、肉瘤及淋巴瘤、转移性癌。

(七)治疗

子宫颈癌的治疗方法主要是放射及手术治疗或两者联合应用。近年来随着抗癌药物的发展,化学治疗已成为常用的辅助治疗方法,尤其在晚期癌及转移癌患者。其他还有免疫治疗、中医中药治疗等。

对患者选择放射治疗还是手术,应根据子宫颈癌的临床分期、病理类型、患者年龄、全身健康状况、患者意愿以及治疗单位的设备条件和技术水平等而定。一般早期鳞癌如Ⅰ期～ⅡA

期,多采用手术治疗,ⅡB期以上多用放射治疗。早期病例放射治疗与手术治疗的效果几乎相同。手术治疗的优点是早期病例一次手术就能完全清除病灶,治疗期短,对年轻患者既可保留正常卵巢功能又可保留正常性交能力。其缺点是手术范围大,创伤多,术时、术后可能发生严重并发症。放射治疗的优点是适合于各期患者,缺点是病灶旁可造成正常组织的永久性损伤以及发生继发性肿瘤。

1.放射治疗

放射治疗是治疗子宫颈癌的主要方法,适用于各期。早期病例以腔内放射治疗为主,体外照射为辅。晚期病例以体外照射为主,腔内放射治疗为辅。腔内照射的目的是控制局部病灶。体外照射则用于治疗盆腔淋巴结及子宫颈旁组织等转移灶。腔内照射的放射源主要有^{60}钴、^{137}铯、^{192}铱。现已采用后装技术,既可保证放射位置准确,又可减轻直肠、膀胱的反应,提高治疗效果,同时也解决了医护人员的防护问题。体外照射目前已用直线加速器、高 LET 射线、快中子、质子、负 π 介子等射线。低剂量率照射时 A 点(相当于输尿管和子宫动脉在子宫颈内口水平交叉处)给 70~80 Gy/10 d。高剂量率在早期患者 A 点给 50 Gy/5 w(宫腔 25 Gy,穹隆 25 Gy)。晚期患者 A 点给 40 Gy/4 w(宫腔 17.5 Gy,穹隆 22.5 Gy)。体外照射,早期患者给予两侧骨盆中部剂量为40~45 Gy,晚期患者全盆腔照射 30 Gy 左右,以后小野照射至骨盆中部剂量达50~55 Gy。

(1)选择放射治疗应考虑的因素:①既往有剖腹手术史、腹膜炎、附件炎史,可能有肠管粘连、肠管与腹膜的粘连及肠管与附件的粘连,进行大剂量的放射治疗时易损伤膀胱及肠管。②阴道狭窄者行腔内治疗时,直肠及膀胱的受量增大。③内脏下垂者,下垂的内脏有被照射的危险。④放射耐受不良的患者,能手术时尽量手术治疗。⑤残端癌患者子宫颈变短,膀胱和直肠与子宫颈部接近,有与膀胱、直肠粘连的可能,使邻近器官受量大,且由于既往的手术改变了子宫颈部的血流分布,使放射敏感性降低。

(2)放射治疗的时机。①术前照射:在手术前进行的放射治疗为术前照射。术前照射的目的为使手术困难的肿瘤缩小,以利手术,如Ⅰ B2 期肿瘤,减少肿瘤细胞的活性,防止手术中挤压造成游离的肿瘤细胞发生转移,手术野残存的微小病灶放射治疗后灭活,可防止术后复发。术前照射一般取放射剂量的半量,术前照射一般不良反应较大,常造成术中困难、术后创伤组织复原困难。②术中照射:即在开腹手术中,术中对准病灶部位进行放射。这是近些年来出现的一种新的、较为理想的治疗方式。③术后照射:对术后疑有癌残存及淋巴清扫不彻底者应进行术后补充治疗。

术后照射的适应证:盆腔淋巴结阳性者,宫旁有浸润、切缘有病灶者,子宫颈原发病灶大或有脉管癌栓者,阴道切除不足者。术后照射的原则:为体外照射。应根据术者术中的情况进行全盆腔或中央挡铅进行盆腔四野照射,总的肿瘤剂量可达 45~50 Gy。

(3)放射治疗后并发症。①丧失内分泌功能:完全采用放射治疗,使卵巢功能丧失。造成性功能减退、性欲下降。若手术后保留卵巢者,则应游离悬吊双卵巢,并放置标志物,使体外照射治疗时可保留双卵巢功能。②放射性炎症使器官功能受损,包括阴道狭窄及闭锁:放射治疗后阴道上端及阴道旁组织弹性发生变化,黏膜变薄、充血、干燥、易裂伤,甚至上段粘连发生闭锁。放射性膀胱炎:治疗期间可发生较严重的急性膀胱炎,出现尿频、尿急、尿痛、血尿等表现,远期可出现慢性膀胱炎的表现。放射性肠炎：可表现为腹痛、顽固性腹泻、营养不良等表现。骨髓抑制：放射性治疗可造成骨髓抑制，白细胞计数降低、贫血及出血倾向。③放射治疗后可引发远期癌症：如卵巢癌、结肠癌、膀胱癌及白血病。

2.手术治疗

(1)手术适应证：手术治疗是早期子宫颈浸润癌的主要治疗方法之一。其适应证原则上限于Ⅰ期及ⅡB期以下的病例，特别情况应当另行考虑。患者年轻、卵巢无病变、为鳞状细胞癌，可以保留卵巢。

(2)禁忌证：患者体质不良，过于瘦弱。过于肥胖，对极度肥胖的患者选择手术时应慎重。伴有严重心、肺、肝、肾等内科疾病不能耐受手术者，不宜行手术治疗。对 70 岁以上有明显内科并发症的高龄患者尽量采用放射治疗。

(3)不同期别的手术范围。①ⅠA1 期：行扩大筋膜外全子宫切除术。本手术按一般筋膜外全子宫切除术进行。阴道壁需切除 0.5～1 cm。②ⅠA2 期：行次广泛全子宫切除术。本术式需切除的范围为全子宫切除合并切除宫旁组织 1.5～2 cm，宫骶韧带 2 cm，阴道壁需切除 1.5～2 cm。手术时必须游离输尿管内侧，将其推向外侧。游离输尿管时必须保留其营养血管。同时应行盆腔淋巴结切除术。③ⅠB～ⅡA 期：行广泛性全子宫切除术及盆腔淋巴结清扫术。对于年轻、鳞癌患者应考虑保留附件。切除子宫时必须打开膀胱侧窝、隧道及直肠侧窝，游离输尿管，并将子宫的前后韧带、两侧韧带及结缔组织分离和切断，主韧带周围的脂肪组织亦需切除。切除主韧带的多少可以根据病灶浸润范围决定，至少要在癌灶边缘以外2.5 cm以上，一般切除的宫旁组织及主韧带应在 3 cm 以上，有时甚至沿盆壁切除之。阴道上段有侵犯时，应切除病灶达外缘 1 cm 以上。需清除的盆腔淋巴结为髂总、髂内、髂外、腹股沟深、闭孔及子宫旁等淋巴结，必要时需清除腹主动脉旁、骶前等淋巴结。

此外，有人主张对ⅡB 期及部分ⅢB 期病例行超子宫根治术，即将主韧带从其盆壁附着的根部切除。对ⅣA 期年轻、全身一般情况好的病例行盆腔脏器切除术。但这些手术范围广，创伤大，手术后并发症多，即使有条件的大医院也需慎重考虑。

(4)手术后常见并发症及其防治。

膀胱功能障碍：子宫颈癌行广泛性全子宫切除术由于术中必须游离输尿管、分离下推膀胱，处理子宫各韧带，切除组织较多，常易损伤支配膀胱的副交感神经，引起术后膀胱逼尿肌功能减弱，影响膀胱功能，导致排尿困难、尿潴留、尿路感染。为减少此并发症，术中处理宫骶韧带及主韧带时应尽量保留盆腔神经丛及其分支。分离膀胱侧窝及直肠时尽量减少神经纤维的损伤，保留膀胱上、下动脉及神经节。手术操作要轻柔，止血细致。术后认真护理，防止继发感染。常规保留输尿管 14 天，后 2 天尿管要定时开放，做膀胱操，每 2～3 小时开放半小时，促进膀胱舒缩功能的恢复。拔除输尿管后，做好患者思想工作，消除其顾虑和紧张情绪，让患者试行排尿。如能自解，需测残余尿，以了解排尿功能。如残余尿小于 100 mL，则认为膀胱功能已基本恢复，不必再保留输尿管。如剩余尿大于 120 mL，则需继续保留输尿管，并可做下腹热敷、耻上封闭、针灸、超声、理疗等促进膀胱功能恢复。同时应注意外阴清洁，给抗生素预防感染。

输尿管瘘：术中游离输尿管时，易损伤输尿管鞘或影响其局部血循环，加之术后继发感染、粘连、排尿不畅等,可使输尿管壁局部损伤处或血供障碍处发生坏死、脱落,形成输尿管瘘。输尿管瘘最常发生于术后1~3周。为防止输尿管瘘的形成,应提高手术技巧,术中尽量保留输尿管的外鞘及营养血管,术后预防盆腔感染。如术中发现输尿管损伤,应立即进行修补,多能愈合。术后发生输尿管瘘,可在膀胱镜下试行瘘侧插入输尿管导管,一般保留2~3周可自愈。若导管通不过修补口,则需行肾盂造瘘,之后行吻合术,修补性手术应在损伤发现后3~6个月进行。

盆腔淋巴囊肿:行盆腔淋巴结清扫术后,腹膜后留有无效腔,回流的淋巴液滞留在腹膜后形成囊肿,即盆腔淋巴囊肿。常于术后1周左右在下腹部腹股沟上方或其下方单侧或双侧触及卵圆形囊肿,可有轻压痛。一般可在1~2个月内自行吸收。也可用大黄、芒硝局敷或热敷消肿,促进淋巴液吸收。如囊肿较大有压迫症状或继发感染,应用广谱抗生素,或行腹膜外切开引流术。

盆腔感染:因手术范围大,时间长,剥离创面多,渗血、渗出液聚积等,易发生盆腔感染。若抗生素应用无效,且有脓肿形成,宜切开引流。术中若在双侧闭孔窝部位放置橡皮条经阴道断端向阴道外引流,可减少盆腔感染的发生。

3.手术前后放射治疗

对ⅠB2期菜花型、年轻ⅡB期患者,最好在术前先给半量放射治疗,以缩小局部肿瘤,使手术易于进行,减低癌瘤的活力,避免手术时的扩散,减少局部复发的机会。放射治疗结束后应在4~6周内手术。术后放射治疗适用于术中发现有盆腔淋巴结有癌转移、宫旁组织癌转移、手术切缘有癌细胞残留者,以提高术后疗效。

4.化学治疗

手术及放射治疗对于早期子宫颈癌的疗效均佳,但是对中晚期、低分化病例的疗效均不理想。近30年来,随着抗癌药物的不断问世,使晚期病例在多药联合治疗、不同途径给药等综合治疗下生存期有所延长。作为肿瘤综合治疗的一种手段,化学治疗本身具有一定疗效,同时对于放射治疗有一定的增敏作用。子宫颈癌的化学治疗主要用于下述3个方面:①对复发、转移癌的姑息治疗。②对局部巨大肿瘤患者术前或放射治疗前的辅助治疗。③对早期但有不良预后因素患者的术后或放射治疗中的辅助治疗。

化学治疗与手术或放射治疗并用,综合治疗的意义在于:杀灭术野或照射野以外的癌灶,杀灭术野内的残存病灶或照射野内的放射线抵抗性癌灶,使不能手术的大癌灶缩小,提高手术切除率,增加放射敏感性。

(1)常用单一化学治疗用药:顺铂(DDP)、博莱霉素(BLM)、异环磷酰胺(IFO)、氟尿嘧啶(5-FU)、环磷酰胺(CTX)、阿霉素(ADM)、氨甲蝶呤(MTX)等效果较好。如顺铂20~50 mg/m²,静脉滴注,每3周为一周期,其单药反应率为6%~25%。

(2)联合静脉全身化学治疗常用的方案有:①博莱霉素10 mg/m²,肌内注射,每周1次,每3周重复。②长春新碱1.5 mg/m²,静脉滴注,第1天,每10天重复。顺铂50~60 mg/m²,静脉滴注,第1天,4周内完成3次。③异环磷酰胺5 g/m² 静脉滴注。卡铂300 mg/m²(AUC=4.5)静脉滴注,每4周重复。④顺铂60 mg/m²,静脉滴注,第1天。长春瑞滨25 mg/m² 静脉滴注,第1天,每3周重复。博莱霉素15 mg,静脉滴注,第1天,8天,15天。

(3)动脉插管化学治疗:采用区域性动脉插管灌注化学治疗药物,可以提高肿瘤内部的药物浓度,使肿瘤缩小,增加手术机会。在控制盆腔肿瘤的同时又可减少对免疫系统的影响,因而可以提高疗效。所使用的药物与全身化学治疗所使用的药物相同,但可根据所具有的条件采用不同的途径给药,如髂内动脉插管、腹壁下动脉插管、子宫动脉插管等,在插管化学治疗的同时还可加用暂时性动脉栓塞来延长药物的作用时间。常采用的化学治疗方案为:①顺铂 70 mg/m²,博莱霉素 15 mg/m²,长春瑞滨 25 mg/m²,动脉注射,一次推注,3~4 周重复。②顺铂 70 mg/m²,吡柔比星 40 mg/m²,长春瑞滨 25 mg/m²,动脉注射,一次推注,3~4 周重复。③顺铂 70 mg/m²,阿霉素 25~50 mg/m²,动脉注射,一次推注。环磷酰胺 600 mg/m²,静脉注射,分两次入小壶,3~4 周重复。

(八)预后

子宫颈癌的预后与临床期别、有无淋巴结转移、肿瘤分级等的关系最密切。临床期别高、组织细胞分化差、淋巴结阳性为危险因素。据 FIGO 资料,子宫颈癌的 5 年存活率Ⅰ期为 85%,Ⅱ期为 60%,Ⅲ期为 30%,Ⅳ期为 10%。国内中国医科院肿瘤医院放射治疗的 5 年生存率为Ⅰ期95.6%,Ⅱ期 82.7%,Ⅲ期 26.6%。手术治疗的 5 年生存率为Ⅰ期 95.6%,Ⅱ期 68.7%。子宫颈癌的主要死亡原因是肿瘤压迫双侧输尿管造成的尿毒症,肿瘤侵蚀血管引起的大出血以及感染、恶病质等。

二、子宫颈腺癌

子宫颈腺癌较子宫颈鳞癌少见,占子宫颈浸润癌的 5%~15%,近年来发病率有上升趋势。发病平均年龄为 54 岁,略高于子宫颈鳞状细胞癌,但 20 岁以下妇女的子宫颈癌以腺癌居多。子宫颈腺癌的发病原因仍不清楚,但一般认为与子宫颈鳞癌病因不同。腺癌的发生与性生活及分娩无关,而可能与性激素失衡,服用外源性雌激素及 HPV18 型感染及其他病毒的感染有关。

(一)病理特点

1.子宫颈腺癌大体形态

在早期微浸润癌时,子宫颈表面可光滑或呈糜烂、息肉、乳头状。当子宫颈浸润到颈管壁、病灶大到一定程度时,颈管扩大使整个子宫颈呈现为"桶状宫颈",子宫颈表面光滑或轻度糜烂,但整个子宫颈质硬。外生型者可呈息肉状、结节状、乳头状、菜花状等。

2.子宫颈腺癌组织学类型

日前尚无统一的病理学分类标准,但以子宫颈管内膜腺癌最常见。其组织形态多种多样,常见者为腺性,其次为黏液性。高度分化的腺癌有时与腺瘤样增生很难区别,而分化不良的腺癌有时则极似分化很差的鳞状细胞癌。腺癌中含有鳞状化生的良性上皮,称为腺棘皮癌。如鳞状上皮有重度间变,称为腺鳞癌。黏液性腺癌的特征是产生黏液,根据细胞的分化程度分为高、中、低分化。子宫颈腺癌中还有几种特殊组织起源的腺癌,如子宫颈透明细胞癌(起源于残留的副中肾管上皮)、子宫颈中肾癌(起源于残留的中肾管)、浆液乳头状腺癌、未分化腺癌、微偏腺癌(黏液性腺癌中的一种)等。

(二)转移途径及临床分期

同子宫颈鳞癌。

(三)诊断及鉴别诊断

症状与子宫颈鳞癌大致相同,可有异常阴道流血包括接触性出血、白带内带血、不规则阴道流血或绝经后阴道出血。但子宫颈腺癌患者的白带有其特点,一般为水样或黏液样,色白,量大、无臭味。患者常主诉大量黏液性白带,少数呈黄水样脓液,往往一天要换数次内裤或卫生垫。查体见子宫颈局部可光滑或呈糜烂、息肉状生长;部分子宫颈内生性生长,呈有特色的质硬的桶状子宫颈。根据症状及体征还需做以下检查。阴道细胞学涂片检查假阴性率高,阳性率较低,易漏诊。因此,阴道细胞学涂片检查只能用于初筛,如症状与涂片结果不符,需进一步检查。如细胞学检查腺癌细胞为阳性,还应行分段诊刮术,以明确腺癌是来自子宫内膜还是来自子宫颈管。子宫颈腺癌的确诊必须依靠病理检查。活检对ⅠA期的诊断比较困难,因为活检所取的组织仅为小块组织,难以肯定浸润的深度,要诊断腺癌是否属于ⅠA期,有人建议行子宫颈锥形切除术。

(四)治疗

子宫颈腺癌对放射治疗不甚敏感。其治疗原则是只要患者能耐受手术,病灶估计尚能切除,早中期患者应尽量争取手术治疗。晚期病例手术困难或估计难以切干净者,在术前或术后加用动脉插管化学治疗、全身化学治疗或放射治疗可能有助于提高疗效。

1.Ⅰ期

行广泛性全子宫切除＋双附件切除术及双侧盆腔淋巴结清扫术。

2.Ⅱ期

能手术者行广泛性全子宫切除＋双附件切除术及双侧盆腔淋巴结清扫术,根据情况决定术前或术后加用放、化学治疗。病灶大者可于术前放射治疗,待病灶缩小后再手术。如病灶较小,估计手术能切除者,可先手术,根据病理结果再决定是否加用放射治疗。

3.Ⅲ期及Ⅳ期

宜用放射治疗为主的综合治疗。若病变仅侵犯膀胱黏膜或直肠黏膜,腹主动脉旁淋巴结病理检查为阴性者,可考虑行全、前或后盆腔除脏术。

三、子宫颈复发癌

子宫颈复发癌是指子宫颈癌经根治性手术治疗后1年,放射治疗后超过半年又出现癌灶。据报道,子宫颈晚期浸润癌治疗后,约有35%将来会复发,其中50%复发癌发生于治疗后第1年内,70%以上发生于治疗后3年内,10年后复发的机会较少。如治疗10年后复发,则称为子宫颈晚期复发癌。复发可分为手术后复发及放射治疗后复发。复发部位以盆腔为主,占60%～70%;远处复发相对较少,占30%～40%,其中以锁骨上淋巴结、肺、骨、肝多见。

(一)诊断

1.症状

随复发部位不同而异。早期或部分患者可无症状。

(1)中心性复发:子宫颈、阴道或宫体的复发,常见于放射治疗后复发。最常见的症状有白带增多(水样或有恶臭)和阴道出血。

(2)宫旁复发:盆壁组织的复发。下腹痛、腰痛及骶髂部疼痛、下肢痛伴水肿、排尿排便困难为宫旁复发的常见症状。

(3)远处复发及转移：咳嗽、咯血、胸背疼痛或其他局部疼痛为肺或其他部位转移的症状。

(4)晚期恶病质患者可出现食欲减退、消瘦、贫血等全身消耗表现。

2.体征

阴道和/或子宫颈复发，窥视阴道可见易出血的癌灶。盆腔内复发可发现低位盆腔内有肿块或片状增厚。但需注意，宫颈局部结节感、溃疡坏死及盆腔内片状增厚疑有复发时，应与放射线引起的组织反应相鉴别。全身检查应注意有无可疑病灶及浅表淋巴结肿大，尤其是左锁骨上淋巴结有无转移。

3.辅助检查

(1)细胞学和阴道镜检查：对中心性复发的早期诊断有帮助。但放射治疗后局部变化，尤其阴道上端闭锁者常影响检查的可靠性，需有经验者进行检查以提高准确率。

(2)病理检查：诊断复发必须依靠病理。对可疑部位行多点活检、颈管刮术或分段诊刮取子宫内膜，必要时行穿刺活检等。

(3)其他辅助检查：胸部或其他部位的 X 线检查，盆腹腔彩色 B 超、CT、磁共振成像、PET-CT等，同位素肾图及静脉肾盂造影等检查对诊断盆腔内复发和盆腔外器官转移可提供一定的参考价值和依据。

(二)治疗

子宫颈复发癌的治疗，主要依据首次治疗的方法、复发部位以及肿瘤情况等因素而分别采取以下治疗。

1.放射治疗

凡手术后阴道残端复发者，可采用阴道腔内后装放射治疗。如阴道残端癌灶较大，累及盆壁，应加盆腔野的体外放射治疗。

2.手术治疗

放射治疗后阴道、子宫颈部位复发者，可予手术治疗，但在放射治疗区域内手术难度大，并发症多，需严格选择患者。

3.综合治疗

对较大的盆腔复发灶，可先行盆腔动脉内灌注抗癌化学治疗药物，待肿块缩小后再行放射治疗。放射治疗后的盆腔内复发灶，能手术切除者应先切除，术后给予盆腔动脉插管化学治疗。不能手术者，可行动脉插管化学治疗和/或应用高能放射源中子束进行放射治疗。对肺、肝的单发癌灶，能切除者考虑先行切除，术后加全身或局部化学治疗。不能手术者、锁骨上淋巴结转移或多灶性者，可化学治疗与放射治疗配合应用。化学治疗对复发癌也有一定疗效。化学治疗方案见子宫颈鳞状细胞癌的化学治疗。

四、子宫颈残端癌

子宫次全切除术后，残留的子宫颈以后又发生癌称为子宫颈残端癌，可分为真性残端癌和隐性残端癌。前者为次全子宫切除术后发生，后者为次全子宫切除时癌已存在，而临床上漏诊，未能发现。随着次全子宫切除术的减少，子宫颈残端癌的发生已非常少见，国内报道仅占子宫颈癌的 1% 以下。

（一）治疗

与一般子宫颈癌一样,应根据不同期别决定治疗方案。但由于次全子宫切除术后残留的子宫颈管较短,腔内放射治疗受很大限制,宫旁及盆腔组织的照射剂量较一般腔内放射治疗量小,需通过外照射做部分补充。Ⅰ期及ⅡA期子宫颈残端癌仍可行手术治疗,但是由于前次手术后盆腔结构有变化,手术有一定难度,极易出现输尿管及肠管的损伤。不能手术者可行放射治疗。

（二）预防

因妇科疾患需行子宫切除术前,应了解子宫颈情况,常规做子宫颈刮片细胞学检查,必要时做阴道镜检查及子宫颈活检,以排除癌变。除年轻患者外,尽量行全子宫切除术而不做次全子宫切除术。即使保留子宫颈,也应去除颈管内膜及子宫颈的移行带区。

第四节　卵　巢　肿　瘤

卵巢肿瘤是常见的妇科肿瘤,由于卵巢位于盆腔深部,早期病变不易发现,一旦出现症状多属晚期,应高度警惕。卵巢上皮性肿瘤好发于 50～60 岁的妇女,5 年生存率一直徘徊于 30%～40%,病死率居妇科恶性肿瘤首位,已成为严重威胁妇女生命和健康的主要肿瘤。卵巢生殖细胞肿瘤多见于 30 岁以下的年轻女性,恶性程度高,由于有效化学治疗方案的应用,使卵巢恶性生殖细胞肿瘤的治疗效果有了明显的提高,病死率从 90% 降至 10%。

一、卵巢肿瘤概论

卵巢组织成分非常复杂,是全身各脏器原发肿瘤类型最多的器官,不同类型卵巢肿瘤的组织学结构和生物学行为都存在很大的差异。除组织类型繁多外,尚有良性、交界性和恶性之分。卵巢亦为胃肠道恶性肿瘤、乳腺癌、子宫内膜癌等的常见转移部位。

（一）组织学分类

最常用的分类是世界卫生组织的卵巢肿瘤组织学分类。该分类于 1973 年制定,2003 年修改,2014 年再次修订。主要的组织学分类如下。

1.上皮性肿瘤

上皮性肿瘤占原发性卵巢肿瘤的 50%～70%,其恶性类型占卵巢恶性肿瘤的 85%～90%。上皮性肿瘤细胞来源于卵巢表面的表面上皮,而表面上皮来自原始的体腔上皮,具有分化为各种苗勒管上皮的潜能。若向输卵管上皮分化,形成浆液性肿瘤;向宫颈黏膜分化,形成黏液性肿瘤;向子宫内膜分化,形成子宫内膜样肿瘤。

2.生殖细胞肿瘤

生殖细胞肿瘤占卵巢肿瘤的 20%～40%。生殖细胞来源于生殖腺以外的内胚叶组织,在其发生、移行及发育过程中,均可发生变异,形成肿瘤。生殖细胞有发生多种组织的功能,未分化者为无性细胞瘤,胚胎多能者为胚胎癌,向胚胎结构分化为畸胎瘤,向胚外结构分化为内胚窦瘤、绒毛膜癌。

3.性索间质肿瘤

性索间质肿瘤约占卵巢肿瘤的5%。性索间质来源于原始体腔的间叶组织,可向男女两性分化。性索向上皮分化形成颗粒细胞瘤或支持细胞瘤,向间质分化形成卵泡膜细胞瘤或间质细胞瘤。此类肿瘤常有内分泌功能,故又称功能性卵巢肿瘤。

4.继发性肿瘤

继发性肿瘤占卵巢肿瘤的5%~10%,其原发部位多为胃肠道、乳腺及生殖器官。

(二)临床表现

1.卵巢良性肿瘤

早期肿瘤较小,多无症状,常在妇科检查时偶然发现。肿瘤增至中等大时,感腹胀或腹部扪及肿块,边界清楚。妇科检查在子宫一侧或双侧触及球形肿块,多为囊性、表面光滑、活动与子宫无粘连。若肿瘤长大充满盆、腹腔即出现压迫症状,如尿频、便秘、气急、心悸等。腹部膨隆,肿块活动度差,叩诊呈实音,无移动性浊音。

2.卵巢恶性肿瘤

早期常无症状,可在妇科检查发现。主要症状为腹胀、腹部肿块及腹水,症状的轻重决定于:①肿瘤的大小、位置、侵犯邻近器官的程度;②肿瘤的组织学类型;③有无并发症。肿瘤若向周围组织浸润或压迫神经,可引起腹痛、腰痛或下肢疼痛;若压迫盆腔静脉,出现下肢水肿;若为功能性肿瘤,产生相应的雌激素或雄激素过多症状。晚期可表现消瘦、严重贫血等恶病质征象。三合诊检查在阴道后穹隆触及盆腔内硬结节,肿块多为双侧,实性或半实性,表面凹凸不平,不活动,常伴有腹水。有时在腹股沟、腋下或锁骨上可触及肿大淋巴结。

(三)并发症

1.蒂扭转

蒂扭转为常见的妇科急腹症,约10%的卵巢肿瘤并发蒂扭转。好发于瘤蒂长、中等大、活动度良好、重心偏于一侧的肿瘤(如畸胎瘤)。常在患者突然改变体位时,或妊娠期和产褥期子宫大小、位置改变时发生蒂扭转。卵巢肿瘤扭转的蒂由骨盆漏斗韧带、卵巢固有韧带和输卵管组成。发生急性扭转后静脉回流受阻,瘤内极度充血或血管破裂瘤内出血,致使瘤体迅速增大,后因动脉血流受阻,肿瘤发生坏死变为紫黑色,可破裂和继发感染。其典型症状是突然发生一侧下腹剧痛,常伴恶心、呕吐甚至休克,为腹膜牵引绞窄引起。妇科检查扪及肿物张力大,压痛,以瘤蒂部最明显。有时不全扭转可自然复位,腹痛随之缓解。蒂扭转一经确诊,应尽快行剖腹手术,术时应在蒂根下方钳夹后再将肿瘤和扭转的瘤蒂切除,钳夹前不可将扭转回复,以防栓塞脱落。

2.破裂

约3%的卵巢肿瘤会发生破裂,破裂有自发性和外伤性两种。自发性破裂常因肿瘤生长过速所致,多为肿瘤浸润性生长穿破囊壁。外伤性破裂常因腹部受重击、分娩、性交、妇科检查及穿刺等引起。其症状轻重取决于破裂口大小、流入腹腔囊液的性质和数量。小囊肿或单纯浆液性囊腺瘤破裂时,患者仅感轻度腹痛,大囊肿或成熟畸胎瘤破裂后,常致剧烈腹痛、伴恶心呕吐,有时导致腹腔内出血、腹膜炎及休克。妇科检查可发现腹部压痛、腹肌紧张,可有腹水征,原有肿块摸不到或扪及缩小张力低的肿块。疑有肿瘤破裂应立即剖腹探查,术中应尽量吸净囊液,并涂片行细胞学检查,清洗腹腔及盆腔,切除标本应行仔细的肉眼观察,尤需注意破口边缘有无恶变并送病理学检查。

3.感染

感染较少见,多因肿瘤扭转或破裂后引起,也可来自邻近器官感染灶如阑尾炎扩散。临床表现为发热、腹痛、肿块及腹部压痛、反跳痛、腹肌紧张及白细胞计数升高等。治疗应先应用抗生素抗感染,后行手术切除肿瘤。若短期内不能控制感染,宜急诊手术。

4.恶变

卵巢良性肿瘤可发生恶变,恶变早期无症状,不易发现。若发现肿瘤生长迅速,尤其双侧性,应考虑恶变。近年来,子宫内膜异位囊肿恶变引起临床高度关注,因此,确诊为卵巢肿瘤者应尽早手术明确性质。

(四)诊断

病理学是诊断卵巢肿瘤的标准。临床表现和相关的辅助检查有助于诊断。

卵巢肿瘤无特异性症状,常于体检时发现。根据患者的年龄、病史及局部体征等特点可初步确定是否为卵巢肿瘤,并对良、恶性进行评估。术前常用的辅助诊断方法有以下几种。

1.影像学检查

(1)超声:能检测肿块部位、大小、形态,提示肿瘤性质,鉴别卵巢肿瘤、腹水和结核性包裹性积液,超声检查的临床诊断符合率大于90％。通过彩色多普勒超声扫描,能测定卵巢及其新生组织血流变化,有助于诊断。

(2)胸部、腹部X线平片:对判断有无胸腔积液、肺转移和肠梗阻有诊断意义。卵巢畸胎瘤,腹部平片可显示牙齿及骨质,囊壁为密度增高的钙化层,囊腔呈放射透明阴影。

(3)CT检查:可清晰显示肿块形态,良性肿瘤多呈均匀性吸收,囊壁薄,光滑,恶性肿瘤轮廓不规则,并向周围浸润或伴腹水。CT还可显示有无肝、肺结节及腹膜后淋巴结转移。

(4)磁共振成像(MRI):MRI具有较高的软组织分辨度,在判断子宫病变的性质、评估肿瘤局部浸润的程度、周围脏器的浸润、有无淋巴转移、有无肝脾转移和确定手术方式时有重要参考价值。

(5)PET-CT检查:正电子发射计算机断层显像(PET-CT)是将PET与CT完美融为一体的现代影像学检查。由PET提供病灶详尽的功能与代谢等分子信息,而CT提供病灶的精确解剖定位,一次显像可获得全身各方位的断层图像,具有灵敏、准确、特异及定位精确等特点,可一目了然地了解全身整体状况,达到早期发现病灶和诊断疾病的目的。PET-CT更有助于复发卵巢癌的定性和定位诊断。

2.肿瘤标志物

不同类型卵巢肿瘤有相对较为特殊标志物,可用于辅助诊断及病情监测。

(1)CA125:80％的卵巢上皮癌患者CA125水平高于正常值,90％以上的患者CA125水平的高低与病情缓解或恶化相一致,可用于病情监测,敏感性高。

(2)人附睾蛋白4(HE4):是一种新的卵巢癌肿瘤标志物。正常生理情况下,HE4在卵巢癌组织和患者血清中均高度表达,可用于卵巢癌的早期检测、鉴别诊断、治疗监测及预后评估。88％的卵巢癌患者都会出现HE4升高的现象。与CA125相比,HE4的敏感度更高、特异性更强,尤其是在疾病初期无症状表现的阶段。HE4 与 CA125 两者联合应用,诊断卵巢癌的敏感性可增加到 92%,并将假阴性结果减少 30%,大大增加了卵巢癌诊断的准确性。

(3)CA199 和 CEA 等肿瘤标志物在卵巢上皮癌患者中也会升高,尤其对卵巢黏液性癌的诊断价值较高。

(4)甲胎蛋白(AFP):对卵巢内胚窦瘤有特异性价值,对未成熟畸胎瘤、混合性无性细胞瘤中含卵黄囊成分者有协助诊断意义。

(5)HCG:对于原发性卵巢绒癌有特异性。

(6)性激素:颗粒细胞瘤、卵泡膜细胞瘤可产生较高水平雌激素。

3.腹腔镜检查

腹腔镜可直接观察肿块状况,对盆腔、腹腔及横膈部位进行窥视,并在可疑部位进行多点活检,抽吸腹腔液行细胞学检查。

4.细胞学检查

腹水或腹腔冲洗液找癌细胞对Ⅰ期患者进一步确定分期及选择治疗方法有意义,若有胸腔积液应做细胞学检查确定有无胸腔转移。

(五)鉴别诊断

1.卵巢良性肿瘤与恶性肿瘤的鉴别

见表 7-1。

表 7-1　卵巢良性肿瘤与恶性肿瘤鉴别

鉴别内容	良性肿瘤	恶性肿瘤
病史	病程长,生长缓慢	病程短,迅速增大
肿块部位及性质	单侧多,囊性,光滑,活动	双侧多,实性或囊实性,不规则,固定,后穹隆实性结节或肿块
腹水征	多无	常有腹水,可能查到恶性细胞
一般情况	良好	可有消瘦、恶病质
超声检查	为液性暗区,边界清晰,有间隔光带	液性暗区内有杂乱光团、光点,界限不清
CA125 *(大于 50 岁)	小于 35 U/mL	大于 35 U/mL

 * 因 50 岁以下患者常有盆腔炎、子宫内膜异位症等可使 CA125 升高的疾病,故参考价值不大。50 岁以上患者中,若有卵巢肿块伴 CA125 升高,则恶性者可能性大,有鉴别诊断意义

2.卵巢良性肿瘤的鉴别诊断

(1)卵巢瘤样病变:滤泡囊肿和黄体囊肿最常见。多为单侧,直径小于 5 cm,壁薄,暂行观察或口服避孕药,2~3 个月内自行消失,若持续存在或长大,应考虑为卵巢肿瘤。

(2)输卵管卵巢囊肿:为炎性囊性积液,常有不孕或盆腔感染史,两侧附件区条形囊性肿块,边界较清,活动受限。

(3)子宫肌瘤:浆膜下肌瘤或肌瘤囊性变易与卵巢实体瘤或囊肿混淆。肌瘤常为多发性,与子宫相连,检查时肿瘤随宫体及宫颈移动。超声检查可协助鉴别。

（4）妊娠子宫：妊娠早期或中期时，子宫增大变软，峡部更软，三合诊时宫体与宫颈似不相连，易将宫体误认为卵巢肿瘤。但妊娠妇女有停经史，作 HCG 测定或超声检查即可鉴别。

（5）腹水：大量腹水应与巨大卵巢囊肿鉴别，腹水常有肝病、心脏病史，平卧时腹部两侧突出如蛙腹，叩诊腹部中间鼓音，两侧浊音，移动性浊音阳性；超声检查见不规则液性暗区，液平面随体位改变，其间有肠曲光团浮动，无占位性病变。巨大囊肿平卧时腹部中间隆起，叩诊浊音，腹部两侧鼓音，无移动性浊音，边界清楚；超声检查见圆球形液性暗区，边界整齐光滑，液平面不随体位移动。

3.卵巢恶性肿瘤的鉴别诊断

（1）子宫内膜异位症：子宫内膜异位症形成的粘连性肿块及直肠子宫陷凹结节与卵巢恶性肿瘤很难鉴别。前者常有进行性痛经、月经多，经前不规则阴道流血等。超声检查、腹腔镜检查是有效的辅助诊断方法，必要时应剖腹探查确诊。

（2）结核性腹膜炎：常合并腹水，盆腹腔内形成粘连性肿块。但多发生于年轻、不孕妇女，伴月经稀少或闭经。多有肺结核史，有消瘦、乏力、低热、盗汗、食欲缺乏等全身症状。妇科检查肿块位置较高，形状不规则，界限不清，不活动。叩诊时鼓音和浊音分界不清。X 线胸片检查、结核菌素试验等可协助诊断，必要时行剖腹探查取材行活体组织检查确诊。

（3）生殖道以外的肿瘤：需与腹膜后肿瘤、直肠癌、乙状结肠癌等鉴别。腹膜后肿瘤固定不动，位置低者使子宫、直肠或输尿管移位。直肠癌和乙状结肠癌多有相应的消化道症状，超声检查、钡剂灌肠、乙状结肠镜检等有助于鉴别。

（4）转移性卵巢肿瘤：与卵巢原发恶性肿瘤不易鉴别。对于双侧性、中等大、肾形、活动的实性肿块，应疑为转移性卵巢肿瘤，有消化道癌、乳癌病史者，更要考虑转移性卵巢肿瘤诊断。若患者有消化道症状应做胃镜检查，此外要排除其他可能的原发肿瘤。如未发现原发性肿瘤病灶，应做剖腹探查。

（5）慢性盆腔炎：有流产或产褥感染病史，有发热、下腹痛，妇科检查附件区有肿块及组织增厚、压痛、片状块物达盆壁。用抗生素治疗症状缓解，块物缩小。若治疗后症状、体征无改善，或块物增大，应考虑为盆腔或卵巢恶性肿瘤。超声检查有助于鉴别。

（六）恶性肿瘤的转移途径

卵巢恶性肿瘤的转移特点是外观局限的肿瘤，可在腹膜、大网膜、腹膜后淋巴结、横膈等部位有亚临床转移。主要通过直接蔓延及腹腔种植，瘤细胞可直接侵犯包膜，累及邻近器官，并广泛种植于盆腹膜及大网膜、横膈、肝表面。淋巴道也是重要的转移途径，有 3 种方式：①沿卵巢血管经卵巢淋巴管向上到腹主动脉旁淋巴结；②沿卵巢门淋巴管达髂内、髂外淋巴结，经髂总至腹主动脉旁淋巴结；③偶有沿圆韧带入髂外及腹股沟淋巴结。横膈为转移的好发部位，尤其右膈下淋巴丛密集，故最易受侵犯。血行转移少见，晚期可转移到肺、胸膜及肝。

（七）卵巢恶性肿瘤临床分期

卵巢恶性肿瘤临床分期现多采用 FIGO 手术-病理分期（表 7-2），用以估计预后和比较疗效。

表 7-2　卵巢癌、输卵管癌、腹膜癌的手术-病理分期(FIGO)

Ⅰ期	病变局限于卵巢或输卵管
ⅠA	肿瘤局限于一侧卵巢(包膜完整)或输卵管,卵巢和输卵管表面无肿瘤,腹水或腹腔冲洗液未找到癌细胞
ⅠB	肿瘤局限于双侧卵巢(包膜完整)或输卵管,卵巢和输卵管表面无肿瘤,腹水或腹腔冲洗液未找到癌细胞
ⅠC	肿瘤局限于单侧或双侧卵巢或输卵管,并伴有如下任何一项:
ⅠC1	手术导致肿瘤破裂
ⅠC2	手术前肿瘤包膜已破裂或卵巢、输卵管表面有肿瘤
ⅠC3	腹水或腹腔冲洗液发现癌细胞
Ⅱ期	肿瘤累及一侧或双侧卵巢或输卵管并有盆腔内扩散(在骨盆入口平面以下)或原发性腹膜癌
ⅡA	肿瘤蔓延或种植到子宫和/或输卵管和/或卵巢
ⅡB	肿瘤蔓延至其他盆腔内组织
Ⅲ期	肿瘤累及单侧或双侧卵巢、输卵管或原发性腹膜癌,伴有细胞学或组织学证实的盆腔外腹膜转移或证实存在腹膜后淋巴结转移
ⅢA1	仅有腹膜后淋巴结阳性(细胞学或组织学证实)
ⅢA1(ⅰ)	淋巴结转移最大直径小于等于 10 mm
ⅢA1(ⅱ)	淋巴结转移最大直径大于 10 mm
ⅢA2	显微镜下盆腔外腹膜受累,伴或不伴腹膜后阳性淋巴结
ⅢB	肉眼盆腔外腹膜转移,病灶最大直径小于等于 2 cm,伴或不伴腹膜后阳性淋巴结
ⅢC	肉眼盆腔外腹膜转移,病灶最大直径大于 2 cm,伴或不伴腹膜后阳性淋巴结(包括肿瘤蔓延至肝包膜和脾,但未转移到脏器实质)
Ⅳ期	超出腹腔外的远处转移
ⅣA	胸腔积液中发现癌细胞
ⅣB	腹腔外器官实质转移(包括肝实质转移和腹股沟淋巴结和腹腔外淋巴结转移)

(八)治疗

一经发现卵巢肿瘤,应行手术。手术目的:①明确诊断;②切除肿瘤;③恶性肿瘤进行手术-病理分期。术中不能确定肿瘤性质者,应将切下的卵巢肿瘤进行快速冷冻组织病理学检查,明确诊断。手术可通过腹腔镜和/或剖腹进行。术后应根据卵巢肿瘤的性质、组织学类型、手术-病理分期等因素来决定是否进行辅助治疗。

(九)随访与监测

卵巢恶性肿瘤易于复发,应长期予以随访和监测。

1.随访时间

术后 1 年内每月 1 次;术后 2 年每 3 月 1 次;术后 3～5 年视病情 4～6 月 1 次;5 年以后者每年 1 次。

2.监测内容

临床症状、体征、全身检查及盆腔检查(包括三合诊检查),超声检查。必要时做 CT 或 MRI 检查。肿瘤标志物测定,如 CA125、HE4、CA199、CEA、AFP、HCG、雌激素和雄激素等可根据病情选用。

(十)妊娠合并卵巢肿瘤

妊娠合并良性肿瘤以成熟囊性畸胎瘤及浆液性(或黏液性)囊腺瘤居多,占妊娠合并卵巢肿瘤的90%,恶性者以无性细胞瘤及浆液性囊腺癌为多。若无并发症,妊娠合并卵巢肿瘤一般无明显症状。早孕时三合诊即能查得。中期妊娠以后不易查得,需依靠病史及超声诊断。

早孕时肿瘤嵌入盆腔可能引起流产,中期妊娠时易并发蒂扭转,晚期妊娠时若肿瘤较大可导致胎位异常,分娩时可引起肿瘤破裂,若肿瘤位置低可梗阻产道导致难产。妊娠时盆腔充血,可能使肿瘤迅速增大,并促使恶性肿瘤扩散。

早孕合并卵巢囊肿,以等待至妊娠3个月后进行手术为宜,以免诱发流产。妊娠晚期发现者,可等待至足月,临产后若肿瘤阻塞产道即行剖宫产,同时切除肿瘤。

若诊断或疑为卵巢恶性肿瘤,应尽早手术,其处理原则同非孕期。

二、卵巢原发上皮性肿瘤

卵巢上皮性肿瘤为最常见的卵巢肿瘤,多见于中老年妇女,很少发生在青春期前女孩和婴幼儿。卵巢上皮性肿瘤分为良性、交界性和恶性。交界性肿瘤是指上皮细胞增生活跃及核异型,核分裂象增加,表现为上皮细胞层次增加,但无间质浸润,是一种低度潜在恶性肿瘤,生长缓慢,转移率低,复发迟。卵巢上皮性癌发展迅速,不易早期诊断,治疗困难,病死率高。

(一)发病原因及高危因素

卵巢上皮癌的发病原因一直未明。近年的研究证据表明,卵巢癌由卵巢表面表面上皮起源假说缺乏科学依据,卵巢外起源学说则引起高度重视,并提出了上皮性卵巢癌发生的二元理论。二元论将卵巢上皮癌分为两型,Ⅰ型卵巢癌包括了低级别卵巢浆液性癌及低级别卵巢子宫内膜样癌、透明细胞癌、黏液性癌和移行细胞癌;Ⅱ型卵巢癌包括了高级别卵巢浆液性癌及高级别卵巢子宫内膜样癌、未分化癌和恶性中胚叶混合性肿瘤(癌肉瘤)。Ⅰ型卵巢癌起病缓慢,常有前驱病变,多为临床早期,预后较好;Ⅱ型卵巢癌发病快,无前驱病变,侵袭性强,多为临床晚期,预后不良。两型卵巢癌的发生、发展可能有两种不同的分子途径,因而具有不同的生物学行为。高级别卵巢浆液性癌大多起源于输卵管的观点已被国际上多数研究者所接受。

此外,下列因素也可能与卵巢上皮癌的发病密切相关。

1.遗传因素

5%～10%的卵巢上皮癌具有遗传异常。上皮性卵巢癌的发生与3个遗传性癌综合征有关,即遗传性乳腺癌-卵巢癌综合征(HBOC),遗传性位点特异性卵巢癌综合征(HSSOC),和遗传性非息肉性结直肠癌综合征(HNPCC),最常见的是HBOC。真正的遗传性卵巢癌和乳腺癌一样,主要是由于 *BRCA*1 和 *BRCA*2 基因突变所致,属于常染色体显性遗传。

2.子宫内膜异位症

相关的形态学和分子遗传学的证据提示,卵巢子宫内膜样和透明细胞癌可能来源于子宫内膜异位症的病灶恶变。抑癌基因 *ARID*1A 基因突变不仅见于卵巢子宫内膜样癌和透明细胞癌的癌组织,同时见于邻近的子宫内膜异位症和癌变前期病灶,这是卵巢子宫内膜样癌和透明细胞癌起源异位子宫内膜的有力证据。

3.持续排卵

持续排卵使卵巢表面上皮不断损伤与修复,在修复过程中卵巢表面上皮细胞突变的可能性增加。减少或抑制排卵可减少卵巢上皮由排卵引起的损伤,可能降低卵巢癌发病危险。流行病学调查发现卵巢癌危险因素有未产、不孕,而多次妊娠、哺乳和口服避孕药有保护作用。

(二)病理

1.组织学类型

卵巢上皮肿瘤组织学类型主要有以下几种。

(1)浆液性肿瘤。①浆液性囊腺瘤:约占卵巢良性肿瘤的 25%。多为单侧,球形,大小不等,表面光滑,囊性,壁薄,内充满淡黄色清亮液体。有单纯性及乳头状两型,前者多为单房,囊壁光滑,后者常为多房,可见乳头,向囊外生长。镜下见囊壁为纤维结缔组织,内为单层柱状上皮,乳头分支较粗,间质内见砂粒体(成层的钙化小球状物)。②交界性浆液性囊腺瘤:中等大小,多为双侧,乳头状生长在囊内较少,多向囊外生长。镜下见乳头分支纤细而密,上皮复层不超过 3 层,细胞核轻度异型,核分裂象小于 1/HPF,无间质浸润,预后好。对于存在浸润性种植患者,晚期和复发概率增加。③浆液性囊腺癌:占卵巢恶性肿瘤的 40%~50%。多为双侧,体积较大,半实质性。结节状或分叶状,灰白色,或有乳突状增生,切面为多房,腔内充满乳头,质脆,出血、坏死。镜下见囊壁上皮明显增生,复层排列,一般在 5 层以上。癌细胞为立方形或柱状,细胞异型明显,并向间质浸润。

WHO 女性生殖道肿瘤分类中将浆液性癌分为低级别癌与高级别癌二类,采用的是安德森癌症中心的分类标准(表 7-3)。

表 7-3　卵巢浆液性癌组织学分类(WHO)

	高级别	低级别
组织病理特点	细胞核多形性,大小相差超过 3 倍	细胞核较均匀一致,仅轻到中度异型性
	核分裂数大于 12 个/HPF	核分裂数小于等于 12 个/HPF
	常见坏死和多核瘤巨细胞	无坏死或多核瘤巨细胞
		核仁可明显,可有胞质内黏液

注:级别的确定基于细胞形态,非组织结构

(2)黏液性肿瘤:黏液性肿瘤组织学上分为肠型、宫颈型或混合型,由肠型黏膜上皮或宫颈管黏膜上皮(苗勒氏体分化)组成。①黏液囊腺瘤:占卵巢良性肿瘤的 20%。多为单侧,圆形或卵圆形,体积较大,表面光滑,灰白色。切面常为多房,囊腔内充满胶冻样黏液,含黏蛋白和糖蛋白,囊内很少有乳头生长。镜下见囊壁为纤维结缔组织,内衬单层柱状上皮,可见杯状细胞及嗜银细胞。恶变率为 5%~10%。偶可自行破裂,瘤细胞种植在腹膜上继续生长并分泌黏液,在腹膜表面形成胶冻样黏液团块,极似卵巢癌转移,称腹膜假黏液瘤。腹膜假性黏液瘤主要继发于肠型分化的肿瘤,瘤细胞呈良性,分泌旺盛,很少见细胞异型和核分裂,多限于腹膜表面生长,一般不浸润脏器实质。手术是主要治疗手段,术中应尽可能切净所有肿瘤。然而,手术很少能根治,本病复发率高,患者需要多次手术,患者常死于肠梗阻。②交界性黏液性囊腺瘤:一般较大,少数为双侧,表面光滑,常为多房。切面见囊壁增厚,有实质区和乳头状形成,乳头细小、质软。镜下见上皮不超过 3 层,细胞轻度异型,细胞核大、染色深,有少量核分裂,增生上皮向腔内突出形成短粗的乳头,无间质浸润。③黏液性囊腺癌:占卵巢恶性肿瘤的 10%。

多为单侧,瘤体较大,囊壁可见乳头或实质区,切面为囊、实性,囊液混浊或血性。镜下见腺体密集,间质较少,腺上皮超过3层,细胞明显异型,并有间质浸润。

(3)卵巢子宫内膜样肿瘤:良性瘤较少见,多为单房,表面光滑,囊壁衬以单层柱状上皮,似正常子宫内膜。囊内被覆扁平上皮,间质内可有含铁血黄素的吞噬细胞。子宫内膜样交界性瘤很少见。卵巢子宫内膜样癌占卵巢恶性肿瘤的10%～24%,肿瘤单侧多,中等大,囊性或实性,有乳头生长,囊液多为血性。镜下特点与子宫内膜癌极相似,多为高分化腺癌或腺棘皮癌,常并发子宫内膜异位症和子宫内膜癌,不易鉴别何者为原发或继发。

(4)透明细胞肿瘤:来源于米勒管上皮,良性罕见,交界性者上皮由1～3层多角形靴钉状细胞组成,核有异型性但无间质浸润,常合并透明细胞癌存在。透明细胞癌占卵巢癌的5%～11%,患者均为成年妇女,平均年龄48～58岁,10%合并高血钙症。常合并子宫内膜异位症(25%～50%)。易转移至腹膜后淋巴结,对常规化学治疗不敏感。呈囊实性,单侧多,较大,镜下瘤细胞质丰富或呈泡状,含丰富糖原,排列成实性片、索状或乳头状。瘤细胞核异型性明显,深染,有特殊的靴钉细胞附于囊内及管状结构。

(5)勃勒纳瘤:由卵巢表面上皮向移行上皮分化而形成,占卵巢肿瘤的1.5%～2.5%。多数为良性,单侧,体积小(直径小于5 cm),表面光滑,质硬,切面灰白色漩涡或编织状。小肿瘤常位于卵巢髓质近卵巢门处。亦有交界性及恶性。

(6)未分化癌:在未分化癌中,小细胞癌最有特征。发病年龄9～43岁,平均24岁,70%的患者有高血钙。常为单侧,较大,表面光滑或结节状,切面为实性或囊实性,质软、脆,分叶或结节状,褐色或灰黄色,多数伴有坏死出血。镜检癌细胞为未分化小细胞,圆形或梭形,胞质少,核圆或卵圆有核仁,多见核分裂[(16～50)/10HPFs]。细胞排列紧密,呈弥散、巢状、片状生长。恶性程度极高,预后极差,90%的患者在1年内死亡。

2.组织学分级

在WHO女性生殖道肿瘤分类中,对卵巢上皮癌的组织学分级达成共识。浆液性癌分为低级别癌与高级别癌两类。子宫内膜样癌根据FIGO分级系统分3级,1级实性区域小于5%,2级实性区域5%～50%,3级实性区域大于50%。黏液性癌不分级,但分为3型:①非侵袭性(上皮内癌);②侵袭性(膨胀性或融合性);③侵袭性(浸润型)。浆黏液性癌按不同的癌成分各自分级。透明细胞癌和未分化癌本身为高级别癌,不分级。恶性布伦纳瘤的恶性成分参照尿路上皮癌分级,分为低级别和高级别。

肿瘤组织学分级对患者预后有重要的影响,应引起重视。

(三)治疗

1.良性肿瘤

若卵巢肿块直径小于5 cm,疑为卵巢瘤样病变,可作短期观察。一经确诊为卵巢良性肿瘤,应手术治疗。根据患者年龄、生育要求及对侧卵巢情况决定手术范围。年轻、单侧良性肿瘤应行患侧卵巢囊肿剥出或卵巢切除术,尽可能保留正常卵巢组织和对侧正常卵巢。即使双侧良性囊肿,也应争取行囊肿剥出术,保留正常卵巢组织。围绝经期妇女可行单侧附件切除或子宫及双侧附件切除术。术中剖开肿瘤肉眼观察区分良、恶性,必要时做冷冻切片组织学检查明确性质,确定手术范围。若肿瘤大或可疑恶性,尽可能完整取出肿瘤,防止囊液流出及瘤细胞种植于腹腔。巨大囊肿可穿刺放液,待体积缩小后取出,穿刺前需保护穿刺周围组织,以防囊液外溢,放液速度应缓慢,以免腹压骤降发生休克。

2.交界性肿瘤

手术是卵巢交界性肿瘤最重要的治疗,手术治疗的目标是将肿瘤完全切除。卵巢交界瘤建议行全面分期手术,是否要行腹膜后淋巴结系统切除或取样活检,多数研究者倾向否定意见,尤其是卵巢黏液性肿瘤。年轻患者可考虑行保留生育功能治疗。晚期复发是卵巢交界瘤的特点,78%在5年后甚至10～20年后复发。复发的肿瘤一般仍保持原病理形态,即仍为交界性肿瘤,复发的肿瘤一般仍可切除。

卵巢交界性瘤一般不主张进行术后化学治疗,化学治疗仅在以下几种情况考虑应用:①肿瘤期别较晚,有广泛种植,术后可施行3～6个疗程化学治疗;②有大网膜、淋巴结或其他远处部位浸润性种植的患者更可能发生早期复发,这些患者应按照低级别浆液性癌进行化学治疗。

3.恶性肿瘤

治疗原则是手术为主,辅以化学治疗、放射治疗及其他综合治疗。

(1)手术:是治疗卵巢上皮癌的主要手段。应根据术中探查及冷冻病理检查结果,决定手术范围,卵巢上皮癌第一次手术彻底性与预后密切相关。

早期(FIGO Ⅰ～Ⅱ期)卵巢上皮癌应行全面确定分期的手术,包括留取腹水或腹腔冲洗液进行细胞学检查,全面探查盆、腹腔,对可疑病灶及易发生转移部位多处取材做组织学检查,全子宫和双附件切除(卵巢动静脉高位结扎)、盆腔及腹主动脉旁淋巴结清除、大网膜和阑尾切除。一般认为,对于上皮性卵巢癌施行保留生育功能(保留子宫和对侧附件)的手术应是谨慎和严格选择的,必须具备以下条件方可施行:①患者年轻,渴望生育;②ⅠA期;③细胞分化好(G1);④对侧卵巢外观正常、剖探阴性;⑤有随诊条件。亦有研究者主张完成生育后视情况再行手术切除子宫及对侧附件。对于有高危因素而要求保留生育功能的患者则需充分知情。

晚期卵巢癌(FIGO Ⅲ～Ⅳ期)应行肿瘤细胞减灭术,术式与全面确定分期的手术相同,手术的主要目的是尽最大努力切除卵巢癌之原发灶和转移灶,使残余肿瘤直径小于1 cm,必要时可切除部分肠管或脾脏等。对于手术困难的患者可在组织病理学确诊为卵巢癌后,先行1～2程先期化学治疗后再进行手术。

复发性卵巢癌的手术治疗价值尚有争议,主要用于以下3个方面:①解除肠梗阻;②对二线化学治疗敏感的复发灶(化学治疗后间隔大于12个月)的减灭;③切除孤立的复发灶。对于复发癌的治疗多数只能缓解症状,而不是为了治愈,生存质量是最应该考虑的因素。

(2)化学药物治疗:为主要的辅助治疗。常用于术后杀灭残留癌灶,控制复发,也可用于复发病灶的治疗。化学治疗可以缓解症状,延长患者存活期。暂无法施行手术的晚期患者,化学治疗可使肿瘤缩小,为以后手术创造条件。

一线化学治疗是指首次肿瘤细胞减灭术后的化学治疗。常用化学治疗药物有顺铂、卡铂、紫杉醇、环磷酰胺、异环磷酰胺、氟尿嘧啶、博来霉素、长春新碱、依托泊苷(VP-16)等。近年来多以铂类药物和紫杉醇为主要的化学治疗药物,常用联合化学治疗方案见表7-4。根据病情可采用静脉化学治疗或静脉腹腔联合化学治疗。腹腔内化学治疗不仅能控制腹水,又能使小的腹腔内残存癌灶缩小或消失。化学治疗疗程数一般为6～9个疗程。二线化学治疗主要用于卵巢癌复发的治疗。选择化学治疗方案前应了解一线化学治疗用什么药物及药物累积量,一线化学治疗疗效如何,毒性如何,反应持续时间及停药时间。患者一线治疗中对铂类的敏感性对选择二线化学治疗具重要参考价值。二线化学治疗的用药原则:①以往未用铂类者可选用含铂类的联合化学治疗;②在铂类药物化学治疗后6个月以上出现复发,用以铂类为基础的二线化学治疗通常有效;③难治性患者不应再选用以铂类为主的化学治疗,而应选用与铂类无交叉耐药的药物,如紫杉醇、托扑替康、异环磷酰胺、六甲蜜胺、吉西他滨、脂质体阿霉素等。

表 7-4 卵巢上皮性癌常用联合化学治疗方案

方案	药物	剂量及方法	疗程间隔
TC	紫杉醇(T)	175 mg/m² 静脉滴注1次,3小时滴完	3周
	卡铂(C)	卡铂(剂量按 AUC=5 计算)静脉滴注1次	
TP	紫杉醇(T)	175 mg/m² 静脉滴注1次,3小时滴完	3周
	顺铂(P)	70 mg/m² 静脉滴注1次	
PC	顺铂(P)	70 mg/m² 静脉滴注1次	3~4周
	环磷酰胺(C)	700 mg/m² 静脉滴注1次	

(3)放射治疗:外照射对于卵巢上皮癌的治疗价值有限,可用于锁骨上和腹股沟淋巴结转移灶和部分紧靠盆壁的局限性病灶的局部治疗。对上皮性癌不主张以放射治疗作为主要辅助治疗手段,但在ⅠC期,或伴有大量腹水者经手术后仅有细小粟粒样转移灶或肉眼看不到有残留病灶的可辅以放射性同位素^{32}P腹腔内注射以提高疗效,减少复发,腹腔内有粘连时禁用。

(4)免疫治疗:靶向药物治疗是目前改善晚期卵巢癌预后的主要趋势。近几年,贝伐珠单抗在卵巢癌的一线治疗以及复发卵巢癌的治疗中都取得了较好的疗效,可提高患者的无瘤生存期,但其昂贵的价格使其还需进行价值医学方面的评价。

(四)预后

预后与分期、组织学分类及分级、患者年龄及治疗方式有关。以分期最重要,期别越早预后越好。据文献报道Ⅰ期卵巢癌,病变局限于包膜内,5年生存率达90%。若囊外有赘生物、腹腔冲洗液找到癌细胞降至68%;Ⅲ期卵巢癌,5年生存率为30%~40%;Ⅳ期卵巢癌仅为10%。低度恶性肿瘤疗效较恶性程度高者为佳,细胞分化良好者疗效较分化不良者好。对化学治疗药物敏感者,疗效较好。术后残余癌灶直径小于1 cm者,化学治疗效果较明显,预后良好。

(五)预防

卵巢上皮癌的病因不清,难以预防。但若能积极采取措施对高危人群严密监测随访、以早期诊治可改善预后。

(1)高危人群严密监测:40岁以上妇女每年应行妇科检查;高危人群每半年检查一次,早期发现或排除卵巢肿瘤。若配合超声检查、CA125检测等则更好。

(2)早期诊断及处理:卵巢实性肿瘤或囊肿直径大于5 cm者,应及时手术切除。重视青春期前、绝经后或生育年龄口服避孕药的妇女发现卵巢肿大,应及时明确诊断。盆腔肿块诊断不清或治疗无效者,应及早行腹腔镜检查或剖腹探查,早期诊治。

(3)乳癌和胃肠癌的女性患者,治疗后应严密随访,定期做妇科检查,确定有无卵巢转移癌。

(4)家族史和基因检测是临床医师决定是否行预防性卵巢切除的主要考虑因素,基因检测是最关键的因素。对 $BRCA1(+)$ 的遗传性卵巢癌综合征(HOCS)家族成员行预防性卵巢切除是合理的。

三、卵巢生殖细胞肿瘤

卵巢生殖细胞肿瘤是指来源于胚胎性腺的原始生殖细胞而具有不同组织学特征的一组肿瘤,其发病率仅次于上皮性肿瘤,多发生于年轻的妇女及幼女,绝经后仅占 4%。卵巢恶性生殖细胞肿瘤恶性程度大,病死率高。由于找到有效的化学治疗方案,使其预后大为改观。卵巢恶性生殖细胞肿瘤的存活率分别由过去的 10% 提高到目前 90%,大部分患者可行保留生育功能的治疗。

(一)病理分类

1.畸胎瘤

由多胚层组织结构组成的肿瘤,偶见含一个胚层成分。肿瘤组织多数成熟,少数未成熟。多数为囊性,少数为实性。肿瘤的良、恶性及恶性程度取决于组织分化程度,而不决定于肿瘤质地。

(1)成熟畸胎瘤:又称皮样囊肿,属良性肿瘤,占卵巢肿瘤的 10%~20%,占生殖细胞肿瘤的85%~97%,占畸胎瘤的 95% 以上。成熟畸胎瘤可发生于任何年龄,以 20~40 岁居多;多为单侧,双侧占10%~17%;中等大小,呈圆形或卵圆形,壁光滑、质韧;多为单房,腔内充满油脂和毛发,有时可见牙齿或骨质。囊壁内层为复层鳞状上皮,壁上常见小丘样隆起向腔内突出称"头节"。肿瘤可含外、中、内胚层组织。偶见向单一胚层分化,形成高度特异性畸胎瘤,如卵巢甲状腺肿,分泌甲状腺激素,甚至引起甲亢。成熟囊性畸胎瘤恶变率为 2%~4%,多见于绝经后妇女。"头节"的上皮易恶变,形成鳞状细胞癌,预后较差。

(2)未成熟畸胎瘤:属恶性肿瘤,含 2~3 胚层,占卵巢畸胎瘤 1%~3%。肿瘤由分化程度不同的未成熟胚胎组织构成,主要为原始神经组织。肿瘤多见于年轻患者,平均年龄 11~19 岁;多为实性,可有囊性区域。肿瘤的恶性程度根据未成熟组织所占比例、分化程度及神经上皮含量而定。该肿瘤的复发及转移率均高,但复发后再次手术可见未成熟肿瘤组织具有向成熟转化的特点,即恶性程度的逆转现象。

2.无性细胞瘤

无性细胞瘤为中度恶性的实性肿瘤,占卵巢恶性肿瘤的 5%。好发于青春期及生育期妇女,单侧居多,右侧多于左侧。肿瘤为圆形或椭圆形,中等大,实性,触之如橡皮样;表面光滑或呈分叶状;切面淡棕色,镜下见圆形或多角形大细胞,细胞核大,胞质丰富,瘤细胞呈片状或条索状排列,有少量纤维组织相隔,间质中常有淋巴细胞浸润。对放射治疗特别敏感,纯无性细胞瘤的5年存活率可达 90%,混合型(含绒癌、内胚窦成分)预后差。

3.卵黄囊瘤

卵黄囊瘤来源于胚外结构卵黄囊,其组织结构与大鼠胎盘的内胚窦特殊血管周围结构(schiller-dural 小体)相似,又名内胚窦瘤。卵黄囊瘤占卵巢恶性肿瘤的 1%,但是恶性生殖细胞肿瘤的常见类型,其恶性程度高,常见于儿童及年轻妇女。肿瘤多为单侧,瘤体较大,圆形或卵圆形;切面部分囊性,组织质脆,多有出血坏死区,呈灰红或灰黄色,易破裂。镜下见疏松网状和内皮窦样结构,瘤细胞扁平、立方、柱状或多角形,产生甲胎蛋白(AFP),故患者血清 AFP 浓度很高,其浓度与肿瘤消长相关,是诊断及治疗监测时的重要标志物。肿瘤生长迅速,易早期转移,预后差,既往平均生存期仅 1 年,现经手术及联合化学治疗后,生存期明显延长。

4.胚胎癌

胚胎癌是一种未分化并具有多种分化潜能的恶性生殖细胞肿瘤。极少见,发生率占卵巢恶性生殖细胞瘤的 5% 以下。胚胎癌具有向胚体方向分化的潜能,可形成不同程度分化的畸胎瘤,向胚外方向分化则形成卵黄囊结构或滋养细胞结构。形态上与睾丸的胚胎癌相似,但发生在卵巢的纯型胚胎癌远较在睾丸少见,其原因尚不明。肿瘤体积较大,有包膜,质软,常伴出血、梗死和包膜破裂;切面为实性,灰白色,略呈颗粒状。与其他生殖细胞瘤合并存在时,则依所含的成分和占的比例不同呈现出杂色多彩状,囊性变和出血坏死多见。瘤组织由较原始的多角形细胞聚集形成的实性上皮样片块和细胞巢与原始幼稚的黏液样间质构成。肿瘤细胞和细胞核的异型性突出,可见瘤巨细胞。在稍许分化的区域,瘤细胞有形成裂隙和乳头的倾向,细胞略呈立方或柱状上皮样,但不形成明确的腺管。胚胎癌具有局部侵袭性强、播散广泛及早期转移的特性,转移的途径早期经淋巴管,晚期合并血行播散。

5.绒癌

原发性卵巢绒癌也称为卵巢非妊娠性绒癌,是由卵巢生殖细胞中的多潜能细胞向胚外结构(滋养细胞或卵黄囊等)发展而来的一种恶性程度极高的卵巢肿瘤,可分为单纯型或混合型。混合型,即除绒癌成分外,还同时合并存在其他恶性生殖细胞肿瘤,如未成熟畸胎瘤、卵黄囊瘤、胚胎癌及无性细胞瘤等。原发卵巢绒癌多见的是混合型,单纯型极为少见。妊娠性绒癌一般不合并其他恶性生殖细胞肿瘤。典型的肿瘤体积较大,单侧,实性,质软,出血坏死明显。镜下形态如同子宫绒癌,由细胞滋养细胞和合体滋养细胞构成。因其他生殖细胞肿瘤特别是胚胎性癌常有不等量的合体细胞,诊断必须同时具备两种滋养细胞。非妊娠性绒癌预后较妊娠性绒癌差,治疗效果不好,病情发展快,短期内即死亡。

(二)诊断

卵巢恶性生殖细胞肿瘤在临床表现方面具有一些特点,如发病年龄轻,肿瘤较大,肿瘤标志物异常,很易产生腹水,病程发展快等。若能注意到这些肿瘤的特点,诊断并不难。特别是血清甲胎蛋白(AFP)和人绒毛膜促性腺激素(HCG)的检测可以起到明确诊断的作用。卵黄囊瘤可以合成 AFP,卵巢绒癌可分泌 HCG,这些都是很特异的肿瘤标志物。血清 AFP 和 HCG 的动态变化与癌瘤病情的好转和恶化是一致的,临床完全缓解的患者其血清 AFP 或 HCG 值轻度升高也预示癌瘤的残存或复发。虽然血清 AFP 和 HCG 的检测对卵巢内胚窦瘤和卵巢绒癌有明确诊断的意义,但卵巢恶性生殖细胞肿瘤的最后确诊还是依靠组织病理学的诊断。

(三)治疗

1.良性生殖细胞肿瘤

单侧肿瘤应行卵巢肿瘤剥除或患侧附件切除术,双侧肿瘤争取行卵巢肿瘤剥除术,围绝经期妇女可考虑行全子宫双附件切除术。

2.恶性生殖细胞肿瘤

(1)手术治疗:由于绝大部分恶性生殖细胞肿瘤患者是希望生育的年轻女性,常为单侧卵巢发病,即使复发也很少累及对侧卵巢和子宫,更为重要的是卵巢恶性生殖细胞肿瘤对化学治疗十分敏感。因此,手术的基本原则是无论期别早晚,只要对侧卵巢和子宫未受肿瘤累及,均应行保留生育功能的手术,即仅切除患侧附件,同时行全面分期探查术。对于复发的卵巢生殖细胞仍主张积极手术。

(2)化学治疗:恶性生殖细胞肿瘤对化学治疗十分敏感。根据肿瘤分期、类型和肿瘤标志物的水平,术后可采用3~6个疗程的联合化学治疗。常用化学治疗方案见表7-5。

(3)放射治疗:为手术和化学治疗的辅助治疗。无性细胞瘤对放射治疗最敏感,但由于无性细胞瘤的患者多年轻,要求保留生育功能,目前放射治疗已较少应用。对复发的无性细胞瘤,放射治疗仍能取得较好疗效。

表 7-5　卵巢恶性生殖细胞肿瘤常用联合化学治疗方案

方案	药物	剂量及方法	疗程间隔
PEB	顺铂(P)	$30\sim35$ mg/($m^2 \cdot$ d),静脉滴注,第 1~3 天	3周
	依托泊苷(E)	100 mg/($m^2 \cdot$ d),静脉滴注,第 1~3 天	
	博来霉素(B)	30 mg/周,肌内注射(化学治疗第二天开始)	
PVB	顺铂(P)	$30\sim35$ mg/($m^2 \cdot$ d),静脉滴注,第 1~3 天	3周
	长春新碱(V)	1~1.5 mg/m^2(2 mg)静脉注射,第 1~2 天	
	博来霉素(B)	30 mg/周,肌内注射(化学治疗第二天开始)	
VAC	长春新碱(V)	1~1.5 mg/m^2(最大 2 mg)静脉注射,第 1 天	4周
	放线菌素 D(A)	5~7 mg/(kg · d),静脉滴注,第 2~6 天	
	环磷酰胺(C)	5~7 mg/(kg · d),静脉滴注,第 2~6 天	

四、卵巢性索间质肿瘤

卵巢性索间质肿瘤来源于原始性腺中的性索及间质组织,占卵巢肿瘤的 $4.3\%\sim6\%$。在胚胎正常发育过程中,原始性腺中的性索组织,在男性将演变成睾丸曲细精管的支持细胞,在女性将演变成卵巢的颗粒细胞,而原始性腺中的特殊间叶组织将演化为男性睾丸的间质细胞及女性卵巢的泡膜细胞。卵巢性索间质肿瘤即是由上述性索组织或特殊的间叶组织演化而形成的肿瘤,它们仍保留了原来各自的分化特性。肿瘤可由单一细胞构成,如颗粒细胞瘤、泡膜细胞瘤、支持细胞瘤、间质细胞瘤。肿瘤亦可由不同细胞组合形成,当含两种细胞成分时,可以形成颗粒-泡膜细胞瘤,支持-间质细胞瘤。而当肿瘤含有上述四种细胞成分时,此种性索间质肿瘤称为两性母细胞瘤。许多类型的性索间质肿瘤能分泌类固醇激素,临床出现内分泌失调症状,但是肿瘤的诊断依据是肿瘤特有的病理形态,临床内分泌紊乱和激素水平异常仅能做参考。

(一)病理分类和临床表现

1.颗粒-间质细胞瘤

此类肿瘤由性索的颗粒细胞及间质的衍生成分如成纤维细胞及卵泡膜细胞组成。

(1)颗粒细胞瘤:在病理上颗粒细胞瘤分为成人型和幼年型两种。95%的颗粒细胞瘤为成人型,属低度恶性的肿瘤,可发生于任何年龄,高峰为45～55岁。肿瘤能分泌雌激素,故有女性化作用。青春期前患者可出现假性性早熟,生育年龄患者出现月经紊乱,绝经后患者则有不规则阴道流血,常合并子宫内膜增生过长,甚至发生腺癌。肿瘤多为单侧,圆形或椭圆形,呈分叶状,表面光滑,实性或部分囊性,切面组织脆而软,伴出血坏死灶。镜下见颗粒细胞环绕成小圆形囊腔,菊花样排列、中心含嗜伊红物质及核碎片。瘤细胞呈小多边形,偶呈圆形或圆柱形,胞质嗜淡伊红或中性,细胞膜界限不清,核圆,核膜清楚。预后较好,5年生存率达80%以上,但有远期复发倾向。幼年型颗粒细胞瘤罕见,仅占5%,是一种恶性程度极高的卵巢肿瘤。主要发生在青少年,98%为单侧。镜下呈卵泡样,缺乏核纵沟,胞质丰富,核分裂更活跃,极少含卡-埃二氏小体,10%～15%呈重度异型性。

(2)卵泡膜细胞瘤:为有内分泌功能的卵巢实性肿瘤,因能分泌雌激素,故有女性化作用。常与颗粒细胞瘤合并存在,但也有纯卵泡膜细胞瘤。卵泡膜细胞瘤多为良性肿瘤,多为单侧,圆形、卵圆形或分叶状,表面被覆薄的有光泽的纤维包膜。切面为实性,灰白色。镜下见瘤细胞短梭形,胞质富含脂质,细胞交错排列呈漩涡状。瘤细胞团为结缔组织分隔。常合并子宫内膜增生过长,甚至子宫内膜癌。恶性卵泡膜细胞瘤较少见,可直接浸润邻近组织,并发生远处转移。其预后较一般卵巢癌为佳。

(3)纤维瘤:为较常见的良性肿瘤,占卵巢肿瘤的2%～5%,多见于中年妇女。单侧居多,中等大小,表面光滑或结节状,切面灰白色,实性、坚硬。镜下见瘤体由梭形瘤细胞组成,排列呈编织状。偶见患者伴有腹水或胸腔积液,称梅格斯综合征。腹水经淋巴或横膈至胸腔,右侧横膈淋巴丰富,故多见右侧胸腔积液。手术切除肿瘤后,胸腔积液、腹水自行消失。

2.支持细胞-间质细胞瘤

支持细胞-间质细胞瘤又称睾丸母细胞瘤,罕见,多发生在40岁以下妇女。单侧居多,通常较小,可局限在卵巢门区或皮质区,实性,表面光滑而滑润,有时呈分叶状,切面灰白色伴囊性变,囊内壁光滑,含血性浆液或黏液。镜下见不同分化程度的支持细胞及间质细胞。高分化者属良性,中低分化为恶性,具有男性化作用,少数无内分泌功能呈现女性化,雌激素可由瘤细胞直接分泌或由雄激素转化而来。10%～30%呈恶性行为,5年生存率为70%～90%。

(二)治疗

1.良性的性索间质肿瘤

年轻妇女患单侧肿瘤,应行卵巢肿瘤剥除或患侧附件切除术,双侧肿瘤争取行卵巢肿瘤剥除术,围绝经期妇女可考虑行全子宫双附件切除术。卵巢纤维瘤、卵泡膜细胞瘤和硬化性间质瘤是良性的,可按上述处理。

2.恶性的性索间质肿瘤

颗粒细胞瘤、间质细胞瘤、环管状性索间质瘤是低度或潜在恶性的。Ⅰ期的卵巢性索间质肿瘤希望生育的年轻患者,可考虑行患侧附件切除术,保留生育功能,但应进行全面细致的手术病理分期;不希望生育者应行全子宫双附件切除术和确定分期手术。晚期肿瘤应采用肿瘤细胞减灭术。与上皮性卵巢癌不同,对于复发的性索间质肿瘤仍主张积极手术。术后辅助治疗并没有公认有效的方案。以铂类为基础的多药联合化学治疗可作为术后辅助治疗的选择,尤其是晚期和复发患者的治疗。常用方案为 TC、PAC、PEB、PVB，一般化学治疗 6 个疗程。本瘤有晚期复发的特点，应长期随诊。

五、卵巢转移性肿瘤

体内任何部位原发性癌均可能转移到卵巢，乳腺、肠、胃、生殖道、泌尿道等是常见的原发肿瘤器官。库肯勃瘤，即印戒细胞癌，是一种特殊的转移性腺癌，原发部位在胃肠道，肿瘤为双侧性，中等大，多保持卵巢原状或呈肾形。一般无粘连，切面实性，胶质样。镜下见典型的印戒细胞，能产生黏液，周围是结缔组织或黏液瘤性间质。

卵巢转移瘤的处理取决于原发灶的部位和治疗情况，需要多学科协作，共同诊治。治疗的原则是有效的缓解和控制症状。如原发瘤已经切除且无其他转移和复发迹象，卵巢转移瘤仅局限于盆腔，可采用原发性卵巢恶性肿瘤的手术方法，尽可能切除盆腔转移瘤，术后应按照原发瘤进行辅助治疗。大部分卵巢转移性肿瘤的治疗效果不好，预后很差。

第八章 妊娠诊断

第一节 早期妊娠的诊断

一、病史

(一)停经

生育年龄有过性生活史的健康妇女,平时月经规律,此次月经过期 10 天以上。停经是妊娠最早和最重要的症状,哺乳期妇女月经虽未恢复但仍可能再次妊娠。少数孕妇于孕卵着床时,可有少量阴道出血。

(二)早孕反应

约半数以上妇女停经 6 周出现畏寒、嗜睡、食欲缺乏、挑食、喜欢吃酸食,怕闻油腻味,早起恶心,甚至呕吐,严重者还有头晕、乏力、倦怠等症状。6 周开始,8～10 周达高峰,12 周消退。恶心、呕吐与体内 HCG 增多、胃酸分泌减少,以及胃排空时间延长可能有关,对孕妇身体健康无明显影响。

(三)尿频

妊娠早期出现尿频,由于怀孕后子宫逐渐增大,压迫膀胱而引起小便次数增多。但并没有尿路感染时出现的尿急、尿痛症状。当子宫出盆腔进腹腔后,约妊娠 12 周以后症状消失。

二、临床表现

(一)乳房的变化

乳房胀痛,因雌激素、孕激素的增加,促进乳腺的发育。妊娠后受雌激素和孕激素的影响。乳腺细胞和乳腺小叶增生,乳房逐渐长大,孕妇感觉有轻度腹胀和乳头疼痛。检查时,可见乳头及乳晕着色加深,其乳晕周围出现蒙氏结节。

(二)生殖系统的变化

于妊娠 6～8 周内,行窥阴器检查可发现阴道黏膜以及宫颈充血呈紫蓝色。双合诊触及子宫颈变软,可见黑加征,即宫颈与宫体似不相连。孕 8 周时宫体是非孕时的 2 倍,孕 12 周时是非孕时的 3 倍,此时在耻骨联合上多能触及宫底。

(三)其他

1.皮肤色素沉着

皮肤色素沉着主要表现在脸颊部以及额部出现褐色斑点,又称妊娠斑,典型者呈蝴蝶样。

2.基础体温升高

当出现上述某些症状时,可每天测定基础体温,怀孕者基础体温往往升高。

三、辅助检查

(一)黄体酮试验

目前不建议使用。

(二)妊娠试验

妊娠后胚胎的绒毛滋养层细胞产生大量绒毛膜促性腺激素(HCG),该激素存在于孕妇体液中,通过检测血、尿标本中 HCG,可作为早孕的辅助诊断。

(三)超声检查

1.B 型断层显像法

在增大子宫的轮廓中可见到圆形妊娠环,其内为液性暗区。液性暗区内可见胚芽或胎儿,同时可见胎心搏动或胎动。最早在 5 周时,即可在妊娠环中见到有节律的胚胎原始心管搏动。

2.超声多普勒法

用超声多普勒在子宫位置可听到有节律的单一高调胎心率150~160 次/min,可确诊为早孕。最早可在孕 7 周测出。

3.A 型示波法

A 型示波法现少采用,主要以出现宫腔分离波、液平段、子宫体增大及胎心搏动 4 项指标诊断妊娠。

(四)基础体温(BBT)测定

BBT 具有双相型的妇女,停经后体温升高相持续 18 天不下降者,早孕的可能性很大,体温升高持续3 周以上,早孕可能性大(图 8-1)。

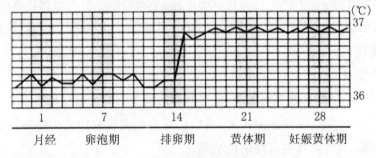

图 8-1　基础体温

(五)宫颈黏液的检查

早孕时量少质稠,涂片干燥后镜检视野内全为成行排列的椭圆体。

第二节　中、晚期妊娠的诊断

一、病史

有早期妊娠的经过,且子宫明显增大,可感觉到胎动,触及胎体,听诊有胎心,容易确诊。

二、临床表现

(一)子宫增大

随着妊娠的发展子宫逐渐增大,孕妇也自觉腹部逐渐膨胀,并可根据子宫底高度判断妊娠月份,一般妊娠16周子宫底约达脐与耻骨联合中间,妊娠24周约在脐稍上,妊娠36周约近剑突,妊娠40周反而稍降低(表8-1,图8-2)。

表 8-1　不同孕周的宫高及子宫长度

妊娠周数(周)	手测宫底高度	尺侧耻上宫底长度(cm)
12	耻上 2~3 横指	
16	脐耻之间	
20	脐下 1 横指	18
24	脐上 1 横指	24
28	脐下 3 横指	26
32	脐和剑突之间	29
36	剑突下 2 横指	32
40	剑突水平或略高	33

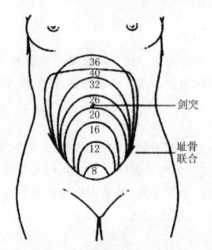

图 8-2　妊娠周数与宫底高度

(二)胎动

妊娠18~20周孕妇可自觉胎儿在子宫内活动,称为胎动,3~5次/h,检查时也可扪及或用听诊器听到。

(三)胎心

妊娠20周左右可经孕妇腹壁听到胎儿心音,如钟表的"嘀嗒"声,每分钟120~160次,以在胎儿背部听诊最清楚。但需与子宫杂音、腹主动脉音相区别,子宫杂音为吹风样低响。腹主动脉音为"咚咚"样强音,均与孕妇脉搏一致。

(四)胎体

妊娠20周后,可经腹壁触到胎体,妊娠24周后更为清楚,可区分圆而硬的胎头具有浮球感,宽而软的胎臀形状不规则,以及宽而平坦的胎背和小而不规则的四肢。

（五）皮肤的变化

妊娠中期以后在面部、乳头乳晕、腹壁正中线和会阴部等处可有明显的色素沉着,下腹部以至大腿上 1/3 外侧可见紫红色或粉红色的斑纹。

三、辅助检查

（一）X 线摄片检查

妊娠 18 周后,X 线摄片检查可见到胎儿骨骼阴影,对多胎、畸形胎儿、死胎及可疑头盆不称的诊断有参考价值。但不宜多做,以免影响胎儿发育。

（二）超声检查

A 型示波法可探及胎心及胎动反射;B 型显像法可显示胎体、胎动、胎心搏动、胎头及胎盘等完整图像,可确诊为妊娠,并证实为活胎。

第三节 胎产式、胎先露、胎方位

胎姿势即胎儿在子宫内的姿势。胎头俯屈,颏部贴近胸壁,脊柱略前弯,四肢屈曲交叉下胸腹前,其体积及体表面积均明显缩小,整个胎体成为头端小、臀端大的椭圆形,以适应妊娠晚期椭圆形宫腔的形状。

一、胎产式

胎体纵轴与母体纵轴的关系称为胎产式。两纵轴平行者称为纵产式,两纵轴垂直者称为横产式。两纵轴交叉呈角度者称为斜产式。属暂时性,在分娩过程中多数转为纵产式,偶尔转成横产式。

二、胎先露

最先进入骨盆入口的胎儿部分称为胎先露。纵产式有头先露及臀先露,横产式为肩先露。头先露因胎头屈伸程度不同,又分为枕先露、前囟先露、额先露及面先露。臀先露因入盆的先露部分不同,又分为混合臀先露、单臀先露、单足先露和双足先露。偶见头先露或臀先露与胎手或胎足同时入盆者,称为复合先露。

三、胎方位

胎儿先露部的指示点与母体骨盆的胎位称为胎方位(简称胎位)。枕先露以枕骨、面先露以颏骨、臀先露以骶骨、肩先露以肩胛骨为指示点。根据指示点与母体骨盆左、右、前、后、横的关系而有不同的胎位(图 8-3)。

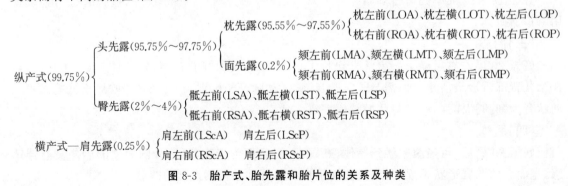

图 8-3 胎产式、胎先露和胎片位的关系及种类

第九章　正常妊娠

第一节　妊娠生理

妊娠全过程平均约 38 周,是非常复杂、变化极为协调的生理过程。

一、胚胎形成与胎儿发育

(一)胚胎形成

受精卵形成及着床是胚胎形成过程中重要的部分。

1.受精卵形成

受精是指精子与卵子结合形成受精卵的过程。成熟精子在精液中没有使卵子受精的能力,精子在子宫腔和输卵管游动中,精子顶体表面糖蛋白被女性生殖道分泌物中的 α、β 淀粉酶降解,顶体膜结构中胆固醇/磷脂比率以及膜电位发生改变,使膜稳定性降低,此过程为获能。获能的主要场所是子宫和输卵管。卵子从卵巢排出后,经输卵管伞部数分钟后进入输卵管,到达壶腹部与峡部连接处时,由于该处肌肉收缩,停留 2～3 天,等待受精。通常认为卵子受精必须发生在排卵后几分钟或不超过几小时,因此排卵时精子必须存在于输卵管。获能的精子与卵子的放射冠接触后,精子头部外膜和顶体前膜融合、破裂,释放一系列顶体酶,即所谓顶体反应,借助顶体酶,精子穿过放射冠、透明带,精子头部与卵子表面相结合。受精后,次级卵母细胞完成第二次成熟分裂,与精原核融合,形成二倍体受精卵。

2.受精卵着床

在受精后 30 小时,受精卵在输卵管内缓慢向子宫方向移动,同时进行有丝分裂(又称卵裂),大约在受精后 3 天,形成含有 16 细胞的细胞团,称为桑葚胚,进入子宫腔。桑葚胚中卵裂球之间的液体逐渐积聚形成早期囊胚。早期囊胚进入子宫腔并继续分裂发育成晚期囊胚。在受精后第 6～7 天,晚期囊胚植入子宫内膜的过程,称受精卵着床。

着床必须具备的条件有:①透明带消失。②囊胚细胞滋养细胞分化出合体滋养细胞。③囊胚和子宫内膜同步发育并相互配合。④孕妇体内必须有足够数量的黄体酮,子宫有一个极短的敏感期允许受精卵着床。受精卵着床经过定位、黏着和穿透三个阶段。

(二)胚胎和胎儿的发育及生理特点

1.胚胎、胎儿发育特征

以 4 周为一个孕龄单位。妊娠开始 8 周称为胚胎,是其主要器官结构完成分化的时期。自妊娠 9 周起称为胎儿,是其各器官进一步发育渐趋成熟时期。胚胎、胎儿发育特征如下。

4 周末:胚囊直径 2～3 cm,胚胎长 4～5 mm,可以辨认胚盘与体蒂。

8 周末:胚胎初具人形,头大占整个胎体一半。能分辨出眼、耳、鼻、口。四肢已具雏形。B 型超声可见早期心脏形成并有搏动。

12周末:胎儿顶臀长6～7 cm,体重约14 g。外生殖器已发育,部分可辨出性别。多数胎儿骨内出现骨化中心,指(趾)开始分化,皮肤和指甲出现,胎儿四肢可活动。

16周末:胎儿顶臀长12 cm,体重约110 g。从外生殖器可确定胎儿性别。头皮已长出毛发,胎儿已开始出现呼吸运动。皮肤菲薄呈深红色,无皮下脂肪。部分经产妇已能自觉胎动。

20周末:胎儿身长约25 cm,体重超过300 g,开始呈线性增长。皮肤暗红,出现胎脂,全身覆盖毳毛,并可见一些头发。开始出现吞咽、排尿功能。检查孕妇时可听到胎心音。

24周末:胎儿身长约30 cm,体重约630 g,各脏器均已发育,皮肤出现特征性皱褶,皮下脂肪开始沉积,出现眉毛和睫毛。此期,支气管和细支气管扩大,肺泡导管出现,但是气体交换所需要的终末囊还未形成。

28周末:胎儿身长约35 cm,体重约1100 g。皮下脂肪不多。皮肤粉红,有时有胎脂。眼睛半张开,有呼吸运动。此胎龄的正常婴儿有90%的生存概率。

32周末:胎儿身长约40 cm,体重约1800 g。皮肤深红,面部毳毛已脱落,出现脚趾甲,睾丸下降,生活力尚可。除外其他并发症,此期出生婴儿通常可存活。

36周末:胎儿身长约45 cm,体重约2500 g。皮下脂肪较多,毳毛明显减少,面部皱褶消失。胸部、乳房突出,睾丸位于阴囊。指(趾)甲已超出指(趾)端。出生后能啼哭及吸吮,生活力良好。此时出生基本可以存活。

40周末:胎儿身长约50 cm,体重约3400 g。发育成熟,胎头双顶径值>9 cm。皮肤粉红色,皮下脂肪多,头发粗,长度>2 cm。外观体形丰满,肩、背部有时尚有毳毛。足底皮肤有纹理。男性睾丸已降至阴囊内,女性大小阴唇发育良好。出生后哭声响亮,吸吮能力强,能很好存活。

2.胎儿生理特点

(1)循环系统:胎儿的营养供给和代谢产物排出均需由脐血管经胎盘、母体来完成。胎儿血循环与母体血循环有根本不同。

解剖学特点:①脐静脉一条,生后闭锁为肝圆韧带,脐静脉的末支静脉导管生后闭锁为静脉韧带。②脐动脉两条,生后闭锁,与相连的闭锁的腹下动脉成为腹下韧带。③动脉导管位于肺动脉及主动脉弓之间,生后闭锁为动脉韧带。④卵圆孔于生后数分钟开始关闭,多在生后6～8周完全闭锁。

血循环特点:胎儿血循环约于受精后3周末建立,脐静脉将氧合血带给胎儿,经脐环入胎儿腹壁,到达胎儿肝脏后,脐静脉分为静脉导管和门静脉窦。静脉导管是脐静脉主支,穿过肝脏直接进入下腔静脉。门静脉窦与肝脏左侧的肝静脉汇合,然后流入下腔静脉。因此,下腔静脉流入右心房的是流经静脉导管的动脉样血和来自横膈以下多数静脉的氧含量较低血的混合血。

下腔静脉中含氧量高的血流倾向于在血管中央流动,含氧量低的血流沿侧壁流动,这样血流流向心脏的相反两侧。房间隔卵圆孔正对着下腔静脉入口,来自下腔静脉的氧合血优先流入卵圆孔到达左心房,然后到左心室和大脑。沿侧壁流动的低氧含量血进入右心房,经三尖瓣到达右心室。

上腔静脉血流入右心房,保证从大脑和上半身返回的低氧含量血直接流入右心室。由于肺循环阻力较高,动脉导管阻力低,右心室流到肺动脉的血液绝大部分经动脉导管流入主动脉,仅约13%的血液经肺静脉入左心房。左心房血液进入左心室,继而进入主动脉直至全身后,经腹下动脉再经脐动脉进入胎盘,与母血进行交换。因此胎儿体内无纯动脉血,而是动静脉混合血。进入肝、心、头部及上肢的血液含氧量较高及营养较丰富以适应需要,注入肺及身体下半部的血液含氧量及营养较少。

(2)血液系统。

红细胞生成:胚胎早期红细胞生成主要来自卵黄囊,于妊娠10周以后肝是主要生成器官,最后是在骨髓完成造血功能。妊娠足月时骨髓产生90%红细胞。

胎儿红细胞生成主要由胎儿制造的红细胞生成素调节,母体红细胞生成素不能通过胎盘,胎儿红细胞生成素不受母体影响,由胎儿控制。红细胞生成素受睾酮、雌激素、前列腺素、甲状腺素和脂蛋白的影响,随着胎儿成熟,红细胞生成素水平逐渐增加。红细胞生成素的生成部位尚有争议,在肾脏生成前,胎儿肝脏是重要的生成场所。妊娠32周红细胞生成素大量产生,故妊娠32周以后的早产儿及妊娠足月儿的红细胞数均增多,约为$6×10^{12}$/L。胎儿红细胞的生命周期短,仅为成人120天的2/3,故需不断生成红细胞。

血红蛋白生成:血红蛋白在原红细胞、幼红细胞和网织红细胞内合成,外周血依次出现胚胎、胎儿及成人型血红蛋白。在妊娠前半期均为胎儿血红蛋白,至妊娠最后4~6周,成人血红蛋白增多,至临产时胎儿血红蛋白仅占25%。在生后6~12月内,胎儿血红蛋白比例持续下降,最终降至正常成人血红蛋白的低水平。糖皮质激素调控血红蛋白由胎儿型向成人转化。

白细胞生成:妊娠8周以后,胎儿血循环出现粒细胞。于妊娠12周胸腺、脾产生淋巴细胞,成为体内抗体的主要来源,构成防止病原菌感染及对抗外来抗原的又一道防线。妊娠足月时白细胞计数可高达$15×10^9$~$20×10^9$/L。

(3)呼吸系统:胎肺发育沿一定的时间表进行,5~17周节段性支气管树生长,显微镜下肺像一个腺体,16~25周呼吸性细支气管逐渐形成,继续分成多个囊性导管,最后原始肺泡形成,同时肺泡细胞外基质出现,毛细血管网和淋巴系统形成,Ⅱ型细胞开始产生表面活性物质。出生时仅有大约15%的成人肺泡数,出生后继续增长直至8岁为止。胎儿出生前需具备呼吸道(包括气管直至肺泡)、肺循环及呼吸肌的发育。B型超声于妊娠11周可见胎儿胸壁运动,妊娠16周时出现能使羊水进出呼吸道的呼吸运动,具有使肺泡扩张及生长的作用,每分钟30~70次,时快时慢,有时也很平稳。若出现胎儿窘迫时,出现大喘息样呼吸运动。

(4)消化系统。

胃肠道:妊娠10~12周时开始吞咽,小肠有蠕动,至妊娠16周胃肠功能基本建立,胎儿能吞咽羊水,吸收水分、氨基酸、葡萄糖及其他可溶性营养物质,同时能排出尿液控制羊水量。胎儿吞咽在妊娠早期对羊水量影响很小,因为所吞咽量与羊水量相比很少。但在妊娠晚期,羊水总量会受到胎儿吞咽羊水量的较大调节,如吞咽活动被抑制,常发生羊水过多。胎粪中包含所吞咽羊水中未消化碎屑,以及大量分泌物如来自肺的甘油磷脂,脱落的胎儿细胞、毛发和胎脂。胎粪排出可能是成熟胎儿正常肠蠕动的结果,或者脐带受压迷走神经兴奋的结果,或者缺氧使垂体释放血管加压素使大肠平滑肌收缩,胎粪排入羊水。

肝:胎儿红细胞寿命比成人短,因此产生较多胆红素,但胎儿肝内缺乏许多酶,只有少部分胆红素在肝内变成结合胆红素经胆道排入小肠氧化成胆绿素,胆绿素的降解产物导致胎粪呈黑绿色,大量游离胆红素通过胎盘转运到母体循环。同时胎儿体内的大部分胆固醇是在肝脏合成。

(5)泌尿系统:妊娠11~14周时胎儿肾已有排尿功能,于妊娠14周胎儿膀胱内已有尿液。妊娠中期起,羊水的重要来源是胎儿尿液。肾脏对于胎儿宫内生存并非必需,但对于控制羊水量和成分非常重要。尿道、输尿管和肾盂梗阻时,肾实质受损并破坏解剖结构,导致无尿或尿量减少时常合并羊水过少和肺发育不全。

(6)内分泌系统:甲状腺于妊娠第6周开始发育,是胎儿最早发育的内分泌腺。妊娠12周已能合成甲状腺激素。胎儿甲状腺激素对所有胎儿组织的正常发育起作用,先天性甲状腺功能减退引起一系列新生儿问题,包括神经系统异常、呼吸困难和肌张力减退等。

胎儿肾上腺发育良好,其重量与胎儿体重之比明显超过成人,其增大部分主要由胎儿带组成,占肾上腺的85%以上,在生后很快退化,能产生大量甾体激素,与胎儿肝、胎盘、母体共同完成雌三醇的合成。

(7)生殖系统及性腺分化发育:男性胎儿睾丸开始发育较早,约在妊娠第6周分化发育,Y染色体断臂的IAIA区的Y基因性决定区(SRY)编码一种蛋白,促使性索细胞分化成曲细精管的支持细胞,至妊娠14~18周形成细精管,同时促使间胚叶细胞分化成间质细胞。睾丸形成后间质细胞分泌睾酮,促使中肾管发育,支持细胞产生副中肾管抑制物质,副中肾管退化。外阴部5α-还原酶使睾酮衍化为二氢睾酮,外生殖器向男性分化发育。睾丸于临产前降至阴囊内。

女性胎儿卵巢开始发育较晚,在妊娠11~12周分化发育,原始生殖细胞分化成初级卵母细胞,性索皮质细胞围绕卵母细胞,卵巢形成。缺乏副中肾管抑制物质使副中肾管系统发育,形成阴道、子宫、输卵管。

二、胎儿附属物的形成及其功能

胎儿的附属结构包括胎盘、胎膜、脐带等,在妊娠早期由胚胎组织分化而来,为胚胎和胎儿的生长发育服务,但不是胎儿的组成部分。

(一)胎盘

1.胎盘的解剖

(1)足月胎盘的大体结构:正常胎盘呈圆形或椭圆形。在胚胎的第9~25天,作为胎盘的主要结构绒毛形成。丁妊娠14周末胎盘的直径达6 cm。足月妊娠时胎盘的直径达15~20 cm,厚度为1~2.5 cm,中央厚边缘薄;胎盘重量多为500~600 g,约为胎儿的1/6。胎盘分为胎儿面和母体面。胎儿面覆盖有光滑的、半透明的羊膜,脐带动静脉从附着处分支向四周呈放射性分布,直达胎盘边缘。脐带动静脉分支穿过绒毛膜板,进入绒毛干及其分支。胎盘母面的表面呈暗红色,胎盘隔形成若干浅沟分为10~20个胎盘母体叶。

(2)胎盘的组织学结构:自胎儿面到母面依次为羊膜、绒毛膜板、胎盘实质部分及蜕膜板四部分。①羊膜:构成胎盘的胎儿部分,是胎盘胎儿面的最表层组织。是附着于绒毛膜板表面的半透明膜,表面光滑,无血管、神经和淋巴管,具有一定的弹性。正常羊膜厚0.5 mm,由上皮和间质构成。羊膜上皮为一层立方或扁平上皮,并可出现鳞状上皮化生。间质富有水分,非常疏松,与绒毛膜结合,很容易把两层分离。显微镜下具体可分为上皮细胞层、基底膜、致密层、成纤维细胞层和海绵层5层组成,电镜可见上皮细胞表面有微绒毛,随着妊娠的进展而增多,以增加细胞的活动能力。②绒毛膜板:主要为结缔组织,胎儿血管在其内行走,下方有滋养细胞。③胎盘实质:为绒毛干及其分支的大量游离绒毛,绒毛间隔是从蜕膜板向绒毛板行走,形成蜕膜隔。该层占胎盘厚度的2/3。④蜕膜板:底蜕膜是构成胎盘的母体部分,占足月妊娠胎盘很少部分。蜕膜板主要由蜕膜致密层构成,固定绒毛的滋养细胞附着在基底板上,共同构成绒毛间隙的底。从蜕膜板向绒毛膜方向伸出蜕膜间隔,将胎盘分成20个左右的母体叶。

(3)叶状绒毛:绒毛起源于胚胎组织,是胎盘最小的功能单位。在胎盘发育过程中绒毛不断分级,形成绒毛树。不同级别的绒毛分别称为初级绒毛、次级绒毛和三级绒毛。在绒毛内完成母胎之间的血气和物质的交换功能。

绒毛组织结构:妊娠足月胎盘的绒毛表面积达$12\sim14m^2$,相当于成人肠道总面积。绒毛的直径随着妊娠的进展变小,绒毛内的胎儿毛细血管所占的空间增加,绒毛滋养层主要由合体细胞组成。细胞滋养细胞仅散在可见,数目极少。滋养层的内层为基膜,有胎盘屏障作用。

晚期囊胚着床后,滋养细胞迅速分裂增生。内层为细胞滋养细胞,是分裂生长细胞;外层为合体滋养细胞,是执行功能细胞,由细胞滋养细胞分化而来。在滋养细胞内有一层细胞,称为胚外中胚层,与滋养细胞共同构成绒毛膜。胚胎发育至$13\sim21$天时,为绒毛膜发育分化最旺盛的时期,此时胎盘的主要结构绒毛逐渐形成。绒毛的形成经历3个阶段:①一级绒毛,指绒毛周围长出不规则突起的合体滋养细胞小梁,绒毛膜深部增生活跃的细胞滋养细胞也伸入其中,形成合体滋养细胞小梁的细胞中心索,此时称为初级绒毛。②二级绒毛,指初级绒毛继续生长,其细胞中心索伸长至合体滋养细胞的内层,且胚外中胚层也长入细胞中心索,形成间质中心索。③三级绒毛,指胚胎血管长入间质中心索。约在受精后3周末,绒毛内血管形成,建立起胎儿胎盘循环。

与底蜕膜接触的绒毛因营养丰富发育良好,称之为叶状绒毛。从绒毛膜板伸出的绒毛干,逐渐分支形成初级绒毛、二级绒毛和三级绒毛,向绒毛间隙生长,形成终末绒毛网。绒毛末端悬浮于充满母血的绒毛间隙中,称之为游离绒毛,长入底蜕膜中的称之为固定绒毛。一个初级绒毛干及其分支形成一个胎儿叶,一个次级绒毛干及其分支形成一个绒毛小叶。一个胎儿叶包括几个胎儿小叶,每个胎盘有$60\sim80$个胎儿叶,200个左右的胎儿小叶。由胎盘蜕膜板长出的隔把胎儿叶不完全地分隔为母体叶,每个母体叶包含有数个胎儿叶,每个胎盘母叶有其独特的螺旋动脉供应血液。

(4)滋养细胞:胎盘中滋养细胞的结构最复杂、功能最多、细胞增生最活跃。滋养细胞是与子宫蜕膜组织直接接触的胎儿来源的组织,具有营养胚胎、内分泌等功能,对适应母体的环境、维持妊娠等方面均有十分重要的意义。

根据细胞的形态,滋养细胞可分为细胞滋养细胞和合体滋养细胞。细胞滋养细胞是发生细胞,是合体滋养细胞的前体。它具有完整的细胞膜,单个、清楚的细胞核,细胞增生活跃,有分裂象。这些特点在合体滋养细胞中不存在,细胞间连接紧密,细胞之间分界不清,细胞形态不规则,细胞边界不清,多个细胞核,且大小和形态不一,极少见到有丝分裂。

在胚胎早期,胚胎着床时,细胞团周围的细胞滋养细胞具有黏附、侵入子宫内膜的作用,使胚胎着床。之后滋养细胞相互融合，形成合体滋养细胞。合体滋养细胞具有分泌、屏障等功能。

(5)胎盘血液循环：在胎盘的胎儿面，脐带动静脉在附着处分支后，在羊膜下呈放射性分布，再发出垂直分支进入绒毛主干内。每个绒毛主干中均有脐动脉和脐静脉，随着绒毛干的一再分支，脐血管越来越细，最终成为毛细血管进入绒毛终端。胎儿的血液以每分钟 500 mL 流量的速度流经胎盘。

孕妇的子宫胎盘动脉(螺旋动脉)穿过蜕膜板进入胎盘母叶，血液压力为 60~80 mmHg，母体血液靠母体压力差，以每分钟 500 mL 的流速进入绒毛间隙，绒毛间隙的血液压力为 10~50 mmHg，再经蜕膜板流入蜕膜板上的静脉网，此时的压力不足 8 mmHg。母儿之间的物质交换均在胎儿小叶的绒毛处进行。胎儿血液经脐动脉，直至绒毛毛细血管，经与绒毛间隙中的母血进行物质交换，两者之间不直接相通，而是隔着毛细血管壁、绒毛间质和绒毛表面细胞层，依靠渗透、扩散和细胞的主动转运等方式进行有选择的交换。胎儿血液经绒毛静脉、脐静脉返回胎儿体内。母血经底蜕膜上的螺旋静脉返回孕妇循环。

2.胎盘生理功能

胎盘具有十分复杂的生理功能，除了母胎交换功能外，还有分泌功能、免疫功能等。

(1)交换功能：胎盘可供给胎儿所需的氧气和营养物质，排泄胎儿的代谢产物及二氧化碳。胎儿和母体的血液循环是两个各自相对独立的循环系统，只有极少量的胎儿细胞可以通过胎盘进入母体循环。母血和胎血均流经胎盘，并在此通过胎盘屏障结构将母血和胎血隔开，使其不相互混合又能相互进行选择性物质交换。母血中的水分、电解质、氧及各种营养物质均能通过胎盘提供胎儿的生理需要，同时排除二氧化碳和代谢物质。免疫球蛋白中 IgG 能通过胎盘进入胎儿循环系统，以增加胎儿的免疫抗病能力，以至于出生后一段时间内新生儿仍有一定的免疫能力，其他免疫球蛋白(如 IgM、IgA 等)不能通过胎盘。由于胎盘的屏障功能，很多有害的病原体不能通过胎盘进入胎儿的循环系统，但这种屏障作用十分有限，如多种细菌、病毒、原虫等能通过胎盘进入胎儿体内，危害胎儿的健康。另外，尚有部分病原体可在胎盘部位形成病灶，影响胎盘的功能，间接危害胎儿，如结核双球菌、梅毒螺旋体、疟原虫等可在胎盘形成结节。大多数药物能通过胎盘屏障，尤其是磺胺类、抗生素类更易通过胎盘，对胎儿造成不良预后。

(2)免疫功能：胎盘是重要的免疫器官。胎儿的遗传物质中一半来自母亲，一半来自父亲，因此，母体和胎儿是半同源的两个个体。胎儿能在母体的宫腔内平安地生长发育，不发生排异反应，与胎盘的免疫功能是分不开的。

胎盘在母胎免疫中的作用主要表现为以下几个方面：①滋养层外层的合体滋养细胞无组织相容性抗原，孕妇对此不发生排异反应。②滋养层细胞递质可阻止胎儿抗原进入母胎循环。③滋养层表面覆盖有硅酸粘糖蛋白类，掩盖了胎盘的抗原性。④胎盘可吸附抗父系组织相容性抗原复合物的抗体。

滋养细胞是直接与母体细胞接触的细胞，其免疫特异性是母儿相互耐受的主要原因，滋养细胞的组织相容性抗原(MHC)的表达是有关研究的焦点。人类白细胞抗原(HLA)是主要的MHC。HLA 基因存在于第 6 条染色体的短臂上，共有 17 个 HLA-1 型基因，分 3 类：HLA-1a、HLA-1b 和 HLA-1c。其中有生物学活性的基因包括：1a 类的 HLA-A、HLA-B 和 HLA-C

基因,1b 有 HLA-E、HLA-F 和 HLA-G 基因。在细胞滋养细胞中可以检测到 HLA-G 基因的表达。HLA-G 基因是一种单形态基因,HLA-G 抗原被认为是"自身抗原",母体的免疫细胞对起源胎儿的滋养细胞表达的 HLA-G 抗原不发生应答。

(3)分泌功能:胎盘具有合成多种激素和酶的功能,主要可分为 3 类。①蛋白类激素:如绒毛膜促性腺激素(HCG)、人胎盘泌乳素(hPL)、促肾上腺皮质激素释放激素(CRH)、胰岛素样生长因子(IGF)。②甾体激素:雌激素、孕激素等。③多种酶:如催产素酶、胰岛素酶、二胺氧化酶、耐热碱性磷酸酶等。胎盘分泌的激素和酶往往是妊娠或分娩过程中需要的物质,同时也会影响孕妇和胎儿的生理变化。譬如,胎盘分泌的激素使孕妇的胰岛素抵抗作用加强,妊娠期易发生糖尿病。又譬如,胎盘的分泌和免疫功能改变与子痫前期的发病有关。另外,通过检测胎盘分泌的激素或酶的水平,可以间接了解胎盘的功能状态,预测妊娠的结局。

(二)胎膜

胎膜由羊膜和绒毛膜组成,是维持羊膜的完整,储存羊水的外周屏障。绒毛膜为胎膜的外层,与壁蜕膜相接触,在发育过程中由于营养缺乏而逐渐退化,形成平滑绒毛膜。羊膜为胎膜的内层,是一层半透明膜,覆盖在子宫壁的绒毛膜的表面、胎盘的胎儿面及脐带表面。

绒毛膜由滋养细胞层和胚外中胚层组成。在胚胎植入后,滋养细胞迅速分化为内层的细胞滋养细胞和外层的合体滋养细胞层,两层在胚泡表面形成大量的绒毛,突入蜕膜中,形成早期的初级绒毛干。在胚胎早期,绒毛均匀分布于整个绒毛膜表面。随着胚胎的长大,与底蜕膜接触的绒毛因营养丰富、血供充足而干支茂盛,形成绒毛膜板,是胎盘的主要组成部分;与包蜕膜接触的绒毛因营养不良血供不足而逐渐退化,称为平滑绒毛膜。随着胎儿的长大及羊膜腔不断扩大,羊膜、平滑绒毛膜和包蜕膜进一步突向子宫壁,最终与壁蜕膜融合,胚外体腔和子宫腔消失。

羊膜内无血管生长,是胎盘最内侧的组织,直接与羊水接触。在妊娠过程中具有独特的作用。胎膜早破是产科最常见的早产原因。羊膜是维持胎膜张力的主要支持组织。羊膜的成分变化对于防治胎膜早破,继续维持妊娠均有十分重要的意义。

羊膜的结构可分成 5 层:①上皮细胞层,由单层无纤毛的立方上皮细胞组成。②基底层,位于上皮细胞下的网状组织。③致密层,由致密结缔组织组成。④纤维母细胞层。⑤海绵层。

在妊娠早期,胚胎种植时,在胚胎与滋养细胞之间存在由小细胞组成的细胞团,是以后羊膜上皮细胞的前体。人类在妊娠 7~8 天时出现羊膜上皮。以后逐渐包绕羊膜囊,并且附着于绒毛膜的内层。绒毛膜与羊膜互相接触,且有一定的黏附性;但两者的来源不一致,绒毛膜来源于胚外中胚层,羊膜来源于胚胎的外胚层,即使在足月仍能被轻易分离。

由于羊膜有不同于绒毛膜的组织来源,两者的生物特性也不同。例如羊膜上皮的 HLA-Ⅰ抗原的特性不同于滋养细胞,更接近于胚胎细胞。另外羊膜中的间质细胞,主要为成纤维细胞,也来源于胚胎的中胚层。上皮细胞层间质细胞层是羊膜的主要组成部分,完成羊膜的大部分功能。

胎膜具有防御功能,可阻止细菌通过子宫壁直接进入羊膜腔;同时,胎膜具有活跃的交换功能,可允许小分子物质,如尿素、葡萄糖、氯化钠等通过;母体血浆亦可通过胎膜进入羊水,对羊水交换起重要的调节作用。

胎膜中含有较多的酶参与激素的代谢。如花生四烯酸酯酶及催化磷脂质生成游离花生四烯酸的溶酶体。花生四烯酸为合成前列腺素的前身物质,因此,认为胎膜在分娩发动的过程中有十分重要的作用。

正常胎膜多在临产后宫口开大 3 cm 以上自然破裂。若胎膜在临产前破裂,称之为胎膜早破。宫口开全后胎膜仍未破裂者称为迟发破膜。胎膜早破往往与宫内感染有关,反之,胎膜早破后亦可导致继发性感染,诱导临产。这可能与胎膜的炎症导致前列腺素分泌增加有关。

(三)羊水

1.羊水的来源

妊娠期充满羊膜腔内的液体称为羊水。羊水的主要来源是母体的血浆、胎儿的尿液。在不同的孕周,羊水的来源不同。妊娠早期的羊水主要来自于母体的血浆,母体血浆通过胎膜渗透入羊膜腔。少量胎儿的体液可通过脐带表面的羊膜及华通胶渗透入羊膜腔,亦可发生在胎儿呼吸道黏膜及皮肤表面。因此,妊娠早期的羊水的成分与母体的血浆及组织间液的成分相似,渗透压亦相近。妊娠 12～14 周时发现胎儿膀胱内有尿液残留。妊娠 18 周时,胎儿 24 小时的尿量 7～17 mL。足月胎儿每小时的尿量平均为 43 mL,每天尿量为 600～800 mL。因此,妊娠中期以后,胎尿是羊水的主要来源,由于胎儿尿液的混入,羊水逐渐变为低渗(钠离子浓度降低),羊水的渗透压从孕早期的 280 mmol/L 降为 255～260 mmol/L;但尿酸、肌酐、尿酸的浓度比母体血浆中的浓度高。

羊水量在妊娠 38 周前随孕周的增加不断增加,在妊娠 38 周以后却不断减少;但个体差异较大。妊娠 8 周时羊水量为 5～10 mL,12 周约为 50 mL,20 周为 200 mL,36～38 周达高峰,为 1000～1500 mL,以后逐渐减少。

妊娠早期的羊水为澄清液体,足月妊娠羊水乳白色,混浊、半透明,可见胎脂、上皮细胞及毳毛等有形物质。pH 为 8～9,比重 106～120。当羊水中混有胎粪时,羊水混浊,羊水的颜色可从淡黄色变到草绿色或深绿色。

2.羊水的代谢

羊膜在羊水的产生和吸收上起了十分重要的作用,约 50% 的羊水交换由羊膜完成。胎儿的消化道也是羊水交换的重要途径,足月胎儿每 24 小时可吞咽羊水 540～500 mL,或更多。因此,胎儿吞咽可调节羊水量。临床常见有消化道梗阻的胎儿,往往合并羊水过多。

其次,胎儿的呼吸道在羊水量的调节中也有十分重要的作用。足月妊娠胎儿肺的呼吸样运动,每天使 600～800 mL 的羊水通过肺泡的巨大毛细血管床回吸收,若胎儿肺部畸形、发育不全或肿瘤等可影响羊水的重吸收导致羊水过多。另外,脐带的华通胶亦参与羊水的代谢,每小时可吸收羊水 40～50 mL。

在正常情况下,母体-羊水和胎儿-羊水之间的交换率是相等的。母体-胎儿之间的液体交换主要通过胎盘进行,交换量约每小时 3500 mL;母体-羊水之间的液体交换主要通过胎膜,交换量约每小时 400 mL;羊水-胎儿之间的液体交换主要通过消化道、呼吸道、脐带和皮肤,总交换量与母体-羊水的交换量动态平衡。通过上述交换,母体、胎儿及羊水之间液体不等交换,保持动态平衡,羊水每 3 小时更新一次。在正常情况下,羊水量保持稳定。

3.羊水的成分

在妊娠 14 周前,羊水的成分和渗透压等与血浆基本一致,前白蛋白的含量低,甲胎蛋白的浓度高。随着孕周的增加,出现胎儿吞咽、呼吸样运动及排尿功能的建立,使羊水的成分发生很大的变化。到妊娠晚期,羊水的渗透压明显低于血浆,水分占 98%～99%,其余有形成分中有一半为有机物,另一半为无机物。

羊水中尿酸、肌酐、尿素等胎儿代谢产物随着妊娠的增加而增加。尿素由妊娠早期的 3.48 mmol/L 增加到足月妊娠的 51 mmol/L。肌酐含量由 28 周 88.4 μmol/L 上升到足月妊娠的 176.8 μmol/L,若羊水中肌酐浓度到达 194.48 μmol/L,尿酸浓度达到 595 μmol/L,提示胎儿肾脏发育成熟,但不意味着其他脏器发育成熟。

羊水中含有两种细胞:一种是来自胎膜,核大,胞质深染,核/浆比例为 1∶3;另一种为胎儿皮肤脱落细胞,核小或无核,核/质比例为 1∶8。用 0.1% 尼罗蓝染色,部分细胞可染成橘黄色。妊娠 34 周前,橘黄色细胞出现率＜1%;足月妊娠达 10%～15%;妊娠 40 周后超过 50%。应用羊水细胞学检查,中期妊娠可诊断胎儿性别及染色体疾病,晚期妊娠可判别胎儿成熟度。

羊水中含有各种激素,包括皮质醇、雌三醇、黄体酮、睾酮、催乳素、绒毛膜促性腺激素及前列腺素等。它们来源于胎盘和胎儿,其含量反映了胎儿-胎盘单位的功能状态,可以间接了解胎儿宫内的安危。另外,羊水中含有促肾上腺皮质激素(ACTH)、促卵泡生成素(FSH)、促黄体生成素(LH)以及促甲状腺激素(TSH)等,这些激素与分娩的发动有关。

羊水中有许多酶,已知的有 25 种之多,各种酶的浓度变化亦可间接反映胎儿的状态。严重溶血症的胎儿的羊水中,乳酸脱氢酶及 α 羟丁酸脱氢酶的浓度升高。胎儿死亡前,脂酶突然下降;当羊水被胎粪污染时,碱性磷酸酶浓度升高。溶菌酶(lysozyme)可抑制大肠杆菌、金黄色葡萄球菌、类链球菌、变形杆菌、白色念珠菌等。在妊娠 25 周至足月妊娠期间,溶菌酶的作用最强,足月后下降。羊水中的溶菌酶浓度约为 4.2 μg/L,较母血中高 1～2 倍。

4.羊水的功能

(1)保护胎儿:羊水可保持羊膜腔内恒温、恒压、相对较稳定的内环境,免受外力的损伤。胎儿在羊水中可以自由活动。在胎儿发育过程中,不致受到挤压或阻碍导致胎儿畸形。在长期的羊水过少的患者中,由于无羊水的保护作用,胎儿的发育受限,发生各种畸形。保持胎儿体内生化方面的相对稳定。羊水中有一定量的水分和电解质,不仅是胎儿代谢产物排泄的通道,而且是胎儿水分调节的重要机制。羊水使羊膜腔保持一定的张力,从而支持胎盘附着于子宫壁,这样可以防止胎盘过早剥离。

(2)保护母体:减少妊娠期因胎动引起的母体不适。临产后,前羊膜囊可扩张软产道,防止胎头长期压迫软产道导致组织缺血损伤。破膜后,羊水可以润滑、冲洗产道,并有抑制细菌作用。

(四)脐带

脐带一端连着胎儿腹壁的脐轮,另一端附着于胎盘的子体面。胎儿通过脐带、胎盘,与母体相连,进行血气、营养以及代谢物质的交换。

脐带长度的正常范围是 35～70 cm,平均横切面积 1.5～2 cm²,脐带外面为一层羊膜,中间有一条管壁较薄、管腔较大的脐静脉,静脉两侧各有一条管壁较厚、管腔较细的脐动脉。脐带间质为华通胶,有保护和支持脐血管的作用,胶质内有神经纤维存在,可控制脐带血管收缩及扩张。

脐动脉壁有4层平滑肌组织:内层为很薄的环纹肌,为调节血流之用;在其外有一层较厚的纵直平滑肌,为关闭脐动脉之用;在外表有一组较细的螺旋平滑肌,只有8～10根肌纤维,螺旋较短,收缩时可将脐动脉收缩为节段。

三、妊娠期母体适应性变化

(一)生殖系统的变化

1.子宫

(1)宫体:子宫由非孕时(7～8)cm×(4～5)cm×(2～3)cm增大至妊娠足月时。宫腔容量非孕时约10 mL或更少,至妊娠足月子宫内容物约5000 mL或更多,故妊娠末期子宫的容积是非孕期的500～1000倍。子宫重量非孕时约70 g,至妊娠足月约1100 g,增加近20倍,主要是子宫肌细胞肥大,而新生的肌细胞并不多。子宫肌细胞由非孕时长20 μm、宽2 μm,至妊娠足月长500 μm、宽10 μm,胞质内充满有收缩性能的肌动蛋白和肌浆球蛋白,为临产后子宫阵缩提供物质基础。子宫肌壁厚度非孕时约1 cm,至妊娠中期逐渐增厚达2～2.5 cm,至妊娠末期又逐渐变薄,妊娠足月厚度为1～1.5 cm或更薄。在妊娠最初几个月,子宫增大主要受内分泌激素如雌孕激素的影响,而不是由胚胎造成的机械扩张所致,比如在异位妊娠的也可观察到类似的子宫增大。孕12周以后的子宫增大则主要因宫腔内压力增加。

妊娠最初几周子宫维持原先的梨形,随孕周增加逐渐呈球形,以后子宫长度比宽度增加更快显出卵圆形。妊娠12周后增大子宫逐渐超出盆腔,在耻骨联合上方可触及。妊娠晚期的子宫右旋,与乙状结肠在盆腔左侧占据有关。

自妊娠12～14周起,子宫出现不规则无痛性的收缩,特点为稀发、无规律和不对称,可由腹部检查时触知,孕妇有时也能感觉到,其幅度及频率随妊娠进展而逐渐增加,可以直到妊娠晚期,但宫缩时宫腔内压力通常在5～25 mmHg,持续时间不足30秒,这种无痛性宫缩称为Braxton Hicks收缩。

妊娠期胎儿生长营养物质的供应和代谢产物的排出依靠胎盘绒毛间隙的足够灌注。妊娠期子宫胎盘血流进行性加重,妊娠足月时子宫血流量为450～650 mL/min,比非孕时增加4～6倍,其中5%供肌层,10%～15%供子宫蜕膜层,80%～85%供胎盘。宫缩时子宫血流量明显减少,当子宫收缩压力为50 mmHg时,速度下降60%,子宫收缩对胎儿循环影响非常小。

(2)子宫峡部:位于子宫颈管内解剖学内口与组织学内口之间的最狭窄部位,非孕时长约1 cm,妊娠后变软,妊娠12周后,子宫峡部逐渐伸展拉长变薄,形成子宫下段,临产后伸展至7～10 cm,成为产道一部分,有梗阻性难产发生时易在该处发生子宫破裂。

(3)宫颈:妊娠早期宫颈黏膜充血及组织水肿,致使肥大、紫蓝色及变软。宫颈管内腺体肥大,宫颈黏液增多,形成黏稠黏液栓,有保护宫腔免受外来感染侵袭的作用。接近临产时,宫颈管变短并出现轻度扩张。妊娠期宫颈管柱状上皮腺体增生、外翻,此时宫颈组织很脆弱、易出血。

2.卵巢与输卵管

妊娠期略增大,排卵和新卵泡成熟功能均停止。在孕妇卵巢中一般仅发现一个妊娠黄体,于妊娠6～7周前产生孕激素以维持妊娠继续,之后对孕激素的产生几乎无作用。妊娠期输卵管伸长,但肌层并不增厚。黏膜层上皮细胞稍扁平,在基层中可见蜕膜细胞,但不形成连续蜕膜层。

3.阴道与会阴

妊娠期阴道黏膜水肿充血呈紫蓝色(Chadwick 征),阴道脱落细胞及分泌物增多,黏膜皱襞增多、结缔组织松弛以及平滑肌细胞肥大,导致阴道伸展性增加为分娩扩张做好准备。阴道上皮细胞含糖原增加,使阴道 pH 降低,不利于致病菌生长,有利于防止感染。外阴部充血,皮肤增厚,大阴唇内血管增多及结缔组织松软,故伸展性增加。

(二)乳房的变化

乳房于妊娠早期开始增大,充血明显。孕妇自觉乳房发胀或偶有触痛及麻刺感,随着乳腺增大,皮肤下的浅静脉明显可见。乳头增大变黑,更易勃起,乳晕颜色加深,其外围的皮脂腺肥大形成散在的结节状隆起,称为蒙氏结节。妊娠前乳房大小、体积与产后乳汁产生无关。

乳腺细胞膜有垂体催乳激素受体,细胞质内有雌激素受体和孕激素受体。妊娠期胎盘分泌雌激素刺激乳腺腺管发育,分泌孕激素刺激乳腺腺泡发育。此外,乳腺发育完善还需垂体催乳激素、人胎盘生乳素以及胰岛素、皮质醇、甲状腺激素等的参与。妊娠期间虽有多种激素参与乳腺发育,做好泌乳准备,但妊娠期间并无乳汁分泌,可能与大量雌、孕激素抑制乳汁生成有关。

(三)循环系统的变化

1.心脏

妊娠期静息时心率增加约 10 次/min。妊娠后期因膈肌升高,心脏向左、向前移位更贴近胸壁,心尖冲动左移 1～2 cm。心浊音界稍扩大。心脏移位使大血管轻度扭曲,加之血流量增加及血流速度加快,90％的孕妇有收缩期杂音,分娩后迅速消失。心电图因心脏左移出现电轴轻微左偏,无其他特异性改变。

2.心排血量

心排血量增加对维持胎儿生长发育极为重要。心排血量自妊娠 10 周逐渐增加,至妊娠 32 周达高峰。由于仰卧位时增大的子宫阻碍心脏静脉回流,孕妇侧卧位比仰卧位心排血量高很多,妊娠晚期孕妇从仰卧位转至左侧卧位时,心排血量增加 1100 mL(20％)。临产后在第二产程心排血量明显增加。

3.血压

妊娠中期动脉血压降到最低点,以后再升高,舒张压的降低大于收缩压的降低,使脉压稍增大。孕妇动脉血压受体位影响,坐位稍高于仰卧位。妊娠对上肢静脉压无影响。妊娠 20 周开始下肢股静脉压在仰卧位时升高,从妊娠前 098 kPa(10 mmH$_2$O)增至 0.196～0.294 kPa (20～30 mmH$_2$O),由于妊娠后增大子宫压迫下腔静脉使血液回流受阻,侧卧位能解除子宫压迫、改善静脉回流。妊娠晚期孕妇长时间仰卧位姿势,增大子宫相对固定压迫静脉系统,引起下半身回心血量减少、心脏充血量减少、心排血量随之减少使血压下降,称为仰卧位低血压综合征。由于下肢、外阴及直肠静脉压增高,孕妇易发生下肢、外阴静脉曲张和痔。

(四)血液系统的变化

1.血容量

循环血容量于妊娠6～8周开始增加,至妊娠32～34周达高峰,增加40%～45%,平均增加1450 mL,维持此水平直至分娩。血容量增加为血浆容量和红细胞容量增加总和,血浆增加多于红细胞增加,血浆平均增加 1000 mL,红细胞平均增加 450 mL,故出现血液稀释。

2.血液成分

(1)红细胞:妊娠期骨髓造血功能增强、网织红细胞轻度增多、红细胞生成增加,,但由于血液稀释,血红蛋白、红细胞浓度及血细胞比容稍有下降,红细胞计数约为 $3.6×10^{12}$/L(非孕妇女约为 $4.2×10^{12}$/L),血红蛋白平均浓度为 12.5 g/L(非孕妇女约为 13 g/L)。妊娠晚期如果血红蛋白低于 11 g/L,应认为是缺铁引起,而不是妊娠期高血容量反应。

正常妊娠对铁需求的重量是 1 g,300 mg 铁主动向胎儿运输,200 mg 铁通过正常排泄途径丢失,另外 500 mg 铁可以使红细胞总容量增加 450 mL。增加的这部分红细胞所需要的铁无法从机体储备中获得,因此,妊娠中晚期如果外源性铁补充不够,血红蛋白含量和血细胞比容将随着母体血容量的增加而明显降低,出现贫血。因此应在妊娠中、晚期开始补充铁剂,以防血红蛋白值过分降低。

(2)白细胞:从妊娠7～8周开始轻度增加,至妊娠30周达高峰,为 $(5～12)×10^9$/L,有时可达 $15×10^9$/L,主要为中性粒细胞增多,而单核细胞和嗜酸粒细胞几乎无改变。分娩期和产褥早期可显著上升 $25×10^9$/L 或更多,平均为 $14×10^9$/L。

(3)凝血因子:妊娠期血液处于高凝状态。因子Ⅱ、Ⅴ、Ⅶ、Ⅷ、Ⅸ、Ⅹ增加,仅因子Ⅺ、Ⅻ降低。血小板数无明显改变。血浆纤维蛋白原含量比非孕妇女约增加 50%,于妊娠末期平均达4.5 g/L(非孕妇女平均为 3 g/L)。妊娠晚期凝血酶原时间(PT)及活化部分凝血活酶时间(APTT)轻度缩短,凝血时间无明显改变。妊娠期纤溶酶原显著增加,优球蛋白溶解时间明显延长,表明妊娠期间纤溶活性降低,是正常妊娠的特点。

(五)泌尿系统的变化

妊娠期肾脏略增大,肾血浆流量(RPF)及肾小球滤过率(GFR)于妊娠早期均增加,整个妊娠期间维持高水平,RPF 比非孕时约增加 35%,GFR 约增加 50%,但肾小球滤过率的增加持续至足月,肾血浆流量在妊娠晚期降低。RPF 与 GFR 均受体位影响,仰卧位肾脏清除率下降很多,故仰卧位容易发生水钠潴留。由于 GFR 增加,肾小管对葡萄糖再吸收能力不能相应增加,约 15% 的孕妇饭后出现糖尿,如果糖尿反复出现,糖尿病的可能性就不容忽视了。

受孕激素影响,泌尿系统平滑肌张力降低,同时增大子宫对输尿管产生压迫,自妊娠中期肾盂及输尿管轻度扩张,输尿管增粗及蠕动减弱,尿流缓慢,可致肾盂积水,由于子宫右旋,故86% 的孕妇右侧输尿管扩张更明显,孕妇易患急性肾盂肾炎,也以右侧多见。

(六)呼吸系统的变化

妊娠期横膈抬高约 4 cm,胸廓横径增加约 2 cm,肋膈角显著增宽,肋骨向外扩展,胸廓周径约增加 6 cm。孕期耗氧量妊娠中期增加 10%～20%,肺活量和呼吸次数无明显改变,但呼吸较深,通气量每分钟约增加 40%,有过度通气现象,肺泡换气量约增加 65%,使动脉血 PO_2

增高达 92 mmHg,PCO_2 降至32 mmHg,有利于供给孕妇及胎儿所需的氧。上呼吸道黏膜增厚,轻度充血、水肿,易发生上呼吸道感染。妊娠晚期子宫增大,膈肌活动幅度减少,胸廓活动加大,以胸式呼吸为主,气体交换保持不减。

(七)消化系统的变化

妊娠期胃肠平滑肌张力降低,贲门括约肌松弛,胃内酸性内容物逆流至食管下部产生胃烧灼感。胃液中游离盐酸及胃蛋白酶分泌减少。胃排空时间延长,易出现上腹部饱满感,孕妇应防止饱餐。肠蠕动减弱,粪便在大肠停留时间延长出现便秘,以及子宫水平以下静脉压升高,常引起痔疮或使原有痔疮加重。妊娠期齿龈受大量雌激素影响肥厚,齿龈容易充血、水肿,易致齿龈出血、牙齿松动及龋齿。

肝脏未见明显增大,肝功能无明显改变。孕激素抑制胆囊平滑肌收缩,使胆囊排空时间延长,胆道平滑肌松弛,胆汁黏稠、淤积,妊娠期间容易诱发胆石症。

(八)皮肤的变化

孕妇腺垂体分泌促黑素细胞激素(MSH)增加,增多的雌、孕激素有黑色素细胞刺激效应,使黑色素增加,导致孕妇乳头、乳晕、腹白线、外阴等处出现色素沉着。面颊部出现蝶状褐色斑,习称妊娠黄褐斑,于产后逐渐消退。随妊娠子宫的逐渐增大和肾上腺皮质于妊娠期间分泌糖皮质激素增多,该激素分解弹力纤维蛋白,使弹力纤维变性,加之孕妇腹壁皮肤张力加大,使皮肤的弹力纤维断裂,呈多量紫色或淡红色不规律平行略凹陷的条纹,称为妊娠纹,见于初产妇。

(九)内分泌系统的变化

1.垂体

妊娠期垂体稍增大,尤其在妊娠末期,腺垂体增生肥大明显。垂体对于维持妊娠不是必需的,垂体切除的妇女可以成功妊娠,并接受糖皮质激素、甲状腺素及血管升压素治疗后自然分娩。催乳素(PRL)从妊娠 7 周开始增多,随妊娠进展逐渐增量,妊娠足月分娩前达高峰约150 μg/L,为非孕妇女15 μg/L的 10 倍。催乳激素有促进乳腺发育的作用,为产后泌乳做准备。分娩后不哺乳于产后 3 周内降至非孕时水平,哺乳者多在产后 80~100 天或更长时间才降至非孕时水平。

2.肾上腺皮质

(1)皮质醇:孕期肾上腺皮质醇分泌未增加,但其代谢清除率降低,故孕妇循环中皮质醇浓度显著增加,但 75% 与皮质类固醇结合球蛋白(CBG)结合,15% 与清蛋白结合,起活性作用的游离皮质醇仅为 10%,故孕妇无肾上腺皮质功能亢进表现。

(2)醛固酮:在妊娠后半期,肾素和血管紧张素水平增加,使外层球状带分泌醛固酮于妊娠期增多4 倍,但起活性作用的游离醛固酮仅为 30%~40%,不致引起水钠潴留。

3.甲状腺

妊娠期由于腺组织增生和血管增多,甲状腺呈中等度增大,约比非孕时增大 65%。大量雌激素使肝脏产生甲状腺素结合球蛋白(TBG)增加 2~3 倍,血中甲状腺激素虽增多,但游离甲状腺激素并未增多,孕妇无甲状腺功能亢进表现。妊娠前 3 个月胎儿依靠母亲的甲状腺素,妊娠 10 周胎儿甲状腺成为自主器官,孕妇与胎儿体内促甲状腺激素(TSH)均不能通过胎盘,各自负责自身甲状腺功能的调节。

4.甲状旁腺

妊娠早期孕妇血浆甲状旁腺素水平降低,随妊娠进展,血容量和肾小球滤过率的增加以及钙的胎儿运输,导致孕妇钙浓度的缓慢降低,造成甲状旁腺素在妊娠中晚期逐渐升高。

(十)新陈代谢的变化

1.体重

妊娠 12 周前体重无明显变化。妊娠 13 周起体重平均每周增加 350 g,直至妊娠足月时体重平均增加 12.5 kg,包括胎儿(3400 g)、胎盘(650 g)、羊水(800 g)、子宫(970 g)、乳房(405 g)、血液(1450 g)、组织间液(1480 g)及脂肪沉积(3345 g)等。

2.碳水化合物代谢

妊娠期胰岛功能旺盛,分泌胰岛素增多,使血中胰岛素增加,故孕妇空腹血糖值低于非孕妇女,糖耐量试验血糖增高幅度大且恢复延迟。妊娠期间注射胰岛素降血糖效果不如非孕妇女,提示靶细胞有拮抗胰岛素功能或因胎盘产生胰岛素酶破坏胰岛素,故妊娠期间胰岛素需要量增多。

3.脂肪代谢

妊娠期血浆脂类、脂蛋白和载脂蛋白浓度均增加,血脂浓度与雌二醇、黄体酮和胎盘催乳素之间呈正相关。妊娠期糖原储备减少,当能量消耗过多时,体内动用大量脂肪使血中酮体增加发生酮血症。孕妇尿中出现酮体多见于妊娠剧吐时,或产妇因产程过长、能量过度消耗使糖原储备量相对减少时。分娩后血脂、脂蛋白和载脂蛋白浓度明显降低,哺乳会促进这些浓度降低的速度。

4.蛋白质代谢

妊娠晚期母体和胎儿共储备蛋白质约 1000 g,其中 500 g 供给胎儿和胎盘,其余 500 g 作为子宫中收缩蛋白、乳腺中腺体以及母体血液中血浆蛋白和血红蛋白。故孕妇对蛋白质的需要量增加,呈正氮平衡状态。

5.水代谢

妊娠期机体水分平均增加 7 L,水钠潴留与排泄形成适当比例而不引起水肿,但至妊娠末期组织间液可增加 1～2 L。大多数孕妇在妊娠晚期会出现双下肢凹陷性水肿,由于增大子宫压迫,使子宫水平以下静脉压升高,体液渗出潴留在组织间隙,妊娠期血浆胶体渗透压降低,以及雌激素的水钠潴留作用。

6.矿物质代谢

胎儿生长发育需要大量钙、磷、铁。胎儿骨骼及胎盘的形成,需要较多的钙,孕期需要储存钙 40 g,妊娠末期胎儿需要储钙约 30 g,主要在妊娠末 3 个月由母体供给,故早产儿容易发生低血钙。至少应于妊娠最后 3 个月补充维生素 D 及钙,以提高血钙值。

孕期需要增加铁约 1000 mg,母体红细胞增加需要 500 mg,胎儿需要 290 mg,胎盘约需要 250 mg,孕期如不能及时补充外源性铁剂,会因血清铁值下降发生缺铁性贫血。

(十一)骨骼、关节及韧带的变化

骨质在妊娠期间通常无改变,仅在妊娠次数过多、过密又不注意补充维生素 D 及钙时,能引起骨质疏松症。部分孕妇自觉腰骶部及肢体疼痛不适,可能与松弛素使骨盆韧带及椎骨间的关节、韧带松弛有关。妊娠晚期孕妇重心向前移,为保持身体平衡,孕妇头部与肩部应向后仰,腰部向前挺,形成典型孕妇姿势。

第二节　妊　娠　诊　断

根据不同的妊娠阶段,妊娠诊断可分为早期妊娠诊断和中、晚期妊娠诊断。早期妊娠诊断的目的主要是明确妊娠是否存在、妊娠时间、妊娠囊发育状况以及排除异位妊娠。中、晚期妊娠诊断则注重胎儿发育状况、畸形筛查、胎产式胎方位等。临床上通过病史、体格检查、辅助实验室检查和超声检查等来进行妊娠诊断。

一、早期妊娠诊断

(一)症状与体征

对病史的询问和详细的体格检查是妊娠诊断的基础。在采集病史时,必须详细询问患者的月经史,包括月经周期、经期、末次月经来潮日期、经量和持续时间等。应注意某些因素会影响对早期妊娠的诊断,如月经不规律、避孕、末次月经不典型、不规则阴道出血等。根据在早孕妇女的观察,高达 25% 的妇女在早孕期会出现阴道出血,影响对早期妊娠的诊断。

早孕期典型的临床表现包括以下几点。

1.停经

育龄妇女,平时月经规则,如月经过期 10 天以上,应考虑妊娠可能,进行常规尿妊娠试验。应当注意的是,对于围绝经期妇女,如出现月经过期情况,也应当考虑到妊娠的可能。另外,某些情况下(如内分泌疾病、哺乳期、服用口服避孕药等药物)妇女可能在月经本来就不规则、稀发甚至无月经来潮的情况下发生妊娠,均应首先进行妊娠试验,明确是否妊娠后进行后续检查和治疗。

2.早孕反应

有半数以上妇女在妊娠 6 周左右开始出现食欲缺乏、偏食、恶心、晨起呕吐、头晕、乏力、嗜睡等症状,此为早孕反应。可能与血清 HCG 水平增高,胃肠道功能紊乱,胃酸分泌减少等有关。症状严重程度和持续时间各异,多在孕 12 周后逐渐消失。严重者可持续数月,出现严重水、电解质紊乱和酮症酸中毒。在末次月经不详的病例,早孕反应出现的时间可协助判断怀孕时间。

3.尿频

早期妊娠增大的子宫可能压迫膀胱或造成盆腔充血,产生尿频的症状,但不伴尿急、尿痛等尿路刺激症状,应与尿路感染相鉴别。随着妊娠子宫逐渐增大,一般妊娠 12 周后子宫上升进入腹腔,不再压迫膀胱,尿频症状消失。直到临产前先露入盆压迫膀胱,尿频症状再次出现。

4.乳腺胀痛

妊娠后由于雌孕激素、垂体泌乳素等妊娠相关激素的共同作用,乳腺管和腺泡增生,脂肪沉积,使乳腺增大。孕妇自觉乳房胀痛、麻刺感,检查可见乳头、乳晕着色变深,乳头增大、易勃起。乳晕上皮脂腺肥大形成散在结节状小隆起即蒙氏结节。

5.妇科检查

双合诊可及子宫增大、变软。随着妊娠进展,子宫体积逐渐增大,孕8周时子宫增大至未孕时的2倍;孕12周时为未孕时的3倍,超出盆腔,可在耻骨联合上方触及。孕6周左右由于宫颈峡部极软,双合诊时感觉宫颈与宫体似乎不相连,称为黑加征。孕8~10周时由于子宫充血,阴道窥视可见宫颈充血、变软,呈紫蓝色,此为Chadwick征。

(二)辅助检查

目前,随着许多实验室检查和超声检查的广泛应用,医生常可在上述症状与体征出现前就做出妊娠诊断。

1.实验室检查

许多激素可用于妊娠的诊断和检测,最常用的是人绒毛膜促性腺激素β亚单位(β-HCG)。其他还包括黄体酮和早孕因子。另外,妊娠期间,滋养细胞还分泌许多激素,包括促皮质激素释放激素、促性腺激素释放激素、促甲状腺激素释放激素、生长激素、促肾上腺皮质激素、人绒毛膜促甲状腺激素、人胎盘泌乳素、抑制素、激活素、转化生长因子-β、胰岛素样生长因子-Ⅰ和Ⅱ、表皮生长因子、妊娠特异性β-1糖蛋白、胎盘蛋白-5、妊娠相关血浆蛋白-A等。但是至今仍无临床上检测上述因子的商业性试剂盒。

(1)β-HCG:由于HCG分子中α链与LH的α链结构相同,为避免与LH发生交叉反应,通常测定特异性的HCG-β链(β-HCG)。HCG由卵裂球合体层分泌。受精第2天6~8细胞的卵裂球中即可检测到HCG mRNA。但直到受精后第8~10天胚胎种植、与子宫建立血管交通后才能在孕妇血清和尿中检测到HCG。此后每1.7~2天上升1倍,至妊娠8~10周达到峰值,以后迅速下降,在妊娠中晚期降至峰值的10%。目前最为常用的检测方法是放射免疫法,敏感度为5 mIU/mL,受孕后10~18天即可检测阳性。

(2)黄体酮:血清黄体酮水平测定对判断异常早期妊娠有一定帮助。黄体酮由卵巢黄体产生分泌,正常妊娠刺激黄体黄体酮的分泌。故检查血清黄体酮水平可用于判断妊娠的结局。当血清黄体酮含量超过15 ng/mL时,异位妊娠可能性较小。当血清黄体酮水平高于25 ng/mL(>79.5 nmol/L)时,宫内妊娠活胎可能性极大(敏感度97.5%)。相反,如果血清黄体酮水平低于5 ng/mL(<15.9 nmol/L)可诊断胚胎无存活可能(敏感度100%)。此时应对患者进行进一步检查,明确是宫内妊娠难免流产或异位妊娠。如果血清黄体酮在5~25 ng/mL,应采用其他辅助检查方法,包括超声、其他妊娠相关激素、连续激素测定等,判断妊娠情况。

(3)早孕因子(EPF):是自受孕后早期即可从母体血清分离出来的免疫抑制蛋白,是受精后最早能够检测到的标志物。受精后36~48小时即可从母体血清中检测出,在早孕早期达到峰值,足月时几乎检测不出。成功的体外受精胚胎移植后48小时也可检测出EPF。分娩、终止宫内妊娠或异位妊娠24小时后EPF检测阴性。由于EPF分子分离尚较困难,检测方法还不成熟,目前临床使用还存在限制。但其能够在胚胎受精后、种植之前即可检测出,因此可能是将来精确早期妊娠诊断的有效方法。

2.超声检查

超声检查是诊断早孕和判断孕龄最快速准确的方法。经腹壁超声最早能在末次月经后 6 周观察到妊娠囊。阴道超声可较腹壁超声提早 10 天左右,末次月经后 4 周 2 天即能观察到 1～2 mm 妊娠囊。正常早期妊娠超声表现包括以下几点。

(1)正常早期妊娠的超声检查:首先能观察到的是妊娠囊,为宫内圆形或椭圆形回声减低结构,双环征为早期妊娠囊的重要特征。双环征的成因有学者认为是迅速增长的内层细胞滋养层细胞和外层合体滋养层,也有学者认为内环绝大多数由强回声的球形绒毛组成,包绕妊娠囊外层的低回声环则可能为周围的蜕膜组织。随着妊娠的进展,妊娠囊逐渐增大,内层强回声环逐渐厚薄不均,底蜕膜处逐渐增厚,形成胎盘。强回声环其余部分逐渐变薄,形成胎膜的一部分。

(2)末次月经后 5～6 周阴道超声:可见卵黄囊,为亮回声环状结构,中间为无回声区,位于妊娠囊内。卵黄囊是宫内妊娠的标志,它的出现可排除宫外妊娠时的宫内的假妊娠囊。卵黄囊大小 3～8 mm,停经 10 周时开始消失,12 周后完全消失。妊娠囊大于 20 mm 却未见卵黄囊或胎儿时,可能为孕卵枯萎。

(3)阴道超声:在停经 5 周时可观察到胚芽,胚芽径线超过 2 mm 时常能见到原始心血管搏动。6.5 周时胚芽头臀长(CRL)约与卵黄囊径线相等。7 周多能分出头尾,8 周时肢芽冒出。孕 5～8 周期间,可根据妊娠囊径线推断孕龄(表 9-1)。孕 6～18 周期间根据头臀长推断孕龄。妊娠 11～14 周时可准确测量颈部透明带。颈部透明带的厚度联合血清标志物检查是筛查胎儿染色体非整倍体的重要方法。

表 9-1　平均妊娠囊径线与妊娠龄的关系

平均妊娠囊经线	预测妊娠周数(范围＝95％CI)	平均妊娠囊经线	预测妊娠周数(范围＝95％CI)
2	5(4.5～5.5)	14	6.5(6～7)
3	5.1(4.6～5.6)	15	6.6(6.2～7.1)
4	5.2(4.8～5.7)	16	6.7(6.3～7.2)
5	5.4(4.9～5.8)	17	6.9(6.4～7.3)
6	5.5(5～6)	18	7(6.5～7.5)
7	5.6(5.1～6.1)	19	7.1(6.6～7.6)
8	5.7(5.3～6.2)	20	7.3(6.8～7.7)
9	5.9(5.4～6.3)	21	7.4(6.9～7.8)
10	6(5.5～6.5)	22	7.5(7～8)
11	6.1(5.6～6.6)	23	7.6(7.2～8.1)
12	6.2(5.8～6.7)	24	7.8(7.3～8.2)
13	6.4(5.9～6.8)		

(4)在多胎妊娠中,早孕期超声检查对发现双胎或多胎妊娠,超声观察多胎妊娠绒毛膜囊、羊膜囊的个数对判断单卵双胎或双卵双胎有重要作用。

3.其他检查方法

(1)基础体温(BBT):为双相型,体温升高后持续 18 天不下降,早孕可能性大;持续 3 周不降者,应考虑早孕。

(2)宫颈黏液检查:由于孕激素影响,伴随基础体温上升不降,宫颈黏液水、盐成分减少,蛋白含量增加,使宫颈黏液减少黏稠,形成宫颈黏液栓。涂片镜检可见排列成行的椭圆体,无羊齿状结晶。

(3)超声多普勒检查:最早在孕 7 周时可通过超声多普勒检查听到脐带杂音,随着妊娠进展,在增大的子宫区域可听到有节律的单一高调胎心音,胎心率 150~160 次/min。

(4)黄体酮试验:对可疑早孕妇女给予每天黄体酮 20 mg 肌内注射或地屈黄体酮片 10 mg 口服,每天 2 次,连续 3~5 天。停药后 2~7 天内阴道出血者提示体内有一定雌激素作用,可排除妊娠。停药后无月经来潮者,妊娠可能性较大。

4.居家妊娠检测

目前有至少 25 种市售居家妊娠检测试制。其原理多为免疫检测,对尿 HCG 检测敏感度从 25~100 mIU/mL 不等。通常妇女会在月经过期后的头一个礼拜内进行居家妊娠检测。需注意的是在此期间尿 HCG 水平在不同个体差异极大,变化幅度从 12 mIU/mL 到大于 2500 mIU/mL。在月经过期后的第 2 周尿 HCG 水平也同样有极大个体差异,从 13 mIU/mL 到大于 6000 mIU/mL。因此,在月经过期的头两周内,限于居家妊娠检测敏感性的限制,可能有一部分妇女因检测假阴性而被漏诊。

二、中、晚期妊娠诊断

随着妊娠进展,子宫逐渐增大,可感知胎动,腹部检查可及胎体,听到胎心音。此时,除通过宫底高度、超声检查等方式推断胎龄、胎儿大小和预产期外,重要的是通过各项筛查排除胎儿畸形、妊娠并发症等异常,早期诊断、早期治疗,确保母儿安全。

(一)症状与体征

1.症状

孕妇经历早孕期各种症状,自觉腹部逐渐增大,孕 16 周后开始感知胎动。

2.子宫增大

随妊娠进展,子宫逐渐增大,可根据宫底高度初步推断妊娠周数(表 9-2)。晚期妊娠期间可根据宫底高度和腹围推算胎儿体重,目前各种算法不下 10 种,准确率也相差甚远。在此仅列举较简便的一种算法,准确率约 88%。①胎头已衔接:宫高×腹围+200(g)。②胎头浮动或臀位:宫高×腹围(g)。③胎膜已破,胎头衔接:宫高×腹围+300(g)。

表 9-2　不同妊娠周数的宫底高度及子宫长度

妊娠周数	手测宫底高度	尺测耻上子宫长度(cm)
12 周末	耻骨联合上 2~3 横指	
16 周末	脐耻之间	
20 周末	脐下一横指	18(15.3~21.4)
24 周末	脐上一横指	24(22~25.1)
28 周末	脐上三横指	26(22.4~29)
32 周末	脐与剑突之间	29(25.3~32)
36 周末	剑突下两横指	32(29.8~34.5)
40 周末	脐与剑突之间或略高	33(30~35.3)

3.胎动

胎儿在子宫内的活动即为胎动(FM),是活胎诊断依据之一,也是评估胎儿宫内安危的重要指标之一。一般孕 16 周起部分孕妇即可感知胎动。随着孕周增加,胎动逐渐增多,孕 32～34 周达峰值,孕 38 周后逐渐减少。母体感知的胎动与通过仪器记录下来的胎动有很好的相关性。Rayburn 等报道母体能够感知到 80％超声发现的胎动。相反,Johnson 等发现孕 36 周以后母体仅能感知 16％超声记录的胎动。通常母体对持续超过 20 秒的胎动感知能力更强。有许多计数胎动的方法,但至今仍没有一个最佳的胎动指标或理想的数胎动持续时间。例如,有学者建议 2 小时内感知到 10 次胎动为正常。也有学者提出每天数 1 小时胎动,如果胎动数大于或等于此前的基础水平则为正常。临床上通常碰到的问题有两种:①许多足月孕妇抱怨胎动减少。Harrington 等研究显示,自述胎动减少孕妇胎儿的预后与无此主诉的孕妇没有明显差距。尽管如此,对主诉胎动减少的孕妇仍应进行胎儿宫内状况评估。②许多孕妇不会数胎动或没有足够的依从性坚持数胎动。Grant 等研究提出母体每天对胎动频率的大概感觉和规则计数胎动对评估胎儿宫内状况一样有效。

4.胎心音

孕 10 周起即可用多普勒听到胎心音,18～20 周能通过听诊器经腹壁听到胎心音。胎心音呈双音,正常胎心频率 120～160 次/min。胎心率低于或超过此范围均提示胎儿宫内异常可能。临床上胎心率检测是判断胎儿宫内安危的重要方法之一。胎心音应与子宫血管杂音、母体心率、脐血管杂音等相鉴别。

5.胎体

孕 20 周后可于腹壁触及胎体,甚至可看到胎儿肢体顶在子宫前壁上造成的小隆起。胎头通常称球状,质硬而圆,有浮球感;胎背宽而平坦;胎臀宽、软,形状略不规则;胎儿肢体小而有不规则活动。可通过腹部触诊判断胎产式和胎方位。

(二)辅助检查

1.超声检查

在中晚期妊娠中,超声检查能随访胎儿生长发育情况,估算胎儿体重,筛查胎儿畸形,评估胎儿宫内安危,及时发现和诊断产科异常,包括胎盘、羊水、脐带、宫颈等的异常,以便及时采取相应治疗措施。另外对于致死性或存活率低的胎儿畸形,如严重神经管缺陷、α-地中海贫血纯合子、致死性骨骼畸形、18-三体综合征、13-三体综合征等,以及严重影响出生后生活质量的畸形如严重解剖结构异常、21-三体综合征、β-地中海贫血纯合子等可在孕 28 周前进行诊断,及时终止妊娠,降低围生儿死亡率和先天缺陷儿的出生,有效提高人口质量。另外,对于合并各种并发症的异常妊娠,超声检查可通过生物物理评分等方式密切监测胎儿宫内健康状况,以助选择最佳治疗方案和最佳分娩时机,降低围生儿死亡率和病率,提高产科质量。

2.胎儿心电图(FECG)

胎儿心电图是通过将电极分别接在孕妇宫底、耻骨联合上方等体表部位,通过间接检测的方式描记出胎儿心电活动的非侵袭性检测方法。一般于妊娠 12 周以后即可检测出。根据第三届全国胎儿心电图学术会议制定的标准,正常 FECG 诊断标准:胎心率 120～160 次/min,FQRS 时限 02～05 秒,FQRS 综合波振幅10～30 μV,FST 段上下移位不超 5 μV。异常胎儿心电图诊断标准如下。

(1)期前收缩:提早出现的 FQRS 波群,分为频发性期前收缩和偶发性期前收缩。

(2)ST 段改变:上下移位大于 5 μV。

(3)心动过速、过缓:胎心率大于 160 次/min 或小于 120 次/min。

(4)心律不齐:胎心率在正常范围内(120～160 次/min)时胎心率变化大于 30 次/min,或心率超出正常范围时,胎心率变化大于 25 次/min。

(5)FQRS 时限增宽:FQRS 时限大于 05 秒。

(6)FQRS 综合波振幅增高:FQRS 综合波振幅大于 30 μV。FECG 显示严重的节律或速度异常、QRS 波群增宽、传导阻滞,应考虑先天性心脏病的可能。FECG 显示 ST 段偏高提示胎儿宫内急慢性缺氧可能。

三、胎儿姿势、胎产式、胎先露及胎方位

(一)胎儿姿势

在妊娠晚期,胎儿身体在宫内形成特定的姿势,称为胎儿姿势。通常为适应胎儿生长和宫腔形态,胎儿身体弯曲成与宫腔形态大致相似的椭圆形。胎儿整个身体弯曲,胎背向外突出,头部深度屈曲,下巴贴近前胸,大腿屈曲至腹部,膝部屈曲使足弓位于大腿前方。所有头位胎儿的上肢交叉或平行置于胸前。脐带位于上下肢之间的空隙内。

某些情况下,胎儿头部仰伸导致胎儿姿势由屈曲形态改变为仰伸形态,导致异常胎儿姿势的出现。胎儿姿势与是否能够正常分娩以及一些产科并发症,如脐带脱垂等密切相关。

(二)胎产式

胎体纵轴与母体纵轴的关系成为胎产式。两纵轴平行者为纵产式,占妊娠足月分娩总数的 99.75%;两纵轴垂直者称为横产式,占妊娠足月分娩总数的 0.25%。横产式无法自然分娩,临产后如不能及时转为纵产式或剖宫产终止妊娠,会导致子宫破裂、胎死宫内等严重后果。两纵轴交叉成角度者称为斜产式,为暂时性,在分娩过程中多转为纵产式,偶转为横产式(图 9-1)。

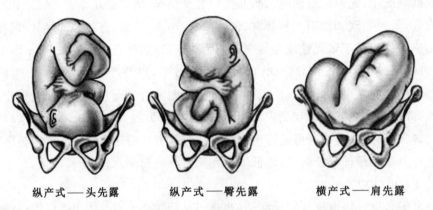

纵产式——头先露　　　纵产式——臀先露　　　横产式——肩先露

图 9-1　胎产式及胎先露

(三)胎先露

最先进入骨盆入口的胎儿部分称为胎先露。纵产式有头先露和臀先露。横产式有肩先

露。头先露时因胎头屈伸程度不同又分为枕先露、前囟先露、额先露及面先露(图9-2)。前囟先露和额先露多为暂时性的,在分娩过程中通过胎儿颈部屈曲或仰伸转变为枕先露或面先露分娩。如始终保持前囟先露和额先露可导致难产发生。臀先露因下肢屈伸程度不同分为混合臀先露、单臀先露、足先露(包括单足先露和双足先露)(图9-3)。偶尔头先露或臀先露与胎手或胎足同时入盆,称复合先露。正常阴道分娩胎儿多为枕先露。其他胎先露方式如不能及时纠正可能造成难产或意外。

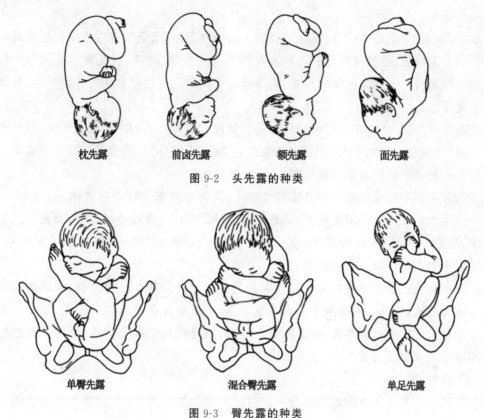

枕先露　前囟先露　额先露　面先露

图 9-2　头先露的种类

单臀先露　混合臀先露　单足先露

图 9-3　臀先露的种类

胎儿先露部的指示点与母体骨盆的关系称为胎方位,简称胎位。枕先露以枕骨、面先露以颏骨、臀先露以骶骨、肩先露以肩胛骨为指示点,根据指示点与母体骨盆前后左右的关系描述胎方位(表9-3)。

表 9-3　胎产式、胎先露和胎方位的关系及种类

		枕先露	枕左前(LOA)	枕左横(LOT)	枕左后(LOP)
纵产式(99.75%)	头先露	(95.55%～97.55%)	枕右前(ROA)	枕右横(ROT)	枕右后(ROP)
	(95.75%～97.75%)	面先露(0.2%)	颏左前(LMA)	颏左横(LMT)	颏左后(LMP)
			颏右前(RMA)	颏右横(RMT)	颏右后(RMP)
	臀先露(2%～4%)		骶左前(LSA)	骶左横(LST)	骶左后(LEP)
			骶右前(RSA)	骶右横(RST)	骶右后(RSP)
横产式(0.25%)	肩先露		肩左前(LSc-A)		肩左后(LSc-P)
			肩右前(RSc-A)		肩右后(RSc-P)

第三节 孕 期 监 护

孕期监护包括对孕妇的定期产前检查(孕妇监护)和对胎儿宫内情况进行监护(胎儿监护),是贯彻预防为主、及早发现高危妊娠,预防妊娠并发症的发生,保障孕产妇、胎儿和新生儿健康的必要措施。

围生医学,是20世纪70年代迅速发展的一门新兴医学,是研究在围生期内加强对围生儿及孕产妇的卫生保健,也就是研究胚胎的发育和胎儿的生理、病理,以及新生儿和孕产妇疾病的诊断与防治的科学。围生医学的建立,对降低围生期母儿死亡率和病残儿发生率,保障母儿健康具有重要意义。

围产期是指产前、产时和产后的一段时期。这段时期对于人的一生显得短暂,但孕产妇却要经历妊娠、分娩和产褥期3个阶段,胎儿要经历受精、细胞分裂、繁殖、发育,从不成熟到成熟和出生后开始独立生活的复杂变化过程。

国际上对围生期的规定有4种。①围生期Ⅰ:从妊娠满28周(即胎儿体重≥1000 g或身长≥35 cm)至产后1周。②围生期Ⅱ:从妊娠满20周(即胎儿体重≥500 g或身长≥25 cm)至产后4周。③围生期Ⅲ:从妊娠满28周至产后4周。④围生期Ⅳ:从胚胎形成至产后1周。我国采用围生期Ⅰ计算围生期死亡率。

降低围生儿死亡率是产科医师和儿科医师的共同责任。从产科角度看,于妊娠期间做好对孕妇及胎儿的监护,加强对高危孕妇的系统管理,了解胎儿在子宫内的安危,及早发现高危儿以及羊水检查了解胎儿成熟度,并及时给予处理,对降低围生期死亡率、早期发现遗传性疾病和先天缺陷具有重要意义。

一、产前检查

妊娠期对孕妇和胎儿所做的临床检查。由于胎儿的生长发育,孕妇身体各系统出现一系列相适应的变化,若超越生理范围或孕妇本身患有某种疾病不能适应妊娠的改变,则孕妇和胎儿都可出现病理情况。通过产前检查,能够及早发现并防治合并症(孕妇原有疾病如心脏病)和并发症(妊娠期特有的疾病如妊娠期高血压疾病),及时纠正异常胎位和发现胎儿异常,结合孕妇及胎儿的具体情况,确定分娩方式。此外,还应对孕妇于妊娠期间出现的一些症状予以及时处理,并进行卫生指导和营养指导,使孕妇正确认识妊娠和分娩,消除不必要的顾虑。

产前检查的目的:①为孕妇及其家庭提供建议、安慰、教育和支持。②治疗随妊娠而来的轻微症状。③提供一个持续进行的筛查计划(在临床和实验室检查基础上),以确定此次妊娠持续为低危妊娠。④对潜在的影响母儿健康的问题及因素进行预防、发现和处理。

产前检查时间:应从确诊妊娠后开始,一般孕28周前每月一次,孕28~36周每2周一次,孕36周后每周一次,若有异常情况,酌情增加检查次数。

(一)首次产前检查

首次产前检查的时间应从确诊早孕时开始。主要目的是:①确定孕妇和胎儿的健康状况。②估计胎龄。③制订接下来的产科检查计划。

首次产前检查应详细询问病史,进行系统的全身检查、产科检查和必要的辅助检查。

1.采集病史

(1)询问年龄、职业、胎产次和丈夫健康状况:注意年龄<18岁易发生难产,35岁以上的初产妇易发生妊娠期高血压疾病、产力异常、产道异常、遗传病儿或先天缺陷儿。

(2)本次妊娠情况:了解妊娠早期有无早孕反应、有毒有害物质或药物接触史、感冒发热及用药情况;胎动开始时间;有无阴道流血、头晕、头痛、眼花、心悸、气短、皮肤瘙痒等情况。

(3)既往孕产史:可为此次妊娠可能发生的情况提供重要参考。应明确有无流产及难产史、死胎死产史、出生体重、产程长短、分娩方式、有无并发症(产前、产时、产后)等。多次人工流产或中孕自然流产常提示宫颈机能不全的可能。妊娠期胆汁郁积症、子痫前期有复发可能。

(4)既往史:了解既往有无高血压、心脏病、糖尿病、血液病、肝肾疾病、哮喘、结核病及甲状腺、肾上腺等内分泌疾病等;有无手术史,尤其妇科手术史。以往有子宫手术史则可能以剖宫产结束分娩。有学者处理过3例妊娠晚期子宫破裂,一例为子宫肌瘤挖出术后,瘢痕破裂;一例为不孕症腹腔镜术后,一例为卵巢畸胎瘤腹腔镜下剥除术后,这两例子宫破裂均发生子宫体部,周围有陈旧瘢痕迹象,故既往有妇科手术史者妊娠期出现不明原因腹痛或阴道流血时,应怀疑子宫破裂可能。

(5)家族史:注意有无精神病、糖尿病、双胎、出生缺陷及其他遗传病家族史。

(6)推算预产期(EDC):了解初潮年龄、月经周期、末次月经时间。按末次月经(LMP)从第一日算起,月份减3或加9,日数加7。如末次月经为2018年3月5日,则其预产期为2018年12月12日。若孕妇只知道农历日期,应先换算成公历再推算预产期。实际分娩日期与推算预产期可以相差1~2周。若末次月经记不清、月经不规则或哺乳期尚未转经而受孕者,则可根据早孕反应开始时间、胎动开始日期、子宫大小、超声测量孕囊大小、胎儿头臀长、胎头双顶径等综合估算其预产期。

2.全身检查

观察孕妇发育、营养、精神状态、步态、身高,若身高<145 cm或跛足常伴有骨盆狭窄或畸形,测血压、体重。

检查甲状腺、乳房、心、肺、肝、脾是否正常,脊柱四肢有无畸形;注意有无水肿,孕妇仅膝以下或踝部水肿经休息后消退,不属于异常。

3.产科检查

产科检查包括腹部检查、骨盆测量、阴道检查和绘制妊娠图。

(1)腹部检查:检查者关闭门窗,遮挡屏风,手要温暖;孕妇排尿后仰卧于检查床上,头部稍垫高,露出腹部,双腿略屈曲稍分开,使腹肌放松。检查者站在孕妇右侧进行检查。

视诊:注意腹形及大小,腹部有无妊娠纹、手术瘢痕及水肿等。腹部过大、宫底过高者,应想到双胎妊娠、巨大胎儿、羊水过多的可能;腹部过小、宫底过低者,应想到胎儿生长受限、羊水过少、孕周推算错误等;腹部两侧向外膨出、宫底位置较低者,肩先露的可能性大;腹部向前突出或腹部向下悬垂,应考虑可能伴有骨盆狭窄。

触诊:注意腹壁肌的紧张度,有无腹直肌分离,并注意羊水多少及子宫肌敏感程度。用手测宫底高度,用软尺测耻上子宫长度及腹围值。子宫长度是指从宫底最高处到耻骨联合上缘中点的弧形长度,腹围是指绕脐一周的数值。随后用四步触诊法检查子宫大小、胎产式、胎先露、胎方位以及胎先露部是否衔接(图9-4)。在做前三步手法时,检查者面向孕妇,做第四步手法时,检查者则应面向孕妇足端。

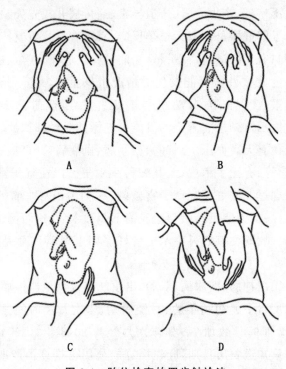

A   B

C   D

图9-4 胎位检查的四步触诊法

第一步手法:检查者两手置子宫底部,了解子宫外形并测得宫底高度,估计胎儿大小与妊娠周数是否相符。然后以两手指腹相对轻推,判断宫底部的胎儿部分,若为胎头则硬而圆且有浮球感,若为胎臀则软而宽且形状略不规则。若在宫底部未触及大的胎体部分,应想到可能为横产式。

第二步手法:检查者左右手分别置于腹部左右侧,一手固定,另手轻轻深按检查,两手交替,仔细分辨胎背及胎儿四肢的位置。平坦饱满者为胎背,并确定胎背向前、侧方或向后。可变形的高低不平部分是胎儿肢体,有时感到胎儿肢体活动,更易诊断。

第三步手法:检查者右手拇指与其余4指分开,置于耻骨联合上方握住胎先露部,进一步查清是胎头或胎臀,左右推动以确定是否衔接。若胎先露部仍浮动,表示尚未入盆。若已衔接,则胎先露部不能被推动。

第四步手法:检查者左右手分别置于胎先露部的两侧,向骨盆入口方向向下深按,再次核对胎先露部的诊断是否正确,并确定胎先露部入盆的程度。若胎先露部为胎头,在两手分别下按的过程中,一手可顺利进入骨盆入口,另手则被胎头隆起部阻挡不能顺利进入,该隆起部称胎头隆突。枕先露(胎头俯屈)时,胎头隆突为额骨,与胎儿肢体同侧;面先露时,胎头隆突为枕骨,与胎背同侧,但多不清楚。

四步触诊法:绝大多数能判定胎头、胎臀及胎儿四肢的位置,即确定胎先露和胎方位。特别肥胖的孕妇或腹肌强壮的初孕妇,有效地运用四步触诊法很困难,可行肛诊、阴道检查或 B 型超声检查协助诊断。

听诊:妊娠 18～20 周时,在孕妇腹壁上可听到胎心音,胎心在靠近胎背上方的孕妇腹壁上听得最清楚。枕先露时,胎心在脐右(左)下方;臀先露时,胎心在脐右(左)上方;肩先露时,胎心在靠近脐部下方听得最清楚(图 9-5)。应注意听有无与胎心率一致的吹风样脐带杂音。当腹壁紧、子宫较敏感,确定胎背位置有困难时,可借助胎心及胎先露部综合分析后判定胎位。

(2)骨盆测量:骨盆是胎儿娩出的必经通道,其大小、形态和各径线的长短直接关系到分娩能否顺利进行。临床测量骨盆的方法包括骨盆外测量和骨盆内测量。骨盆外测量可间接反映骨盆的大小和形态,而骨盆内测量可直接反映骨盆的大小、形态,据此判断头盆是否相称,进而决定胎儿能否经阴道分娩。因此,骨盆测量是产前检查必不可少的项目。

骨盆外测量:虽不能测出骨盆内径,但从外测量的各径线中能对骨盆大小及其形状做出间接判断。由于操作简便,临床至今仍广泛应用,用骨盆测量器测量以下径线。

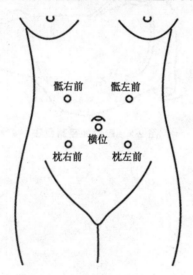

图 9-5　不同胎方位胎心音位置

髂棘间径(IS):孕妇取伸腿仰卧位,测量两髂前上棘外缘的距离,正常值为23～26 cm(图 9-6)。

髂嵴间径(IC):孕妇取伸腿仰卧位,测量两髂嵴外缘的距离,正常值为25～28 cm(图 9-7)。

以上两径线可以间接推测骨盆入口横径的长度。

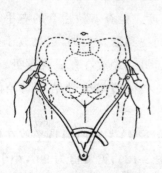

图 9-6　髂棘间径测量法

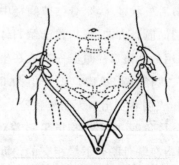

图 9-7　髂嵴间径测量法

骶耻外径(EC)：孕妇取左侧卧位，右腿伸直，左腿屈曲，测量第5腰椎棘突下至耻骨联合上缘中点的距离，正常值为18～20 cm。第5腰椎棘突下相当于米氏菱形窝的上角，或相当于髂嵴连线与脊柱交点的中点下1.5 cm。此径线可以间接推测骨盆入口前后径的长度，是骨盆外测量中最重要的径线。骶耻外径值与骨质厚薄相关，测得的骶耻外径值减去1/2尺桡周径(指围绕右侧尺骨茎突及桡骨茎突测得的前臂下端的周径)值，即相当于骨盆入口前后径值(图9-8)。

坐骨结节间径(IT)或称出口横径(TO)：孕妇取仰卧位，两腿弯曲，双手抱双膝，测量两侧坐骨结节前端内侧缘的距离，正常值为8.5～9.5 cm(图9-9)。也可用检查者的拳头测量，若其间能容纳成人横置手拳的宽度，即属正常(图9-10)。此径线直接测出骨盆出口横径的长度。若此径值小于8 cm时，应测量出口后矢状径。

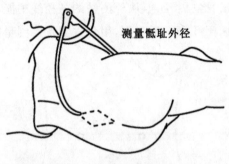

图9-8　骶耻外径测量法

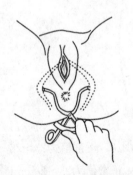

图9-9　坐骨结节间径测量法

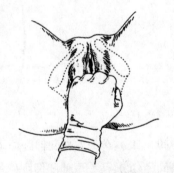

图9-10　坐骨结节间径手测法

出口后矢状径：为坐骨结节间径中点至骶骨尖端的长度。检查者戴手套的右手食指伸入孕妇肛门向骶骨方向，拇指置于孕妇体外骶尾部，两指共同找到骶骨尖端，用尺放于坐骨结节径线上，用骨盆出口测量器一端放在坐骨结节间径的中点，另一端放在骶骨尖端处，即可测量出口后矢状径(图9-11)。正常值为8～9 cm。出口后矢状径值与坐骨结节间径值之和＞15 cm时，表明骨盆出口无明显狭窄。

耻骨弓角度：两手拇指指尖斜着对拢放置在耻骨联合下缘，左右两拇指平放在耻骨降支上，两拇指在耻骨联合下缘相交的角度即为耻骨弓角度(图9-12)，正常值为90°，小于80°为不正常。此角度反映骨盆出口横径的宽度。

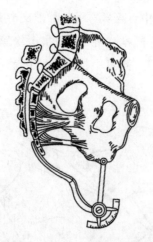

图 9-11　出口后矢状径测量法

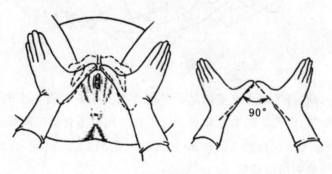

图 9-12　测量耻骨弓角度

骨盆内测量:经阴道测量骨盆内径能较准确地测知骨盆大小,适用于骨盆外测量有狭窄者。妊娠 24~36 周阴道松软时测量为宜。过早测量阴道较紧,近预产期测量容易引起感染。测量时,孕妇取仰卧截石位,外阴部需消毒。检查者戴消毒手套并涂以滑润油,动作应轻柔。主要测量的径线如下。

对角径(DC):耻骨联合下缘至骶岬上缘中点的距离。检查者将一手的示、中指伸入阴道,用中指尖触到骶岬上缘中点,食指上缘紧贴耻骨联合下缘。用另手食指正确标记此接触点,抽出阴道内的手指,测量中指尖至此接触点的距离,即为对角径(图 9-13),正常值 12.5~13 cm。测量时中指触不到骶岬上缘表示对角径大于 12.5 cm。对角径减去 1.5~2 cm 为骨盆入口前后径长度称为真结合径,正常值为 11 cm。

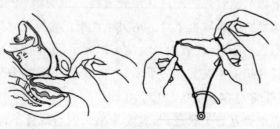

图 9-13　测量对角径

中骨盆前后径:耻骨联合下缘中点至第4～5骶椎交界处的距离。检查者将一手的示、中指伸入阴道,用中指尖触到第4～5骶椎交界处,食指上缘紧贴耻骨联合下缘。用另手食指正确标记此接触点,抽出阴道内的手指,测量中指尖至此接触点的距离(图9-14),平均12.5 cm,小于10.5 cm为狭窄。

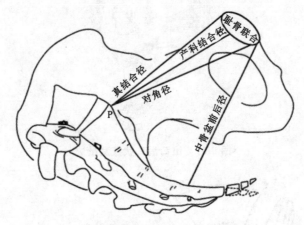

图9-14 测量对角径及中骨盆前后径

出口前后径:耻骨联合下缘中点至骶尾关节的距离。检查者将一手的示、中指伸入阴道,用中指尖触到骶尾关节,食指上缘紧贴耻骨联合下缘。用另手食指正确标记此接触点,抽出阴道内的手指,测量中指尖至此接触点的距离(图9-15),平均11.8 cm,小于10.5 cm为狭窄。需行阴道助产者应注意检查出口前后径。

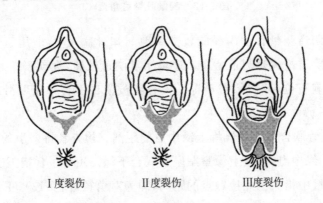

Ⅰ度裂伤　　　　　Ⅱ度裂伤　　　　　Ⅲ度裂伤

图9-15 测量出口前后径

耻坐径:耻骨联合下缘至坐骨棘的距离。检查者将一手的示、中指伸入阴道,用中指尖触到一侧坐骨棘,食指上缘紧贴耻骨联合下缘。用另手食指正确标记此接触点,抽出阴道内的手指,测量中指尖至此接触点的距离,代表中骨盆前半部大小,正常值>8 cm。

坐骨棘间径:两坐骨棘间的距离。以一手示、中指放入阴道内,分别触及两侧坐骨棘,估计其间的距离(图9-16)。正常可容6横指,约为10 cm。

坐骨切迹宽度:代表中骨盆后矢状径,其宽度为坐骨棘与骶骨下部间的距离(图9-17),即骶棘韧带宽度,正常值5.5～6 cm(或容纳3指)。否则属中骨盆狭窄。

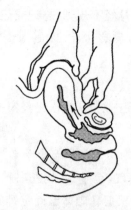

图 9-16 测量坐骨棘间径

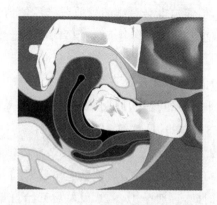

图 9-17 测量坐骨切迹宽度

骶弧深浅:分直型、浅弧型、中弧型、深弧型。

骨盆侧壁情况:直立、内聚或外展。

(3)阴道检查:除外阴道隔、双阴道等先天畸形,是否有赘生物或囊肿。

(4)绘制妊娠图:将检查结果,包括血压、体重、子宫长度、腹围、B 型超声测得的胎头双顶径值、尿蛋白、胎位、胎心率、水肿等项,填于妊娠图中。将每次产前检查时所得的各项数值,分别记录于妊娠图上,绘制成曲线,观察其动态变化,可以及早发现孕妇和胎儿的异常情况。

4.辅助检查

血、尿常规检查、血型、肝肾功能、宫颈细胞学检查、阴道分泌物滴虫霉菌等检测、甲乙丙戊型肝炎病毒抗原抗体检查、梅毒血清学、艾滋病毒抗体、心电图、B 超等检查。

妊娠 24～28 周每位孕妇需做口服 50 g 葡萄糖后 1 小时查血糖的筛查试验,结果≥7.8 mmol/L 者,需进一步查口服 75 g 葡萄糖耐量试验,以进一步确定有无糖代谢异常。

(二)复诊产前检查

监测胎儿在宫内的生长发育、安危状况,发现母体并发症,动态筛选危险因素,进行高危管理。复诊产前检查的内容应包括如下。

(1)询问前次产前检查之后,有无特殊情况出现,如头晕、眼花、水肿或体重增加过多、瘙痒、阴道流血、胎动异常等。

(2)测量体重及血压,检查有无水肿及其他异常体征。复查有无尿蛋白。于妊娠晚期体重每周增加不应超过 500 g,超过者应考虑水肿或隐性水肿、双胎、羊水过多、巨大儿可能。

(3)复查胎位,听胎心率,并注意胎儿大小,软尺测耻上子宫长度及腹围,判断是否与妊娠周数相符。绘制妊娠图。

(4)进行孕期卫生宣教,并预约下次复诊日期。

二、胎儿监护

胎儿监护指胎儿发育过程的监护。通过监护可以确定胎儿发育、生存状态和在宫内的安危,预防缺陷儿出生和正常胎儿宫内死亡。

(一)准确估计孕龄

对于月经周期 28 天而且又很规律的妇女来说,孕龄是比较容易估计的,即可用末次月经来算,但偶尔也会有排卵提前或推后的情况发生。对于那些月经不规则、忘记或记错末次月经以及哺乳期尚未转经而受孕者,临床上也要作一个准确的孕龄估计,以便围生期的一系列处理。

1.根据末次月经

平素月经规则,周期 28 天者,问清末次月经日期,推算预产期,从末次月经第一日算起,月份减 3 或加 9,日数加 7(农历加 14)。

2.对于那些月经不规则、忘记或记错末次月经以及哺乳期尚未转经而受孕者

(1)根据病史:①早孕反应出现时间:一般孕 6 周前后出现,至孕 12 周左右消失。②胎动开始时间:一般孕 16~20 周左右开始自觉胎动。③排卵日:根据基础体温确定排卵日,排卵日的前 14 天定为末次月经,以此根据上述公式推算预产期,核实孕周。

(2)根据体征:①根据孕早期妇科检查,扪及子宫大小,估计孕周。②孕中晚期可根据宫高估计孕周。

(3)根据辅助检查。①根据血、尿 HCG 测定:一般受精后 7 天,血浆中可检测出 HCG,以后以每 1.7~2 天上升 1 倍的速率增加。金标法家庭妊娠试验(尿)的敏感度为 25IU/L,若妊娠,则在预期月经未来潮(停经 35 天左右)时测定即可显示阳性反应。②B 超估计孕周:胎儿超声测量的准确性是正确预测孕龄的前提,但测量误差是不可避免的;即使测量得非常准确,胎儿生长发育的生物学差异也是不可避免的,尤其是在孕 26 周以后,胎儿生长发育的个体差异、人种差异明显增大。因此,超声估计孕龄最好在孕 26 周前完成。

孕 5~12 周:根据 B 超测胚囊 GS 和头臀长 CRL(表 9-1、表 9-4)。

孕周(W)=平均胚囊直径(cm)+4

孕周(W)=CRL(cm)+6.5

孕 13~26 周:根据双顶径、股骨长推算孕周(表 9-5)。

核实孕周、推算预产期,需综合考虑上述各指标,不可单凭一项做出推断。不同方法判断孕龄均存在误差,故推算的孕周与原孕周相差小于一周的,不再重新推算预产期(表 9-6)。

表 9-4　头臀长与妊娠龄的关系

CRL(mm)	妊娠龄(周)	CRL(mm)	妊娠龄(周)	CRL(mm)	妊娠龄(周)	CRL(mm)	妊娠龄(周)
		31	10	61	12.6	91	15
		32	10.1	62	12.6	92	15.1
3	5.9	33	10.2	63	12.7	93	15.2
4	6.1	34	10.3	64	12.8	94	15.3
5	6.2	35	10.4	65	12.8	95	15.3
6	6.4	36	10.5	66	12.9	96	15.4
7	6.6	37	10.6	67	13	97	15.5
8	6.7	38	10.7	68	13.1	98	15.6
9	6.9	39	10.8	69	13.1	99	15.7
10	7.1	40	10.9	70	13.2	100	15.9
11	7.2	41	11	71	13.3	101	16
12	7.4	42	11.1	72	13.4	102	16.1

13	7.5	43	11.2	73	13.4	103	16.2
14	7.7	44	11.2	74	13.5	104	16.3
15	7.9	45	11.3	75	13.6	105	16.4
16	8	46	11.4	76	13.7	106	16.5
17	8.1	47	11.5	77	13.7	107	16.6
18	8.3	48	11.6	78	13.8	108	16.7
19	8.4	49	11.7	79	13.9	109	16.8
20	8.6	50	11.7	80	14	110	16.9
21	8.7	51	11.8	81	14.1	111	17
22	8.9	52	11.9	82	14.2	112	17.1
23	9	53	12	83	14.2	113	17.2
24	9.1	54	12	84	14.3	114	17.3
25	9.2	55	12.1	85	14.4	115	17.4
26	9.4	56	12.2	86	14.5	116	17.5
27	9.5	57	12.3	87	14.6	117	17.6
28	9.6	58	12.3	88	14.7	118	17.7
29	9.7	59	12.4	89	14.8	119	17.8
30	9.9	60	12.5	90	14.9	120	17.9

表 9-5 孕 13～26 周根据双顶径、股骨长推算孕周

孕周(W)	BPD(mm)			FL(mm)		
	10th	50th	90th	10th	50th	90th
13	23	26	32	9	10	11
14	25	30	36	11	13	15
15	30	36	37	14	16	18
16	35	38	41	17	20	23
17	38	42	47	20	23	26
18	40	44	48	22	26	30
19	43	46	49	25	29	33
20	44	49	53	27	31	35
21	48	53	56	29	34	39
22	49	54	59	32	37	42
23	55	59	63	34	40	46
24	59	64	66	36	42	48
25	61	65	68	39	45	51
26	63	68	75	40	47	54

表 9-6　不同方法判断孕龄的误差情况

临床或超声参数	误差(2SD)	临床或超声参数	误差(2SD)	临床或超声参数	误差(2SD)
试管婴儿	1天	基础体温	4天	早孕期超声检查(CRL)	8%所估妊娠龄
药物促排卵	3天	孕早期体格检查	2周	早孕期超声检查(头围、股骨长)	8%所估妊娠龄
人工授精	3天	中孕期体格检查	4周	晚孕期超声检查(头围、股骨长)	8%所估妊娠龄
一次性交后妊娠	3天	晚期体格检查	6周		

第十章 病理妊娠

第一节 胎儿成长受限

胎儿生长受限(FGR)指胎儿体重低于其孕龄平均体重第 10 百分位数或低于其平均体重的 2 个标准差。

将新生儿的出生体重按孕龄列出百分位数,取 10 百分位数及 90 百分位数二根曲线,在 10 百分位以下者称小于胎龄儿(SGA),在 90 百分位以上称大于胎龄儿(LGA),在 90 和 10 百分位之间称适于胎龄儿(AGA)。20 世纪 60 年代后上海地区将小于胎龄儿统称为小样儿,分为早产小样儿、足月小样儿及过期小样儿。但并不是出生体重低于第 10 百分位数的婴儿都是病理性生长受限,有些偏小是因为体质因素,仅仅是小个子。Gardosi 等认为,有 25%~60% 婴儿诊断为小于胎龄儿,但如果排除如母体的种族、孕产次及身高等影响出生体重的因素,这些婴儿实际上是适于胎龄儿。Usher 等提出胎儿生长的标准定义应基于正常范围平均值±2 的标准差,与第 10 百分位数相比,此定义将 SGA 儿限定在 3%,后一种定义更有临床意义,因为这部分婴儿中预后最差的是出生体重低于第 3 百分位数。国外报道宫内生长受限儿的发生率为全部活产的 4.5%~10%,上海新华医院资料小样儿的发生率为 3.1%。

一、病因学

胎儿生长受限的病因迄今尚未完全阐明。约有 40% 发生于正常妊娠,30%~40% 发生于母体有各种妊娠并发症者,10% 由于多胎妊娠,10% 由于胎儿感染或畸形。下列各因素可能与胎儿生长受限的发生有关。

(一)孕妇因素

1.妊娠并发症

妊娠期高血压疾病、慢性肾炎、糖尿病血管病变的孕妇由于子宫胎盘灌注不够易引起胎儿生长受限。自身免疫性疾病、发绀型心脏病、严重遗传型贫血等均引起 FGR。

2.遗传因素

胎儿出生体重差异,40% 来自父母的遗传基因,又以母亲的影响较大,如孕妇身高、孕前体重、妊娠时年龄以及孕产次等。

3.营养不良

孕妇偏食、妊娠剧吐以及摄入蛋白质、维生素、微量元素和热量不足的,容易产生小样儿,胎儿出生体重与母体血糖水平呈正相关。

4.烟、酒和某些药物的影响

吸烟、喝酒、麻醉剂及相关药品均与 FGR 相关。某些降压药由于降低动脉压,降低子宫胎盘的血流量,也影响胎儿宫内生长。

(二)胎儿因素

1.染色体异常

21、18 或 13-三体综合征、Turner 综合征、猫叫综合征常伴发 FGR。超声没有发现明显畸形的 FGR 胎儿中,近 20％可发现核型异常,当生长受限和胎儿畸形同时存在时,染色体异常的概率明显增加。21-三体综合征胎儿生长受限一般是轻度的,18-三体综合征胎儿常有明显的生长受限。

2.胎儿畸形

如先天性成骨不全和各类软骨营养障碍等可伴发 FGR,严重畸形的婴儿有 1/4 伴随生长受限,畸形越严重,婴儿越可能是小于胎龄儿。许多遗传性综合征也与 FGR 有关。

3.胎儿感染

在胎儿生长受限病例中,多达 10％的人发生病毒、细菌、原虫和螺旋体感染。宫内感染如风疹病毒、巨细胞病毒、弓形虫、梅毒螺旋体等均可引起 FGR。

4.多胎

与正常单胎相比,双胎或更多胎妊娠更容易发生其中一个或多个胎儿生长受限。

(三)胎盘因素

胎盘结构和功能异常是发生 FGR 的病因,在 FGR 中孕 36 周后胎盘增长缓慢、胎盘绒毛膜面积和毛细血管面积均减少。慢性部分胎盘早剥、广泛性梗死或绒毛膜血管瘤均可造成胎儿生长受限。脐带帆状附着也可导致胎儿生长受限。

二、分类和临床表现

(一)内因性均称型 FGR

少见,属于早发性胎儿生长受限,在受孕时或在胚胎早期,不良因素即发生作用,使胎儿生长、发育严重受限。其原因包括染色体异常、病毒感染、接触放射性物质及其他有毒物质。因胎儿在体重、头围和身长三方面均受限,头围与腹围均小,故称均称型。

特点:①体重、身长、头径相称,但均小于该孕龄正常值。②外表无营养不良表现,器官分化或成熟度与孕龄相符,但各器官的细胞数量均减少,脑重量轻,神经元功能不全和髓鞘形成迟缓。③胎盘体积重量小,但组织结构无异常,胎儿无缺氧表现。④胎儿出生缺陷发生率高,围生儿病死率高,预后不良。产后新生儿多有脑神经发育障碍,伴小儿智力障碍。

(二)外因性不匀称型 FGR

常见,属于继发性生长发育不良,胚胎发育早期正常,至妊娠中晚期受到有害因素的影响,常见于妊娠期高血压疾病、慢性高血压、糖尿病、过期妊娠,导致胎盘功能不全。

特点:①新生儿外表呈营养不良或过熟儿状态,发育不匀称,身长、头径与孕龄相符而体重偏低。②胎儿常有宫内慢性缺氧及代谢障碍,各器官细胞数量正常,但细胞体积缩小,以肝脏为著。③胎盘体积正常,但功能下降,伴有缺血缺氧的病理改变,常有梗死、钙化、胎膜黄染等。④新生儿在出生以后躯体发育正常,易发生低血糖。

(三)外因性均称型 FGR

为上述两型的混合型,其病因有母儿双方的因素,常因营养不良、缺乏叶酸、氨基酸等微量元素,或有害药物的影响所致。有害因素在整个妊娠期间均产生影响。

特点:①新生儿身长、体重、头径均小于该孕龄正常值,外表有营养不良表现。②各器官细胞数目减少,导致器官体积均缩小,肝脾严重受累,脑细胞数也明显减少。③胎盘小,外观正常。胎儿少有宫内缺氧,但存在代谢不良。④新生儿的生长与智力发育常受到影响。

三、诊断

(一)产前检查

准确判断孕龄,详细询问孕产史及有无高血压、慢性肾病、严重贫血等疾病史,有无接触有毒有害物质及不良嗜好,判断是否存在导致 FGR 的高危因素。

(二)宫高及体重的测量

根据宫高推测胎儿的大小和增长速度,确定末次月经和孕周后,产前检查测量子宫底高度,在孕 28 周后如连续 2 次宫底高度小于正常的第 10 百分位数时,则有 FGR 的可能。另外从孕 13 周起体重平均每周增加 350 g 直至足月,孕 28 周后如孕妇体重连续 3 周未增加,要注意是否有胎儿生长受限。

(三)定期 B 超监测

(1)头臀径:是孕早期胎儿生长发育的敏感指标。

(2)双顶径:对疑有胎儿生长受限者,应系统测量胎头双顶径,每 2 周 1 次观察胎头双顶径增长情况。正常胎儿在孕 36 周前其双顶径增长较快,如胎头双顶径每 2 周增长<2 mm,则为胎儿生长受限,若增长>4 mm,则可排除胎儿生长受限。

(3)腹围:胎儿腹围的测量是估计胎儿大小最可靠的指标。妊娠 36 周前腹围值小于头围值,36 周时相等,以后腹围大于头围,计算腹围/头围,若比值小于同孕周第 10 百分位,有 FGR 可能。

(四)多普勒测速

与胎儿生长受限密切相关的多普勒异常特征是脐动脉、子宫动脉舒张末期血流消失或反流,胎儿静脉导管反流等,说明脐血管阻力增加。

(五)出生后诊断

(1)出生体重:胎儿出生后测量其出生体重,参照出生孕周,若低于该孕周应有的体重的第 10 百分位数,即可做出诊断。

(2)胎龄估计:对出生体重<2500 g 的新生儿进行胎龄判断非常重要。由于约 15% 的孕妇没有正确的月经史加上妊娠早期的阴道流血与月经混淆,FGR 儿与早产儿的鉴别就很重要。外表观察对胎龄估计较为重要,对于胎龄未明的低体重儿可从神态、皮肤耳壳、乳腺跖纹、外生殖器等方面加以鉴定是 FGR 儿还是早产儿。临床上往往可以发现一些低体重儿肢体无水肿躯体缺毳毛,但耳壳软而不成形,乳房结节和大阴唇发育差的矛盾现象,则提示为早产 FGR 儿的可能。

四、治疗

(一)一般处理

(1)卧床休息:左侧卧位可使肾血流量和肾功能恢复正常,从而改善子宫胎盘的供血。

(2)吸氧:胎盘交换功能障碍是导致 FGR 的原因之一,吸氧能够改善胎儿的内环境。

(3)补充营养物质:FGR 的病因众多,其中包括母血中营养物质利用度的降低,或胎盘物质交换受到影响,所以 FGR 治疗的理论基础有补充治疗,包括增加营养物质糖类和蛋白质的供应。治疗越早效果越好,小于孕 32 周开始治疗效果好,孕 36 周后治疗效果差。

(4)积极治疗引起 FGR 的高危因素:对于妊娠期高血压病、慢性肾炎可以用抗高血压药物、肝素治疗。

(5)口服小剂量阿司匹林:抑制血栓素 A_2 合成,提高前列环素与血栓素 A_2 比值,扩张血管,改善子宫胎盘血供,但不改变围产儿死亡率。

(6)钙离子拮抗剂:扩张血管,改善子宫动脉血流,在吸烟者中可增加胎儿体重,对非吸烟者尚无证据。

(二)产科处理

适时分娩:胎儿确定为 FGR 后,决定分娩时间较困难,必须在胎儿死亡的危险和早产的危害之间权衡利弊。

(1)近足月:足月或近足月的 FGR,应积极终止妊娠,可取得较好的胎儿预后。孕龄达到或超过 34 周时,如果有明显羊水过少应考虑终止妊娠。胎心率正常者可经阴道分娩,但这些胎儿与适于胎龄儿相比,多数不能耐受产程与宫缩,故应采取剖宫产。如果 FGR 的诊断尚未确立,应期待处理,加强胎儿监护,等待胎肺成熟后终止妊娠。

(2)孕 34 周前:确诊 FGR 时如果羊水量及胎儿监护正常继续观察,每周 B 超检查 1 次,如果胎儿正常并继续长大时,可继续妊娠等待胎儿成熟,否则考虑终止妊娠。须考虑终止妊娠时,酌行羊膜腔穿刺,测定羊水中 L/S 比值、肌酐等,了解胎儿成熟度,有助于临床处理决定。为促使胎儿肺表面活性物质产生,可用地塞米松 5 mg 肌内注射,每 8 小时 1 次或 10 mg 肌内注射 2 次/d,共 2 天。

(三)新生儿处理

FGR 儿存在缺氧容易发生胎粪吸入,故应即时处理新生儿,清理声带下的呼吸道吸出胎粪,并做好新生儿复苏抢救。及早喂养糖水以防止低血糖,并注意低血钙、防止感染及纠正红细胞增多症等并发症。

五、预后

FGR 近期和远期并发症发生均较高。

(1)FGR 儿出生后的个体生长发育很难预测,一般对称性或全身性 FGR 在出生后生长发育缓慢,相反,不对称型 FGR 儿出生后生长发育可以很快赶上。

(2)FGR 儿的神经系统及智力发育也不能准确预测,Low 等在 9～11 年长期随访研究,发现有一半的 FGR 存在学习问题,有报道 FGR 儿易发生脑瘫。

(3)FGR 儿成年后高血压、糖尿病和冠心病等心血管和代谢性疾病发病率较高。

(4)再次妊娠 FGR 的发生率 有过 FGR 的妇女,再发生 FGR 的危险性增加。有 FGR 史及持续存在内科并发症的妇女,更易发生 FGR。

第二节 巨 大 胎 儿

巨大胎儿是一个描述胎儿过大的非常不精确的术语。国内外尚无统一的标准,有多种不同的域值标准,如 3.8 kg、4 kg、4.5 kg、5 kg。美国妇产科协会提出新生儿出生体重≥4500 g者为巨大胎儿,我国以体重≥4000 g 为巨大胎儿。生活水平提高,更加重视孕期营养,巨大儿的出生率越来越高。若产道、产力及胎位均正常,仅胎儿巨大,即可出现头盆不称而发生分娩困难,如肩难产。

一、高危因素

巨大胎儿是多种因素综合作用的结果,很难用单一的因素解释。临床资料表明仅有 40％的巨大胎儿存在各种高危因素,其他 60％的巨大胎儿无明显的高危因素存在。根据 Williams 产科学的描述,巨大胎儿常见的因素有糖尿病、父母肥胖(尤其是母亲肥胖)、经产妇、过期妊娠、孕妇年龄、男胎、上胎巨大胎儿、种族和环境等。

(一)孕妇糖尿病

包括妊娠合并糖尿病和妊娠糖尿病,甚至糖耐量受损,巨大胎儿的发病率均明显升高。在胎盘功能正常的情况下,孕妇血糖升高,通过胎盘进入胎儿血循环,使胎儿的血糖浓度升高,刺激胎儿胰岛 β 细胞增生,导致胎儿胰岛素分泌反应性升高,胎儿高糖血症和高胰岛素血症,促进糖原、脂肪和蛋白质合成,使胎儿脂肪堆积,脏器增大,体重增加,故胎儿巨大。糖尿病孕妇巨大胎儿的发病率可达 26％,而正常孕妇中巨大胎儿的发生率仅为 5％。但是,并不是所有糖尿病孕妇的巨大胎儿的发病率升高。当糖尿病合并妊娠的 White 分级在 B 级以上时,由于胎盘血管的硬化,胎盘功能降低,反而使胎儿生长受限的发病率升高。

(二)孕前肥胖及孕期体重增加过快

当孕前体重指数＞30 kg/m² 、孕期营养过剩、孕期体重增加过快时,巨大胎儿发生率均明显升高。有学者对 588 例体重＞113.4 kg(250 磅)及 588 例体重＜90.7 kg(200 磅)妇女的妊娠并发症比较,发现前者的妊娠糖尿病、巨大胎儿以及肩难产的发病率分别为 10％、24％和 5％,明显高于后者的 0.7％、7％和0.6％。当孕妇体重＞136 kg(300 磅)时,巨大胎儿的发生率高达 30％。可见孕妇肥胖与妊娠糖尿病、巨大胎儿和肩难产等均有密切的相关性。这可能与能量摄入大于能量消耗导致孕妇和胎儿内分泌代谢平衡失调有关。

(三)经产妇

有资料报道胎儿体重随分娩次数增加而增加,妊娠 5 次以上者胎儿平均体重增加80～120 g。

(四)过期妊娠

与巨大胎儿有明显的相关性。孕晚期是胎儿生长发育最快时期,过期妊娠而胎盘功能正常者,子宫胎盘血供良好,持续供给胎儿营养物质和氧气,胎儿不断生长,以至孕期越长,胎儿体重越大,过期妊娠巨大胎儿的发生率是足月儿的 3～7 倍,肩难产的发生率比足月儿增加 2 倍。有学者报道大于 41 周巨大胎儿的发生率是 33.3％。也有学者报道孕 40～42 周时,巨大胎儿的发生率是 20%，而孕 42～44 周末时发生率升高到 43%。

(五)孕妇年龄

高龄孕妇并发肥胖和糖尿病的机会增多，因此分娩巨大胎儿的可能性增大。Stotland 等报道孕妇 30～39 岁巨大儿发生率最高，为 15.3%；而 20 岁以下发生率最低，为 8.4%。

(六)上胎巨大胎儿

曾经分娩过超过 4000 g 新生儿的妇女与无此病史的妇女相比，再次分娩超过 4500 g 新生儿的概率增加 5～10 倍。

(七)羊水过多

巨大胎儿往往与羊水过多同时存在，两者的因果关系尚不清楚。

(八)遗传因素

遗传基因是决定胎儿生长的前提条件，它控制细胞的生长和组织分化。但详细机制还不清楚。遗传因素包括胎儿性别、种族及民族等。在所有有关巨大胎儿的资料中都有男性胎儿发生率增加的报道，通常占 60%～65%。这是因为在妊娠晚期的每一孕周男性胎儿的体重比相应的女性胎儿重 150 g。身材高大的父母其子女为巨大胎儿的发生率高；不同种族、不同民族巨大胎儿的发生率各不相同。有学者报道排除其他因素的影响，原为加拿大民族的巨大胎儿发生率明显高于加拿大籍的外民族人群的发生率。也有学者报道美国白种人巨大胎儿发生率为 16%，而非白种人(包括黑色人种、西班牙裔和亚裔)为 11%。

(九)环境因素

高原地区由于空气中氧分压低，巨大胎儿的发生率较平原地区低。

二、对母儿的影响

分娩困难是巨大胎儿主要的并发症。由于胎儿体积的增大，胎头和胎肩是分娩困难主要部位。难产率明显增高，带来母儿的一系列并发症。

(一)对母体的影响

有学者报道新生儿体重＞3500 g 母体并发症开始增加，且随出生体重增加而增加，在新生儿体重 4000 g 时肩难产和剖宫产率明显增加，4500 g 时再次增加。其他并发症增加缓慢而平稳(图 10-1)。

1.产程延长或停滞

由于巨大胎儿的胎头较大，造成孕妇的骨盆相对狭窄，头盆不称的发生率增加。在胎头双顶径较大者，直至临产后胎头始终不入盆，若胎头搁置在骨盆入口平面以上，称为骑跨征阳性，表现为第一产程延长；若双顶径相对小于胸腹径，胎头下降受阻，易发生活跃期延长、停滞或第二产程延长。由于产程延长易导致继发性宫缩乏力；同时巨大胎儿的子宫容积较大，子宫肌纤维的张力较高，肌纤维的过度牵拉，易发生原发性宫缩乏力；宫缩乏力反过来又导致胎位异常、产程延长。巨大胎儿双肩径大于双顶径，尤其是糖尿病孕妇的胎儿，若经阴道分娩，易发生肩难产。

2.手术产发生率增加

巨大儿头盆不称的发生率增加，容易产程异常，因此手术产概率增加，剖宫产率增加。

3.软产道损伤

由于胎儿大,胎儿通过软产道时可造成宫颈、阴道、会阴裂伤,严重者可裂至阴道穹隆、子宫下段甚至盆壁,形成腹膜后血肿或阔韧带内血肿。如果梗阻性难产未及时发现和处理,可以导致子宫破裂。

4.尾骨骨折

由于胎儿大、儿头硬,当通过骨盆出口时,为克服阻力或阴道助产时可能发生尾骨骨折。

5.产后出血及感染

巨大胎儿子宫肌纤维过度牵拉,易发生产后宫缩乏力,或因软产道损伤引起产后出血,甚至出血性休克。上述各种因素造成产褥感染率增加。

6.生殖道瘘

由于产程长甚至滞产,胎儿头长时间压于阴道前壁、膀胱、尿道和耻骨联合之间,导致局部组织缺血坏死形成尿瘘,或直肠受压坏死形成粪瘘;或因手术助产直接损伤所致。

7.盆腔器官脱垂

产后可因分娩时盆底组织过度伸长或裂伤,发生子宫脱垂或阴道前后壁膨出。

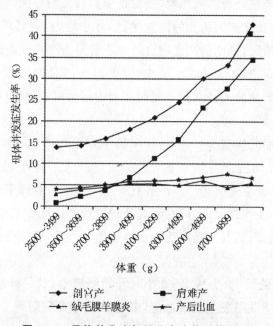

图 10-1　母体并发症与胎儿出生体重的关系

(二)对新生儿的影响

1.新生儿产伤

巨大胎儿肩难产率增高,据统计肩难产的发生率为 0.15％～0.60％,体重≥4000 g 巨大儿肩难产的发生率为 3％～12％,体重≥4500 g 者为 8.4％～22.6％。有学者报道当出生体重＞4000 g,肩难产发生率为 13％。加上巨大儿手术产发生率增加,新生儿产伤发生率高。如臂丛神经损伤及麻痹、颅内出血、锁骨骨折、胸锁乳突肌血肿等。

2.胎儿窘迫、新生儿窒息

胎头娩出后胎肩以下部分嵌顿在阴道内,胎儿不能自主呼吸导致胎儿窘迫、新生儿窒息,如脐带停止搏动或胎盘早剥可引起死胎。

三、诊断

(一)病史及临床表现

多有巨大胎儿分娩史、糖尿病史。产次较多的经产妇。在妊娠后期出现呼吸困难,自觉腹部沉重及两胁部胀痛。

(二)腹部检查

视诊腹部明显膨隆,宫高>35 cm。触诊胎体大,先露部高浮,胎心正常但位置稍高,当子宫高加腹围≥140 cm时,巨大胎儿的可能性较大。

(三)B 型超声检查

胎头双顶径长 98~100 mm,股骨长 78~80 mm,腹围>330 mm,应考虑巨大胎儿,同时排除双胎、羊水过多及胎儿畸形。

四、处理

(一)妊娠期

检查发现胎儿大或既往分娩巨大儿者,应检查孕妇有无糖尿病。若为糖尿病孕妇,应积极治疗,必要时予以胰岛素治疗控制胎儿的体重增长,并于妊娠 36 周后,根据胎儿成熟度、胎盘功能检查及糖尿病控制情况,择期引产或剖宫产。不管是否存在妊娠糖尿病,有巨大胎儿可能的孕妇均要进行营养咨询合理调节膳食结构,每天摄入的总能量以 8790~9210 kJ(2100~2200 kcal)为宜,适当降低脂肪的摄入量。同时适当的运动可以降低巨大胎儿的发病率。

(二)分娩期

估计非糖尿病孕妇胎儿体重≥4500 g,糖尿病孕妇胎儿体重≥4000 g,即使骨盆正常,为防止母儿产时损伤应行剖宫产。临产后,不宜试产过久。若产程延长,估计胎儿体重>4000 g,胎头停滞在中骨盆也应剖宫产。若胎头双顶径已达坐骨棘下 3 cm,宫口已开全者,应作较大的会阴后侧切开,予产钳助产,同时做好处理肩难产的准备工作。分娩后应行宫颈及阴道检查,了解有无软产道损伤,并预防产后出血。若胎儿已死,行穿颅术或碎胎术。

(三)新生儿处理

新生儿应预防低血糖发生,生后 1~2 小时开始喂糖水,及早开奶;积极治疗高胆红素血症,多选用蓝光治疗;新生儿易发生低钙血症,多用 10%葡萄糖酸钙 1 mL/kg 加入葡萄糖液中静脉滴注补充钙剂。

第三节　胎儿窘迫

胎儿在宫内有缺氧征象危及胎儿健康和生命者,称为胎儿窘迫。胎儿窘迫是一种由于胎儿缺氧而表现的呼吸、循环功能不全综合征,是当前剖宫产的主要适应证之一。胎儿窘迫主要发生在临产过程,以第一产程末及第二产程多见,也可发生在妊娠后期。发病率各家报道不一,一般在10%~20.5%。产前及产时胎儿窘迫是围产儿死亡的主要原因。

一、病因

通过子宫胎盘循环,母体将氧输送给胎儿,CO_2 从胎儿排入母体,在输送交换过程中某一环节出现障碍,均可引起胎儿窘迫。

(一)母体血氧含量不足

母体血氧含量不足:如产妇患严重心肺疾病或心肺功能不全、妊娠期高血压疾病、高热、重度贫血、失血性休克、仰卧位低血压综合征等,均使母体血氧含量降低,影响对胎儿的供氧。导致胎儿缺氧的母体因素有:①微小动脉供血不足:如妊娠期高血压疾病等。②红细胞携氧量不足:如重度贫血、一氧化碳中毒等。③急性失血:如前置胎盘、胎盘早剥等。④各种原因引起的休克与急性感染发热。⑤子宫胎盘血运受阻:急产或不协调性子宫收缩乏力等,缩宫素使用不当引起过强宫缩;产程延长,特别是第二产程延长;子宫过度膨胀,如羊水过多和多胎妊娠;胎膜早破等。

(二)胎盘、脐带因素

脐带和胎盘是母体与胎儿间氧及营养物质的输送传递通道,其功能障碍必然影响胎儿获得所需氧及营养物质。常见胎盘功能低下:妊娠期高血压疾病、慢性肾炎、过期妊娠、胎盘发育障碍(过小或过大)、胎盘形状异常(膜状胎盘、轮廓胎盘等)和胎盘感染、胎盘早剥等。常见有脐带血运受阻:如脐带脱垂、脐带绕颈、脐带打结引起母儿间循环受阻。

(三)胎儿因素

严重的心血管疾病,呼吸系统疾病,胎儿畸形,母儿血型不合,胎儿宫内感染,颅内出血,颅脑损伤等。

二、病理生理

胎儿血氧降低、二氧化碳蓄积出现呼吸性酸中毒。初期通过自主神经反射,兴奋交感神经,肾上腺儿茶酚胺及皮质醇分泌增多,血压上升及心率加快。若继续缺氧,则转为兴奋迷走神经,胎心率减慢。缺氧继续发展,刺激肾上腺增加分泌,再次兴奋交感神经,胎心由慢变快,说明胎儿已处于代偿功能极限,提示为病情严重。无氧糖酵解增加,导致丙酮酸、乳酸等有机酸增加,转为代谢性酸中毒,胎儿血 pH 下降,细胞膜通透性加大,胎儿血钾增加,胎儿在宫内呼吸运动加强,导致混有胎粪的羊水吸入,出生后延续为新生儿窒息及吸入性肺炎。肠蠕动亢进,肛门括约肌松弛,胎粪排出。若在孕期慢性缺氧情况下,可出现胎儿发育及营养不正常,形成胎儿宫内发育迟缓,临产后易发生进一步缺氧。

三、临床表现

根据胎儿窘迫发生速度可分为急性胎儿窘迫及慢性胎儿窘迫两类。

(一)慢性胎儿窘迫

多发生在妊娠末期,往往延续至临产并加重。其原因多因孕妇全身性疾病或妊娠期疾病引起胎盘功能不全或胎儿因素所致。临床上除可发现母体存在引起胎盘供血不足的疾病外,还发生胎儿宫内发育受限。孕妇体重、宫高、腹围持续不长或增长很慢。

(二)急性胎儿窘迫

主要发生在分娩期,多因脐带因素(如脐带脱垂、脐带绕颈、脐带打结)、胎盘早剥、宫缩强且持续时间长及产妇低血压,休克引起。

四、诊断

根据病史、胎动变化以及有关检查可以做出诊断。

五、辅助检查

(一)胎心率变化

胎心率是了解胎儿是否正常的一个重要标志,胎心率的改变是急性胎儿窘迫最明显的临床征象。①胎心率>160 次/min,尤其是>180 次/min,为胎儿缺氧的初期表现(孕妇心率不快的情况下);②随后胎心率减慢,胎心率<120 次/min,尤其是<100 次/min,为胎儿危险征;③胎心监护仪图像出现以下变化,应诊断为胎儿窘迫:出现频繁的晚期减速,多为胎盘功能不良。重度可变减速的出现,多为脐带血运受阻表现,若同时伴有晚期减速,表示胎儿缺氧严重,情况紧急。

(二)胎动计数

胎动减少是胎儿窘迫的一个重要指标,每天监测胎动可预知胎儿的安危。妊娠近足月时,胎动>20 次/24h。胎动消失后,胎心在 24 小时内也会消失。急性胎儿窘迫初期,表现为胎动过频,继而转弱及次数减少,直至消失,也应予以重视。

(三)胎心监护

首先进行无负荷试验(NST),NST 无反应型需进一步行宫缩应激试验(CST)或催产素激惹试验(OCT),CST 或 OCT 阳性高度提示存在胎儿宫内窘迫。

(四)胎儿脐动脉血流测定

胎儿脐动脉血流速度波形测定是一项胎盘功能试验,对怀疑有慢性胎儿窘迫者可行此监测。通过测定收缩期最大血流速度与舒张末期血流速度的比值(S/D)表示胎儿胎盘循环的阻力情况,反映胎盘的血流灌注。脐动脉舒张期血流缺失或倒置,提示胎儿严重胎儿窘迫,应该立即终止妊娠。

(五)胎盘功能检查

测定血浆 E_3 测定并动态连续观察,若急骤减少 30%～40%,表示胎儿胎盘功能减退,胎儿可能存在慢性缺氧。

(六)生物物理象监测

在 NST 监测的基础上应用 B 型超声仪监测胎动、胎儿呼吸、胎儿张力及羊水量,综合评分了解胎儿在宫内的安危状况。Manning 评分 10 分为正常;≤8 分可能有缺氧;≤6 分可疑有缺氧;≤4 分可以有缺氧;≤2 分为缺氧。

(七)羊水胎粪污染

胎儿缺氧,兴奋迷走神经,肠蠕动亢进,肛门括约肌松弛,胎粪排入羊水中,羊水呈绿色、黄绿色,浑浊棕黄色,即羊水Ⅰ度、Ⅱ度、Ⅲ度污染。破膜可直接观察羊水性状及粪染程度。未破膜经羊膜镜窥检,透过胎膜了解羊水性状。羊水Ⅰ度污染无肯定的临床意义;羊水Ⅱ度污染,胎心音好者,应密切监测胎心,不一定是胎儿窘迫;羊水Ⅲ度污染,应及早结束分娩。

(八)胎儿头皮血测定

头皮血气测定应在电子胎心监护异常的基础上进行。头皮血 pH 7.2～7.24 为病理前期,可能存在胎儿窘迫,应立即进行宫内复苏,间隔 15 分钟复查血气值;pH 7.15～7.19 提示胎儿酸中毒及窘迫,应立即复查,如仍≤7.19,除外母体酸中毒后应在 1 小时内结束分娩;pH<7.15 是严重胎儿窘迫的危险信号,须迅速结束分娩。

六、鉴别诊断

对于胎儿窘迫,主要是综合考虑判断是否确实存在胎儿窘迫。

七、治疗

(一)慢性胎儿窘迫

应针对病因处理,视孕周、有无胎儿畸形、胎儿成熟度和窘迫的严重程度决定处理。

(1)定期做产前检查者,估计胎儿情况尚可,应嘱孕妇取侧卧位减少下腔静脉受压,增加回心血流量,使胎盘灌注量增加,改善胎盘血供应,延长孕周数。每天吸氧提高母血氧分压;静脉注射 50%葡萄糖40 mL加维生素 C 2 g,每天 2 次;根据情况做 NST 检查;每天胎动计数。

(2)情况难以改善:接近足月妊娠,估计在娩出后胎儿生存机会极大者,为减少宫缩对胎儿的影响,可考虑行剖宫产。如胎肺尚未成熟,可在分娩前 48 小时静脉注射地塞米松 10 mg 促进胎儿肺泡表面活性物质的合成,预防呼吸窘迫综合征的发生。如果孕周小,胎儿娩出后生存可能性小,将情况向家属说明,做到知情选择。

(二)急性胎儿窘迫

(1)若宫内窘迫达严重阶段必须尽快结束分娩,其指征是:①胎心率低于 120 次/min 或高于 180 次/min,伴羊水Ⅱ～Ⅲ度污染;②羊水Ⅲ度污染,B 型超声显示羊水池<2 cm;③持续胎心缓慢达100 次/min 以下;④胎心监护反复出现晚期减速或出现重度可变减速,胎心 60 次/min 以下持续60 秒以上;⑤胎心图基线变异消失伴晚期减速。

(2)积极寻找原因并排除如心力衰竭、呼吸困难、贫血、脐带脱垂等。改变体位左或右侧卧位,以改变胎儿脐带的关系,增加子宫胎盘灌注量。①持续吸氧提高母体血氧含量,以提高胎儿的氧分压。静脉注射 50%葡萄糖 40 mL 加维生素 C 2 g。②宫颈尚未完全扩张,胎儿窘迫情况不严重,可吸氧、左侧卧位,观察10 分钟,若胎心率变为正常,可继续观察。若因使用缩宫素宫缩过强造成胎心率异常减缓者,应立即停止滴注或用抑制宫缩的药物,继续观察是否能转为正常。若无显效,应行剖宫产术。施术前做好新生儿窒息的抢救准备。③宫口开全,胎先露已达坐骨棘平面以下 3 cm,吸氧同时尽快助产经阴道娩出胎儿。

第四节　前　置　胎　盘

妊娠 28 周后,胎盘附着于子宫下段,甚至胎盘下缘达到或覆盖宫颈内口,其位置低于胎先露部,称为前置胎盘。前置胎盘是妊娠晚期严重并发症,也是妊娠晚期阴道流血最常见的原因。其发病率国外报道 0.5%,国内报道 0.24%～1.57%。

一、病因

目前尚不清楚,高龄初产妇(年龄>35 岁)、经产妇及多产妇、吸烟或吸毒妇女为高危人群。其病因可能与下述因素有关。

(一)子宫内膜病变或损伤

多次刮宫、分娩、子宫手术史等是前置胎盘的高危因素。上述情况可损伤子宫内膜,引起子宫内膜炎或萎缩性病变,再次受孕时子宫蜕膜血管形成不良、胎盘血供不足,刺激胎盘面积增大延伸到子宫下段。前次剖宫产手术瘢痕可妨碍胎盘在妊娠晚期向上迁移。增加前置胎盘的可能性。据统计发生前置胎盘的孕妇,85%~95%为经产妇。

(二)胎盘异常

双胎妊娠时胎盘面积过大,前置胎盘发生率较单胎妊娠高1倍;胎盘位置正常而副胎盘位于子宫下段接近宫颈内口;膜状胎盘大而薄,扩展到子宫下段,均可发生前置胎盘。

(三)受精卵滋养层发育迟缓

受精卵到达子宫腔后,滋养层尚未发育到可以着床的阶段,继续向下游走到达子宫下段,并在该处着床而发育成前置胎盘。

二、分类

根据胎盘下缘与宫颈内口的关系,将前置胎盘分为3类(图10-2)。

(1)完全性前置胎盘:又称中央性前置胎盘,胎盘组织完全覆盖宫颈内口。

(2)部分性前置胎盘:宫颈内口部分为胎盘组织所覆盖。

(3)边缘性前置胎盘:胎盘附着于子宫下段,胎盘边缘到达宫颈内口,未覆盖宫颈内口。

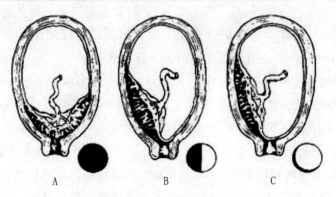

图 10-2　前置胎盘的类型
A.完全性前置胎盘;B.部分性前置胎盘;C.边缘性前置胎盘

胎盘位于子宫下段,与胎盘边缘极为接近,但未达到宫颈内口,称为低置胎盘。胎盘下缘与宫颈内口的关系可因宫颈管消失、宫口扩张而改变。前置胎盘类型可因诊断时期不同而改变,如临产前为完全性前置胎盘,临产后因口扩张而成为部分性前置胎盘。目前临床上均依据处理前最后一次检查结果来决定其分类。

三、临床表现

(一)症状

前置胎盘的典型症状是妊娠晚期或临产时,发生无诱因、无痛性反复阴道流血。妊娠晚期子宫下段逐渐伸展,牵拉宫颈内口,宫颈管缩短;临产后规律宫缩使宫颈管消失成为软产道的一部分。宫颈外口扩张,附着于子宫下段及宫颈内口的胎盘前置部分不能相应伸展而与其附着处分离,血窦破裂出血。前置胎盘出血前无明显诱因,初次出血量一般不多,剥离处血液凝固后,出血自然停止;也有初次即发生致命性大出血而导致休克的。由于子宫下段不断伸展,前置胎盘出血常反复发生,出血量也越来越多。阴道流血发生的迟早、反复发生次数、出血量多少与前置胎盘类型有关。完全性前置胎盘初次出血时间早,多在妊娠28周左右,称为"警戒性出血"。边缘性前置胎盘出血多发生于妊娠晚期或临产后,出血量较少。部分性前置胎盘的初次出血时间、出血量及反复出血次数,介于两者之间。

(二)体征

患者一般情况与出血量有关,大量出血呈现面色苍白、脉搏增快微弱、血压下降等休克表现。腹部检查:子宫软,无压痛,大小与妊娠周数相符。由于子宫下段有胎盘占据,影响胎先露部入盆,故胎先露高浮,易并发胎位异常。反复出血或一次出血量过多,使胎儿宫内缺氧,严重者胎死宫内。当前置胎盘附着于子宫前壁时,可在耻骨联合上方听到胎盘杂音。临产时检查见宫缩为阵发性,间歇期子宫完全松弛。

四、处理原则

处理原则是抑制宫缩、止血、纠正贫血和预防感染。根据阴道流血量、有无休克、妊娠周数、胎位、胎儿是否存活、是否临产及前置胎盘类型等综合做出决定。

(一)期待疗法

应在保证孕妇安全的前提下尽可能延长孕周,以提高围生儿存活率。适用于妊娠<34周、胎儿体重<2000 g、胎儿存活、阴道流血量不多、一般情况良好的孕妇。

尽管国外有资料证明,前置胎盘孕妇的妊娠结局住院与门诊治疗并无明显差异,但我国仍应强调住院治疗。住院期间密切观察病情变化,为孕妇提供全面优质护理是期待疗法的关键措施。

(二)终止妊娠

1.终止妊娠指征

孕妇反复发生多量出血甚至休克者,无论胎儿成熟与否,为了母亲安全应终止妊娠;期待疗法中发生大出血或出血量虽少,但胎龄达孕36周以上,胎儿成熟度检查提示胎儿肺成熟者;胎龄未达孕36周,出现胎儿窘迫征象,或胎儿电子监护发现胎心异常者;出血量多,危及胎儿;胎儿已死亡或出现难以存活的畸形,如无脑儿。

2.剖宫产

剖宫产可在短时间内娩出胎儿,迅速结束分娩,对母儿相对安全,是处理前置胎盘的主要手段。剖宫产指征应包括:完全性前置胎盘,持续大量阴道流血;部分性和边缘性前置胎盘出血量较多,先露高浮,短时间内不能结束分娩;胎心异常。术前应积极纠正贫血、预防感染等,备血,做好处理产后出血和抢救新生的准备。

3.阴道分娩

边缘性前置胎盘、枕先露、阴道流血不多、无头盆不称和胎位异常,估计在短时间内能结束分娩者,可予试产。

第五节 胎盘早剥

20周以后或分娩期正常位置的胎盘在胎儿娩出前部分或全部从子宫壁剥离,称为胎盘早剥。胎盘早剥是妊娠晚期严重并发症,具有起病急、发展快特点,若处理不及时可危及母儿生命。胎盘早剥的发病率:国外 1‰～2‰,国内 0.46‰～2.1‰。

一、病因

胎盘早剥确切的原因及发病机制尚不清楚,可能与下述因素有关。

(一)孕妇血管病变

孕妇患严重妊娠期高血压疾病、慢性高血压、慢性肾脏疾病或全身血管病变时,胎盘早剥的发生率增高。妊娠合并上述疾病时,底蜕膜螺旋小动脉痉挛或硬化,引起远端毛细血管变性坏死甚至破裂出血,血液流至底蜕膜层与胎盘之间形成胎盘后血肿。致使胎盘与子宫壁分离。

(二)机械性因素

外伤尤其是腹部直接受到撞击或挤压;脐带过短(<30 cm)或脐带围绕颈、绕体相对过短时,分娩过程中胎儿下降牵拉脐带造成胎盘剥离;羊膜穿刺时刺破前壁胎盘附着处,血管破裂出血引起胎盘剥离。

(三)宫腔内压力骤减

双胎妊娠分娩时,第一胎儿娩出过速;羊水过多时,人工破膜后羊水流出过快,均可使宫腔内压力骤减,子宫骤然收缩,胎盘与子宫壁发生错位剥离。

(四)子宫静脉压突然升高

妊娠晚期或临产后,孕妇长时间仰卧位,巨大妊娠子宫压迫下腔静脉,回心血量减少,血压下降。此时子宫静脉瘀血、静脉压增高、蜕膜静脉床瘀血或破裂,形成胎盘后血肿,导致部分或全部胎盘剥离。

(五)其他一些高危因素

如高龄孕妇、吸烟、可卡因滥用、孕妇代谢异常、孕妇有血栓形成倾向、子宫肌瘤(尤其是胎盘附着部位肌瘤)等与胎盘早剥发生有关。有胎盘早剥史的孕妇再次发生胎盘早剥的危险性比无胎盘早剥史者高10倍。

二、分类及病理变化

胎盘早剥主要病理改变是底蜕膜出血并形成血肿,使胎盘从附着处分离。按病理类型,胎盘早剥可分为显性、隐性及混合性3种(图10-3)。若底蜕膜出血量少,出血很快停止,多无明显的临床表现,仅在产后检查胎盘时发现胎盘母体面有凝血块及压迹。若底蜕膜继续出血,形成胎盘后血肿,胎盘剥离面随之扩大,血液冲开胎盘边缘并沿胎膜与子宫壁之间经过颈管向外流出,称为显性剥离或外出血。若胎盘边缘仍附着于子宫壁或由于胎先露部固定于骨盆入口,使血液积聚于胎盘与子宫壁之间,称为隐性剥离或内出血。由于子宫内有妊娠产物存在,子宫肌不能有效收缩,以压迫破裂的血窦而止血,血液不能外流,胎盘后血肿越积越大,子宫底随之升高。当出血达到一定程度时,血液终会冲开胎盘边缘及胎膜外流,称为混合型出血。偶有出血穿破胎膜溢入羊水中成为血性羊水。

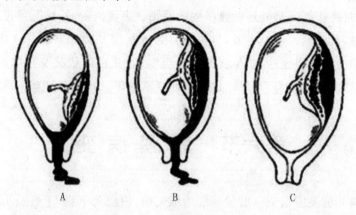

图 10-3 胎盘早剥类型
A.显性剥离;B.隐性剥离;C.混合性剥离

胎盘早剥发生内出血时,血液积聚于胎盘与子宫壁之间,随着胎盘后血肿压力的增加,血液浸入子宫肌层,引起肌纤维分离、断裂甚至变性,当血液渗透至子宫浆膜层时,子宫表面现紫蓝色瘀斑,称为子宫胎盘卒中,又称为库弗莱尔子。有时血液还可渗入输卵管系膜、卵巢生发上皮下、阔韧带内。子宫肌层由于血液浸润、收缩力减弱,造成产后出血。

严重的胎盘早剥可以引发一系列病理生理改变。从剥离处的胎盘绒毛和蜕膜中释放大量组织凝血活酶,进入母体血循环,激活凝血系统,导致弥散性血管内凝血(DIC),肺、肾等脏器的毛细血管内微血栓形成,造成脏器缺血和功能障碍。胎盘早剥持续时间越长,促凝物质不断进入母血,激活纤维蛋白溶解系统,产生大量的纤维蛋白原降解产物(FDP),引起继发性纤溶亢进。发生胎盘早剥后,消耗大量凝血因子,并产生高浓度 FDP,最终导致凝血功能障碍。

三、临床表现

根据病情严重程度,Sher 将胎盘早剥分为 3 度。

(一)Ⅰ度

多见于分娩期,胎盘剥离面积小,患者常无腹痛或腹痛轻微,贫血体征不明显。腹部检查见子宫软,大小与妊娠周数相符,胎位清楚,胎心率正常。产后检查见胎盘母体面有凝血块及压迹即可诊断。

(二)Ⅱ度

胎盘剥离面为胎盘面积 1/3 左右。主要症状为突然发生持续性腹痛、腰酸或腰背痛,疼痛程度与胎盘后积血量成正比。无阴道流血或流血量不多,贫血程度与阴道流血量不相符。腹部检查见子宫大于妊娠周数,子宫底随胎盘后血肿增大而升高。胎盘附着处压痛明显(胎盘位于后壁则不明显),宫缩有间歇,胎位可扪及,胎儿存活。

(三)Ⅲ度

胎盘剥离面超过胎盘面积 1/2。临床表现较Ⅱ度重。患者可出现恶心、呕吐、面色苍白、四肢湿冷、脉搏细数、血压下降等休克症状,且休克程度大多与阴道流血量不成正比。腹部检查见子宫硬如板状,宫缩间歇时不能松弛,胎位扪不清,胎心消失。

四、处理原则

纠正休克、及时终止妊娠是处理胎盘早剥的原则。患者入院时,情况危重、处于休克状态,应积极补充血容量,及时输入新鲜血液,尽快改善患者状况。胎盘早剥一旦确诊,必须及时终止妊娠。终止妊娠的方法根据胎次、早剥的严重程度、胎儿宫内状况及宫口开大等情况而定。此外,对并发症如凝血功能障碍、产后出血和急性肾衰竭等进行紧急处理。

第六节　胎膜病变

胎膜是由羊膜和绒毛膜组成。胎膜外层为绒毛膜,内层为羊膜,于妊娠 14 周末,羊膜与绒毛膜相连封闭胚外体腔,羊膜腔占据整个宫腔,对胎儿起着一定的保护作用。同时胎膜含甾体激素代谢所需的多种酶,与甾体激素的代谢有关。胎膜含多量花生四烯酸的磷脂,且含有能催化磷脂生成游离花生四烯酸的溶酶体,故胎膜在分娩发动上有一定作用。胎膜的病变与妊娠的结局有密切的关系。本节主要介绍胎膜早破和绒毛膜羊膜炎对妊娠的影响。

一、胎膜早破

胎膜早破(PROM)是指胎膜破裂发生在临产前。胎膜早破可导致产妇、胎儿和新生儿的风险明显升高。胎膜早破是产科的难题。一般认为胎膜早破发生率在 10%,大部分发生在 37 周后,称足月胎膜早破(PROM of term),若发生在妊娠不满 37 周称足月前胎膜早破(PPROM),发生率为 2%。胎膜早破的妊娠结局与破膜时孕周有关。孕周越小,围生儿预后越差。常引起早产及母婴感染。

(一)病因

目前胎膜早破的病因尚不清楚,一般认为胎膜早破的病因与下述因素有关。

1.生殖道病原微生物上行性感染

胎膜早破患者经腹羊膜腔穿刺,羊水细菌培养 28%～50% 呈阳性,其微生物分离结果往往与宫颈内口分泌物培养结果相同,提示生殖道病原微生物上行性感染是引起胎膜早破的主要原因之一。B 族溶血性链球菌、衣原体、淋病奈瑟菌、梅毒和解脲支原体感染不同程度与 PPROM 相关。但是妊娠期阴道内的致病菌并非都引起胎膜早破,其感染条件为菌量增加和局部防御能力低下。宫颈黏液中的溶菌酶、局部抗体等抗菌物质等局部防御屏障抗菌能力下降微生物附着于胎膜,趋化中性粒细胞,浸润于胎膜中的中性粒细胞脱颗粒,释放弹性蛋白酶,分解胶原蛋白成碎片,使局部胎膜抗张能力下降,而致胎膜早破。

2.羊膜腔压力增高

双胎妊娠、羊水过多、过重的活动等使羊膜腔内压力长时间或多时间的增高,加上胎膜局部缺陷,如弹性降低、胶原减少,增加的压力作用于薄弱的胎膜处,引起胎膜早破。

3.胎膜受力不均

胎位异常、头盆不称等可使胎儿先露部不能与骨盆入口衔接,盆腔空虚致使前羊水囊所受压力不均,引起胎膜早破。

4.部分营养素缺乏

母血维生素 C 浓度降低者,胎膜早破发病率较正常孕妇增高近 10 倍。体外研究证明,在培养基中增加维生素 C 浓度,能降低胶原酶及其活性,而胶原是维持羊膜韧性的主要物质。铜元素缺乏能抑制胶原纤维与弹性硬蛋白的成熟。胎膜早破者常发现母、脐血清中铜元素降低。故维生素 C、铜元素缺乏,使胎膜抗张能力下降,易引起胎膜早破。

5.宫颈病变

常因手术机械性扩张宫颈、产伤或先天性宫颈局部组织结构薄弱等,使宫颈内口括约功能破坏,宫颈内口松弛,前羊水囊易于楔入,使该处羊水囊受压不均,加之此处胎膜最接近阴道,缺乏宫颈黏液保护,常首先受到病原微生物感染,造成胎膜早破。

6.创伤

腹部受外力撞击或摔倒,阴道检查或性交时胎膜受外力作用,可发生破裂。

(二)临床表现

90%的患者突感较多液体从阴道流出,并有阵发性或持续性阴道流液,时多时少,无腹痛等其他产兆。肛门检查时触不到胎囊,如上推胎儿先露部时,见液体从阴道流出,有时可见到流出液中有胎脂或被胎粪污染,呈黄绿色。如并发明显羊膜腔感染,则阴道流出液体有臭味,并伴发热、母儿心率增快、子宫压痛、白细胞计数增高、C 反应蛋白阳性等急性感染表现。隐匿性羊膜腔感染时,虽无明显发热,但常出现母儿心率增快。患者在流液后,常很快出现宫缩及宫口扩张。

(三)诊断

根据详细的询问病史并结合临床及专科检查可诊断胎膜早破。当根据临床表现诊断胎膜早破存在疑问时,可以结合一些辅助检查明确诊断。明确诊断胎膜早破后还应进一步检查排除羊膜腔感染。

1.胎膜早破的诊断

(1)阴道窥器检查:见液体自宫颈流出或后穹隆较多的积液中见到胎脂样物质是诊断胎膜早破的直接证据。

(2)阴道液 pH 测定:正常阴道液 pH 为 4.5~5.5,羊水 pH 为 7~7.5,如阴道液 pH＞6.5,提示胎膜早破可能性大。该方法诊断正确率可达 90%。若阴道液被血、尿、精液及细菌性阴道病所致的大量白带污染,可产生假阳性。

(3)阴道液涂片检查:取阴道后穹隆积液置于干净玻片上,待其干燥后镜检,显微镜下见到羊齿植物叶状结晶为羊水。其诊断正确率可达 95%。如阴道液涂片用 0.5%硫酸尼罗蓝染色,镜下可见橘黄色胎儿上皮细胞;若用苏丹Ⅲ染色,则见到黄色脂肪小粒可确定为羊水。

(4)羊膜镜检查:可以直视胎儿先露部,看不到前羊膜囊即可诊断胎膜早破。

(5)胎儿纤维连接蛋白(fFN):胎儿纤维连接蛋白是胎膜分泌的细胞外基质蛋白,胎膜破裂,其进入宫颈及阴道分泌物。在诊断存在疑问时,这是一个有用和能明确诊断的实验。

(6)B 型超声检查:可根据显露部位前样水囊是否存在,如消失,应高度怀疑有胎膜早破,此外,羊水逐日减少,破膜超过 24 小时者,最大羊水池深度往往小于 3 cm,可协助诊断胎膜早破。

2.羊膜腔感染的诊断

(1)临床表现:孕妇体温升高至 37.8℃ 或 38℃ 以上,脉率增快至 100 次/min 或以上,胎心率增快至160 次/min以上。子宫压痛,羊水有臭味,提示感染严重。

(2)经腹羊膜腔穿刺检查:在确诊足月前胎膜早破后,最好行羊膜穿刺,抽出羊水检查微生物感染情况,对选择治疗方法有意义。常用方法有以下几种。①羊水细菌培养:是诊断羊膜腔感染的金标准。但该方法费时,难以快速诊断。②羊水白细胞介素 6 测定(IL-6):如羊水中IL-6≥7.9 ng/mL,提示急性绒毛膜羊膜炎。该方法诊断敏感性较高,且对预测新生儿并发症如肺炎、败血症等有帮助。③羊水涂片革兰染色检查:如找到细菌,则可诊断绒毛膜羊膜炎,该法特异性较高,但敏感性较差。④羊水涂片计数白细胞:白细胞≥30 个/mL,提示绒毛膜羊膜炎,该法诊断特异性较高。如羊水涂片革兰染色未找到细菌,而涂片白细胞计数增高,应警惕支原体、衣原体感染。⑤羊水葡萄糖定量检测:如羊水葡萄糖<10 mmol/L,提示绒毛膜羊膜炎。该方法常与上述其他指标同时检测,综合分析,评价绒毛膜羊膜炎的可能性。

(3)动态胎儿生物物理评分(BPP):因为经腹羊膜腔穿刺较难多次反复进行,特别是合并羊水过少者,而期待治疗过程中需要动态监测羊膜腔感染的情况。临床研究表明,BPP<7 分(主要为 NST 无反应型、胎儿呼吸运动消失)者,绒毛膜羊膜炎及新生儿感染性并发症的发病率明显增高,故有学者推荐动态监测 BPP,决定羊膜腔穿刺时机。

(四)对母儿的影响

1.对母体影响

(1)感染:破膜后,阴道病原微生物上行性感染更容易、更迅速。随着胎膜早破潜伏期(指破膜到产程开始的间隔时间)延长,羊水细菌培养阳性率增高,且原来无明显临床症状的隐匿性绒毛膜羊膜炎常变成显性。除造成孕妇产前、产时感染外,胎膜早破还是产褥感染的常见原因。

(2)胎盘早剥:足月前胎膜早破可引起胎盘早剥,确切机制尚不清楚,可能与羊水减少有关。据报道最大羊水池深度<1 cm,胎盘早剥发生率12.3%、而最大池深度<2 cm,发生率仅3.5%。

2.对胎儿影响

(1)早产儿:30%~40%的早产与胎膜早破有关。早产儿易发生新生儿呼吸窘迫综合征、胎儿及新生儿颅内出血、坏死性小肠炎等并发症,围生儿死亡率增加。

(2)感染:胎膜早破并发绒毛膜羊膜炎时,常引起胎儿及新生儿感染,表现为肺炎、败血症、颅内感染。

(3)脐带脱垂或受压:胎先露未衔接者,破膜后脐带脱垂的危险性增加;因破膜继发性羊水减少,使脐带受压,亦可致胎儿窘迫。

(4)胎肺发育不良及胎儿受压综合征:妊娠 28 周前胎膜早破保守治疗的患者中,新生儿尸解发现。肺/体重比值减小、肺泡数目减少。活体 X 线摄片显示小而充气良好的肺、钟形胸、横膈上抬到第 7 肋间。胎肺发育不良常引起气胸、持续肺高压,预后不良。破膜时孕龄越小、引发羊水过少越早,胎肺发育不良的发生率越高。如破膜潜伏期长于 4 周,羊水过少程度重,可出现明显胎儿宫内受压,表现为铲形手、弓形腿、扁平鼻等。

（五）治疗

总体而言,对胎膜早破的处理已经从保守处理转为积极处理,准确评估孕周对处理至关重要。

1.发生在36周后的胎膜早破

观察12～24小时,80%的患者可自然临产。临产后观察体温、心率、宫缩、羊水流出量、性状及气味,必要时B型超声检查了解羊水量,胎儿电子监护进行宫缩应激试验,了解胎儿宫内情况。若羊水减少,且CST显示频繁变异减速,应考虑羊膜腔输液;如变异减速改善,产程进展顺利,则等待自然分娩。否则,行剖宫产术。若未临产,但发现有明显羊膜腔感染体征,应立即使用抗生素,并终止妊娠。如检查正常,破膜后12小时,给予抗生素预防感染,破膜24小时仍未临产且无头盆不称,应引产。目前研究发现,静脉滴注催产素引产似乎最合适。

2.足月前胎膜早破治疗

足月前胎膜早破是胎膜早破的治疗难点,一方面要延长孕周减少新生儿因不成熟而产生的疾病与死亡;另一方面随着破膜后时间延长,上行性感染成为不可避免或原有的感染加重,发生严重感染并发症的危险性增加,同样可造成母儿预后不良。目前足月前胎膜早破的处理原则是:若胎肺不成熟,无明显临床感染征象,无胎儿窘迫,则期待治疗;若胎肺成熟或有明显临床感染征象,则应立即终止妊娠;对胎儿窘迫者,应针对宫内缺氧的原因,进行治疗。

（1）期待治疗:密切观察孕妇体温、心率、宫缩、白细胞计数、C反应蛋白等变化,以便及早发现患者的明显感染体征,及时治疗。避免不必要的肛门及阴道检查。

应用抗生素:足月前胎膜早破应用抗生素,能降低胎儿及新生儿肺炎、败血症及颅内出血的发生率;亦能大幅度减少绒毛膜羊膜炎及产后子宫内膜炎的发生;尤其对羊水细菌培养阳性或阴道分泌物培养B族链球菌阳性者,效果最好。B族链球菌感染用青霉素;支原体或衣原体感染,选择红霉素或罗红霉素。如感染的微生物不明确,可选用FDA分类为B类的广谱抗生素,常用β-内酰胺类抗生素。可间断给药,如开始给氨苄西林或头孢菌素类静脉滴注,48小时后改为口服。若破膜后长时间不临产,且无明显临床感染征象,则停用抗生素,进入产程时继续用药。

宫缩抑制剂应用:对无继续妊娠禁忌证的患者,可考虑应用宫缩抑制剂预防早产。如无明显宫缩,可口服利托君;有宫缩者,静脉给药,待宫缩消失后,口服维持用药。

纠正羊水过少:若孕周小,羊水明显减少者,可进行羊膜腔输液补充羊水,以帮助胎肺发育;若产程中出现明显脐带受压表现（CST显示频繁变异减速）,羊膜腔输液可缓解脐带受压。

肾上腺糖皮质激素促胎肺成熟:妊娠35周前的胎膜早破,应给予倍他米松12 mg静脉滴注,每天1次共2次;或地塞米松10 mg静脉滴注,每天1次,共2次。

（2）终止妊娠:一旦胎肺成熟或发现明显临床感染征象,在抗感染同时,应立即终止妊娠。对胎位异常或宫颈不成熟,缩宫素引产不易成功者,应根据胎儿出生后存活的可能性,考虑剖宫产或更换引产方法。

3.小于24孕周的胎膜早破

这个孕周最适合的处理尚不清楚,必须个体化,患者及家人的要求应纳入考虑。若已临产,或合并胎盘早剥,或有临床证据显示母儿感染存在,这些都是积极处理的指征。有些父母要求积极处理是因为担心妊娠 25～26 周分娩的胎儿虽然有可能存活,但极可能发生严重的新生儿及远期并发症。

目前越来越多的人考虑期待处理。但有报告指出,小于 24 周新生儿的存活率低于 50%,甚至在最新最好的研究中,经过 12 个月的随访后,发育正常的新生儿低于 40%。因此,对于小于24 周的 PPROM,对回答父母咨询必须完全和谨慎。应让父母明白在最好的监测下新生儿可能的预后:新生儿死亡率及发病率都相当高。

考虑到预后并不明确,对于小于 24 周德早产胎膜早破,另一种处理方案已形成。即:在首次住院72 小时后,患者在家中观察,限制其活动,测量体温,每周报告产前评估及微生物/血液学检测结果。这种处理有待随机试验评估,但考虑到经济及心理因素,这种处理很显然是合适的。

4.发生在 24～31 孕周的胎膜早破

在这个孕周,胎儿最大的风险仍是不成熟,这种风险比隐性宫内感染患者分娩产生的好处还重要。因此,期待处理是这个孕周最好的建议。

在这个孕周,特别对于胎肺不可能成熟的患者,使用羊膜腔穿刺检查诊断是否存在隐性羊膜腔感染存在争议。在某些情况下,特别是存在绒毛膜羊膜炎隐性体征,如低热、白细胞计数升高和 C 反应蛋白增加等,可以考虑羊膜腔穿刺。

一项评估 26～31 周 PPROM 患者 72 小时后在家中及医院治疗的对比随机研究指出,在家中处理是一项可采纳的安全方法,考虑到新生儿及母亲的结局,这种处理明显减少母亲住院费用。Hoffmann 等指出,这种形式更适合一周内无临床感染迹象、B 超提示有足量羊水的患者。我们期待类似的大样本随机研究结果,决定这个孕周 PPROM 的合适处理。

在 24～31 周 PPROM 的产前处理中,应与父母探讨如果保守处理不合适时可能的分娩方式。结果发现,正在出现一种值得注意的临床实践趋势。Amon 等以围产学会成员的名义发表的一项调查显示,特别是胎儿存活率不高的孕周,在分娩的妇女中,孕 24～28 周因胎儿指征剖宫产率增加了2 倍。然而,Sanchez-Ramos 等在研究指出,极低体重婴儿分娩的剖宫产率从55% 降低至 40%($P<05$),新生儿的死亡率并没有改变,低 Apgar 评分的发生率、脐带血气值、脑室出血的发生率,或新生儿在重症监护室治疗的平均时间也没有改变。Weiner 特别研究 32 周前的臀先露病例,得出结论:剖宫产通过减少脑室出血的发生率而减少围产儿的死亡率。Olofsson 等证实了这个观点。

客观地说,低出生体重婴儿经阴道分娩是合理的选择,若存在典型的产科指征,借助剖宫产可能拯救小于 32 周臀先露的婴儿。

5.发生于 31～33 孕周的胎膜早破

该孕周分娩的新生儿存活率超过 95%。因此,不成熟的风险和新生儿败血症的风险一样。尽管这个时期用羊膜腔穿刺检查似乎比较合理,但对其价值仍未充分评估。在 PPROM妇女中行羊膜腔穿刺获取羊水的成功率介于 45%～97%,即使成功获取羊水,但由于诊断隐性宫内感染缺乏金标准,使我们难于解释革兰染色、羊水微生物培养、白细胞酯酶测定及气相色谱分析的结果。Fish 对 6 个关于应用培养或革兰染色涂片诊断羊水感染研究的综述指出,这些检查诊断宫内感染的敏感率为 55%～100%,特异性为 76%～100%。羊水感染的定义在评价诊断实验对亚临床宫内感染诊断的敏感性及特异性时特别重要,例如,如果微生物存在即诊断宫内感染,羊水革兰染色及培养诊断的敏感性为 100%;如果将新生儿因败血症死亡作终点,诊断宫内感染的敏感性将明显减低,这将漏诊很多重要疾病。Fish 用绒毛膜炎组织病理学证据定义感染,但 Ohlsson 及 Wang 怀疑这一点,他们接受临床绒毛膜羊膜炎及它的缺点;Dudley 等用新生儿败血症(怀疑或证实)定义感染;而 Vintzileos 等联合临床绒毛膜羊膜炎及新生儿败血症(怀疑或证实)定义感染。

Dudley 等指出,在这个孕周羊膜腔穿刺所获得的标本中,58% 的病例胎肺不成熟。这一结果和显示胎肺成熟率为 50%~60% 的其他研究相一致。考虑到早产胎膜早破新生儿呼吸窘迫问题,胎肺成熟测试(L/S 值)阳性预测值为 68%,阴性预测值为 79%。对特殊情况如隐性感染但胎肺未成熟及胎肺已成熟但羊水无感染状况缺乏足够评估,因而无法决定正确的处理选择。

如果无法成功获取足够多羊水,处理必须依据有固有缺陷的临床指标结果,并联合精确性差的 C 反应蛋白及血常规等血液参数评估感染是否存在。虽然 Yeast 等发现没有证据显示羊膜腔穿刺引起临产,但这种操作并不是完全无并发症的,在回答患者及家人咨询时,这种情况必须说明。特别是在这个孕周,羊膜腔穿刺在患者处理中的作用有待评估。在将列为常规处理选择前,最好先进行大样本前瞻性随机试验。

6.发生在 34~36 周的胎膜早破

虽然在这个孕周仍普遍采用期待疗法,但正如 Olofsson 等关于瑞典对 PPROM 的产科实践的综述中提出的,很多人更愿意引产。这个孕周引产失败的可能性比足月者大,但至今对其尚未做充分评估。

应该清楚明确,宫内感染、胎盘早剥或胎儿窘迫都是积极处理的指征。

(六)预防

1.妊娠期尽早治疗下生殖道感染

及时治疗滴虫阴道炎、淋病奈氏菌感染、宫颈沙眼衣原体感染、细菌性阴道病等。

2.注意营养平衡

适量补充铜元素或维生素 C。

3.避免腹压突然增加

特别对先露部高浮、子宫膨胀过度者,应予以足够休息,避免腹压突然增加。

4.治疗宫颈内口松弛

可于妊娠 14~16 周行宫颈环扎术。

二、绒毛膜羊膜炎

胎膜的炎症是一种宫内感染的表现,常伴有胎膜早破和分娩延长。当显微镜下发现单核细胞及多核细胞浸润绒毛时称为绒毛膜羊膜炎。如果单核细胞及多核细胞在羊水中发现时即为羊膜炎。脐带的炎症称为脐带炎,胎盘感染称为胎盘绒毛炎。绒毛膜羊膜炎是宫内感染的主要表现,是导致胎膜早破和(或)早产的主要原因,同时与胎儿的和新生儿的损伤和死亡密切有关。

(一)病因

研究证实阴道和(或)宫颈部位的细菌通过完整或破裂的胎膜上行性感染羊膜腔是导致绒毛膜羊膜炎的主要原因。20多年前已经发现阴道直肠的B族链球菌与宫内感染密切相关。妊娠期直肠和肛门菌群异常可以导致阴道和宫颈部位菌群异常。妊娠期尿路感染可以引起异常的阴道病原体从而引起宫内感染,这种现象在未治疗的与B族链球菌相关无症状性菌尿病患者中得到证实。细菌性阴道病被认为与早产、胎膜早破、绒毛膜羊膜炎,以及长期的胎膜破裂、胎膜牙周炎、A型或O型血、酗酒、贫血、肥胖等有关。

宫颈功能不全导致宿主的防御功能下降,从而为上行性感染创造条件。

(二)对母儿的影响

1.对孕妇的影响

20世纪70年代宫内感染是产妇死亡的主要原因。到20世纪90年代由于感染的严重并发症十分罕见,由宫内感染导致的孕产妇死亡率明显下降。但由宫内感染导致的并发症仍较普遍,因为宫内感染可以导致晚期流产和胎儿宫内死亡。胎膜早破与宫内感染密切相关。目前宫内感染已公认是早产的主要原因。宫内感染还可导致难产并导致产褥感染。

2.对胎儿、婴儿的影响

宫内感染对胎儿和新生儿的影响远较对孕产妇的影响大。胎儿感染是宫内感染的最后阶段。胎儿炎症反应综合征(FIRS)是胎儿微生物入侵或其他损伤导致一系列炎症反应,继而发展为多器官衰竭、中毒性休克和死亡。另外胎儿感染或炎症的远期影响还包括脑瘫,肺支气管发育不良,围产儿死亡的并发症明显增加。

(三)临床表现

绒毛膜羊膜炎的临床症状和体征主要包括:①产时母亲发热,体温>37.8 ℃;②母亲明显的心跳过速(>120 次/min);③胎心过速(>160 次/min);④羊水或阴道分泌物有脓性或有恶臭味;⑤宫体触痛;⑥母亲白细胞增多(全血白细胞计数>$15×10^9$/L)。

在以上标准中,产时母亲发热是最常见和最重要的指标,但是必须排除其他原因,包括脱水,或同时有尿路和其他器官系统的感染。白细胞升高非常重要,但是作为单独指标诊断意义不大。

体检非常重要,可以发现未表现出症状和体征的绒毛膜羊膜炎孕妇,可能发现的体征包括:①发热;②心动过速(>120 次/min);③低血压;④出冷汗;⑤皮肤湿冷;⑥宫体触痛;⑦阴道分泌物异常或恶臭。

另外还有胎心过速(160~180 次/min),应用超声检查生物物理评分低于正常。超声检查羊水的透声异常可能也有一定的诊断价值。

(四)诊断

根据临床症状及体征诊断并不困难。但常需采用下列辅助检查,估计羊水量及羊水过多的原因。在产时,绒毛膜羊膜炎的诊断通常以临床标准作为依据,尤其是足月妊娠时。

1.羊水或生殖泌尿系统液体的细菌培养

对寻找病原体可能是有诊断价值的方法。有学者提出获取宫颈液培养时可能会增加早期羊水感染的危险性,无论此时胎膜有否破裂。隐性绒毛膜羊膜炎被认为是早产的重要诱因。

2.羊水、母血、母尿或综合多项实验检查

无症状的早产或胎膜早破的产妇需要进行一些检查来排除有否隐性绒毛膜羊膜炎。临床医生往往进行一些实验室检查包括羊水、母血、母尿或综合多项实验检查来诊断是否有隐性或显性的羊膜炎或绒毛膜羊膜炎的存在。

3.羊水或生殖泌尿系统液体的实验室检查

(1)通过羊膜穿刺获得的羊水，可进行白细胞计数、革兰染色、pH 测定、葡萄糖定量，以及内毒素、乳铁蛋白、细胞因子(如白细胞介素-6)等的测定。

(2)羊水或血液中的细胞因子定量测定通常包括 IL-6、肿瘤坏死因子 α、IL-1 以及 IL-8。尽管在文献中 IL-6 是最常被提及的，但目前尚无一致的意见能表明哪种细胞因子具有最高的敏感性或特异性，以及阳性或阴性的预测性。脐带血或羊水中 IL-6 水平的升高与婴儿有长期的神经系统损伤有关。这些都不是常规的实验室检查,在社区医院中也没有这些辅助检查。

(3)PCR 作为一种辅助检查得到了迅速发展。它被用来检测羊水中或其他体液中的微生物如 HIV 病毒、巨细胞病毒、单纯疱疹病毒、细小病毒、弓形体病毒以及细菌 DNA。PCR 检测法被用来诊断由细菌体病原体引起的羊水感染，但只有大学或学院机构才能提供此类检测方法。

(4)羊膜穿刺术可引起胎膜早破。正因为如此，有人提出检测宫颈阴道分泌物来诊断绒毛膜羊膜炎。可能提示有宫颈或绒毛膜感染存在的宫颈阴道分泌物含有胎儿纤连蛋白、胰岛素样生长因子粘连蛋白-1 以及唾液酶。羊膜炎与 IL-6 水平、胎儿纤连蛋白有密切关系。然而，孕中期胎儿纤连蛋白的测定与分娩时的急性胎盘炎无关。羊水的蛋白组织学检测能诊断宫内炎症和或宫内感染，并预测继发的新生儿败血症。但读者谨记这些检测并不是大多数医院能做的。

(5)产前过筛检查表明：B 族链球菌增生可增加发生绒毛膜羊膜炎的风险，而产时抗生素的应用能减少新生儿 B 族链球菌感染的发生率。在产时应用快速 B 族链球菌检测能较其他试验发现更多处于高危状态的新生儿。快速 B 族链球菌检测法的应用使一些采用化学药物预防产时感染的母亲同时也能节约花费于新生儿感染的费用大约 12000 美元。近年来更多来自欧洲的报道也提到了 B 族链球菌检测和产时化学药物预防疗法的效果，但同时也提出 PCR 检测如何能更好改进 B 族链球菌检测的建议。

4.母血检测

(1)当产妇有发热时，白细胞计数或母血中 C 反应蛋白的水平用来预测绒毛膜羊膜炎的发生。但不同的报道支持或反对以 C 反应蛋白水平来诊断绒毛膜羊膜炎。但 C 反应蛋白水平较外周血白细胞计数能更好地预测绒毛膜羊膜炎，尤其是如果产妇应用了皮质醇激素类药物，她们外周血中的白细胞可能会增高。

(2)另一些学者提示母血中的 α_1 水解蛋白酶抑制复合物能较 C 反应蛋白或白细胞计数更好的预测羊水感染羊水中的粒细胞计数看来较 C 反应蛋白或白细胞计数能更好预测羊水感染。事实上，羊水中白细胞增多和较低的葡萄糖定量就高度提示绒毛膜羊膜炎的发生,在这种情况下也是最有价值的信息。分析母体血清中的 IL-6 或铁蛋白水平也是有助于诊断的，因为这些因子水平的增高也和母体或新生儿感染有关。在母体血清中的 IL-6 水平较 C 反应蛋白可能更有预测价值。母血中的 α_1 水解蛋白酶抑制复合物、细胞因子以及铁蛋白没有作为广泛应用的急性绒毛膜羊膜炎标志物。

(五)治疗

包括两部分的内容,第一部分是对于怀疑绒毛膜羊膜炎孕妇的干预和防止胎儿的感染;第二部分是包括对绒毛膜羊膜炎的病因、诊断方法,以及可疑孕妇分娩的胎儿及时和适合的治疗。

1.孕妇治疗

一旦绒毛膜羊膜炎诊断明确应该即刻终止妊娠。一旦出现胎儿窘迫应紧急终止妊娠。目前建议在没有获得病原体培养结果前可以给予广谱抗生素或依据经验给予抗生治疗,可以明显降低孕产妇和新生儿的病死率。

早产和胎膜早破的处理:早产或胎膜早破的孕妇即使没有绒毛膜羊膜炎的症状和体征,建议给予预防性应用抗生素治疗,对于小于 36 周早产或胎膜早破的孕妇,明确应预防性应用抗生素。足月分娩的孕妇有 GBS 感染风险的应预防性应用抗生素。一些产科医生发现在 32 周后应用糖皮质激素在促胎儿肺成熟的作用有限。而应用糖皮质激素是否会增加胎儿感染的风险性现在还没有明确的依据,应用不增加风险。

2.新生儿的治疗

儿科医生与产科医生之间信息的交流对于及时发现新生的感染非常有意义。及时和早期发现母亲的绒毛膜羊膜炎可有效降低新生儿的患病率和死亡率。

第七节 妊 娠 剧 吐

妊娠剧吐是在妊娠早期发生、以频繁恶心呕吐为主要症状的一组症候群,严重时可以导致脱水、电解质紊乱及代谢性酸中毒,甚至肝肾衰竭、死亡。其发病率通常为 $0.3\%\sim1\%$。恶性呕吐是指极为严重的妊娠剧吐。晨吐是妊娠早期发生的一种早孕反应,表现为于清晨空腹出现的轻度恶心、呕吐,但常可持续整天。

一、病因

尚未明确,可能与下列因素有关。

(一)绒毛膜促性腺激素(HCG)

一般认为妊娠剧吐与 HCG 水平高或突然升高密切相关。研究发现,早孕反应的发生和消失过程与孕妇血 HCG 的升降时间相符,呕吐严重时,孕妇 HCG 水平较高;多胎妊娠、葡萄胎患者 HCG 水平显著增高,呕吐发生率也高,发生的时间也提早,症状也较重;妊娠终止后,呕吐消失。但值得注意的是症状的轻重程度和 HCG 水平不一定呈正相关。

(二)雌激素

除了血清中高浓度的 HCG 水平,有人提出雌激素水平升高可能也是相关因素之一。

(三)精神-社会因素

恐惧妊娠、精神紧张、情绪不稳、经济条件差的孕妇易患妊娠剧吐,提示精神及社会因素对发病有影响。

(四)幽门螺旋杆菌

有研究表明,与无症状的孕妇相比,妊娠剧吐患者血清抗幽门螺旋杆菌的 IgG 浓度升高,因此认为其与幽门螺旋杆菌－消化性溃疡的致病因素可能有关。

(五)一些激素水平

包括胎盘血清标记物、ACTH、泌乳素和皮质醇等可能与之有关。

(六)其他

维生素缺乏,尤其是维生素 B_6 的缺乏可导致妊娠剧吐。至于有学者提出的妊娠呕吐是母亲为保护胎儿的发育,避免危险食物进入是没有证据支持的。

二、临床表现

(一)恶心、呕吐

多见于初孕妇,常于停经 6 周左右出现。首先出现恶心、呕吐等早孕反应,以后症状逐渐加剧,直至不能进食,呕吐物中有胆汁和咖啡渣样物。

(二)水、电解质紊乱

严重呕吐和不能进食可导致脱水及电解质紊乱,使氢、钠、钾离子大量丢失;患者明显消瘦,神疲乏力,皮肤黏膜干燥,口唇干裂,眼球内陷,脉搏增快,尿量减少,尿比重增加并出现酮体。

(三)酸、碱平衡失调

可出现饥饿性酸中毒,呕吐物中盐酸的丢失可致碱中毒和低钾血症。

(四)脏器功能损伤

若呕吐严重,不能进食,可出现脏器功能损伤。若肝功能受损,则出现血转氨酶和胆红素增高;若肾功能受损,则血尿素氮、肌酐升高,尿中可出现蛋白和管型;眼底检查可有视网膜出血。严重并发症如 Wernicke-Korsakoff 综合征主要是由于维生素 B_1 缺乏导致的脑病,主要表现为中枢神经系统症状:眼球震颤、视力障碍、步态及站立姿势异常、食管破裂和气胸极少发生,病情继续发展,可致患者意识模糊,陷入昏迷状态。

三、诊断与鉴别诊断

根据病史、临床表现、妇科检查及辅助检查,诊断并不困难。但必须进行 B 型超声检查以排除葡萄胎。此外,尚需进行必要的检查以与可致呕吐的消化系统疾病如急性病毒性肝炎、胃肠炎、胰腺炎、胆管疾病、脑膜炎及脑肿瘤等鉴别。确诊妊娠剧吐后,为判断病情轻重,尚需进行以下检查。

(一)血液检查

测定血红细胞计数、血红蛋白、血细胞比容、全血及血浆黏度,以了解有无血液浓缩及其程度;测定二氧化碳结合力,或做血气分析,以了解血液 pH、碱储备及酸碱平衡情况;测定血钾、钠、氯,以了解有无电解质紊乱。监测肝肾功能以了解其有无受损。

(二)尿液检查

记 24 小时尿量,监测尿比重、酮体情况,检查有无尿蛋白及管型。

(三)心电图

以及时发现有无低钾血症引起的心肌受损情况。

(四)眼底检查

了解有无视网膜出血。

(五)MRI

一旦出现神经系统症状,需要采用 MRI 头颅检查,排除其他的神经系统病变。同时,Wernicke-Korsakoff 综合征可有特征性的表现:对称性第三、四脑室,中脑导水管周围,乳头体、四叠体、丘脑等为主要受累部位;MRI 上可见上述部位病变呈稍长 T_1 长 T_2 信号,FILAIR 序列呈现高信号,DWI 序列病变急性期为高信号,亚急性期为低信号,急性期由于血脑屏障破坏病变可强化。

四、治疗

首先排除其他疾病引起的呕吐,根据酮体的情况了解疾病的严重程度,决定治疗方案。治疗原则:心理支持,纠正水、电解质紊乱及酸碱失衡,补充营养,防治并发症。

(一)心理支持及饮食指导

了解患者的精神状态、思想顾虑,解除其思想负担,缓解其压力,多加鼓励。指导饮食,一般首先禁食 2～3 天,待患者精神好转,略有食欲后,再逐渐改为半流质,宜进食清淡、易消化的食物,避免油腻、甜品及刺激性食物,避免"有气味"的食物,"少食多餐"避免过饱。

(二)补液及纠正电解质紊乱

对于病情严重至脱水、酸中毒、电解质紊乱者需禁食、补液治疗及营养支持。根据尿量补液,每天静脉滴注葡萄糖、林格液共 3000 mL,维持每天尿量≥1000 mL。对低钾者,静脉补充钾离子;对代谢性酸中毒者,适当补充碳酸氢钠;对营养不良者,可予必需氨基酸及脂肪乳等营养液。

(三)药物治疗

可在上述补液中加入维生素 B_6 每天及维生素 C,肌内注射维生素 B_1,每天 100 mg。对病情较重者,可用止吐药如丙氯拉嗪及氯丙嗪减轻恶心和呕吐。经过以上治疗 2～3 天,一般病情大多迅速好转,症状缓解,若治疗效果不佳,则可用氢化可的松 200～300 mg 加入 5% 葡萄糖液500 mL中静脉滴注。

(四)其他

食用姜有益于止吐,结合指压按摩和针灸也可能有益处。

(五)终止妊娠

若经治疗后病情不能缓解,反而有加重趋势,出现以下情况应考虑终止妊娠:①体温持续高于 38 ℃;②脉搏＞120 次/min;③持续黄疸或蛋白尿;④多发性神经炎及神经性体征;⑤Wernicke-Korsakoff 综合征。

第八节　羊水量异常

正常妊娠时羊水的产生与吸收处于动态平衡中,正常情况下,羊水量从孕 16 周时的

200 mL 逐渐增加至 34～35 周时 980 mL，以后羊水量又逐渐减少，至孕 40 周时约为 800 mL。到妊娠42周时减少为540 mL。任何引起羊水产生与吸收失衡的因素均可造成羊水过多或过少的病理状态。

一、羊水过多

妊娠期间，羊水量超过 2000 mL 者称羊水过多，发生率为 0.9％～1.7％。

羊水过多可分为急性和慢性两种，孕妇在妊娠中晚期时羊水量超过 2000 mL，但羊水量增加缓慢，数周内形成羊水过多，往往症状轻微，称慢性羊水过多；若羊水在数日内迅速增加而使子宫明显膨胀，并且压迫症状严重，称为急性羊水过多。

(一)病因

羊水过多的病因复杂，部分羊水过多发生的原因是可以解释的，但是大部分病因尚不明了，根据 Hill 等报道，约有 2/3 的羊水过多为特发性，已知病因多可能与胎儿畸形及妊娠并发症有关。

1.胎儿畸形

胎儿畸形是引起羊水过多的主要原因。羊水过多孕妇中，18％～40％合并胎儿畸形。羊水过多伴有以下高危因素时，胎儿畸形率明显升高：①胎儿发育迟缓；②早产；③发病早，特别是发生在 32 周之前；④无法用其他高危因素解释。

(1)神经管畸形：最常见，约占羊水过多畸形的 50％，其中主要为开放性神经管畸形。当无脑儿、显性脊柱裂时，脑脊膜暴露，脉络膜组织增生，渗出增加，以及中枢性吞咽障碍加上抗利尿激素缺乏等，使羊水形成过多，回流减少导致羊水过多。

(2)消化系统畸形：主要是消化道闭锁，如食管、十二指肠闭锁，使胎儿吞咽羊水障碍，引起羊水过多。

(3)腹壁缺损：腹壁缺损导致的脐膨出、内脏外翻，使腹腔与羊膜腔之间仅有菲薄的腹膜，导致胎儿体液外渗，从而发生羊水过多。

(4)膈疝：膈肌缺损导致腹腔内容物进入胸腔使肺和食管发育受阻，胎儿吞咽和吸入羊水减少，导致羊水过多。

(5)遗传性假性低醛固酮症(PHA)：这是一种先天性低钠综合征，胎儿对醛固酮的敏感性降低，导致低钠血症、高钾血症、脱水、胎尿增加、胎儿发育迟缓等症状，往往伴有羊水过多。

(6)VATER 先天缺陷：VATER 是一组先天缺陷，包括脊椎缺陷、肛门闭锁、气管食管瘘及桡骨远端发育不良，常常同时伴有羊水过多。

2.胎儿染色体异常

18-三体、21-三体、13-三体胎儿可出现胎儿吞咽羊水障碍，引起羊水过多。

3.双胎异常

约 10％的双胎妊娠合并羊水过多，是单胎妊娠的 10 倍以上。单卵单绒毛膜双羊膜囊时，两个胎盘动静脉吻合，易并发双胎输血综合征，受血儿循环血量增多、胎儿尿量增加，引起羊水过多。另外双胎妊娠中一胎为无心脏畸形者必有羊水过多。

4.妊娠糖尿病或糖尿病合并妊娠

羊水过多中合并糖尿病者较多，占 10％～25％。母体高血糖致胎儿血糖增高，产生渗透性利尿,以及胎盘胎膜渗出增加均可导致羊水过多。

5.胎儿水肿

羊水过多与胎儿免疫性水肿(母儿血型不合溶血)及非免疫性水肿(多由宫内感染引起)有关。

6.胎盘因素

胎盘增大,胎盘催乳素(HPL)分泌增加,可能导致羊水量增加。胎盘绒毛血管瘤是胎盘常见的良性肿瘤,往往也伴有羊水过多。

7.特发性羊水过多

约占 30%,不合并孕妇、胎儿及胎盘异常,原因不明。

(二)对母儿的影响

1.对孕妇的影响

急性羊水过多引起明显的压迫症状,妊娠期高血压疾病的发病风险明显增加,是正常妊娠的 3 倍。由于子宫肌纤维伸展过度,可致宫缩乏力、产程延长及产后出血增加;若突然破膜可使宫腔内压力骤然降低。导致胎盘早剥、休克。此外,并发胎膜早破、早产的可能性增加。

2.对胎儿的影响

常并发胎位异常、脐带脱垂、胎儿窘迫及因早产引起的新生儿发育不成熟,加上羊水过多常合并胎儿畸形,故羊水过多者围生儿病死率明显增高,约为正常妊娠的 7 倍。

(三)临床表现

临床症状与羊水过多有关,主要是增大的子宫压迫邻近的脏器产生的压迫症状,羊水越多,症状越明显。

1.急性羊水过多

多在妊娠 20~24 周发病,羊水骤然增多,数日内子宫明显增大,产生一系列压迫症状。患者感腹部胀痛、腰酸、行动不便,因横膈抬高引起呼吸困难,甚至发绀,不能平卧。子宫压迫下腔静脉,血液回流受阻,下腹部、外阴、下肢严重水肿。检查可见腹部高度膨隆、皮肤张力大、变薄,腹壁下静脉扩张,可伴外阴部静脉曲张及水肿;子宫大于妊娠月份、张力大,胎位检查不清、胎心音遥远或听不清。

2.慢性羊水过多

常发生在妊娠 28~32 周。羊水在数周内缓慢增多,出现较轻微的压迫症状或无症状,仅腹部增大较快。检查见子宫张力大、子宫大小超过停经月份,液体震颤感明显,胎位尚可查清或不清、胎心音较遥远或听不清。

(四)诊断

根据临床症状及体征诊断并不困难。但常需采用下列辅助检查,估计羊水量及羊水过多的原因。

1.B 型超声检查

B 型超声检查为羊水过多的主要辅助检查方法。目前临床广泛应用的有两种标准:一种是以脐横线与腹白线为标志,将腹部分为四个象限,各象限最大羊水暗区垂直径之和为羊水指数(AFI);另一种是以羊水最大深度(MVP)为诊断标准。国外 Phelan JP 等以羊水指数>

18 cm诊断为羊水过多;Schrimmer DB 等以羊水最大深度为诊断标准,目前均已得到国内外的公认。MVP 8～11 cm 为轻度羊水过多,12～15 cm 为中度羊水过多,≥16 cm 为重度羊水过多。B 型超声检查还可了解胎儿结构畸形如无脑儿、显性脊柱裂、胎儿水肿及双胎等。

2.其他

(1)羊水甲胎蛋白测定(AFP):开放性神经管缺陷时,羊水中 AFP 明显增高,超过同期正常妊娠平均值加 3 个标准差以上。

(2)孕妇血糖检查:尤其慢性羊水过多者,应排除糖尿病。

(3)孕妇血型检查:如胎儿水肿者应检查孕妇 Rh、ABO 血型,排除母儿血型不合溶血引起的胎儿水肿。

(4)胎儿染色体检查:羊水细胞培养或采集胎儿血培养做染色体核型分析,或应用染色体探针对羊水或胎儿血间期细胞真核直接原位杂交,了解染色体数目、结构异常。

(五)处理

主要根据胎儿有无畸形、孕周及孕妇压迫症状的严重程度而定。

1.羊水过多合并胎儿畸形

一旦确诊胎儿畸形、染色体异常,应及时终止妊娠,通常采用人工破膜引产。破膜时需注意:

(1)高位破膜,即以管状的高位破膜器沿宫颈管与胎膜之间上送 15 cm,刺破胎膜,使羊水缓慢流出,宫腔内压逐渐降低,在流出适量羊水后,取出高位破膜器然后静脉滴注缩宫素引产。若无高位破膜器或为安全亦可经腹穿刺放液,待宫腔内压降低后再行依沙吖啶引产。亦可选用各种前列腺素制剂引产,一般在24～48 小时内娩出。尽量让羊水缓慢流出,避免宫腔内压突然降低而引起胎盘早剥。

(2)羊水流出后腹部置沙袋维持腹压,以防休克。

(3)手术操作过程中,需严密监测孕妇血压、心率变化。

(4)注意阴道流血及宫高变化,以及早发现胎盘早剥。

2.羊水过多合并正常胎儿

对孕周不足 37 周,胎肺不成熟者,应尽可能延长孕周。

(1)一般治疗:低盐饮食、减少孕妇饮水量。卧床休息,取左侧卧位,改善子宫胎盘循环,预防早产。每周复查羊水指数及胎儿生长情况。

(2)羊膜穿刺减压:对压迫症状严重,孕周小、胎肺不成熟者,可考虑经腹羊膜穿刺放液,以缓解症状,延长孕周。放液时注意:①避开胎盘部位穿刺;②放液速度应缓慢,每小时不超过500 mL,一次放液不超过 1500 mL,以孕妇症状缓解为度,放出羊水过多可引起早产;③有条件应在 B 型超声监测下进行;④密切注意孕妇血压、心率、呼吸变化;⑤严格消毒,防止感染,酌情用镇静药预防早产;⑥放液后 3～4 周如压迫症状重,可重复放液以减低宫腔内压力。

(3)前列腺素合成酶抑制剂治疗:常用吲哚美辛,其作用机制是抑制利尿作用,期望能抑制胎儿排尿减少羊水量。常用剂量为:吲哚美辛 2.2～2.4 mg/(kg·d),分 3 次口服。应用过程中应密切随访羊水量(每周 2 次测 AFI)、胎儿超声心动图(用药后 24 小时一次,此后每周一次),吲哚美辛的最大问题是可使动脉导管狭窄或提前关闭,主要发生在 32 周以后,所以应限于应用在 32 周以前,同时加强超声多普勒检测。一旦出现动脉导管狭窄立即停药。

(4)病因治疗:若为妊娠糖尿病或糖尿病合并妊娠,需控制孕妇过高的血糖;母儿血型不合溶血,胎儿尚未成熟,而 B 型超声检查发现胎儿水肿,或脐血显示 Hb<60 g/L,应考虑胎儿宫内输血。

(5)分娩期处理:自然临产后,应尽早人工破膜,除前述注意事项外,还应注意防止脐带脱垂。若破膜后宫缩仍乏力,可给予低浓度缩宫素静脉滴注,增强宫缩,密切观察产程进展。胎儿娩出后应及时应用宫缩剂,预防产后出血。

二、羊水过少

妊娠晚期羊水量少于 300 mL 者称羊水过少,发生率为 0.5%~5.5%,较常见于足月妊娠。羊水过少出现越早,围产儿的预后越差,因其对围生儿预后有明显的不良影响,近年受到越来越多的重视。

(一)病因

羊水过少的病因目前尚未完全清楚。许多产科高危因素与羊水过少有关,可分为胎儿因素、胎盘因素、孕妇因素和药物因素四大类。另外,尚有许多羊水过少不能用以上的因素解释,称为特发性羊水过少。

1.胎儿缺氧

胎儿缺氧和酸中毒时,心率和心排血量下降,胎儿体内的血液重新分布,心、脑、肾上腺等重要脏器血管扩张,血流量增加;肾脏、四肢、皮肤等外周脏器的血管收缩,血流量减少,进一步导致尿量减少。妊娠晚期胎尿是羊水的主要来源,胎儿长期的慢性缺氧可导致羊水过少。所以羊水过少可以看作胎儿在宫内缺氧的早期表现。

2.孕妇血容量改变

现有研究发现羊水量与母体血浆量之间有很好的相关性,如母体低血容量则可出现羊水量过少,反之亦然。如孕妇脱水、血容量不足,血浆渗透压增高等,可使胎儿血浆渗透压相应增高,胎盘吸收羊水增加,同时胎儿肾小管重吸收水分增加,尿形成减少。

3.胎儿畸形及发育不全

在羊水过少中,合并胎儿先天性发育畸形的很多,但以先天性泌尿系统异常最常见。

(1)先天性泌尿系统异常:先天性肾缺如,又名 Potter 综合征,是以胎儿双侧肾缺如为主要特征的综合征,包括肺发育不良和特殊的 Potter 面容,发生率为 1:(2500~3000),原因至今不明。本病可在产前用 B 超诊断即未见肾形成。尿路梗阻亦可发生羊水过少,如输尿管梗阻、狭窄、尿道闭锁及先天性肾发育不全。肾小管发育不全(RTD),RTD 是一种以新生儿肾衰竭为特征的疾病,肾脏的大体外形正常,但其组织学检查可见近端肾小管缩短及发育不全。常发生于有先天性家族史、双胎输血综合征及目前摄入血管紧张素转换酶抑制剂者。这些疾病因胎儿无尿液生成或生成的尿液不能排入羊膜腔致妊娠中期后严重羊水过少。

(2)其他畸形:并腿畸形、梨状腹综合征(PBS)、隐眼-并指(趾)综合征、泄殖腔不发育或发育不良、染色体异常等均可同时伴有羊水过少。

4.胎膜早破

羊水外漏速度大于再产生速度,常出现继发性羊水过少。

5.药物影响

吲哚美辛是一种前列腺素合成酶抑制剂,并有抗利尿作用,可以应用于治疗羊水过多,但使用时间过久,除可以发生动脉导管提前关闭外,还可以发生羊水过少。另外应用血管紧张素转换酶抑制剂也可导致胎儿低张力、无尿、羊水过少、生长受限、肺发育不良及肾小管发育不良等不良反应。

(二)对母儿的影响

1.对胎儿的影响

羊水过少是胎儿危险的重要信号,围生儿发病率和死亡率明显增高。与正常妊娠相比,轻度羊水过少围生儿死亡率增高 13 倍,而重度羊水过少围生儿死亡率增高 47 倍。主要死因是胎儿缺氧及畸形。妊娠中期重度羊水过少的胎儿畸形率很高,可达 50.7%。其中先天性肾缺如所致的羊水过少,可引起典型 Potter 综合征(胎肺发育不良、扁平鼻、耳大位置低、肾及输尿管不发育,以及铲形手、弓形腿等),死亡率极高。而妊娠晚期羊水过少,常为胎盘功能不良及慢性胎儿宫内缺氧所致。羊水过少又可引起脐带受压,加重胎儿缺氧。羊水过少中约 1/3 新生儿、1/4 胎儿发生酸中毒。

2.对孕妇的影响

手术产概率增加。

(三)诊断

1.临床表现

胎盘功能不良者常有胎动减少;胎膜早破者有阴道流液。腹部检查:宫高、腹围较小,尤以胎儿宫内生长受限者明显,有子宫紧裹胎儿感。临产后阴道检查时发现前羊水囊不明显,胎膜与胎儿先露部紧贴。人工破膜时发现羊水极少。

2.辅助检查

(1)B 型超声检查:是羊水过少的主要辅助诊断方法。妊娠晚期最大羊水池深度≤2 cm,或羊水指数≤5 cm,可诊断羊水过少;羊水指数<8 cm 为可疑羊水过少。妊娠中期发现羊水过少时,应排除胎儿畸形。B 型超声检查对先天性肾缺如、尿路梗阻、胎儿宫内生长受限有较高的诊断价值。

(2)羊水直接测量:破膜后,直接测量羊水,总羊水量<300 mL,可诊断为羊水过少。

(3)其他检查:妊娠晚期发现羊水过少,应结合胎儿生物物理评分、胎儿电子监护仪检查、尿雌三醇、胎盘生乳素检测等,了解胎盘功能及评价胎儿宫内安危,及早发现胎儿宫内缺氧。

(四)治疗

根据导致羊水过少的不同的病因结合孕周采取不同的治疗方案。

1.终止妊娠

对确诊胎儿畸形,或胎儿已成熟、胎盘功能严重不良者,应立即终止妊娠。对胎儿畸形者,常采用依沙吖啶羊膜腔内注射的方法引产;而妊娠足月合并严重胎盘功能不良或胎儿窘迫,估计短时间内不能经阴道分娩者,应行剖宫产术;对胎儿贮备力尚好,宫颈成熟者,可在密切监护下破膜后行缩宫素引产。产程中连续监测胎心变化,观察羊水性状。

2.补充羊水期待治疗

若胎肺不成熟，无明显胎儿畸形者，可行羊膜腔输液补充羊水，尽量延长孕周。

(1)经腹羊膜腔输液：常在中期妊娠羊水过少时采用。主要有两个目的：①帮助诊断，羊膜腔内输入少量生理盐水，使B型超声扫描清晰度大大提高，有利于胎儿畸形的诊断；②预防胎肺发育不良，羊水过少时，羊膜腔压力低下(≤1 mmHg)，肺泡与羊膜腔的压力梯度增加，导致肺内液大量外流，使肺发育受损。羊膜腔内输液，使其压力轻度增加，有利于胎肺发育。具体方法：常规消毒腹部皮肤，在B型超声引导下避开胎盘行羊膜穿刺，以10 mL/min速度输入37 ℃的0.9％氯化钠液200 mL左右，若未发现明显胎儿畸形，应用宫缩抑制剂预防流产或早产。

(2)经宫颈羊膜腔输液：常在产程中或胎膜早破时使用。适合于羊水过少伴频繁胎心变异减速或羊水Ⅲ度粪染者。主要目的是缓解脐带受压，提高阴道安全分娩的可能性，以及稀释粪染的羊水，减少胎粪吸入综合征的发生。具体方法：常规消毒外阴、阴道，经宫颈放置宫腔压力导管进羊膜腔，输入加温至37 ℃的0.9％氯化钠液300 mL，输液速度为10 mL/min。如羊水指数达8 cm，并解除胎心变异减速，则停止输液，否则再输250 mL。若输液后AFI已≥8 cm，但胎心减速不能改善亦应停止输液，按胎儿窘迫处理。输液过程中B型超声监测AFI、间断测量宫内压，可同时胎心内监护，注意无菌操作。

第九节　母儿血型不合

母儿血型不合是孕妇与胎儿之间因血型不合而产生的同种血型免疫性疾病，发生在胎儿期和新生儿早期，是胎儿新生儿溶血性疾病中重要的病因。胎儿的基因，一半来自母亲，一半来自父亲。从父亲遗传来的红细胞血型抗原为其母亲所缺乏时，此抗原在某种情况下可通过胎盘进入母体刺激产生相应的免疫抗体。再次妊娠时，抗体可通过胎盘进入胎儿体内，与胎儿红细胞上相应的抗原结合发生凝集、破坏，出现胎儿溶血，导致流产、死胎或新生儿发生不同程度的溶血性贫血或核黄疸后遗症，造成智能低下、神经系统及运动障碍等后遗症。母儿血型不合主要有ABO型和Rh型两大类：ABO血型不合较为多见，危害轻，常被忽视；Rh血型不合在我国少见，但病情重。

一、发病机制

(一)胎儿红细胞进入母体

血型抗原、抗体反应包括初次反应，再次反应及回忆反应。抗原初次进入机体后，需经一定的潜伏期后产生抗体，但量不多，持续时间也短。一般是先出现IgM，约数周至数月消失，继IgM之后出现IgG，当IgM接近消失时IgG达到高峰，在血中维持时间长，可达数年。IgA最晚出现，一般在IgM、IgG出现后2～8周方可检出，持续时间长；相同抗原与抗体第二次接触后，先出现原有抗体量的降低，然后IgG迅速大量产生，可比初次反应时多几倍到几十倍，维持时间长，IgM则很少增加；抗体经过一段时间后逐渐消失，如再次接触抗原，可使已消失的抗体快速增加。

母胎间血循环不直接相通,中间存在胎盘屏障,但这种屏障作用是不完善的,在妊娠期微量的胎儿红细胞持续不断的进入母体血液循环中,且这种运输随着孕期而增加,有学者对 16 例妊娠全过程追踪观察:妊娠早、中、晚期母血中有胎儿红细胞发生率分别为 6.7%、15.9%、28.9%。足月妊娠时如母儿 ABO 血型不合者,在母血中存在胎儿红细胞者占 20%,而 ABO 相合者可达 50%。大多数孕妇血中的胎儿血是很少的,仅 0.1～3 mL,如反复多次小量胎儿血液进入母体,则可使母体致敏。早期妊娠流产的致敏危险是 1%,人工流产的致敏危险是 20%～25%,在超声引导下进行羊水穿刺的致敏危险是 2%,绒毛取样的危险性可能高于 50%。

(二)ABO 血型不合

99%发生在 O 型血孕妇,自然界广泛存在与 A(B)抗原相似的物质(植物、寄生虫、接种疫苗),接触后也可产生抗 A(B)IgG 抗体,故新生儿溶血病有 50%发生在第一胎。另外,A(B)抗原的抗原性较弱,胎儿红细胞表面反应点比成人少,故胎儿红细胞与相应抗体结合也少。孕妇血清中即使有较高的抗 A(B)IgG 滴定度,新生儿溶血病病情却较轻。

(三)Rh 血型不合

Rh 系统分为 3 组:Cc、Dd 和 Ee,有无 D 抗原决定是阳性还是阴性。孕妇为 Rh 阴性,配偶为 Rh 阳性,再次妊娠时有可能发生新生儿 Rh 溶血病。Rh 抗原特异性强,只存在 Rh 阳性的红细胞上,正常妊娠时胎儿血液经胎盘到母血循环中大多数不足 0.1 mL,虽引起母体免疫,但产生的抗 Rh 抗体很少,第一胎常因抗体不足而极少发病。随着妊娠次数的增加,母体不断产生抗体而引起胎儿溶血的聚会越多,甚至屡次发生流产或死胎,但如果母亲在妊娠前输过 Rh(+)血,则体内已有 Rh 抗体,在第一胎妊娠时即可发病,尤其是妊娠期接受 Rh(+)输血,对母子的危害更大。虽然不知道引起 Rh 阴性母体同种免疫所需的 Rh 阳性细胞确切数,但临床及实验均已证明03～07 mL 的胎儿血就可以使孕妇致敏而产生抗 Rh 抗体。致敏后,再次妊娠时极少量的胎儿血液渗漏都会使孕妇抗 Rh 抗体急剧上升。

(四)ABO 血型对 Rh 母儿血型不合的影响

Levin 曾首次观察到胎儿血型为 Rh(+)A 或 B 型与 Rh(一)O 型母亲出现 ABO 血型不合时,则Rh 免疫作用发生率降低。其机制不清楚,有人认为由于母体中含有抗 A 或抗 B 自然抗体,因而进入母体的胎儿红细胞与这些抗体发生凝集,并迅速破坏,从而防止 Rh 抗原对母体刺激,保护胎儿以免发生溶血。

二、诊断

(一)病史

凡过去有不明原因的死胎、死产或新生儿溶血病史孕妇,可能发生血型不合。

(二)辅助检查

1.血型检查

孕妇血型为 O 型,配偶血型为 A、B 或 AB 型,母儿有 ABO 血型不合可能;孕妇为 Rh 阴性,配偶为 Rh 阳性,母儿有 Rh 血型不合可能。

2.孕妇血液 ABO 和 Rh 抗体效价测定

孕妇血清学检查阳性,应定期测定效价。孕 28～32 周,每 2 周测定一次,32 周后每周测定一次。如孕妇 Rh 血型不合,效价在 1∶32 以上,ABO 血型不合,抗体效价在 1∶512 以上,提示病情严重,结合过去有不良分娩史,要考虑终止妊娠;但是 ABO 母儿血型不合孕妇效价的高低并不与新生儿预后明显相关。

3.羊水中胆红素测定

用分光光度计做羊水胆红素吸光度分析,吸光度值差($\Delta94$ A450)大于 06 为危险值,03～06 为警戒值,小于 03 为安全值。

4.B超检查

在 RH 血型不合的患者,需要定期随访胎儿超声,严重胎儿贫血患儿可见羊水过多、胎儿皮肤水肿、胸腹腔积液、心脏扩大、心胸比例增加、肝脾大及胎盘增厚等。胎儿大脑中动脉血流速度的收缩期的峰值(peak systolic velocity,PSV)升高可判断胎儿贫血的严重程度。

三、治疗

(一)妊娠期治疗

1.孕妇被动免疫

在 RhD(-)的孕妇应用抗 D 的免疫球蛋白主要的目的是预防下一胎发生溶血。指征:在流产或分娩后 72 小时内注射抗 D 免疫球蛋白 300 μg。

2.血浆置换法

Rh 血型不合孕妇,在妊娠中期(24～26 周)胎儿水肿未出现时,可进行血浆置换术,300 mL血浆可降低一个比数的滴定度,此法比直接胎儿宫内输血,或新生儿换血安全,但需要的血量较多,疗效相对较差。

3.口服中药

如三黄汤或茵陈蒿汤。如果抗体效价下降缓慢或不下降,可一直服用至分娩。但目前中药治疗母儿血型不合的疗效缺乏循证依据。

4.胎儿输血

死胎和胎儿水肿的主要原因是重度贫血,宫内输血的目的在于纠正胎儿的贫血,常用于 Rh 血型不合的患者。宫内输血的指征:根据胎儿超声检查发现胎儿有严重的贫血可能,主要表现为胎儿大脑中动脉的血流峰值升高,胎儿水肿、羊水过多等;输血前还需要脐带穿刺检查胎儿血红蛋白进一步确定胎儿Hb<120 g/L。输血的方法有脐静脉输血和胎儿腹腔内输血两种方式。所用血液满足以下条件:不含相应母亲抗体的抗原;血细胞比容为 80%;一般用 Rh(-)O型新鲜血。在 B 型超声指导下进行,经腹壁在胎儿腹腔内注入 Rh 阴性并与孕妇血不凝集的浓缩新鲜血每次 20～110 mL,不超过 20 mL/kg。腹腔内输血量可按下列公式计算:(孕周-20)×10 mL。输血后需要密切监测抗体滴度和胎儿超声,可反复多次宫内输血。

5.引产

妊娠近足月抗体产生越多,对胎儿威胁也越大,故于 36 周以后,遇下列情况可考虑引产。①抗体效价:Rh 血型不合,抗体效价达 1:32 以上;而对于 ABO 母儿血型不合一般不考虑提前终止妊娠;考虑效价高低以外,还要结合其他产科情况,综合决定。②死胎史,特别是前一胎死因是溶血症者。③各种监测手段提示胎儿宫内不安全,如胎动改变、胎心监护图形异常,听诊胎心改变。④羊膜腔穿刺:羊水深黄色或胆红素含量升高。

（二）分娩期治疗

（1）争取自然分娩，避免用麻醉药、镇静剂，减少新生儿窒息的机会。

（2）分娩时做好抢救新生儿的准备，如气管插管、加压给氧，以及换血准备。

（3）娩出后立即断脐，减少抗体进入婴儿体内。

（4）胎盘端留脐血送血型、胆红素，抗人球蛋白试验及特殊抗体测定。并查红细胞、血红蛋白，有核红细胞与网织红细胞计数。

（三）新生儿处理

多数 ABO 血型不合的患儿可以自愈，严重的患者可出现病理性黄疸、核黄疸等。黄疸明显者，根据血胆红素情况予以：蓝光疗法每天 12 小时，分 2 次照射；口服苯巴比妥 $5 \sim 8$ mg/(kg·d)；血胆红素高者予以人血清蛋白静脉注射 1 g/(kg·d)，使与游离胆红素结合，以减少核黄疸的发生；25％的葡萄糖液注射；严重贫血者及时输血或换血治疗。

第十节　多胎妊娠

一次妊娠宫腔内同时有两个或两个以上胎儿时称为多胎妊娠。一般双胎妊娠多见。Hellin 根据大量资料推算出自然状态下，多胎妊娠发生公式为 $1 : 80^{n-1}$（n 代表一次妊娠的胎儿数）。近年辅助生殖技术广泛开展，多胎妊娠发生率明显增高。多胎妊娠易引起妊娠期高血压疾病等并发症，属高危妊娠范畴。本节主要讨论双胎妊娠。

一、病因与分类

（一）双卵双胎

两个卵子分别受精形成的双胎妊娠，称为双卵双胎。双卵双胎约占双胎妊娠的 70％，与应用促排卵药物、多胚胎宫腔内移植及遗传因素有关。两个卵子分别受精形成两个受精卵，各自的遗传基因不完全相同，故形成的两个胎儿有区别，如血型、性别不同或相同，但指纹、外貌、精神类型等多种表型不同。胎盘多为两个，也可融合成一个，但血液循环各自独立。胎盘胎儿面有两个羊膜腔，中间隔有两层羊膜、两层绒毛膜（图 10-4）。

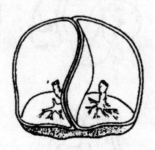

图 10-4　双卵双胎的胎盘及胎膜示意图

（二）单卵双胎

由一个受精卵分裂形成的双胎妊娠，称为单卵双胎。单卵双胎约占双胎妊娠的 30％。形成原因不明，不受种族、遗传、年龄、胎次、医源的影响。一个受精卵分裂形成两个胎儿，具有相同的遗传基因,故两个胎儿性别、血型及外貌等相同。由于受精卵在早期发育阶段发生分裂的时间不同,形成下述 4 种类型。

1.双羊膜囊双绒毛膜单卵双胎

分裂发生在桑葚期(早期胚泡),相当于受精后 3 天内,形成两个独立的受精卵、两个羊膜囊。两个羊膜囊之间,隔有两层绒毛膜、两层羊膜,胎盘为两个。此种类型约占单卵双胎的 30%。

2.双羊膜囊单绒毛膜单卵双胎

分裂发生在受精后第 4～8 天,胚胎发育处于胚泡期,即已分化出滋养细胞,羊膜囊尚未形成。胎盘为一个,两个羊膜囊之间仅隔有两层羊膜,此种类型约占单卵双胎的 68%。

3.单羊膜囊单绒毛膜单卵双胎

受精卵在受精后第 9～13 天分裂,此时羊膜囊已形成,两个胎儿共存于一个羊膜腔内。共有一个胎盘。此类型占单卵双胎的 1%～2%。

4.联体双胎受精卵

在受精第 13 日后分裂,此时原始胚盘已形成,机体不能完全分裂成两个,形成不同形式的联体儿,极罕见。

二、临床表现

(一)症状

双卵双胎多有家族史,孕前曾用促排卵药或体外受精多个胚胎移植,早孕反应重。中期妊娠后体重增加迅速,腹部增大明显,下肢水肿、静脉曲张等压迫症状出现早且明显,妊娠晚期常有呼吸困难,活动不便。

(二)体征

子宫大于停经周数,妊娠中晚期腹部可触及多个小肢体或 3 个以上胎极;胎头较小,与子宫大小不成比例;不同部位可听到两个胎心,其间有无音区,或同时听诊 1 分钟,两个胎心率相差 10 次以上。双胎妊娠时胎位多为纵产式。以两个头位或一头一臀常见(图 10-5)。

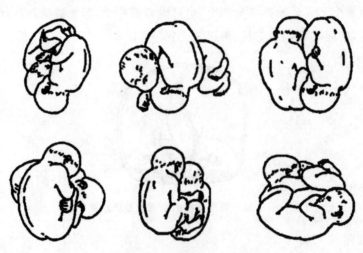

图 10-5　双胎胎位

三、处理原则

无论阴道分娩还是剖宫产，均需积极防治产后出血：①临产时应备血；②胎儿娩出前需建立静脉通道；③第二胎儿娩出后立即使用宫缩剂，并使其作用维持到产后2小时以上。

(一)妊娠期

及早诊断出双胎妊娠者，增加其产前检查次数，注意休息。加强营养，补充足够营养；进食含高蛋白质、高维生素以及必需脂肪酸的食物，注意补充铁、叶酸及钙剂，预防贫血及妊娠期高血压疾病。防止早产、羊水过多、产前出血等。双胎妊娠有下列情况之一，应考虑剖宫产：①第一胎儿为肩先露、臀先露；②宫缩乏力致产程延长，经保守治疗效果不佳；③胎儿窘迫，短时间内不能经阴道结束分娩；④联体双胎孕周＞26周；⑤严重妊娠并发症需尽快终止妊娠，如重度子痫前期、胎盘早剥等。

(二)分娩期

观察产程和胎心变化，如发现有宫缩乏力或产程较长，应及时处理。第一个胎儿娩出后，应立即断脐，助手扶正第二个胎儿的胎位，使保持纵产式，等待15～20分钟后，第二个胎儿自然娩出。如等待15分钟仍无宫缩，则可人工破膜或静脉滴注缩宫素促进宫缩。如发现脐带脱垂或怀疑胎盘早剥时，即手术助产。如第一个胎儿为臀位，第二个胎儿为头位，应注意防止胎头交锁导致难产。

(三)产褥期

第二个胎儿娩出后立即肌内注射或静脉滴注缩宫素，腹部放置沙袋，防止腹压骤降而引起休克，同时预防发生产后出血。

第十一章　正常分娩与产程处理

第一节　分娩动因

人类分娩发动的原因仍不清楚。目前认为人类分娩的发动是一种自分泌因子/旁分泌因子及子宫内组织分子信号相互作用的结果,使得子宫由静止状态成为活动状态,其过程牵涉复杂的生化和分子机制。

一、妊娠子宫的功能状态

妊娠期子宫可处于 4 种功能状态。

(一)静止期

在一系列抑制因子作用下,子宫肌组织在妊娠期 95% 的时间内处于功能静止状态。这些抑制因子包括孕激素、前列环素(PGI_2)、松弛素、一氧化氮(NO)、甲状旁腺素相关肽(PTH-rP)、降钙素相关基因肽、促肾上腺素释放激素(CRH)、血管活性肠肽及人胎盘催乳激素等,它们以不同方式增加细胞内的 cAMP 水平,继而减少细胞内钙离子水平并降低肌球蛋白轻链激酶(MLCK,肌纤维收缩所需激酶)的活性,从而降低子宫肌细胞的收缩性。实验证实胎膜可以产生抑制因子,通过旁分泌作用维持子宫静止状态。

(二)激活期

子宫收缩相关蛋白(CAP)基因表达上调,CAP 包括缩宫素受体、前列腺素受体、细胞膜离子通道相关蛋白及细胞间隙连接的重要组成元素结合素-43(connexin-43)等。细胞间隙连接的形成是保证子宫肌细胞协调一致收缩的重要前提。

(三)刺激期

子宫对宫缩剂的反应性增高,在缩宫素、前列腺素(主要为 PGE_2 和 $PGF_{2\alpha}$)的作用下产生协调规律的收缩,娩出胎儿。

(四)子宫复旧期

这一时期缩宫素发挥主要作用。分娩发动主要是指子宫组织由静止状态向激活状态的转化。

二、妊娠子宫转向激活状态的生理变化

(一)子宫肌细胞间隙连接增加

间隙连接(GJ)是细胞间的一种跨膜通道,可允许分子量<1000 的分子通过,如钙离子。间隙连接可使肌细胞兴奋同步化,协调肌细胞的收缩活动,增强子宫收缩力,并可增加肌细胞对缩宫素的敏感性。妊娠早、中期细胞间隙连接数量少,且体积小;妊娠晚期子宫肌细胞具有逐渐丰富的间隙连接,并持续增加至整个分娩过程。间隙连接的表达、降解及其多孔结构由激素调节,黄体酮是间隙连接形成的强大抑制剂,妊娠期主要通过黄体酮抑制间隙连接的机制维

持了子宫肌的静止状态。

(二)子宫肌细胞内钙离子浓度增加

子宫肌细胞的收缩需要肌动蛋白、磷酸化的肌浆球蛋白和能量的供应。子宫收缩本质上是电位控制的,当动作电位传导至子宫肌细胞时,肌细胞发生去极化,胞膜上电位依赖的钙离子通道开放,细胞外钙离子内流入细胞内,降低静息电位,活化肌原纤维,进而诱发细胞收缩。故细胞内的钙离子浓度增加是肌细胞收缩不可缺少的。

三、妊娠子宫功能状态变化的调节因素

(一)母体内分泌调节

1.前列腺素类

长期以来认为前列腺素在人类及其他哺乳动物分娩发动中起了重要的作用。在妊娠任一阶段引产、催产或药物流产均可应用前列腺素发动子宫收缩;相反,给予前列腺素生物合成抑制剂可延迟分娩及延长引产的时间。临产前,蜕膜及羊膜含有大量前列腺素前身物质花生四烯酸、前列腺素合成酶及磷脂酶 A_2,促进释放游离花生四烯酸并合成前列腺素。PGF_2 和 TXA_2 引起平滑肌收缩,如血管收缩和子宫收缩。PGE_2、PGD_2 和 PGI_2 引起血管平滑肌松弛和血管扩张。PGE_2 在高浓度时可抑制腺苷酸环化酶或激活了磷脂酶C,增加子宫肌细胞内钙离子浓度,引起子宫收缩。子宫肌细胞内含有丰富的前列腺素受体,对前列腺素敏感性增加。前列腺素能促进肌细胞间隙连接蛋白合成,改变膜通透性,使细胞内 Ca^{2+} 增加,促进子宫收缩,启动分娩。

2.缩宫素

足月孕妇用缩宫素成功引产已有很长历史,但缩宫素参与分娩发动的机制仍不完全清楚。缩宫素结合到子宫肌上的缩宫素受体,激活磷脂酶C,从膜磷脂释放出三磷酸肌醇和二酯酰甘油,升高细胞内钙的水平,使子宫收缩;缩宫素能促进肌细胞间隙连接蛋白的合成;此外,足月时缩宫素刺激子宫内前列腺素生物合成,通过前列腺素驱动子宫收缩。

3.雌激素和孕激素

人类在妊娠期处于高雌激素状态。妊娠末期,孕妇体内雌激可增加间隙连接蛋白和宫缩素受体合成;促进钙离子向细胞内转移;激活蜕膜产生大量细胞因子,刺激蜕膜及羊膜合成与释放前列腺素,促进宫缩及宫颈软化成熟。雌激素通过上述机制促进子宫功能状态转变。而在大多数哺乳动物,维持妊娠期子宫相对静止状态需要黄体酮。黄体酮可抑制子宫肌间隙连接蛋白的形成。早在20世纪50年代就有学者提出,分娩时母体血浆内出现黄体酮撤退。现在认为分娩前雌/孕激素比值明显增高,或受体水平的黄体酮作用下降可能与分娩发动有关。

4.内皮素

内皮素是子宫平滑肌的强诱导剂,子宫平滑肌内有内皮素受体。妊娠晚期在雌激素作用下,兔和鼠的子宫肌内皮素受体表达增加,但在人类中尚未肯定。孕末期,羊膜、胎膜、蜕膜及子宫平滑肌含有大量内皮素,能提高肌细胞内 Ca^{2+} 浓度,前列腺素合成,诱发宫缩;内皮素还能加强有效地降低引起收缩所需的缩宫素阈值。

5.血小板激活因子(PAF)

PAF 是一种强效的子宫收缩物质和产生前列腺素的刺激剂。随着临产发动,羊膜中 PAF

浓度增高。黄体酮可增高子宫组织中的 PAF 乙酰水解酶,而雌激素及炎症细胞因子可降低此酶水平,这些研究提示宫内感染炎症过程使 PAF 增高,促进了子宫收缩。

(二)胎儿内分泌调节

研究显示,人类分娩信号也来源于胎儿。随着胎儿成熟,胎儿丘脑-垂体-肾上腺轴的功能逐渐建立,在促肾上腺皮质激素(ACTH)的作用下,胎儿肾上腺分泌的皮质醇和脱氢表雄酮(DHEA)增加,刺激胎盘的 $17-\alpha$ 水解酶减少孕激素的产生,并增加雌激素的生成,从而使雌激素/孕激素的比值增加;激活蜕膜产生大量细胞因子,如 IL-1、IL-6、IL-8、GCSF、TNF-α、TGF-β 及 EGF 等;还能通过加强前列腺素的合成和分泌,刺激子宫颈成熟和子宫收缩。孕激素生成减少而雌激素生成增加也促进子宫平滑肌缩宫素受体和间隙连接的形成;同时还可促进钙离子向细胞内转移,加强子宫肌的收缩,促使分娩发动。

(三)母-胎免疫耐受失衡

从免疫学角度看,胎儿对母体而言是同种异体移植物,母体却对胎儿产生特异性的免疫耐受使妊娠得以维持。对母-胎免疫耐受机制有大量研究,提出的学说主要包括:①主要组织相容性复合物 MHC-Ⅰ抗原缺乏;②特异的 HLA-G 抗原表达;③Fas/FasL 配体系统的作用;④封闭抗体的作用;⑤Th_1/Th_2 改变等。

一旦以上因素改变,引起母-胎间免疫耐受破坏,可导致母体对胎儿的排斥反应。研究发现,母体对胎儿的免疫反应是流产发生的主要原因之一。因此足月分娩中可能存在同样的机制,即由于母胎间免疫耐受的解除,母体启动分娩,将胎儿排出。

四、机械性理论

尽管内分泌系统的变化及分子的相互作用在分娩发动中占有极其重要的地位,无可否认,其最终是通过影响子宫收缩来达到促使胎儿娩出的目的。故有人认为:随着妊娠的进展,子宫的容积不断增加,且胎儿的增长速度渐渐超过子宫的增大速度使得子宫内压不断增强;此外,在妊娠晚期,胎儿先露部分可以压迫到子宫的下段和宫颈。上述两部分因素使得子宫肌壁和蜕膜明显受压,肌壁上的机械感受器受刺激(尤其是压迫子宫下段和宫颈),这种机械性扩张通过交感神经传递至下丘脑,使得神经垂体释放缩宫素,引起子宫收缩。羊水过多、双胎妊娠容易发生早产是这一理论的佐证。但机械因素并不是分娩发动的始动因素。

第二节 决定分娩的因素

决定分娩的要素有四,即产力、产道、胎儿及精神因素。产力为分娩的动力,但受产道、胎儿及精神因素制约。产力可因产道及胎儿的异常而异常,或转为异常。产力也可受到产妇精神因素的直接影响,比如产程开始后,由于胎位异常,宫缩表现持续微弱,或开始良好继而出现乏力;在产妇对分娩有较大的顾虑时,可能从分娩发动之初宫缩就表现为不规律或持续在微弱状态。骨盆大小、形状和胎儿大小、胎方位正常时,彼此不产生不良影响;但如果胎儿过大、某些胎儿畸形或胎位异常,或骨盆径线小于正常或骨盆畸形,则即便产力正常,仍可能导致难产。

一、产力

产力是分娩过程中将胎儿及其附属物逼出子宫的力量,包括宫缩(子宫收缩力)、腹压(腹壁肌肉即膈肌收缩力)和肛提肌收缩力。

(一)子宫收缩力

子宫收缩力是临产后的主要产力,贯穿于整个分娩过程中。临产后的宫缩能迫使宫颈管短缩直至消失,宫口扩张,胎先露部下降、胎儿和胎盘胎膜娩出。

临产后的正常宫缩具有以下特点。

1.节律性

节律性宫缩是临产的重要标志之一。正常宫缩是子宫体部不随意的、有节律的阵发性收缩。每次阵缩总是由弱渐强(进行期),维持一定时间(极期),随后由强渐弱(退行期),直至消失进入间歇期(图11-1),间歇期子宫肌肉松弛。阵缩如此反复出现,贯穿分娩全过程。

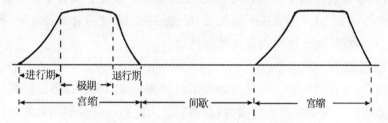

图 11-1　临产后正常节律性宫缩示意图

临产开始时,宫缩持续 30 秒,间歇期 5～6 分钟。随着产程进展,宫缩持续时间逐渐增长,间歇期逐渐缩短。当宫口开全之后,宫缩持续时间可长达 60 秒,间歇期可缩短至 1～2 分钟,宫缩强度也随产程进展逐渐增加,子宫腔内压力于临产初期约升高至 25～30 mmHg,于第一产程末可增至 40～60 mmHg,于第二产程可高达 100～150 mmHg,而间歇期宫腔压力仅为6～12 mmHg。宫缩时子宫肌壁血管及胎盘受压,致使子宫血流量减少,但于子宫间歇期血流量又恢复到原来水平,胎盘绒毛间隙的血流量重新充盈,这对胎儿十分有利。

2.对称性和极性

正常宫缩起自两侧子宫角部,以微波形式迅速向子宫底中线集中,左右对称,此为宫缩的对称性;然后以每秒约 2 cm 的速度向子宫下段扩散,约 15 秒均匀协调地遍及整个子宫,此为宫缩的极性(图11-2)。

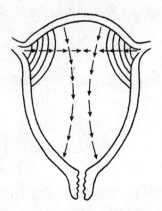

图 11-2　子宫收缩的对称性和极性

宫缩以宫底部最强、最持久,向下则逐渐减弱,子宫底部收缩力的强度几乎是子宫下段的两倍。这一子宫源性控制机制的基础是子宫肌中的起步细胞的去极化。

3.缩复作用

子宫体部的肌肉在宫缩时,肌纤维缩短、变宽,收缩之后,肌纤维虽又重新松弛,但不能完全恢复原状而是有一定的程度缩短,这种现象称为缩复作用或肌肉短滞。缩复作用的结果,使子宫体变短、变厚,使宫腔容积逐渐缩小,迫使胎先露不断下降,而子宫下段逐渐被拉长、扩张,并将子宫向外上方牵拉,颈管逐渐消失,展平。

(二)腹肌及膈肌收缩力(腹压)

腹肌及膈肌收缩力是第二产程时娩出胎儿的重要辅助力量。当宫口开全后,胎先露部已下降至阴道。每当宫缩时前羊水囊或胎先露部压迫盆底组织及直肠,反射性地引起排便感,产妇主动屏气,腹肌和膈肌收缩使腹压升高,促使胎儿娩出。腹压必须在第二产程尤其第二产程末期宫缩时运用最有效,过早用腹压不但无效,反而易使产妇疲劳和宫颈水肿,致使产程延长。在第三产程胎盘剥离后,腹压还可以促使胎盘娩出。

(三)肛提肌收缩力

在分娩过程中,肛提肌收缩力可促使胎先露内旋转。当胎头枕部露于耻骨弓下缘时,由于宫缩向下的产力和肛提肌收缩产生的阻力,两者的合力使胎头仰伸和胎儿娩出。

二、产道

产道是胎儿娩出的通道,分骨产道和软产道两部分。

(一)骨产道

骨产道是指真骨盆,其后壁为骶、尾骨,两侧为坐骨、坐骨棘、坐骨切迹及其韧带,前壁为耻骨联合。骨产道的大小、形状与分娩关系密切。骨盆的大小与形态对分娩有直接影响。因此对于分娩预测首先了解骨盆情况是否异常。

(1)骨盆各平面及其径线。

(2)骨盆轴。

(3)产轴。

(4)骨盆倾斜度。

(5)骨盆类型:有时会对分娩过程产生重要影响。目前国际上仍沿用考-莫氏分类法。按X线摄影的骨盆入口形态,将骨盆分为4种基本类型:女型、扁平型、类人猿型和男型(图11-3)。但临床所见多为混合型。

(二)软产道

软产道是由子宫下段、宫颈、阴道和盆底软组织构成的管道。在分娩过程中需克服软产道的阻力。

1.子宫下段的形成

子宫下段由非孕时长约1 cm的子宫峡部形成。妊娠12周后,子宫峡部逐渐扩展成为子宫腔的一部分,妊娠末期逐渐被拉长形成子宫下段。临产后进一步拉长达7～10 cm,肌层变薄成为软产道的一部分。由于肌纤维的缩复作用,子宫上段的肌壁越来越厚,下段的肌壁被牵拉越来越薄,由于子宫上下段肌壁的厚、薄不同,在子宫内面两者之交界处有一环形隆起,称为生理性缩复环(图 11-4)。

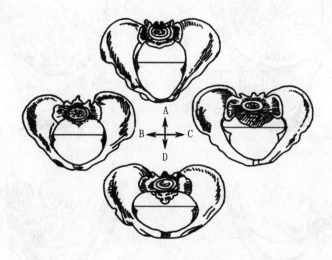

图 11-3　骨盆类型
A.类人猿型骨盆;B.女性型骨盆;C.男性型骨盆;D.扁平骨盆

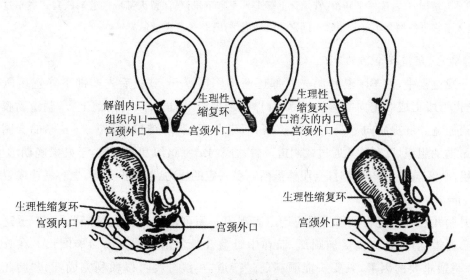

图 11-4　生理性缩复环

2.宫颈的变化

(1)宫颈管消失:临产前的宫颈管长约 2 cm,初产妇较经产妇稍长。临产后由于宫缩的牵拉及胎先露部支撑前羊水囊呈楔形下压,致使宫颈管逐渐变短直至消失,成为子宫下段的一部分。初产妇宫颈管消失于宫颈口扩张之前,经产妇因其宫颈管较松软,则两者多同时进行。

(2)宫口扩张:临产前,初产妇的宫颈外口仅容一指尖,经产妇则能容纳一指。临产后宫口扩张主要是宫缩及缩复向上牵拉的结果。此外前羊水囊的楔形下压也有助于宫颈口的扩张。胎膜多在宫口近开全时自然破裂,破膜后胎先露部直接压迫宫颈,扩张宫口的作用更明显。随着产程的进展,宫口开全(10 cm)时,妊娠足月的胎头方能娩出(图 11-5)。

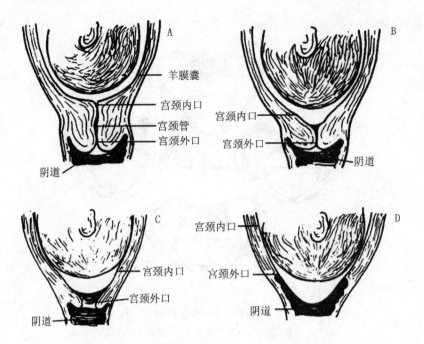

图 11-5　宫颈下段形成和宫口扩张

A.宫颈战平前情况；B.宫颈展平开始(宫颈管上部进入子宫下段,仍保留大部分颈管)；C.宫颈展平过半(宫颈管大部进入子宫下段剩余小部分颈管)；D.宫颈完全展平(宫颈颈管完全消失)

　　3.骨盆底、阴道及会阴的变化

　　在分娩过程中,前羊水囊和胎先露部逐渐将阴道撑开,破膜后先露部下降直接压迫骨盆底,软产道下段形成一个向前弯的长筒,前壁短后壁长,阴道外口开向前上方,阴道黏膜皱襞展平使腔道加宽。肛提肌向下及向两侧扩展,肌束分开,肌纤维拉长,使 5 cm 厚的会阴体变成 2～4 mm 薄的组织,以利胎儿通过。阴道及骨盆底的结缔组织和肌纤维,于妊娠晚期增生肥大,血管变粗,血流丰富。于分娩时,会阴体虽然承受一定的压力,若保护不当,也容易造成裂伤。

三、胎儿

　　足月胎儿在分娩过程必须为适应产道表现出一系列动作,使之能顺利通过产道这一特殊的圆柱形通道:骨盆入口呈横椭圆形,而在中骨盆及骨盆出口则呈前后椭圆形。在分娩过程中,胎头是最重要的因素,只要头能顺利通过产道,一般分娩可以顺利完成,除非胎儿发育过大,则肩或躯干的娩出可能困难。

(一)胎头

　　为胎儿最难娩出的部分,受压后缩小程度小。胎儿头颅由 3 个主要部分组成:颜面、颅底及颅顶。颅底由两块颞骨、蝶骨及筛骨所组成。颅顶骨由左右额骨、左右顶骨及枕骨所组成。这些骨缝之间由膜相连接,故骨与骨之间有一定活动余地甚至少许重叠,从而使胎头具有一定适应产道的可塑性,有利于胎头娩出。

　　胎头颅缝及囟门名称如下(图 11-6):①额缝:居于左右额骨之间的骨缝。②矢状缝:左右顶骨之间的骨缝,前后走向,将颅顶分为左右两半,前后端分别连接前、后囟门。通过前囟与额缝连接,通过后囟与人字缝连接。③冠状缝:为顶骨与额骨之间的骨缝,横行,在前囟左右两侧。④人字缝:位于左右顶骨与枕骨之间,自后卤向左右延伸。⑤前囟:位于胎儿颅顶前部,为矢状缝、额缝及冠状缝会合之处,呈菱形,2 cm×3 cm大。临产时可用于确定胎儿枕骨在骨盆中的位置。分娩后可持续开放18个月之久才完全骨化,以利脑的发育。⑥后囟:为矢状缝与人字缝连接之处,呈三角形,远较前囟小,产后8～12周内骨化。

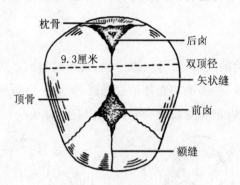

枕骨
后卤
9.3厘米
双顶径
矢状缝
顶骨
前卤
额缝

图 11-6　胎头颅缝及囟门

胎儿头颅顶可分为以下各部。①前头:亦称额部,为颅顶前部。②前囟:菱形。③顶部:为前后囟线以上部分。④后囟:三角形。⑤枕部:在后囟下方,枕骨所在地。⑥下颌:胎儿下颌骨。

胎头主要径线(图 11-7):径线命名以解剖部位起止点为度。在分娩过程,胎儿头颅受压,径线长短随之发生变化。

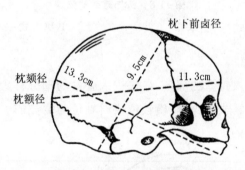

枕下前卤径
枕额径
13.3cm
9.5cm
11.3cm
枕额径

图 11-7　胎头主要径线

(1)胎头双顶径(BPD):为双侧顶骨隆起间径,为胎儿头颅最宽径线,妊娠足月平均为9.3 cm。

(2)枕下前囟径:枕骨粗隆下至前囟中点的长度。当胎头俯屈,颏抵胸前时,胎头以枕下前囟径在产道前进,为头颅前后最小径线,妊娠足月平均 9.5 cm。

(3)枕额径:枕骨粗隆至鼻根部的距离。在胎头高直位时儿头以此径线在产道中前进,平均 11.3 cm,较枕下前囟径长。

(4)枕颏径:枕骨粗隆至下颌骨中点间径。颜面后位时,胎头以此径前进,平均为13.3 cm,远较枕下前囟径长,足月胎儿不可能在此种位置下自然分娩。

(5)颏下前囟径:胎儿下颌骨中点至前囟中点,颜面前位以此径线在产道通过,平均为 10 cm。故颜面前位一般能自阴道分娩。

（二）胎姿势

指胎儿各部在子宫内所取之姿势。在正常羊水量时，胎儿头略前屈，背略向前弯、下颌抵胸骨。上下肢屈曲于胸腹前，脐带位于四肢之间。在妊娠期间，如果子宫畸形、产妇腹壁过度松弛或胎儿颈前侧有肿物，胎头可有不同程度仰伸，从而无法以枕下前囟径通过产道而导致头位难产。

（三）胎产式

指胎儿纵轴与产妇纵轴的关系，可分为纵产式、斜产式与横产式 3 种。横产式或斜产式为胎儿纵轴与产妇纵轴垂直或交叉，产妇腹部呈横椭圆形，胎头胎臀各在腹部一侧。纵产式为胎儿纵轴与产妇纵轴平行，可以是头先露或臀先露（图 11-8）。

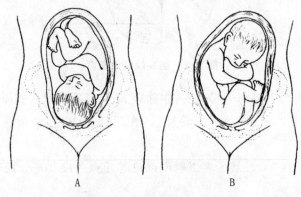

图 11-8　头先露或臀先露

A.纵产式——先头露　　　　　　　　　　B.纵产式——臀先露

（四）胎先露及先露部

胎先露指胎儿最先进入骨盆的部分，最先进入骨盆的部分称为先露部。先露部有三种即头、臀、肩。纵轴位为头先露或臀先露，横轴位或斜轴位为肩先露。如果胎头与胎手同时进入骨盆称为复合先露（图 11-9）。

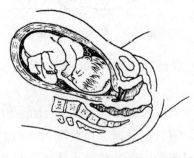

图 11-9　复合先露

1.头先露

头先露占足月妊娠分娩的 96%。由于胎头俯屈和仰伸程度不同，可有 4 种先露部，即枕先露、前囟先露、额先露及面先露。

（1）枕先露：最常见的胎先露部，此时胎头呈俯屈状，胎头以最小径（枕下前囟径）及其周径通过产道（图 11-10）。

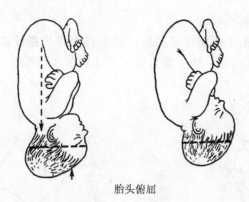

胎头俯屈

图 11-10　枕先露

（2）前囟先露：胎头部分俯屈，胎头矢状缝与骨盆入口前后径一致，前囟近耻骨或骶骨（高直位）（图 11-11）。分娩多受阻。

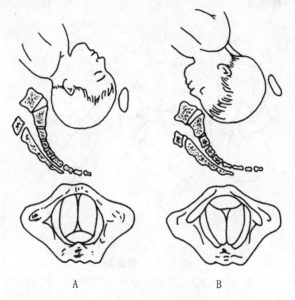

A　　　　　　　　　　B

图 11-11　胎头高直位
A.高直后位——枕骶位；B.高直前位——枕耻位

（3）额先露：胎头略仰伸，足月活胎不可能以额先露经阴道分娩。多数人认为，前顶与额先露为分娩过程中一个过渡表现，不能认为是一种肯定的先露，当分娩进展时，胎头俯屈就形成顶先露，仰伸即为面先露。但实际上确有前顶先露与额部先露存在，故还应作为胎先露的一种（图 11-12）。

（4）面先露：胎头极度仰伸，以下为颌及面为先露部（图 11-13）。

2.臀先露

为胎儿臀部先露（图 11-14）。由于先露部不同，可分为单臀先露、完全臀先露及不完全臀先露数种。

（1）单臀先露：为髋关节屈，膝关节伸，先露部只为臀部。

（2）完全臀先露：为髋关节及膝关节皆屈，以至胎儿大腿位于胎儿腹部，小腿肚贴于大腿背侧,阴道检查时可触及臀部及双足。

(3)不完全臀先露:包括足先露和膝先露。足先露为臀先露髋关节伸,一个膝关节或两个膝关节伸,形成单足或双足先露。膝先露为髋关节伸膝关节屈曲。

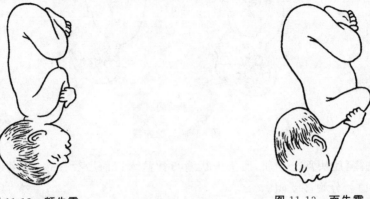

图 11-12　额先露　　　　　　　　　　　图 11-13　面先露

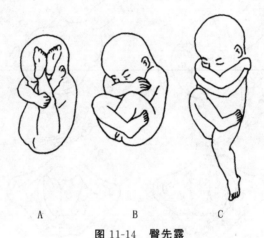

A　　　　　　　B　　　　　　　C

图 11-14　臀先露

A.单臀先露;B.全臀先露;C.不完全臀先露

3.肩先露

胎儿横向,肩为先露部。临产一段时间后往往一只手先脱出,有时也可以是胎儿背、胎儿腹部或躯干侧壁被迫逼出。

(五)胎位或胎方位

胎位为先露部的指示点在产妇骨盆的位置,亦即在骨盆的四相位——左前、右前、左后、右后。枕先露的代表骨为枕骨(O);臀先露的代表骨为骶骨(S);面先露时为下颏骨(M);肩先露时为肩胛骨(Sc)。

胎位的写法由三方面来表明:①指示点在骨盆的左侧(L)或右侧(R),简写为左或右。②指示点的名称,枕先露为"枕",即"O";臀先露为"骶",即"S";面先露为"颏",即"M";肩先露为"肩",即"Sc";额位即高直位很少见,无特殊代表骨,只写额位及高直位便可。③指示点在骨盆之前、后或横。

如枕先露,枕骨在骨盆左侧,朝前,则胎位为左枕前(LOA),为最常见之胎位。如枕骨位于骨盆左侧边(横),则名为左枕横(LOT),表示胎头枕骨位于骨盆左侧,既不向前也不向后。肩先露时肩胛骨只有左右(亦即胎头所在之侧)或上、下和前、后定位:左肩前、右肩前、左肩后和右肩后。肩先露以肩胛骨朝上或朝后来定胎位。朝前后较易确定,朝上下不如左右易表达,左右又以胎头所在部位易于确定。如左肩前表示胎头在骨盆左侧,(肩胛骨在上),肩(背)朝前。左肩后,胎头在骨盆左侧(肩胛骨在下),肩(背)朝后。

各胎位缩写如下。

(1)枕先露可有 6 种胎位:左枕前(LOA)(图 11-15A)、左枕横(LOT)、左枕后(LOP)、右枕前(ROA)、右枕横(ROT)、右枕后(ROP)(图 11-15B)。

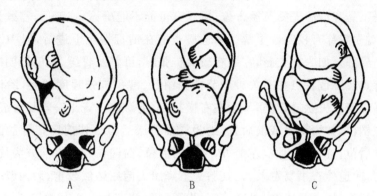

图 11-15　左枕前位、右枕后位、左骶后位
A.左枕前位;B.右枕后位;C.左骶后位

(2)臀先露也有 6 种胎位:左骶前(LSA)、左骶横(LST)、左骶后(LSP)(图 11-15C)、右骶前(RSA)、右骶横(RST)、右骶后(RSP)。

(3)面先露也有 6 种胎位:左颏前(LMA)、左颏横(LMT)、左颏后(LMP)、右颏前(RMA)、右颏横(RMT)、右颏后(RMP)。

(4)肩先露也有 4 种胎位:左肩前(LScA)、左肩后(LScP)、右肩前(RScA)、右肩后(RScP)。

枕、骶、肩胛位置与胎儿背在同一方向,其前位,背亦朝前;颏与胎儿腹在同一方向,其前位,胎背向后。

(六)各种胎先露及胎位发生率

近足月或者已达足月妊娠时,枕先露占 95%,臀先露 3.5%,面先露 0.5%,肩先露 0.5%。有的报道臀先露在 3%～8%,目前我国初产妇比例很大,经产妇,尤其是多产妇很少,所以横产发生率很少。在枕先露中,2/3 枕骨在左侧,1/3 在右侧。臀位在中期妊娠及晚期妊娠的早期比数远较 3%～4%为高,尤其是经产妇。但其中约 1/3 的初产妇和 2/3 经产妇在近足月时常自然转成头位。

胎头虽然较臀体积大,但臀部及屈曲于躯干前的四肢的总体积显然大于胎头。由于子宫腔似梨形,上部宽大、下部狭小,故为适应子宫的形状,足月胎儿头先露发生比例远高于臀先露。在妊娠 32 周前,羊水量相对较多,胎体受子宫形态的束缚较小,因而臀位率相对较高些,以后羊水量相对减少,胎儿为适应宫腔形状而取头先露。若胎儿脑积水,臀产比例也较高,表明宽大的宫体部较适合容纳较大的胎头。某些子宫畸形,如双子宫、残角子宫中发育好的子宫,宫体部有纵隔形成者,也容易产生臀先露。经产妇反复为臀产者应想到子宫有某种畸形的可能。

(七)胎先露及胎方位的诊断

有4种方法:腹部检查、阴道检查、听诊及超声影像检查。

1.腹部检查

为胎先露及胎方位的基本检查方法,简单易行,在大部分产妇可获得正确诊断,但对少见的异常头先露,往往不易确诊。

2.阴道检查

临产前此法不易查清胎先露及胎方位,所以有可能不能确诊;临产后,宫颈扩张,先露部大多已衔接,始能对先露部有较明确了解。阴道检查应在消毒情况下进行,以中、食指查先露部是头、是臀、还是肩部。如为枕先露,宫颈有较大扩张时,可触及骨缝、囟门以明确胎位(颜面位等异常头先露特点及臀位特点在有关难产节中介绍)。宫颈扩张程度越大,胎位检查越清楚。检查胎方位最好先查出矢状缝走向,手指左右横扫,上下触摸可查出一较长骨缝。矢状缝横置则为枕右或枕左横位,如为斜置或前后置,则为枕前位或后位。如前囟在骨盆前部很易摸到,表示枕骨在骨盆后位。前囟在骨盆左前方,为枕右后位;前囟在骨盆右前方为枕左后位。前囟如果在骨盆后面,阴道检查不易触及,尤其胎头下降胎头俯屈必然较重,后囟较小,用手不易查清。胎头受挤压严重时,骨片重叠,骨缝、囟门也不易触清。另一可靠确定胎方位方法为用手触摸胎儿耳郭,耳郭方向指向枕部,这只有在宫颈口完全扩张时方能实行。

阴道检查时还应了解先露部衔接程度。胎头衔接程度在正常情况下随产程进展而加深。胎头下降程度为判断是否能经阴道分娩的重要指标。胎头下降速度在第一产程比较缓慢,而在第二产程胎头继续下降,速度快于第一产程。一般胎头下降程度是以坐骨棘平面来描述。胎儿头颅骨质部平坐骨棘平面时称为"0"位,高于坐骨棘水平时称为"一"位,如高1 cm,则标为"一1"直到"一3",再高则表示胎头双顶径尚未进入骨盆入口平面,因为骨盆入口平面至坐骨棘平面约为5 cm,胎头双顶径至胎头顶部约为3 cm,所以胎头最低骨质部如在坐骨棘平面以上3 cm,显然胎头双顶径最多是平骨盆入口平面。胎头最低骨质部通过了坐骨棘平面,胎头位置称为"+"位,低于坐骨棘平面1 cm称为"+1","+3"时,胎头最低点已接近骨盆出口,即在阴道下部,因为坐骨棘平面距离骨盆出口亦约为5 cm(图11-16)。

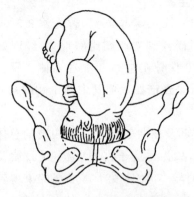

图 11-16　胎头衔接程度图

在正常女性骨盆坐骨棘并不突出于骨盆侧壁,需经反复检查取得经验方能较准确定位。故可考虑另一较简单而大体可了解胎头衔接程度的方法,即用手指经阴道测胎头骨质最低部距阴道处女膜环的距离。如距离为 5 cm 则表示胎头在坐骨棘水平,低于此为正值,高于此为负值。

3.听诊

胎心音位置本身并非诊断胎方位的可靠依据,但可加强触诊的准确性。在枕先露和臀先露,躯干微前屈,胎背较贴近于子宫壁,利于胎心音传导,故在胎儿背部所接触之宫壁处胎心音最强。在颜面位,胎背反屈。胎儿胸部较贴近宫壁,故胎心音在胎儿胸壁侧听诊较清晰。

在枕前位,胎心音一般位于脐与髂前上棘连接中点。枕后位胎心音在侧腹处较明显,有时在小肢体侧听得也清楚。臀位则在脐周围。横位胎心音在枕前位的稍外侧。

4.超声检查

在腹壁厚、腹壁紧张以及羊水过多的情况下,腹部检查等查不清胎先露及胎方位时,超声扫描检查可清楚检查出胎头、躯干、四肢等的部位和形象以及胎心情况,不但有助于胎先露、胎方位的诊断,也有助于胎儿畸形及大小的诊断。

(八)临产胎儿应激变化

胎头受压情况下,阵缩时给予胎头的压力增高,尤其是破膜之后,在第二产程宫腔内压力可高达200 mmHg(27 kPa)。颅内压为 $40\sim55$ mmHg($5.3\sim7.3$ kPa)时,胎心率就可减慢,其原因系中枢神经缺氧,反射性刺激迷走神经之故。有时胎头受压而无胎心率变慢乃系胎膜未破,胎头逐渐受压而在耐受阈之内,这种阵发性改变对胎儿无损。

四、精神心理因素

随着医学模式的改变,人们已经开始关注社会及心理因素对分娩过程的影响。亲朋好友间关于分娩的负面传闻、电影中的恐惧场面使相当数量的初产妇进入临产后精神处于高度紧张,甚至焦虑恐惧状态。研究表明,产妇在分娩过程中普遍焦虑和恐惧倾向导致去甲肾上腺素减少,可使宫缩减弱而对疼痛的敏感性增加,强烈的宫缩有加重产妇的焦虑,从而造成恶性循环导致产妇体力消耗过大,产程延长。抑郁情绪与活跃期、第二产程延长及产后出血有一定的相关性。所以在分娩过程中产妇的精神心理状态可明显的影响产程进展,应予以足够的重视。

第三节　枕先露的分娩机制

分娩机制是指胎先露为适应骨盆各平面的不同形态,进行一系列转动,以最小径线通过产道的全过程。以枕左前的分娩机制为例详加说明。胎头的一连串转动可分解如下 7 个动作,即衔接、下降、俯屈、内旋转、仰伸、复位及外旋转、胎儿娩出(图 11-17)。

一、衔接

胎头双顶径进入骨盆入口平面,胎头颅骨最低点达到或接近坐骨棘水平,称为衔接。初产妇胎头衔接可发生于预产期前 $1\sim2$ 周,若初产妇分娩开始而胎头仍未衔接,应警惕有无头盆不称。经产妇多在临产后胎头衔接。

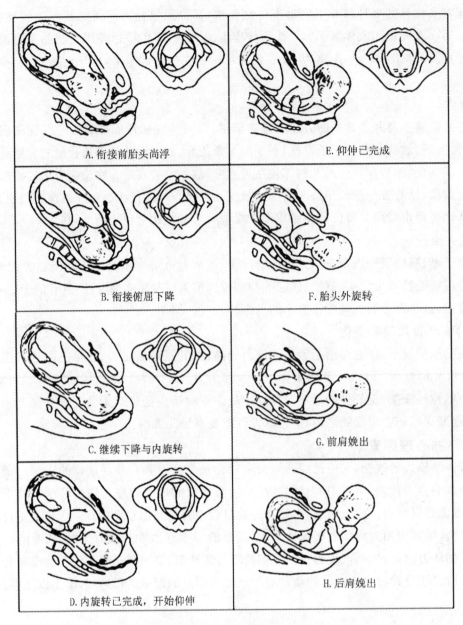

A.衔接前胎头尚浮

E.仰伸已完成

B.衔接俯屈下降

F.胎头外旋转

C.继续下降与内旋转

G.前肩娩出

D.内旋转已完成，开始仰伸

H.后肩娩出

图 11-17　分娩机制示意图

胎头呈半俯屈状态进入骨盆入口，以枕额径衔接，由于枕额径大于骨盆入口前后径，胎头矢状缝坐落在骨盆入口右斜径上，胎头枕骨在骨盆左前方。

二、下降

胎头沿骨盆轴前进的动作称为下降。下降贯穿于整个分娩过程，与俯屈、内旋转、仰伸、复位及外旋转等动作相伴随。下降动作呈间歇性，促进胎头下降的 4 个因素是：①宫缩时通过羊水传导的压力，由胎轴传到胎头；②宫缩时子宫底直接压迫胎臀，压力传至胎头；③胎体由弯曲而伸直、伸长，有利于压力向下传递，促使胎头下降；④腹肌收缩，使腹腔压力增加，经子宫传至胎儿。初产妇胎头下降因宫颈口扩张缓慢和盆底软组织阻力大而较经产妇慢。临床上将胎头下降的程度，作为判断产程进展的重要标志之一。

三、俯屈

胎头下降遇到阻力时(骨盆不同平面的不同径线、扩张中的宫颈、骨盆壁和骨盆底)，处于半俯屈状态的胎头借杠杆作用进一步俯屈，使下颏紧贴胸部，并使衔接时的枕额径(11.3 cm)变为枕下前囟径(9.5 cm)，以胎头最小径线适应产道，有利于胎头继续下降。

四、内旋转

当胎头到达中骨盆时，胎头为适应骨盆纵轴而旋转，使其矢状缝与中骨盆前后径相一致，此过程称为内旋转。因中骨盆前后径大于横径，枕先露时，胎头枕部位置最低，到达骨盆底，肛提肌收缩将胎头枕部推向阻力小、空间较宽的前方，枕左前的胎头向中线旋转45°，后囟转至耻骨弓下方，使胎头最小径线与骨盆的最大径线相一致，于第一产程末胎头完成内旋转动作。

五、仰伸

胎头完成旋转后，胎头下降达阴道外口时，宫缩和腹压继续迫使胎头下降，而肛提肌收缩力又将胎头向前推进，两者的共同作用(合力)使胎头沿产轴向前向上，胎头枕骨下部达耻骨联合下缘时，以耻骨弓为支点使胎头逐渐仰伸，胎头的顶、额、鼻、口、颏相继娩出。当胎头仰伸时，胎儿双肩径沿左斜径进入骨盆入口。

六、复位及外旋转

胎头娩出时，胎儿双肩径沿骨盆入口左斜径下降。胎儿娩出后，为使胎头与胎肩恢复正常关系，胎头枕部向原方向(向左旋转)45°，称为复位。胎肩在骨盆腔内继续下降，前(右)肩向前向中线旋转45°使胎儿双肩径转成与出口前后径一致的方向，胎头枕部需在外继续向左旋转45°，以保持胎头与胎肩的垂直关系，称为外旋转。

七、胎儿娩出

胎儿完成外旋转后，胎儿前(右)肩在耻骨弓下先娩出，随即胎体侧屈，后(左)肩也由会阴前缘娩出，胎儿双肩娩出后，胎体及胎儿下肢随之顺利娩出，至此胎儿娩出的全过程完成。

第四节　先兆临产及临产的诊断

当孕妇出现先兆临产时，应及时送至医院，不能因可能为假临产致使时间耽误而错过接产时机；而如果错误地诊断临产，则可能导致不适当的干涉而加强产程，造成孕妇及新生儿损害。

一、先兆临产

分娩发动之前，出现的一些预示孕妇不久将临产的症状称先兆临产。

(一)假临产

孕妇在分娩发动前，由于子宫肌层敏感性增强，常出现不规律宫缩。假临产的特点有：①宫缩持续时间短且不恒定，间歇时间长且不规律，宫缩强度不增加；②常在夜间出现而于清晨消失；③宫缩时只能引起下腹部轻微胀痛；④宫颈管不缩短，宫口扩张不明显；⑤给予镇静药物能抑制宫缩。

(二)胎儿下降感

又称为轻松感、释重感。由于胎先露部下降进入骨盆入口,使宫底位置下降,孕妇感觉上腹部受压感消失,进食量增多,呼吸轻快。

(三)见红

在临产前 24～48 小时,由于成熟的子宫下段及宫颈不能承受宫腔内压力而被迫扩张,使宫颈内口附着的胎膜与该处的子宫壁分离,毛细血管破裂而少量出血,与宫颈管内的黏液相混合并排出,称为见红,是分娩即将开始的比较可靠征象。若阴道流血超过平时月经量,则不应视为见红,应考虑是否有异常情况出现如前置胎盘及胎盘早剥等。

(四)阴道分泌物增多

分娩前 3 周左右,孕妇因体内雌激素水平升高,盆腔充血加剧,子宫颈腺体分泌增加,使阴道排出物增多,一般为水样,易与破水相混淆。

二、临产的诊断

临产开始的重要标志为有规律且逐渐增强的子宫收缩,持续时间 30 秒或 30 秒以上,间歇 5～6 分钟,同时伴随进行性宫颈管消失、宫口扩张和胎先露部下降。用镇静药物不能抑制宫缩。

应连续观察宫缩,每次观察时间不能太短,至少要观察 3～5 次宫缩。既要严密观察宫缩的频率,持续时间及强度。同时要在无菌条件下行阴道检查,了解宫颈的软度、长度、位置、扩张情况及先露部的位置。国际上常用 BISHOP 评分法判断宫颈成熟度(表 11-1),估计试产的成功率,满分为 13 分,>9 分均成功,7～9 分的成功率为 80%,4～6 分成功率为 50%,≤3 分均失败。

表 11-1　Bishop 宫颈成熟度评分法

指标	分数			
	0	1	2	3
宫口开大(cm)	0	1～2	3～4	≥5
宫颈管消退(%)(未消退为 2～3 cm)	0～30	40～50	60～70	≥80
先露位置(坐骨棘水平=0)	-3	-2	-1～0	+1～+2
宫颈硬度	硬	中	软	
宫口位置	朝后	居中	朝前	

第五节　正常产程和分娩的处理

分娩全过程是从开始出现规律宫缩到胎儿、胎盘娩出为止,称分娩总产程,整个产程分为如下阶段。

第一产程(宫颈扩张期):从间歇 5～6 分钟的规律宫缩开始,到宫颈口开全(10 cm)。初产妇宫颈较紧,宫口扩张较慢,需 11～12 小时,经产妇宫颈较松,宫口扩张较快,需6～8 小时。

第二产程(胎儿娩出期):从宫口开全到胎儿娩出。初产妇需 1～2 小时,经产妇一般数分钟即可完成,但也有长达 1 小时者,但不超过 1 小时。

第三产程(胎盘娩出期):从胎儿娩出后到胎盘娩出,需 5～15 分钟,不超过30 分钟。

一、第一产程及其处理

(一)临床表现

第一产程的产科变化主要为规律宫缩、宫口扩张、胎头下降及胎膜破裂。

1.规律宫缩

第一产程开始,出现伴有疼痛的子宫收缩,习称"阵痛"。开始时宫缩持续时间较短(20～30 秒)且弱,间歇期较长(5～6 分钟)。随着产程的进展,持续时间渐长(50～60 秒)且强度增加,间歇期渐短(2～3 分钟)。当宫口近开全时,宫缩持续时间可达 1 分钟以上,间歇期仅 1 分钟或稍长。

2.宫口扩张

宫口扩张是临产后规律宫缩的结果。在此期间宫颈管变软、变短、消失,宫颈展平和逐渐扩大。宫口扩张分两期:潜伏期及活跃期。潜伏期是从临产后规律宫缩开始,至宫口扩张到3 cm。此期宫颈扩张速度较慢,平均 2～3 小时扩张 1 cm,需 8 小时,超过 16 小时为潜伏期延长。活跃期是指从宫口扩张 3 cm 至宫口开全。此期宫颈扩张速度显著加快,约需 4 小时,超过8 小时为活跃期延长。活跃期又分为加速期、最大加速期和减速期(图 11-18)。加速期是指宫颈扩张 3～4 cm,约需1.5 小时;最大加速期是指宫口扩张 4～9 cm,约需 2 小时,在产程图上宫口扩张曲线呈直线倾斜上升;减速期是指宫口扩张 9～10 cm,约需 30 分钟。宫口开全后,宫口边缘消失,与子宫下段及阴道形成产道。

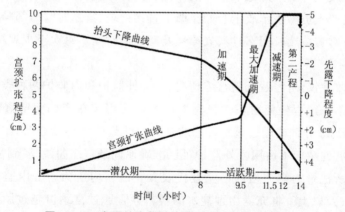

图 11-18 宫颈扩张与胎先露下降曲线分期的关系

3.胎头下降

胎头能否顺利下降,是决定能否经阴道分娩的重要观察项目。胎头下降程度以胎头颅骨最低点与坐骨棘平面的关系标明;胎头颅骨最低点平坐骨棘平面时,以"0"表示;在坐骨棘平面上1 cm 时,以"－1"表示;在坐骨棘平面下 1 cm 时,以"＋1"表示,余依此类推(图 11-19)。一般初产妇在临产前胎头已经入盆,而经产妇临产后胎头才衔接。随着产程的进展,先露部也随之下降。胎头于潜伏期下降不明显,于活跃期下降加快,平均每小时下降 0.86 cm。

4.胎膜破裂

简称破膜,胎儿先露部衔接后,将羊水分隔成前、后两部分,在胎先露部前面的羊水,称前羊水,约100 mL,其形成的囊称前羊水囊。宫缩时前羊水囊楔入宫颈管内,有助于扩张宫口。随着宫缩继续增强,羊膜腔内压力更高,当压力增加到一定程度时胎膜自然破裂。胎膜多在宫口近开全时破裂。

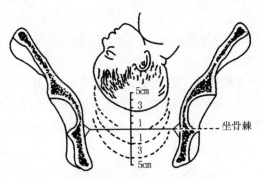

图 11-19　胎头高低的判定(单位:cm)

(二)产程观察及处理

入院后首先了解和记录孕妇的病史,全身及产科情况,初步得出是否可以阴道试产或需进行某些处理;外阴部应剃除阴毛,并用肥皂水和温开水清洗;对初产妇及有难产史的经产妇应行骨盆外测量;有妊娠并发症者应给予相应的治疗等。在整个分娩过程中,既要观察产程的变化,也要观察母儿的安危。及时发现异常,尽早处理。

1.子宫收缩

产程中必须连续定时观察并记录宫缩规律性、持续时间、间歇时间及强度。

(1)触诊法:助产人员将手掌放于产妇腹壁上直接检查,宫缩时宫体部隆起变硬,间歇期松弛变软。并记录下宫缩持续时间、强度、规律性及间歇期时间。每次至少观察 3~5 次宫缩,每隔1~2 小时观察一次。

(2)电子胎心监护仪:可客观反映宫缩情况,分为外监护和内监护两种类型。①外监护:临床最常用,适用于第一产程任何阶段。将宫缩压力探头固定在产妇腹壁宫体近宫底部,每隔1~2 小时连续描记 30 分钟或通过显示屏连续观察。外监护容易受运动、体位改变、呼吸和咳嗽的影响,过于肥胖的孕妇不适用。外监护可以准确地记录宫缩曲线,测到宫缩频率和每次宫缩持续的时间,但所记录的宫缩强度不完全代表真正的宫内压力。②内监护:适用于胎膜已破,宫口扩张 1 cm 及以上。将充满生理盐水的塑料导管通过宫颈口越过胎头置入羊膜腔内,外端连接压力探头记录宫缩产生的压力,测定宫腔静止压力及宫缩时压力变化。内监护可以准确测量宫缩频率、持续时间及真正的宫内压力。但宫内操作复杂,有造成感染的可能,故临床上较少应用。

良好的宫缩应是间隔逐渐缩短,持续时间逐渐延长,同时伴有宫颈相应的扩张。国外建议用 Montevideo 单位(MU)来评估有效宫缩。其计算方法是:计数 10 分钟内每次宫缩峰值压力(mmHg)减去基础宫内压力(mmHg)后的压力差之和;或取宫缩产生的平均压力(mmHg)乘以宫缩频率(10 分钟内宫缩次数)。该法同时兼顾了宫缩频率及宫缩产生的宫内压力,使宫缩强度的监测有了量化标准。如产程开始时宫缩强度一般为 80~100 MU,相当于 10 分钟内有 2~3 次宫缩,每次宫缩平均宫内压力约为 40 mmHg;至活跃期正常产程平均宫缩强度可达

200～250 MU,相当于 10 分钟内有 4～5 次宫缩,平均宫内压力则在 50 mmHg;至第二产程在腹肌收缩的协同下,宫缩强度可进一步升到 300～400 MU,仍以平均宫缩频率5 次计算,平均宫内压力可达 60～80 mmHg;而从活跃期至第二产程每次宫缩持续时间相应增加不明显,宫缩强度主要以宫内压力及宫缩频率增加为主,用此方法评估宫缩不仅使产妇个体间的比较有了可比性,也使同一个体在产程不同阶段的变化有了更合理的判定标准。活跃期后当宫缩强度＜180 MU 时,可诊断为宫缩乏力。

2.宫口扩张及胎头下降

描记宫口扩张曲线及胎头下降曲线,是产程图中重要的两项内容,是产程进展的重要标志和指导产程处理的主要依据。可通过肛门检查或阴道检查的方法测得。在国内一般采用肛门检查的方法,当肛门检查有疑问时可消毒外阴做阴道检查。但在国外皆用阴道检查来了解产程进展情况。

(1)肛门检查(简称肛查)。①方法:产妇取仰卧位,两腿屈曲分开,检查前用消毒纸遮盖阴道口避免粪便污染阴道。检查者站于产妇右侧,以戴指套的右手示指蘸取润滑剂后,轻轻置于直肠内,拇指伸直,其余各指屈曲以利示指深入。示指向后触及尾骨尖端,了解尾骨活动度,再触摸两侧坐骨棘是否突出并确定胎头高低,然后用指端掌侧探查宫口,摸清其四周边缘,估计宫颈管消退情况和宫口扩张厘米数。未破膜者在胎头前方可触到有弹性的前羊水囊;已破膜者能直接接触到胎头,若无胎头水肿,还能扣清颅缝及囟门位置,确定胎方位。②时间与次数:适时在宫缩时进行,潜伏期每 2～4 小时查 1 次;活跃期每 1～2 小时查 1 次。同时也要根据宫缩情况和产妇的临床表现,适当的增减检查的次数。过频的肛门检查可增加产褥感染的机会。研究提示,肛门检查次数≥10 次的产妇,其阴道细菌种数及计数均显著提高,且肛门检查与阴道细菌变化密切相关,即细菌种数及其计数随肛门检查次数的增加而增加。而检查次数过少在产程进展十分迅速时则可能失去准备接生的时间,这在经产妇尤其应注意。③检查内容:宫颈软硬度、位置、厚薄及宫颈扩张程度;是否破膜;骶尾关节活动度,坐骨棘是否突出,坐骨切迹宽度,骶棘韧带的弹性、韧度及盆底组织的厚度;确定胎先露、胎方位以及胎头下降程度。

(2)阴道检查。①适应证:于肛查胎先露、宫口扩张及胎头下降程度不清时;疑有脐带先露或脱垂;疑有生殖道畸形;轻度头盆不称经阴道试产 4～6 小时产程进展缓慢者。对产前出血者应慎重,须严格无菌操作,并在检查前做好输液、输血的准备。②方法:产妇排空膀胱后,取截石位,消毒外阴和阴道。检查者戴好口罩,消毒双手,戴无菌手套,铺无菌巾后用左(右)手拇指和示指将阴唇分开,右(左)手示指、中指蘸消毒润滑剂,轻轻插入产妇阴道,注意防止手指触及肛门及大阴唇外侧。因反复阴道检查可增加感染机会,故每次检查应尽量检查清楚,避免反复插入阴道。③内容:测量骨盆对角径、坐骨棘间径、骶骨弧度、耻骨弓和坐骨切迹情况等;胎方位及先露下降程度;宫口扩张程度,软硬度及有无水肿情况;阴道伸展度,有无畸形;会阴厚薄和伸展度等,以决定其分娩方式。

肛查对于了解骨盆腔内的情况比阴道检查更清楚,但肛门检查对宫口、胎先露、胎方位、骨盆入口等情况的了解不及阴道检查直接明了。每次肛查或阴道检查所得的宫颈扩张大小及先露高度的情况均应做详细记录,并绘于产程图上。用红色"○"表示宫颈扩张程度,蓝色"×"表示先露下降水平,每次检查后用红线连接"○",用蓝线连接"×",绘成两条曲线。产程图横坐标标示时间,以小时为单位,纵坐标标示宫颈扩张及先露下降程度,以厘米为单位。正常情况下宫口开大与胎头下降是并行的,但胎头下降略为滞后。宫口开大的最大加速期是胎头下降的加速期,而胎头下降的最大加速期是在第二产程。对大多数产妇,尤其是初产妇,在宫口开全时胎头应达坐骨棘平面以下。但应指出,有相当一部分产妇胎头下降与宫口开大并不平行。因此,在宫口近开全时,胎头未下降到坐骨棘水平并不意味着不能经阴道分娩。有些产妇在破膜以后胎头才迅速下降,在经产妇尤为常见。Philpott 介绍了在产程图上增加警戒线和处理线,其原理是根据活跃期宫颈扩张率不得小于 1 cm 进行产程估算,如果产妇入院时宫颈扩张为 1 cm,按宫颈扩张率每小时 1 cm 计算,预计 9 小时后宫颈将扩张到 10 cm,因此在产程坐标图上 1 cm 与 10 cm 标志点之处时间相距 9 小时画一斜行连线,作为警戒线,与警戒线相距 4 小时之处再画一条与之平行的斜线作为处理线,两线间为警戒区。临床上实际是以宫颈扩张 3 cm 作为活跃期的起点,因此可以宫颈扩张 3 cm 标志点处取与之相距 4 cm 的坐标 10 cm 的标志点处画一斜行连线,作为警戒线,与警戒线相距 4 小时之处再画一条与之平行的斜线作为处理线(图 11-20)。两线之间为治疗处理时期,宫颈扩张曲线越过警戒线者应进行处理,一般难产因素可纠正者的产程活跃期不超过正常上限,活跃期经过处理仍超过上限时,常提示难产因素不易纠正,需要再行仔细分析,并及时估计能否从阴道分娩。

3.胎膜破裂及羊水观察

胎膜多在宫口近开全或开全时自然破裂,前羊水流出。一旦胎膜破裂,应立即听胎心,并观察羊水性状、颜色和流出量,记录破膜时间。

羊水粪染与胎儿宫内窘迫的关系目前还有争论。对羊水粪染的发生机制大致可归纳为两种观点,即胎儿成熟理论及胎儿宫内窘迫理论。传统认为羊水粪染是胎儿缺血、缺氧的结果。当胎儿缺血、缺氧时,机体为了保证心、脑等重要脏器的血供,体内循环重新分配,消化系统的血供减少,胃肠道蠕动增加,肛门括约肌松弛,胎粪排出。胎儿成熟理论则认为羊水粪染是一种生理现象。随着妊娠周数增加,胎儿迷走神经张力渐强,胃肠道蠕动渐频,胎粪渐多,羊水粪染率渐增加。

羊水粪染的分度:Ⅰ度,羊水淡绿色、稀薄;Ⅱ度,羊水深绿色且较稠或较稀,羊水内含簇状胎粪;Ⅲ度,羊水黄褐色、黏稠状且量少。Ⅰ度羊水粪染一般不伴有胎儿宫内窘迫,Ⅱ～Ⅲ度羊水粪染要考虑有胎儿宫内缺氧的存在。对羊水粪染者应作具体分析,既不要过高估计其严重性,也不要掉以轻心,重要的是应结合其他监测结果,明确诊断,及时处理,以降低围生儿的窒息率。在首次发现羊水粪染时,不论其粪染程度如何,均应作电子胎心监护。若 CST 阳性或者 NST 呈反应型而 OCT 又是阳性,提示胎儿宫内缺氧。如能配合胎儿头皮血 pH 测定而 pH<7.2 时,提示胎儿处于失代偿阶段,需要立即结束分娩。如 CST 为阴性、pH 正常,可暂不过早干预分娩,但必须在电子胎心监护下严密观察产程进展,一旦出现 CST 阳性,则应尽快结束分娩。

4.胎心

临产后应特别注意胎心变化,可用听诊法、胎心电子监护或胎儿心电图等方法观察。在观察胎心时,应注意胎心的频率、规律性和宫缩之后胎心率的变化及恢复的速度等。胎心的规律性和宫缩对胎心的影响较胎心率的绝对数更重要。

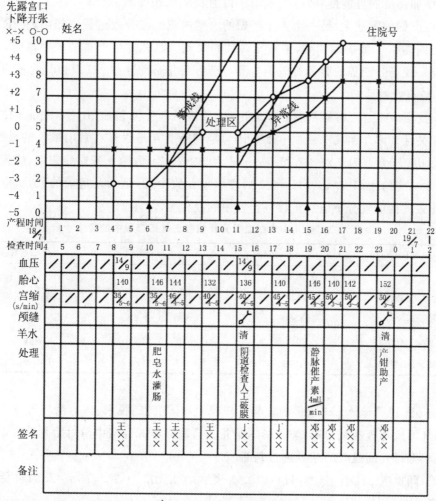

注：↑表示重要处理开始时间，🖊表示大小卤与矢状缝位置以示胎方位，×-×表示阴道助产

图 11-20　产程图表

(1)听诊器听取:有普通听诊器、木质听诊器和电子胎心听诊器 3 种,现在通常使用电子胎心听诊器。胎心听取应在宫缩间歇时,宫缩时听诊不能听到胎心。潜伏期应每隔 1 小时听胎心 1 次,活跃期宫缩较频时,应每 15～30 分钟听胎心 1 次,每次听诊 1 分钟。如遇有胎心异常,应增加听诊的次数。此法能方便获得每分钟胎心率,但不能分辨胎心率变异、瞬间变化及其与宫缩、胎动的关系。

(2)胎心电子监护:多用外监护描记胎心曲线。将测量胎心的探头置于胎心音最响亮的部分,固定于腹壁上;将测量宫压的探头置于产妇腹壁宫体近宫底部,亦固定于腹壁上。观察胎心率变异及其与宫缩、胎动的关系,每次至少记录 20 分钟,有条件者可应用胎儿监护仪连续监测胎心率。此法能较客观地判断胎儿在宫内的状态,如脐带受压、胎头受压、胎儿缺氧或(及)酸中毒等。值得注意的是,在胎头入盆、破膜、阴道检查、肛查及作胎儿内监护安放胎儿头皮电极时,可以发生短时间的早期减速,这是由于胎头受骨盆或宫缩压迫所致。

(3)胎儿心电图:分为直接法和间接法,因直接法需宫口开大到一定程度而且破膜后才能进行,并有增加感染的可能性,故较少采用。目前较多采用非侵入性的间接法,一般用 3 个电极,两个放在产妇的腹壁上,另一个置于产妇的大腿内侧。在分娩过程中如出现 PR 间期明显缩短、ST 段偏高和 T 波振幅加大,是胎儿缺氧的表现。胎儿发生严重的酸中毒时,则 T 波变形。有研究发现第二产程的胎儿心电图监测与产后胎儿脐动脉血 pH 及血气含量明显相关。

5.胎儿酸血症的监测

胎儿头皮血 pH 与产时异常胎心率的出现,分娩后新生儿脐血 pH 及 Apgar 评分间存在着良好的相关性。因此胎儿头皮血 pH 被认为是判断胎儿是否存在宫内缺氧的最准确方法。胎儿头皮血 pH 正常值为 7.25～7.35。如 pH 为 7.2～7.24 为胎儿酸血症前期,应警惕有胎儿窘迫可能,此时应给孕妇吸氧。pH<7.2 则表示重度酸中毒,是胎儿危险的征兆,应尽快结束分娩。胎儿头皮血血气分析值在正常各产程中的变化见表 11-2。

表 11-2　胎儿头皮血血气分析值在正常各产程中的变化

类别	第一产程早期	第一产程末期	第二产程
pH	7.33±03	7.32±02	7.29±04
PCO_2(mmHg)	440±45	420±5.10	46.30±4.20
PO_2(mmHg)	21.80±2.60	21.30±2.10	170±20
HCO_3(mmol/L)	20.10±1.20	19.10±2.10	170±20
BE(mmol/L)	3.90±1.90	4.10±2.50	6.40±1.80

胎儿的 pH 还受母体 pH 水平的影响。产程中母体饥饿、脱水、体力消耗可致代谢性酸中毒,过度通气可致呼吸性碱中毒,均可影响胎儿。为消除母源性酸中毒对胎儿头皮血血气分析的影响,可根据母儿间血气的差异进行判断。

(1)母子间血气 pH 差值(△pH):<0.15 表示胎儿无酸中毒,0.15～0.2 为可疑,>0.2 为胎儿酸中毒。

(2)母子间碱短缺值:2～3 mEq/L 表示胎儿正常,>3 mEq/L 为胎儿酸中毒。

(3)母子间 Hb 5 g/dL 时的碱短缺值:<0 或由正值变为负值表示胎儿酸中毒。

胎儿头皮血 pH 测定是一种创伤性的检查方法,只能得到瞬时变化而不能连续监测,因而限制了它的应用。当电子胎心监护初筛异常时,可考虑行胎儿头皮血气测定,如临床及胎心监护已确定重度胎儿宫内窘迫,应迅速终止妊娠而抢救胎儿,不必再做头皮血气测定。

6.母体情况观察

(1)生命体征:测量产妇的血压、体温、脉搏和呼吸频率并记录。一般第一产程期间宫缩时血压升高5～10 mmHg,间歇期恢复原状。应每隔 4～6 小时测量 1 次。发现血压升高应增加测量次数。

(2)饮食:鼓励产妇少量多次进食,吃高热量易消化食物,并注意摄入足够水分,以保证充沛的精力和体力。

(3)活动与休息:宫缩不强且未破膜时,产妇可在室内适当活动,有助于产程进展和减轻产痛。待产时产妇的体位应以产妇感到舒适为准。已破膜者应该卧床,如果胎头已衔接,取平卧位即可,如胎头未衔接或臀位、横位时,应取臀高位,以免发生脐带脱垂。如产妇精神过度紧张,宫缩时喊叫不安,应安慰产妇,在宫缩时指导做深呼吸动作,也可用双手轻揉下腹部或腰骶部。产时镇痛可适当的应用哌替啶 50～100 mg 及异丙嗪 25 mg,可 3～4 小时肌内注射 1 次。也可选择连续硬膜外麻醉镇痛。

(4)排尿与排便:应鼓励产妇每 2～4 小时排尿一次,以免膀胱充盈影响宫缩及胎头下降。因胎头压迫引起排尿困难者,必要时可导尿。初产妇宫口扩张<4 cm,经产妇宫口扩张<2 cm时可行温肥皂水灌肠,既能避免分娩时粪便污染,又能反射作用刺激宫缩加速产程进展。但胎膜早破、阴道流血、胎头未衔接、胎位异常、有剖宫产史、宫缩很强估计 1 小时内将分娩者或患严重产科并发症如心脏病等,均不宜灌肠。

二、第二产程及其处理

(一)临床表现

宫口开全后仍未破膜,常影响胎头的下降,应行人工破膜。破膜后宫缩常暂时停止,产妇略感舒适,随后宫缩重现且较前增强,每次持续时间可达 1 分钟,间歇期仅 1～2 分钟。当胎头降至骨盆出口压迫盆底组织时,产妇有排便感,不由自主向下屏气。随着产程进展,会阴会渐渐膨隆和变薄,肛门松弛。于宫缩时胎头露于阴道口,且露出部分不断增大;在宫缩间歇期又缩回阴道内,称为胎头拨露。随产程进展,胎头露出部分逐渐增多,宫缩间歇期胎头不再缩回,称为胎头着冠,此时胎头双顶径超过骨盆出口。会阴极度扩张,应注意保护会阴,娩出胎头。随后胎头复位和外旋转,前肩、后肩和胎体相继娩出,后羊水随之涌出。经产妇第二产程短,有时仅需几次宫缩即可完成胎头娩出。胎儿娩出后产妇顿感轻松。

(二)产程的观察和处理

1.密切监护胎心及产程进展

第二产程宫缩频且强,应密切观察子宫收缩有无异常及胎先露的下降情况。警惕病理性缩复环及强直性子宫收缩的出现,同时密切观察胎心的变化,每 5～10 分钟听胎心 1 次(或间隔 2～3 次宫缩听 1 次胎心),如有胎心异常则增加听胎心的次数,有条件者应使用胎心电子监护。尤其应注意观察胎心与宫缩的关系,若第二产程在胎头娩出前,由于脐带受压或受到牵引,可出现变异减速,除非反复多次出现中、重度变异减速,否则不被认为对胎儿有害。如出现胎心变慢且在宫缩后不恢复和恢复慢,应尽快结束分娩。发现第二产程延长,应及时查找原因,采取相应措施尽快结束分娩,避免胎头长时间受压,引起胎儿窘迫、颅内出血等并发症发生。

2.指导产妇用力

宫口开全后,医护人员应指导产妇正确用力。方法是让产妇双膝屈曲外展,双脚蹬在产床上,双手握住产床的把手。一旦出现宫缩,产妇深吸气屏住,并向上拉把手,使身体向下用力如排便状,以增加腹压。子宫收缩间期时,产妇呼气,全身肌肉放松,安静休息。当宫缩再次出现时再用同样的屏气用力动作,以加速产程的进展。当胎头着冠后,宫缩时不应再令产妇用力,以免胎头娩出过快而使会阴裂伤。

指导产妇正确用力十分重要,若用力不当使产妇消耗体力或造成不应有的软产道裂伤。尤其应注意的是宫口尚未开全,不可过早屏气用力,因当胎头位置低已深入骨盆到达盆底时,也可使产妇产生排便感并不自觉地用力。但此时用力非但不利于加速产程的进展,反而使宫颈被挤压在骨盆和胎头之间,从而使宫颈循环障碍而造成宫颈水肿,影响宫口开大而造成难产。

3.接产准备

初产妇宫口开全,经产妇宫口扩张 4 cm 且宫缩规律有力时,应将产妇送至产房做好接产准备工作。让产妇仰卧于产床上(或坐于特制的产椅上),两腿屈曲分开,露出外阴部,在臀下放一便盆或塑料布,用消毒纱布球蘸肥皂水擦洗外阴部,顺序是大小阴唇、阴阜、大腿内上1/3、会阴及肛门周围(图 11-21)。然后用温开水冲掉肥皂水,为防止冲洗液流入阴道,用消毒干纱布盖住阴道口,最后以 0.1%新洁尔灭冲洗或涂以碘附进行消毒,随后取下阴道的纱布球和臀下的便盆或塑料布,铺以消毒巾于臀下。接产者按无菌操作常规洗手后穿手术衣及戴手套,打开产包,铺好消毒巾,准备接产。

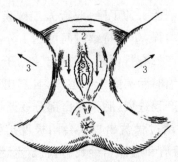

图 11-21　外阴消毒顺序

4.接产

(1)接产的要领:产妇必须与接产者充分合作;保护会阴的同时协助胎头俯屈,让胎头以最小的径线(枕下前囟径)在宫缩间歇时缓慢的通过阴道口,是预防会阴撕裂的关键;控制胎肩娩出速度,胎肩娩出时也要注意保护会阴。

(2)产妇的产位:分娩时产妇的体位可分为仰卧位和坐位两种。

仰卧位分娩:目前国内多数产妇分娩取仰卧位。

其优点:①有利于经阴道助产手术的操作如会阴切开术、胎头吸引术、产钳术等;②对新生儿处理较为便利。

但从分娩的生理来说,并非理想体位。

其缺点:①妊娠子宫压迫下腔静脉,使回心血量减少,产妇可出现仰卧位低血压;②仰卧位使骨盆的可塑性受限,且宫缩的效率较低,从而增加难产的机会;③胎儿的重力失去应有的作用,并导致产程延长;④增加产妇的不安和产痛等。

基于上述原因,仰卧位分娩时继发性宫缩乏力和胎儿窘迫的发生率较坐位分娩高,异常分娩也较多。所以它不是理想的分娩体位。

坐位分娩的优点和缺点如下所示。

其优点:①可提高宫缩效率,缩短产程。由于胎儿的纵轴和产轴一致,故能充分发挥胎儿的重力作用,可使抬头对宫颈的压力增加。②由于子宫胎盘的血供改善,也可使宫缩加强,胎儿窘迫和新生儿窒息的发生率降低。③可减少骨盆的倾斜度,有利于胎头入盆和分娩机制的顺利完成。④X线检查表明,由于仰卧位改坐位时,可使坐骨棘间距平均增加 0.76 cm。骨盆出口前后径增加 1～2 cm,骨盆出口面积平均增加 28%。⑤产妇分娩时感觉较舒适,由于产妇在分娩过程中可以环视周围的一切,并与医护人员保持密切联系,可减轻其紧张和不安的情绪。

其缺点:①分娩时间不宜过长,否则易发生阴部水肿;②坐位分娩时胎头娩出较快,易造成新生儿颅内出血及阴道、会阴裂伤;③接生人员需保护会阴和新生儿处理不便,这也是目前坐位分娩较少采用的主要原因。

自 20 世纪 80 年代以来,已对坐式产床做了不少的改进,其基本的构造包括靠背、座椅、扶手和脚踏板等部分。产床的靠背部分是可调节的,在分娩过程中可根据宫缩的情况和胎头下降的程度适当的调整靠背的角度。在胎头即将娩出时可将靠背放平使产妇改为仰卧位,以便于助产者保护会阴和控制胎头娩出的速度。初产妇宫口开全或近开全,经产妇宫口开大 8 cm 时,在坐式产床上就坐,靠背角度为 60°～80°。在上坐式产床后 1 小时内分娩最好,时间过长容易引起会阴水肿。

(3)接产步骤(图 11-22):接产者站在产妇的右侧,当胎头拨露使阴唇后联合紧张时,开始保护会阴。

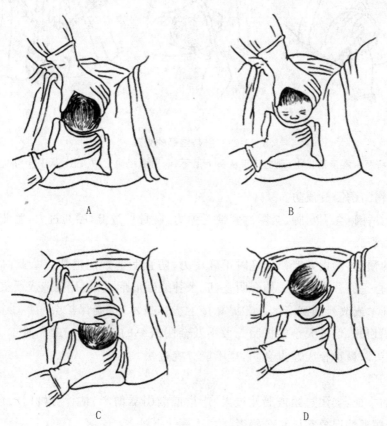

A

B

C

D

图 11-22　接产步骤
A.保护会阴,协助抬头俯屈;B.协助胎头仰伸;C.助前肩娩出;D.助后肩娩出

具体方法如下:在会阴部盖上一块消毒巾,接产者右肘支在产床上,右手拇指与其余四指分开,每当宫缩时以手掌大鱼际肌向内上方托住会阴部,同时左手应轻轻下压胎头枕部,协助

胎头俯屈,且使胎头缓慢下降。宫缩间歇期,保护会阴的右手应当松弛,以免压迫过久引起会阴部水肿。当胎头枕部在耻骨弓下露出时,左手应按分娩机制协助胎头仰伸。此时若宫缩强,应嘱产妇张口哈气以缓解腹压的作用,让产妇在宫缩间歇期使稍向下屏气,以使胎头缓慢娩出。胎头娩出后,右手仍需保护会阴,不要急于娩出胎肩,而应先以左手自其鼻根向下颌挤压,挤出口、鼻内的黏液和羊水,然后协助胎头复位及外旋转,使胎儿双肩径与骨盆出口前后径相一致。接产者的左手将胎儿颈部向下轻压,使前肩自耻骨弓下先娩出,继之再托胎颈向上,使后肩从会阴前缘缓慢娩出。双肩娩出后,保护会阴的右手方可离开会阴部。最后双手协助胎体和下肢相继以侧位娩出,并记录胎儿娩出时间。

　　胎儿娩出后1～2分钟内断扎脐带。若当胎头娩出时,见脐带绕颈一周且较松时,可用手将脐带顺胎肩推下或从胎头滑下。若脐带绕颈过紧或绕颈两周或两周以上,可先用两把血管钳将脐带一段夹住并从中间剪断,注意勿伤及胎儿颈部,待松弛脐带后协助胎肩娩出(图11-23)。

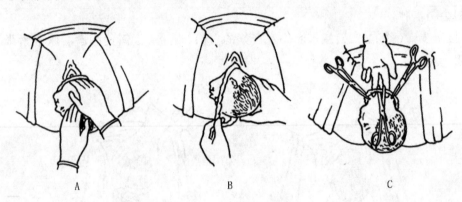

图11-23　脐带绕颈的处理

A.将脐带顺肩部推上;B.把脐带从头上退下;C.用两把血管钳夹住,从中间剪断

　　(4)会阴裂伤的诱因及预防。

　　会阴裂伤的诱因:会阴水肿、会阴过紧缺乏弹力,耻骨弓过低,胎儿过大,胎儿娩出过快等,均易造成会阴撕裂。

　　会阴裂伤的预防:①指导产妇分娩时正确用力,防止胎儿娩出过快。②及时发现会阴、产道的异常,选择合适的分娩方式。如会阴坚韧、水肿或瘢痕形成,估计会造成严重裂伤时,可作较大的会阴切开术或改行剖宫产术。③提高接生操作技术,正确保护会阴。④初产妇行阴道助产前应作会阴切开,切开大小根据胎儿大小及会阴组织的伸展性。助产时术者与助手要密切配合,要求胎头以最小径线通过会阴,且不能分娩过快、过猛。

　　(5)会阴切开。

　　会阴切开的指征:会阴过紧或胎儿过大,产钳或吸引器助产,估计分娩时会阴撕裂不可避免者,或母儿有病理情况急需结束分娩者。

　　会阴切开的时间:①一般在宫缩时可看到胎头露出外阴口3～4 cm时切开,可以防止产后盆底松弛,避免膀胱膨出,直肠膨出及尿失禁;②也有主张胎头着冠时切开,可以减少出血;③决定手术助产时切开。过早的切开不仅无助于胎儿的娩出,反而会导致出血量的增加。

　　会阴切开术:包括会阴后-侧切开术和会阴正中切开。常用以下两种术式。①会阴左侧后-侧切开术:阴部神经阻滞及局部浸润麻醉生效后,术者于宫缩时以左手食中两指伸入阴道内撑起左侧阴道壁,右手用钝头剪刀自会阴后联合中线向左侧 45°,在宫缩开始时剪开会阴 4～5 cm。若会阴高度膨隆则需外旁开 60°～70°。若会阴体短则以阴唇后联合上 0.5 cm 处为切口起点。会阴侧切时切开球海绵体肌,会阴深、浅横肌及部分肛提肌,切开后用纱布压迫止血。此法可充分扩大阴道口,适于胎儿较大及辅助难产手术,其缺点为出血多,愈合后瘢痕较大。②会阴正中切开术:局部浸润麻醉后,术者于宫缩时沿会阴后联合正中垂直剪开 2 cm。此法切开球海绵体肌及中心腱,出血少,术后组织肿胀疼痛轻微。但切口有自然延长撕裂肛门括约肌危险,胎儿大或接产技术不熟练者不宜采用。

会阴缝合:一般在胎盘娩出后,检查软产道有无裂伤,然后缝合会阴切口。会阴缝合的关键必须彻底止血,重建解剖结构。缝合完毕后亦行肛指检查缝线是否穿过直肠黏膜,如确有缝线穿过黏膜,则应拆除重缝。

三、第三产程及其处理

(一)胎盘剥离的机制

胎儿娩出后,子宫底降至脐平,产妇有轻松感,宫缩暂停数分钟后再次出现。由于子宫腔容积突然明显缩小,而胎盘不能相应的缩小而与子宫壁发生错位而剥离,剥离面出血,形成胎盘后血肿。由于子宫继续收缩,剥离面积继续扩大,直至胎盘完全剥离而娩出。

(二)胎盘剥离的征象

(1)子宫体变硬呈球形,胎盘剥离后降至子宫下段,下段被扩张,子宫体呈狭长形被推向上,宫底升高达脐上。

(2)剥离的胎盘降至子宫下段,使阴道口外露的一段脐带自行延长。

(3)若胎盘从边缘剥离时有少量阴道流血,若胎盘从中间剥离时则无阴道流血。

(4)用手掌尺侧在产妇耻骨联合上方轻压子宫下段时,子宫体上升而外露的脐带不再回缩(图 11-24)。

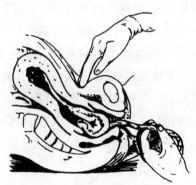

图 11-24 胎盘剥离后在耻骨联合上方压子宫,脐带不再回缩

(三)胎盘娩出方式

胎盘剥离和娩出的方式有两种。

(1)胎儿面娩出式:即胎盘以胎儿面娩出。胎盘从中央开始剥离,然后向周围剥离,剥离血液被包于胎膜内。其特点是胎盘先娩出,随后见少量的阴道流血。这种娩出方式多见。

（2）母体面娩出式：即胎盘以母体面娩出。胎盘从边缘开始剥离，血液沿剥离面流出，最后整个胎盘反转娩出。其特点是先有较多的阴道流血随后胎盘娩出，这种方式较少。

（四）第三产程的处理

1.协助胎盘胎膜娩出

正确处理胎盘娩出，可减少产后出血的发生率。为了使胎盘迅速剥离减少出血，可在胎肩娩出后，静脉注射缩宫素 10 U。接产者切忌在胎盘尚未完全剥离之前，用手按揉、下压宫底或牵拉脐带，以免引起胎盘部分剥离出血或拉断脐带，甚至造成子宫内翻。当确认胎盘完全剥离时，于宫缩时以左手握住宫底（拇指置于子宫前壁，其余四指放在子宫后壁）并按压，同时右手轻拉脐带、协助娩出胎盘（图 11-25）。

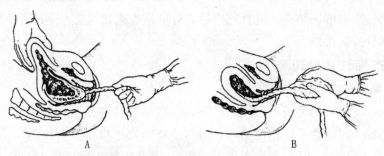

图 11-25　协助胎盘胎膜娩出

A.右手轻拉脐带，协助娩出胎盘；B.双手捧住胎盘，协助胎膜完全剥出

当胎盘娩出至阴道口时，接产者用双手捧住胎盘，向一个方向旋转并缓慢向外牵拉，协助胎膜完整剥离娩出。若在胎盘娩出过程中，发现胎膜部分断裂，可用血管钳夹住断裂上端的胎膜，再继续向原方向旋转，直至胎膜完全娩出。胎盘胎膜娩出后，按摩子宫刺激其收缩以减少出血。在按摩子宫的同时注意观察出血量。

2.检查胎盘胎膜

将胎盘铺平，先检查胎盘母体面的胎盘小叶有无缺损，疑有缺损时可用 Küstener 牛乳测试法（从脐静脉注入牛乳，若见牛乳自胎盘母体面溢出，则溢出部位为胎盘小叶缺损部位）。然后将胎盘提起，检查胎膜是否完整。再检查胎盘胎儿面边缘有无血管断裂，以便及时发现副胎盘。副胎盘为另一个小胎盘与正常的胎盘分离，但两者间有血管相连（图 11-26）。若有副胎盘、部分胎盘残留或大块胎膜残留，应无菌操作伸手入宫腔内取出残留组织。若仅有少量胎膜残留，可给予子宫收缩剂待其自然排出。详细记录胎盘娩出时间，方式，以及胎盘大小和重量。胎盘娩出后子宫应呈强直性收缩，硬如球状，阴道出血很少。

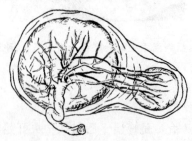

图 11-26　副胎盘

3.检查软产道

胎盘娩出后,应仔细检查软产道(包括会阴、小阴唇内侧、尿道口周围、前庭、阴道和宫颈)有无裂伤。如有裂伤应立即按原来的解剖位置或层次逐层缝合。

4.预防产后出血

正常分娩出血量多不超过 300 mL。对既往有产后出血史或易发生产后出血的产妇(如分娩次数≥5 次的多产妇、多胎妊娠、羊水过多、滞产等),可在胎儿前肩娩出后静脉注射麦角新碱0.2 mg,或缩宫素10 IU加于 25%葡萄糖液 20 mL 内静脉注射,也可在胎儿娩出后立即经胎盘部脐静脉快速注入加入10 IU 缩宫素的生理盐水 20 mL,均能促使胎盘迅速剥离减少出血。若胎盘尚未完全剥离而阴道出血多时,应行手取胎盘术。若胎儿已娩出 30 分钟,胎盘仍未排出,出血不多时,应排空膀胱,再轻轻按压子宫及静脉注射缩宫素,仍不能使胎盘排出时,再行手取胎盘术。若胎盘娩出后出血多时,可经下腹部直接注入宫体肌壁内或肌内注射麦角新碱0.2~0.4 mg,并将缩宫素 20IU 加于 5%葡萄糖液 500 mL 内静脉滴注。

手取胎盘时若发现宫颈内口较紧者,应肌内注射阿托品 0.5 mg 及哌替啶 100 mg。术者需更换手术衣及手套,外阴再次消毒后,将一手手指并拢呈圆锥状直接伸入宫腔。手掌面向着胎盘母体面,手指并拢以手掌尺侧缘缓慢将胎盘从边缘开始逐渐自子宫壁分离,另一手在腹部压宫底(图 11-27)。待确认胎盘已全部剥离方可取出胎盘,取出后立即肌内注射子宫收缩剂。注意操作必须轻柔,避免暴力强行剥离或用手抓挖宫壁,防止子宫破裂。若找不到疏松的剥离面,不能分离者,可能是植入性胎盘,不应强行剥离。取出的胎盘立即检查是否完整,若有缺损应再次以手伸入宫腔清除残留胎盘及胎膜,应尽量减少进出宫腔次数。必要时可用大刮匙刮宫。

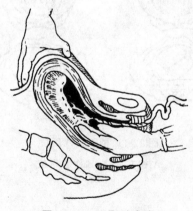

图 11-27　手取胎盘术

5.产后观察

分娩结束后应仔细收集并记录产时的出血量。产妇应继续留产房观察 2 小时,注意产妇的一般情况、子宫收缩、子宫底高度、膀胱充盈情况、阴道流血量、会阴及阴道有无血肿等,发现异常情况及时处理。产后 2 小时后,将产妇和新生儿送回病房。

第十二章 异常分娩

第一节 胎位异常

胎位异常是造成难产的常见因素之一。分娩时枕前位约占90%,而胎位异常约占10%。其中胎头位置异常居多。有因胎头在骨盆内旋转受阻的持续性枕横位、持续性枕后位;有因胎头俯屈不良呈不同程度仰伸的面先露、额先露;还有高直位、前不均倾位等。胎头位置异常总计占6%~7%,胎产式异常的臀先露占3%~4%,肩先露极少见。此外还有复合先露。

一、持续性枕后位或持续性枕横位

在分娩过程中,胎头以枕后位或枕横位衔接,在下降过程中,强有力的子宫收缩(简称宫缩)多能使胎头向前转135°或90°,转成枕前位而自然分娩。如胎头持续不能转向前方,直至分娩后期,仍然位于母体骨盆的后方或侧方,致使发生难产者,称为持续性枕后位(图12-1)或持续性枕横位。

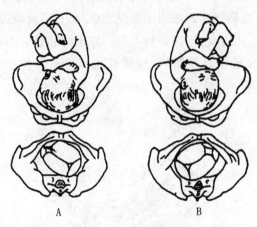

图 12-1 持续性枕后位
A.枕左后位;B.枕右后位

(一)原因

1.骨盆狭窄

男型骨盆或类人猿型骨盆,其特点是入口平面前半部较狭窄,后半部较宽大,胎头较容易以枕后位或枕横位衔接,又常伴中骨盆狭窄,影响胎头在中骨盆平面向前旋转,致使成为持续性枕后位或持续性枕横位。

2.胎头俯屈不良

如胎头以枕后位衔接,胎儿脊柱与母体脊柱接近,不利于胎头俯屈,胎头前囟成为胎头下降的最低部位,而最低点又常转向骨盆前方,当前囟转至前方或侧方时,胎头枕部转至后方或侧方,形成持续性枕后位或持续性枕横位。

(二)诊断

1.临床表现

临产后,胎头衔接较晚或俯屈不良,由于枕后位的胎先露部不易紧贴子宫颈(简称宫颈)和子宫下段,常导致宫缩乏力及宫颈扩张较慢;因枕骨持续位于骨盆后方压迫直肠,产妇自觉肛门坠胀及排便感,致使宫口尚未开全时,过早使用腹压,容易导致宫颈前唇水肿和产妇疲劳,影响产程进展,常导致第二产程延长。

2.腹部检查

头位胎背偏向母体的后方或侧方,母体腹部的2/3被胎体占有,肢体占1/3者为枕前位,胎体占1/3而肢体占2/3者为枕后位。

3.阴道(肛门)检查

宫颈部分扩张或开全时,感到盆腔后部空虚,胎头矢状缝位于骨盆斜径上,前囟在骨盆右前方,后囟(枕部)在骨盆左后方为枕左后位,反之为枕右后位;当发现产瘤(胎头水肿)、颅骨重叠,囟门触不清时,需借助胎儿耳郭及耳屏位置及方向判定胎位。如耳郭朝向骨盆后方,则可诊断为枕后位;如耳郭朝向骨盆侧方,则为枕横位。

4.B超检查

根据胎头颜面及枕部的位置,可以准确探清胎头位置以明确诊断。

(三)分娩机制

胎头多以枕横位或枕后位衔接。如在分娩过程中,不能转成枕前位时,可有以下两种分娩机制。

1.枕后位(枕左后、枕右后)

胎头枕部到达中骨盆,向后行45°内旋转,使矢状缝与骨盆前后径一致,胎儿枕部朝向骶骨成枕后位。其分娩方式有两种(图12-2)。

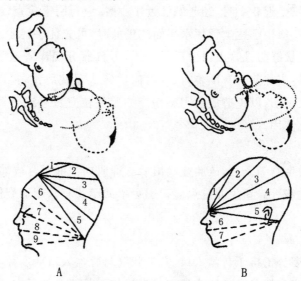

图12-2 枕后位分娩机制
A.枕后位以前囟为支点娩出(胎头俯屈较好);B.枕后位以鼻根为支点娩出(胎头俯屈不良)

（1）胎头俯屈较好：当胎头继续下降至前囟抵达耻骨弓下时，以前囟为支点，胎头俯屈，使顶部和枕部自会阴前缘娩出，继之胎头仰伸，相继由耻骨联合下娩出额、鼻、口、颏。此种分娩方式为枕后位经阴道分娩最常见的方式。

（2）胎头俯屈不良：当鼻根出现在耻骨联合下缘时，以鼻根为支点，胎头先俯屈，从会阴前缘娩出前囟、顶部及枕部，然后胎头仰伸，使鼻、口、颏部相继由耻骨联合下娩出。因胎头以较大的枕额周径旋转，胎儿娩出困难，多需手术助产。

2.枕横位

部分枕横位于下降过程中无内旋转动作，或枕后位的胎头枕部仅向前旋转45°成为持续性枕横位，多数需徒手将胎头转成枕前位后自然或助产娩出。

（四）对母儿的影响

1.对产妇的影响

常导致继发宫缩乏力，产程延长，常需手术助产；容易发生软产道损伤，增加产后出血及感染的机会；如胎头长时间压迫软产道，可发生缺血、坏死、脱落，形成生殖道瘘。

2.对胎儿的影响

由于第二产程延长和手术助产机会增多，常引起胎儿窘迫和新生儿窒息，使围生儿发病率和死亡率增高。

（五）治疗

1.第一产程

严密观察产程，让产妇朝向胎背侧方向侧卧，以利胎头枕部转向前方。如宫缩欠佳，可静脉滴注缩宫素。宫口开全之前，嘱产妇不要过早屏气用力，以免引起宫颈水肿而阻碍产程进展。如果产程无明显进展或出现胎儿窘迫，需行剖宫产术。

2.第二产程

如第二产程初产妇已近2小时，经产妇已近1小时，应行阴道检查，再次判断头盆关系，决定分娩方式。当胎头双顶径已达坐骨棘水平面或更低时，可先徒手转胎儿头部，待枕后位或枕横位转成枕前位，使矢状缝与骨盆出口前后径一致，可自然分娩或阴道手术助产（低位产钳或胎头吸引器助产）；如转成枕前位有困难时，也可向后转成正枕后位，再以低产钳助产，但以枕后位娩出时，需行较大侧切，以免造成会阴裂伤。如胎头位置较高或怀疑头盆不称，均需行剖宫产术，中位产钳禁止使用。

3.第三产程

因产程延长，易发生宫缩乏力，故胎盘娩出后立即肌内注射子宫收缩药，防止产后出血；有软产道损伤者，应及时修补。新生儿重点监护。手术助产及有软产道裂伤者，产后给予抗生素预防感染。

二、高直位

胎头以不屈不仰姿势衔接于骨盆入口，其矢状缝与骨盆入口前后径一致，称为高直位。高直位是一种特殊的胎头位置异常。胎头的枕骨在母体耻骨联合的后方，称高直前位，又称枕耻位（图12-3）；胎头枕骨位于母体骨盆骶岬前，称高直后位，又称枕骶位（图12-4）。

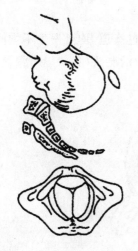

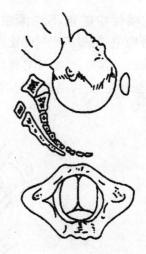

图 12-3　高直前位(枕耻位)　　　　　图 12-4　高直后位(枕骶位)

(一)诊断

1.临床表现

临产后胎头不俯屈,胎头进入骨盆入口的径线增大,胎头迟迟不能衔接,胎头下降缓慢或停滞,宫颈扩张也缓慢,致使产程延长。

2.腹部检查

枕耻位时,胎背靠近腹前壁,不易触及胎儿肢体,胎心位置稍高在腹中部听得较清楚;枕骶位时,胎儿小肢体靠近腹前壁,有时在耻骨联合上方,可清楚地触及胎儿下颏。

3.阴道检查

阴道检查发现胎头矢状缝与骨盆前后径一致,前囟在耻骨联合后,后囟在骶骨前,为枕骶位,反之为枕耻位。由于胎头紧嵌于骨盆入口处,妨碍胎头与宫颈的血液循环,阴道检查时常可发现产瘤,其范围与宫颈扩张程度相符合。一般直径为 3～5 cm,产瘤一般在两顶骨之间,因胎头有不同程度的仰伸所致。

(二)分娩机制

1.枕耻位

如胎儿较小、宫缩强,可使胎头俯屈、下降,双顶径达坐骨棘平面以下时,可能经阴道分娩;但胎头俯屈不良而无法入盆时,需行剖宫产。

2.枕骶位

胎背与母体腰骶部贴近,妨碍胎头俯屈及下降,使胎头处于高浮状态,迟迟不能入盆。

(三)治疗

1.枕耻位

可给予试产,加速宫缩,促使胎头俯屈,有望阴道分娩或手术助产,如试产失败,应行剖宫产。

2.枕骶位

一经确诊,应行剖宫产。

三、枕横位中的前不均倾位

头位分娩中,胎头不论采取枕横位、枕后位或枕前位通过产道,均可发生不均倾势(胎头侧屈),枕横位时较多见,枕前位与枕后位时较罕见。而枕横位的胎头(矢状缝与骨盆入口横径一致)如以前顶骨先入盆,则称为前不均倾(图12-5)。

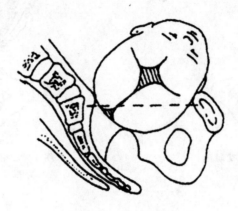

图 12-5 前不均倾位

(一)诊断

1.临床表现

因胎头迟迟不能入盆,宫颈扩张缓慢或停滞,使产程延长,前顶骨紧嵌于耻骨联合后方压迫尿道和宫颈前唇,导致尿潴留,宫颈前唇水肿及胎膜早破。胎头受压过久,可出现产瘤。左枕横时产瘤于右顶骨上;右枕横时产瘤于左顶骨上。

2.腹部检查

前不均倾时胎头不易入盆。临产早期,于耻骨联合上方可扪到前顶部,随产程进展,胎头继续侧屈使胎头与胎肩折叠于骨盆入口处。因胎头折叠于胎肩之后,使胎肩高于耻骨联合平面,于耻骨联合上方只能触到一侧胎肩而触不到胎头。

3.阴道检查

胎头矢状缝在骨盆入口横径上,向后移靠近骶岬,同时前、后囟一起后移,前顶骨紧紧嵌于耻骨联合后方,致使盆腔后半部空虚,而后顶骨大部分嵌在骶岬之上。

(二)分娩机制

以枕横位入盆的胎头侧屈,多数以后顶骨先入盆,滑入骶岬下骶骨凹陷区,前顶骨再滑下去,至耻骨联合成为均倾姿势;少数以前顶骨先入盆。由于耻骨联合后面平直,前顶骨受阻,嵌顿于耻骨联合后面,而后顶骨架在骶岬之上,无法下降入盆。

(三)治疗

一经确诊为前不均倾位,应尽快行剖宫产术。

四、面先露

面先露多于临产后发现。面先露时因胎头极度仰伸,使胎儿枕部与胎背接触。面先露以颏为指示点,有颏左前、颏左横、颏左后、颏右前、颏右横和颏右后6种胎位。以颏左前位和颏右后位多见,经产妇多于初产妇。

（一）诊断

1.腹部检查

因胎头极度仰伸入盆受阻，胎体伸直，宫底位置较高。颏左前位时，在母体腹前壁容易扪及胎儿肢体，胎心由胸部传出，故在胎儿肢体侧的下腹部听得清楚。颏右后位时，于耻骨联合上方可触及胎儿枕骨隆突与胎背之间有明显的凹陷，胎心遥远而弱。

2.阴道（肛门）检查

阴道检查可触到高低不平、软硬不均的颜面部，如宫口开大时，可触及胎儿的口、鼻、颧骨及眼眶，并根据颏部所在位置确定其胎位。

（二）分娩机制

见图 12-6。

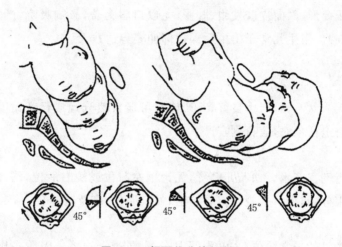

图 12-6　颜面位分娩机制

1.颏左前

胎头以仰伸姿势入盆、下降，胎儿面部达骨盆底时，胎头极度仰伸，颏部为最低点，故转向前方。胎头继续下降并极度仰伸，当颏部自耻骨弓下娩出后，极度仰伸的胎颈前面处于产道的小弯（耻骨联合），胎头俯屈时，胎头后部能够适应产道的大弯（骶骨凹），使口、鼻、眼、额、前囟及枕部自会阴前缘相继娩出，但产程明显延长。

2.颏右后

胎儿面部达骨盆底后，有可能经内旋转 135°以颏左前位娩出（图 12-7A）。如因内旋转受阻，成为持续性颏右后位，胎颈极度伸展，不能适应产道的大弯，足月活胎不能经阴道娩出（图12-7B）。

（三）对母儿的影响

1.对产妇的影响

颏左前时因胎儿面部不能紧贴子宫下段及宫颈，常引起宫缩乏力，致使产程延长，颜面部骨质不能变形，易发生会阴裂伤。颏右后位时可发生梗阻性难产，如不及时发现、准确处理，可导致子宫破裂，危及产妇生命。

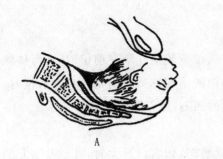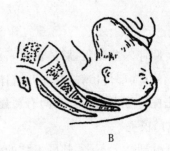

图 12-7　颏前位及颏后位分娩示意图

A.颏前位可以自然娩出；B.持续性颏后位不能自然娩出

2.对胎儿和新生儿的影响

胎儿面部受压变形，颜面皮肤发绀、肿胀，尤以口唇为著，影响吸吮，严重时会发生会厌水肿，影响呼吸和吞咽。新生儿常于出生后保持仰伸姿势达数天。

(四)治疗

1.颏左前位

颏左前位如无头盆不称，产力良好，经产妇有可能自然分娩或行产钳助娩；初产妇有头盆不称或出现胎儿窘迫征象时，应行剖宫产。

2.颏右后位

颏右后位应行剖宫产术。如胎儿畸形，无论颏左前位或颏右后位，均应在宫口开全后，全麻下行穿颅术结束分娩，术后常规检查软产道，如有裂伤，应及时缝合。

五、臀先露

臀先露是最常见的异常胎位，占妊娠足月分娩的 3%～4%。因胎头比胎臀大，且分娩时后出胎头无法变形，往往娩出困难；加之脐带脱垂较常见，使围生儿死亡率增高，为枕先露的 3～8 倍。臀先露以骶骨为指示点，有骶左前、骶左横、骶左后、骶右前、骶右横和骶右后 6 种胎位。

(一)原因

妊娠 30 周以前，臀先露较多见，妊娠 30 周以后，多能自然转成头先露。持续为臀先露原因尚不十分明确，可能的因素有以下几种。

1.胎儿在子宫腔(简称宫腔)内活动范围过大

羊水过多、经产妇腹壁松弛及早产儿羊水相对偏多，胎儿在宫腔内自由活动形成臀先露。

2.胎儿在宫腔内活动范围受限

子宫畸形(如单角子宫、双角子宫等)、胎儿畸形(如脑积水等)、双胎、羊水过少、脐带缠绕致脐带相对过短等均易发生臀先露。

3.胎头衔接受阻

狭窄骨盆、前置胎盘、肿瘤阻塞盆腔等，也易发生臀先露。

(二)临床分类

根据胎儿两下肢的姿势分为以下几种。

1.单臀先露或腿直臀先露

胎儿双髋关节屈曲,双膝关节直伸。以臀部为先露,最多见。

2.完全臀先露或混合臀先露

胎儿双髋关节及膝关节均屈曲,有如盘膝坐,以臀部和双足为先露,较多见。

3.不完全臀先露

胎儿以一足或双足、一膝或双膝,或一足一膝为先露,膝先露是暂时的,随产程进展或破水后发展为足先露,较少见。

(三)诊断

1.临床表现

孕妇常感肋下有圆而硬的胎头,由于胎臀不能紧贴子宫下段及宫颈,常导致宫缩乏力,宫颈扩张缓慢,致使产程延长。

2.腹部检查

子宫呈纵椭圆形,胎体纵轴与母体纵轴一致,在宫底部可触到圆而硬、按压有浮球感的胎头;而在耻骨联合上方可触到不规则、软且宽的胎臀,胎心在脐左(或右)上方听得最清楚。

3.阴道(肛门)检查

在肛门检查不满意时,阴道检查可扪及软而不规则的胎臀或触到胎足、胎膝,同时了解宫颈扩张程度及有无脐带脱垂发生。如胎膜已破,可直接触到胎臀、外生殖器及肛门,如触到胎足时,应与胎手相鉴别(图 12-8)。

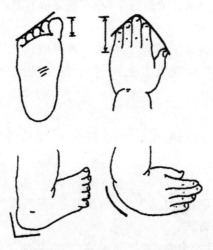

图 12-8　胎手与胎足的区别

4.B超检查

B超能准确探清臀先露类型与胎儿大小、胎头姿势等。

(四)分娩机制

在胎体各部位中,胎头最大,胎肩小于胎头,胎臀最小。头先露时,胎头一经娩出,身体其他部分随即娩出,而臀先露时则不同,较小而软的胎臀先娩出,最大的胎头则最后娩出。为适合产道的条件,胎臀、胎肩、胎头需按一定机制适应产道条件方能娩出,故需要掌握胎臀、胎肩及胎头三部分的分娩机制,以骶右前为例加以阐述。

1.胎臀娩出

临产后,胎臀以粗隆间径衔接于骨盆入口右斜径上,骶骨位于右前方,胎臀继续下降,前髋下降稍快,故位置较低,抵达骨盆底遭到阻力后,前髋向母体右侧行 45°内旋转,使前髋位于耻骨联合后方,此时粗隆间径与母体骨盆出口前后径一致。胎臀继续下降,胎体侧屈以适应产道弯曲度,后髋先从会阴前缘娩出,随即胎体稍伸直,使前髋从耻骨弓下娩出,继之双腿、双足娩出,当胎臀及两下肢娩出后,胎体行外旋转,使胎背转向前方或右前方。

2.胎肩娩出

当胎体行外旋转的同时,胎儿双肩径衔接于骨盆入口右斜径或横径上,并沿此径线逐渐下降,当双肩达骨盆底时,前肩向右旋转 45°转至耻骨弓下,使双肩径与骨盆中、出口前后径一致。同时胎体侧屈使后肩及后上肢从会阴前缘娩出。继之前肩及前上肢从耻骨弓下娩出。

3.胎头娩出

当胎肩通过会阴时,胎头矢状缝衔接于骨盆入口左斜径或横径上,并沿此径线逐渐下降,同时胎头俯屈,当枕骨达骨盆底时,胎头向母体左前方旋转 45°,使枕骨朝向耻骨联合。胎头继续下降,当枕骨下凹到达耻骨弓下缘时,以此处为支点,胎头继续俯屈,使颏、面及额部相继自会阴前缘娩出,随后枕部自耻骨弓下娩出。

(五)对母儿的影响

1.对产妇的影响

胎臀不规则,不能紧贴子宫下段及宫颈,容易发生胎膜早破或继发性宫缩乏力,增加产褥感染与产后出血的风险,如宫口未开全强行牵拉,容易造成宫颈撕裂,甚至延及子宫下段。

2.对胎儿和新生儿的影响

胎臀高低不平,对前羊膜囊施压不均匀,常致胎膜早破、脐带脱垂,造成胎儿窘迫甚至胎死宫内。由于娩出胎头困难,可发生新生儿窒息、臂丛神经损伤及颅内出血等。

(六)治疗

1.妊娠期

妊娠 30 周前,臀先露多能自行转成头位,如妊娠 30 周后仍为臀先露,应注意寻找形成臀位的原因。

2.分娩期

分娩期应根据产妇年龄、胎次、骨盆大小、胎儿大小、臀先露类型,以及有无并发症,于临产初期做出正确判断,决定分娩方式。

(1)择期剖宫产的指征:狭窄骨盆、软产道异常、胎儿体重>3500 g、胎头仰伸、胎儿窘迫、高龄初产、有难产史、不完全臀先露等。

(2)决定阴道分娩的处理:可根据不同的产程分别处理。

第一产程:产妇应侧卧,不宜过多走动,少做肛门检查,不灌肠,尽量避免胎膜破裂。一旦破裂,立即听胎心。如胎心变慢或变快,立即做肛门检查,必要时做阴道检查,了解有无脐带脱垂。如脐带脱垂、胎心好、宫口未开全,为抢救胎儿,需立即行剖宫产术。如无脐带脱垂,可严密观察胎心及产程进展。如出现宫缩乏力,应设法加强宫缩,当宫口开大 4~5 cm 时,胎足即可经宫口娩出阴道。为了使宫颈和阴道充分扩张,消毒外阴之后,使用"堵"外阴方法。即当宫缩时,用消毒巾以手掌堵住阴道口让胎臀下降,避免胎足先下降,待宫口及阴道充分扩张后才让胎臀娩出。此法有利于后出胎头的顺利娩出。在堵的过程中,应每隔 10～15 分钟听胎心 1 次,并注意宫口是否开全。宫口已开全再堵易引起胎儿窘迫或子宫破裂。宫口近开全时,要做好接生和抢救新生儿窒息的准备。

第二产程:接生前,应导尿,排空膀胱。初产妇应做会阴侧切术。可有 3 种分娩方式:①自然分娩。胎儿自然娩出,不做任何牵拉,极少见,仅见于经产妇、胎儿小、产力好、产道正常者。②臀助产术。当胎臀自然娩出至脐部后,胎肩及后出胎头由接生者协助娩出。脐部娩出后,胎头娩出最长不能超过 8 分钟。③臀牵引术。胎儿全部由接生者牵引娩出。此种手术对胎儿损伤大,不宜采用。

第三产程:产程延长,易并发子宫乏力性出血。胎盘娩出后,应静脉推注或肌内注射缩宫素防止产后出血。手术助产分娩于产后常规检查软产道,如有损伤,应及时缝合,并给予抗生素预防感染。

六、肩先露

胎体纵轴和母体纵轴相垂直为横产式,胎体横卧于骨盆入口之上,先露部为肩,称为肩先露。肩先露占妊娠足月分娩总数的 0.1%～0.25%,是对母儿最不利的胎位。除死胎和早产儿肢体可折叠娩出外,足月活胎不可能经阴道娩出。如不及时处理,容易造成子宫破裂,威胁母儿生命。根据胎头在母体左/右侧和胎儿肩胛朝向母体前/后方,分为肩左前、肩右前、肩左后和肩右后4 种胎位。

(一)原因

肩先露与臀先露发生原因类似,初产妇肩先露首先必须排除狭窄骨盆和头盆不称。

(二)诊断

1.临床表现

先露部胎肩不能紧贴子宫下段及宫颈,缺乏直接刺激,容易发生宫缩乏力,胎肩对宫颈压力不均匀,容易发生胎膜早破,破膜后羊水迅速外流,胎儿上肢或脐带容易脱出,导致胎儿窘迫,甚至胎死宫内。随着宫缩不断加强,胎肩及胸廓一部分被挤入盆腔内,胎体折叠弯曲,胎颈被拉长,上肢脱出于阴道口外,胎头和胎臀仍被阻于骨盆入口上方,形成嵌顿性或忽略性肩先露(图 12-9)。

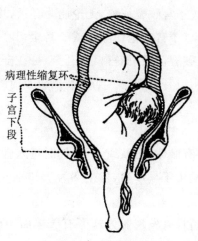

图 12-9　忽略性肩先露

宫缩继续加强,子宫上段越来越厚,子宫下段被动扩张越来越薄。由于子宫上、下段肌壁厚薄相差悬殊,形成环状凹陷,并随宫缩逐渐升高,甚至可达脐上,形成病理性缩复环,是子宫破裂的先兆。如不及时处理,将发生子宫破裂。

2.腹部检查

子宫呈横椭圆形,子宫底高度低于妊娠周数,子宫横径宽,宫底部及耻骨联合上方较空虚,在母体腹部一侧可触到胎头,另一侧可触到胎臀。肩左前时,胎背朝向母体腹壁,触之宽大平坦。胎心于脐周两侧听得最清楚。根据腹部检查多可确定胎位。

3.阴道(肛门)检查

胎膜未破者,因胎先露部浮动于骨盆入口上方,肛门检查不易触及胎先露部;如胎膜已破,宫口已扩张者,阴道检查可触到肩胛骨或肩峰、肋骨及腋窝。腋窝尖端大体为胎儿头端,据此可决定胎头在母体左/右侧,肩胛骨朝向母体前/后方,可决定肩前/后位。例如胎头于母体右侧,肩胛骨朝向后方,则为肩右后位。胎手若已脱出阴道口外,可用握手法鉴别是胎儿左手或右手,因检查者只能与胎儿同侧手相握,例如肩右前位时左手脱出,检查者用左手与胎儿左手相握。以此类推。

4.B超检查

B超检查能准确探清肩先露,并能确定具体胎位。

(三)治疗

1.妊娠期

妊娠后期发现肩先露应及时矫正。可采用胸膝卧位或试行外倒转术转成纵产式(头先露或臀先露)并包扎腹部以固定产式。如矫正失败,应提前入院决定分娩方式。

2.分娩期

根据胎产式、胎儿大小、胎儿是否存活、宫颈扩张程度、胎膜是否破裂、有无并发症等决定分娩方式。

(1)足月、活胎、未临产,择期剖宫产术。

(2)足月、活胎、已临产,无论破膜与否,均应行剖宫产术。

(3)已出现先兆子宫破裂或子宫破裂征象,无论胎儿存活,均应立即剖宫产,术中如发现宫腔感染严重,应将子宫一并切除(子宫次全切除术或子宫全切除术)。

(4)胎儿已死,无先兆子宫破裂征象,如宫口已开全,可在全麻下行断头术或毁胎术。术后应常规检查子宫下段、宫颈及阴道有无裂伤。如有裂伤应及时缝合。注意预防产后出血,并应用抗生素预防感染。

七、复合先露

胎先露部(胎头或胎臀)伴有肢体(上肢或下肢)同时进入骨盆入口称为复合先露。临床以头与手的复合先露最常见,多发生于早产者,发生率为 1.43‰~1.6‰。

(一)诊断

当产程进展缓慢时,做阴道检查发现胎先露旁有肢体而明确诊断。常见胎头与胎手同时入盆。应注意与臀先露和肩先露相鉴别。

(二)治疗

(1)无头盆不称,让产妇向脱出的肢体对侧侧卧,肢体常可自然缩回。脱出的肢体与胎头已入盆,待宫口开全后于全麻下上推肢体,将其回纳,然后经腹压使胎头下降,以低位产钳助娩,或行内倒转术助胎儿娩出。

(2)头盆不称或伴有胎儿窘迫征象,应行剖宫产术。

第二节　产力异常

产力包括宫缩力、腹肌和膈肌收缩力、肛提肌收缩力,其中以宫缩力为主。在分娩过程中,宫缩的节律性、对称性及极性不正常或强度、频率有改变时,称为宫缩力异常。临床上多因产道或胎儿因素异常造成梗阻性难产,使胎儿通过产道阻力增加,导致继发性产力异常。产力异常分为宫缩乏力和宫缩过强两类。每类又分协调性宫缩和不协调性宫缩(图 12-10)。

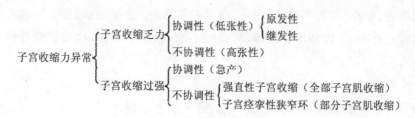

图 12-10　宫缩力异常的分类

一、宫缩乏力

(一)原因

宫缩乏力多由几个因素综合引起。

1.头盆不称或胎位异常

胎先露部下降受阻,不能紧贴子宫下段及宫颈,因此不能引起反射性宫缩,导致继发性宫缩乏力。

2.子宫因素

子宫发育不良、子宫畸形(如双角子宫)、子宫壁过度膨胀(如双胎、巨大胎儿、羊水过多等)、经产妇的子宫肌纤维变性或子宫肌瘤等。

3.精神因素

初产妇尤其是高龄初产妇,精神过度紧张、疲劳均可使大脑皮质功能紊乱,导致宫缩乏力。

4.内分泌失调

临产后,产妇体内的雌激素、缩宫素、前列腺素的敏感性降低,影响子宫肌兴奋阈,致使宫缩乏力。

5.药物影响

产前较长时间应用硫酸镁,临产后不适当地使用吗啡、哌替啶、巴比妥类等镇静药与镇痛药,产程中不适当应用麻醉镇痛等均可使宫缩受到抑制。

(二)临床表现

根据发生时期可分为原发性和继发性两种。原发性宫缩乏力是指产程开始即宫缩乏力,宫口不能如期扩张,胎先露部不能如期下降,产程延长;继发性宫缩乏力是指活跃期即宫口开大3 cm及以后出现宫缩乏力,产程进展缓慢,甚至停滞。宫缩乏力有两种类型,临床表现不同。

1.协调性宫缩乏力(低张性宫缩乏力)

宫缩具有正常的节律性、对称性和极性,但收缩力弱,宫腔压力低(<2 kPa),持续时间短,间歇期长且不规律,当宫缩达极限时,子宫体不隆起和变硬,用手指压宫底部肌壁仍可出现凹陷,产程延长或停滞。由于宫腔内压力低,对胎儿影响不大。

2.不协调性宫缩乏力(高张性宫缩乏力)

宫缩的极性倒置,宫缩不是起自两侧子宫角。宫缩的兴奋点来自子宫的一处或多处,节律不协调,宫缩时宫底部收缩不强,而是体部和下段收缩强。宫缩间歇期子宫壁不能完全松弛,表现为不协调性宫缩乏力。这种宫缩不能使宫口扩张和胎先露部下降,属无效宫缩。产妇自觉下腹部持续疼痛,拒按,烦躁不安,产程长,可导致肠胀气、排尿困难、胎儿胎盘循环障碍,常出现胎儿窘迫。检查时,下腹部常有压痛,胎位触不清,胎心不规律,宫口扩张缓慢,胎先露部下降缓慢或停滞。

3.产程曲线异常

宫缩乏力可导致产程曲线异常(图 12-11)。常见以下 4 种。

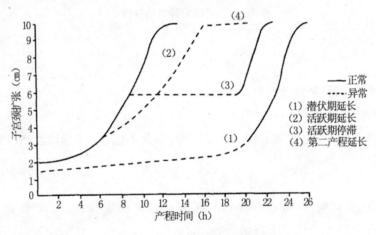

图 12-11　异常的宫颈扩张曲线

(1)潜伏期延长:从临产规律宫缩开始至宫口扩张 4～6 cm 称为潜伏期,初产妇潜伏期约需8 小时,最大时限为 20 小时。初产妇超过 20 小时、经产妇超 14 小时称为潜伏期延长。

(2)活跃期延长:从宫口扩张 4～6 cm 至宫口开全为活跃期。初产妇活跃期正常约需 4 小时,最大时限为 8 小时,超过 8 小时为活跃期延长。

(3)活跃期停滞:进入活跃期后,宫颈口不再扩张达 2 小时以上,称为活跃期停滞,根据产程中定期阴道(肛门)检查进行诊断。

(4)第二产程延长:第二产程初产妇超过 3 小时,经产妇超过 2 小时尚未分娩,称为第二产程延长。实施硬膜外麻醉镇痛者,可在此基础上延长 1 小时。

以上 4 种异常产程曲线,可以单独存在,也可以合并存在。当总产程超过 24 小时称为滞产。

(三)对母儿影响

1.对产妇的影响

产程延长,产妇休息不好,精神疲惫与体力消耗,可出现疲乏无力、肠胀气、排尿困难等,还可影响宫缩,严重时还可引起脱水、酸中毒。又由于产程延长,膀胱受压在胎头与耻骨联合之间,导致组织缺血、水肿、坏死,形成瘘,如膀胱阴道瘘或尿道阴道瘘。另外,胎膜早破及产程中多次阴道(肛门)检查均可增加感染机会;产后宫缩乏力,易引起产后出血。

2.对胎儿的影响

宫缩乏力影响胎头内旋转,增加手术机会。不协调性宫缩乏力不能使子宫壁完全放松,影响子宫胎盘循环。胎儿在宫内缺氧,胎膜早破,还易造成脐带受压或脱垂,造成胎儿窘迫,甚至胎死宫内。

(四)治疗

1.协调性宫缩乏力

无论是原发性或继发性,一旦出现,首先寻找原因,如判断无头盆不称和胎位异常,估计能经阴道分娩者,考虑采取加强宫缩的措施。

(1)第一产程:消除精神紧张,产妇过度疲劳,可给予地西泮(安定)10 mg 缓慢静脉注射或哌替啶100 mg肌内注射或静脉注射,经过一段时间,可使宫缩力转强;对不能进食者,可经静脉输液,10%葡萄糖液 500~1000 mL 加维生素 C 2 g,伴有酸中毒时可补充 5%碳酸氢钠。经过处理,宫缩力仍弱,可选用下列方法加强宫缩。

人工破膜:宫颈口开大 3 cm 以上,无头盆不称,胎头已衔接者,可行人工破膜。破膜后,胎头紧贴子宫下段及宫颈,引起反射性宫缩,加速产程进展。Bishop 提出用宫颈成熟度评分法估计加强宫缩措施的效果。如产妇得分≤3 分,加强宫缩均失败,应改用其他方法。4~6 分的成功率约为 50%,7~9 分的成功率约为 80%,≥9 分均成功。

缩宫素静脉滴注:适用于宫缩乏力、胎心正常、胎位正常、头盆相称者。将缩宫素 2.5 U 加入生理盐水 500 mL 内,以 8 滴/min,即 2.5 mU/min 开始,根据宫缩强度调整滴速,维持宫缩强度每间隔 2~3 分钟,持续 30~40 秒。缩宫素静脉滴注过程应有专人看守,观察宫缩,根据情况及时调整滴速。经过上述处理,如产程仍无进展或出现胎儿窘迫征象,应及时行剖宫产术。

(2)第二产程:第二产程如无头盆不称,出现宫缩乏力时也可加强宫缩,给予缩宫素静脉滴注,促进产程进展。如胎头双顶径已通过坐骨棘平面,可等待自然娩出,或行会阴侧切后行胎头吸引器或低位产钳助产;如胎头尚未衔接或伴有胎儿窘迫征象,应立即行剖宫产术结束分娩。

(3)第三产程:为预防产后出血,当胎儿前肩露出于阴道口时,可给予缩宫素 10 U 静脉注射,使宫缩增强,促使胎盘剥离与娩出及子宫血窦关闭。如产程长,破膜时间长,应给予抗生素预防感染。

2.不协调宫缩乏力

处理原则是镇静、调节宫缩、恢复宫缩极性。给予强镇静药哌替啶 100 mg 肌内注射,使产妇充分休息,醒后多能恢复为协调性宫缩。如未能纠正或已有胎儿窘迫征象,立即行剖宫产术结束分娩。

(五)预防

(1)应对孕妇进行产前教育,解除孕妇思想顾虑和恐惧心理,使孕妇了解妊娠和分娩均为生理过程,分娩过程中医护人员热情耐心、家属陪产均有助于消除产妇的紧张情绪,增强信心,预防精神紧张所致的宫缩乏力。

(2)分娩时鼓励及时进食,必要时静脉补充营养。

(3)避免过多使用镇静药,产程中使用麻醉镇痛应在宫口开全前停止给药,注意及时排空直肠和膀胱。

二、宫缩过强

(一)协调性宫缩过强

宫缩的节律性、对称性和极性均正常,仅宫缩过强、过频,如产道无阻力,宫颈可在短时间内迅速开全,分娩在短时间内结束,总产程不足 3 小时,称为急产,经产妇多见。

1.对母儿影响

(1)对产妇的影响:宫缩过强过频,产程过快,可致宫颈、阴道及会阴撕裂伤。接生时来不及消毒,可致产褥感染。产后子宫肌纤维缩复不良易发生胎盘滞留或产后出血。

(2)对胎儿和新生儿的影响:宫缩过强影响子宫胎盘的血液循环,易发生胎儿窘迫、新生儿窒息甚至死亡;胎儿娩出过快,胎头在产道内受到的压力突然解除,可致新生儿颅内出血;来不及消毒接生,易致新生儿感染;如坠地可致骨折、外伤。

2.处理

(1)有急产史的产妇:在预产期前 2 周不宜外出远走,以免发生意外,有条件应提前住院待产。

(2)临产后不宜灌肠,提前做好接生和抢救新生儿窒息的准备。胎儿娩出时勿使产妇向下屏气。

(3)产后仔细检查软产道,包括宫颈、阴道、外阴,如有撕裂,及时缝合。

(4)新生儿处理:肌内注射维生素 K_1 每天 2 mg,共 3 天,以预防新生儿颅内出血。

(5)如为未消毒接生,母儿均给予抗生素预防感染,酌情接种破伤风免疫球蛋白。

(二)不协调性宫缩过强

1.强直性宫缩

强直性宫缩多因外界因素造成,如临产后分娩受阻或不适当应用缩宫素,或胎盘早剥血液浸润子宫肌层,均可引起宫颈内口以上部分子宫肌层出现强直性痉挛性宫缩。

(1)临床表现:产妇烦躁不安,持续性腹痛,拒按,胎位触不清,胎心听不清,有时还可出现病理性缩复环、血尿等先兆子宫破裂征象。

(2)处理:一旦确诊为强直性宫缩,应及时给予子宫收缩抑制剂,如 25% 硫酸镁 20 mL 加入 5% 葡萄糖液 20 mL 缓慢静脉推注。如为梗阻原因,应立即行剖宫产术结束分娩。

2.子宫痉挛性狭窄环

子宫壁部分肌肉呈痉挛性不协调性收缩所形成的环状狭窄,持续不放松,称为子宫痉挛性狭窄环。多在子宫上、下段交界处,也可在胎体某一狭窄部,以胎颈、胎腰处常见(图12-12)。

(1)原因:精神紧张、过度疲劳及不适当地应用子宫收缩药或粗暴地进行产科处理。

(2)临床表现:产妇出现持续性腹痛,烦躁不安,宫颈扩张缓慢,胎先露下降停滞。胎心时快时慢,阴道检查可触及狭窄环。子宫痉挛性狭窄环特点是此环不随宫缩上升。

(3)处理:认真寻找原因,及时纠正。禁止阴道内操作,停用缩宫素。如无胎儿窘迫征象,可给予哌替啶100 mg肌内注射,一般可消除异常宫缩。当宫缩恢复正常,可行阴道手术助产或等待自然分娩。如经上述处理,狭窄环不缓解,宫口未开全,胎先露部高,或已伴有胎儿窘迫,应立即行剖宫产术。如胎儿已死亡,宫口开全,则可在全麻下经阴道分娩。

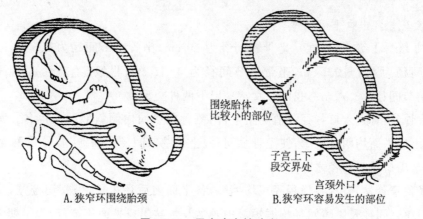

A.狭窄环围绕胎颈   B.狭窄环容易发生的部位

围绕胎体
比较小的部位

子宫上下
段交界处

宫颈外口

图 12-12 子宫痉挛性狭窄环

第三节 产道异常

产道包括骨产道(骨盆腔)与软产道(子宫下段、宫颈、阴道、外阴),是胎儿经阴道娩出的通道。产道异常可使胎儿娩出受阻,临床上以骨产道异常多见。

一、骨产道异常

骨盆径线过短或形态异常,致使骨盆腔小于胎先露部可通过的限度,阻碍胎先露部下降,称骨盆狭窄。狭窄骨盆可以为一个径线过短或多个径线同时过短,也可为一个平面狭窄或多个平面同时狭窄。当一个径线狭窄时,要观察同一个平面其他径线的大小,再结合整个骨盆腔大小与形态进行综合分析,做出正确判断。

(一)分类

1.骨盆入口平面狭窄

骨盆入口平面狭窄以扁平骨盆为代表,主要为入口平面前后径过短。狭窄分3级:Ⅰ级(临界性),绝大多数可以自然分娩,骶耻外径为18 cm,真结合径为10 cm;Ⅱ级(相对性),经试产来决定可否经阴道分娩,骶耻外径为16.5~17.5 cm,真结合径为8.5~9.5 cm;Ⅲ级(绝对性),骶耻外径为≤16 cm,真结合径为≤8 cm,足月胎儿不能经过产道,必须行剖宫产终止妊娠。在临床中常遇到的是前两种,我国妇女常见以下两种类型。

(1)单纯扁平骨盆:骨盆入口前后径缩短而横径正常。骨盆入口呈横扁圆形,骶岬向前下突。

(2)佝偻病性扁平骨盆:骨盆入口呈肾形,前后径明显缩短,骨盆出口横径变宽,骶岬前突,骶骨下段变直向后翘,尾骨呈钩状突向骨盆出口平面。髂骨外展,髂棘间径超过髂嵴间径,耻骨弓角度增大(图12-13)。

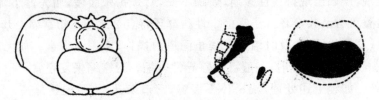

图 12-13　佝偻病性扁平骨盆

2.中骨盆及骨盆出口平面狭窄

狭窄分3级。Ⅰ级(临界性):坐骨棘间径为 10 cm,坐骨结节间径为 7.5 cm;Ⅱ级(相对性):坐骨棘间径为 8.5~9.5 cm,坐骨结节间径为 6~7 cm;Ⅲ级(绝对性):坐骨棘间径≤8 cm,坐骨结节间径≤5.5 cm。我国妇女常见以下两种类型。

(1)漏斗骨盆:骨盆入口各径线值均正常,两侧骨盆壁向内倾斜似漏斗得名。其特点是中骨盆及骨盆出口平面均明显狭窄,使坐骨棘间径、坐骨结节间径均缩短,耻骨弓角度<90°。坐骨结节间径与出口后矢状径之和<15 cm。

(2)横径狭窄骨盆:骨盆各横径径线均缩短,各平面前后径稍长,坐骨切迹宽,测量骶耻外径值正常,但髂棘间径及髂嵴间径均缩短。中骨盆及骨盆出口平面狭窄,产程早期无头盆不称征象,当胎头下降至中骨盆或骨盆出口时,常不能顺利地转成枕前位,形成持续性枕横位或枕后位造成难产。

3.均小骨盆

骨盆外形属女型骨盆,但骨盆各平面均狭窄,每个平面径线较正常值小 2 cm 或更多,称均小骨盆,多见于身材矮小、体形匀称的妇女。

4.畸形骨盆

骨盆失去正常形态称畸形骨盆。

(1)骨软化症骨盆:现已罕见。因缺钙、磷、维生素 D,以及紫外线照射不足,使成人期骨质矿化障碍,被类骨质组织所代替,骨质脱钙、疏松、软化。由于受躯干重力及两股骨向内上方挤压,使骶岬向前,耻骨联合前突,坐骨结节间径明显缩短,骨盆入口平面呈凹三角形(图12-14)。严重者阴道不能容两指,一般不能经阴道分娩。

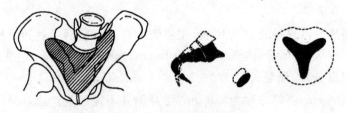

图 12-14　骨软化症骨盆

(2)偏斜型骨盆:骨盆一侧斜径缩短,一侧髂骨翼与髋骨发育不良致骶髂关节固定,以及下肢及髋关节疾病(图 12-15)。

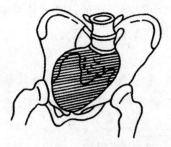

图 12-15　偏斜型骨盆

(二)临床表现

1.骨盆入口平面狭窄的临床表现

(1)胎头衔接受阻:一般情况下初产妇在妊娠末期,即预产期前1~2周或临产前胎头已衔接,即胎头双顶径进入骨盆入口平面,颅骨最低点达坐骨棘水平。若入口狭窄,即使已经临产,胎头仍未入盆,经检查胎头跨耻征阳性。胎位异常,如臀先露、面先露或肩先露的发生率是正常骨盆的 3 倍。

(2)若已临产,根据骨盆狭窄程度、产力强弱、胎儿大小及胎位情况不同,临床表现也不一样。①骨盆临界性狭窄:若胎位、胎儿大小及产力正常,胎头常以矢状缝在骨盆入口横径衔接,多取后不均倾势,即后顶骨先入盆,后顶骨逐渐进入骶凹处,再使前顶骨入盆,则于骨盆入口横径上成头盆均倾势。临床表现为潜伏期活跃早期延长,活跃后期产程进展顺利。若胎头迟迟不入盆,此时常出现胎膜早破,其发生率为正常骨盆的 4~6 倍。由于胎膜早破,母儿可发生感染。胎头紧贴宫颈内口容易诱发宫缩,常出现继发性宫缩乏力。②骨盆绝对性狭窄:若产力、胎儿大小及胎位均正常,但胎头仍不能入盆,常发生梗阻性难产,这种情况可出现病理性缩复环,甚至子宫破裂。如胎先露部嵌入骨盆入口时间长,血液循环障碍,组织坏死,可形成泌尿生殖道瘘。在强大的宫缩压力下,胎头颅骨重叠,可出现颅骨骨折及颅内出血。

2.中骨盆平面狭窄的临床表现

(1)胎头能正常衔接:潜伏期及活跃早期进展顺利,当胎头下降达中骨盆时,由于内旋转受阻,胎头双顶径被阻于中骨盆狭窄部位之上,常出现持续性枕横位或枕后位,同时出现继发性宫缩乏力,活跃后期及第二产程延长甚至第二产程停滞。

(2)胎头受阻于中骨盆:有一定可塑性的胎头开始变形,颅骨重叠,胎头受压,异常分娩使软组织水肿,产瘤较大,严重时可发生脑组织损伤、颅内出血、胎儿窘迫。若中骨盆狭窄程度严重,宫缩又较强,可发生先兆子宫破裂及子宫破裂。强行阴道助产可导致严重软产道裂伤及新生儿产伤。

(3)骨盆出口平面狭窄的临床表现:骨盆出口平面狭窄与中骨盆平面狭窄常同时存在。若单纯骨盆出口平面狭窄,第一产程进展顺利,胎头达盆底受阻,第二产程停滞,继发性宫缩乏力,胎头双顶径不能通过出口横径,强行阴道助产可导致软产道、骨盆底肌肉及会阴严重损伤,胎儿严重产伤,对母儿危害极大。

(三)诊断

在分娩过程中,骨盆是不变因素,也是估计分娩难易的一个重要因素。狭窄骨盆影响胎位和胎先露部的下降及内旋转,也影响宫缩。在估计分娩难易时,骨盆是首先考虑的一个重要因素。应根据胎儿的大小及骨盆情况尽早做出有无头盆不称的诊断,以决定适当的分娩方式。

1.病史

询问有无佝偻病、脊髓灰质炎、脊柱和髋关节结核及骨盆外伤等病史。对经产妇应详细询问既往分娩史,如有无难产史或新生儿产伤史等。

2.一般检查

测量身高,孕妇身高<145 cm时,应警惕均小骨盆。观察孕妇体型、步态,有无下肢残疾,有无脊柱及髋关节畸形,米氏菱形窝是否对称。

3.腹部检查

观察腹型,检查有无尖腹及悬垂腹,有无胎位异常等。骨盆入口异常,因头盆不称、胎头不易入盆常导致胎位异常,如臀先露、肩先露。中骨盆狭窄则影响胎先露内旋转而导致持续性枕横位、枕后位等。部分初产妇在预产期前2周左右,经产妇于临产后胎头均应入盆。若已临产胎头仍未入盆,应警惕是否存在头盆不称。检查头盆是否相称的具体方法:孕妇排空膀胱后,取仰卧,两腿伸直。检查者用手放在耻骨联合上方,将浮动的胎头向骨盆腔方向推压。若胎头低于耻骨联合,表示胎头可入盆(头盆相称),称胎头跨耻征阴性;若胎头与耻骨联合在同一平面,表示可疑头盆不称,称胎头跨耻征可疑阳性;若胎头高于耻骨联合,表示头盆明显不称,称胎头跨耻征阳性。对出现此类症状的孕妇,应让其取半卧位两腿屈曲,再次检查胎头跨耻征,若转为阴性,提示为骨盆倾斜度异常,而不是头盆不称。

4.骨盆测量

(1)骨盆外测量:骶耻外径<18 cm为扁平骨盆。坐骨结节间径<8 cm,耻骨弓角度<90°为漏斗骨盆。各径线均小于正常值2 cm或以上为均小骨盆。骨盆两侧斜径(以一侧髂前上棘至对侧髂后上棘间的距离)及同侧直径(从髂前上棘至同侧髂后上棘间的距离)相差>1 cm为偏斜骨盆。

(2)骨盆内测量:对角径<11.5 cm,骶骨岬突出为入口平面狭窄,属扁平骨盆。应检查骶骨前面弧度。坐骨棘间径<10 cm,坐骨切迹宽度<2横指,为中骨盆平面狭窄。如坐骨结节间径<8 cm,则应测量出口后矢状径及检查骶尾关节活动度,如坐骨结节间径与出口后矢状径之和<15 cm,为骨盆出口平面狭窄。

(四)对母儿影响

1.对产妇的影响

骨盆狭窄影响胎头衔接及内旋转,容易发生胎位异常、胎膜早破、宫缩乏力,导致产程延长或停滞。胎先露压迫软组织过久导致组织水肿、坏死形成生殖道瘘。胎膜早破、肛门检查或阴道检查次数增多及手术助产增加产褥感染机会。剖宫产及产后出血者增多,严重梗阻性难产若不及时处理,可导致子宫破裂。

2.对胎儿及新生儿的影响

头盆不称易发生胎膜早破、脐带脱垂,脐带脱垂可导致胎儿窘迫甚至胎儿死亡。产程延长、胎儿窘迫使新生儿容易发生颅内出血、新生儿窒息等并发症。阴道助产机会增多,易发生新生儿产伤及感染。

(五)分娩时处理

处理原则:根据狭窄骨盆类别和程度、胎儿大小、胎心率、宫缩强弱、宫口扩张程度、胎先露下降情况、破膜与否,结合既往分娩史、年龄、产次、有无妊娠并发症决定分娩方式。

1.一般处理

在分娩过程中,应使产妇树立信心,消除紧张情绪和恐惧心理。保证能量及水分的摄入,必要时补液。注意监测宫缩、胎心,观察产程进展。

2.骨盆入口平面狭窄的处理

(1)明显头盆不称(绝对性骨盆狭窄):胎头跨耻征阳性者,足月胎儿不能经阴道分娩。应在临产后行剖宫产术结束分娩。

(2)轻度头盆不称(相对性骨盆狭窄):胎头跨耻征可疑阳性,足月活胎估计体重<3000 g,胎心正常及产力良好,可在严密监护下试产。胎膜未破者可在宫口扩张 3 cm 时行人工破膜,若破膜后宫缩较强,产程进展顺利,多数能经阴道分娩。试产过程中若出现宫缩乏力,可用缩宫素静脉滴注加强宫缩。试产2~4 小时胎头仍迟迟不能入盆,宫口扩张缓慢,或伴有胎儿窘迫征象,应及时行剖宫产术结束分娩。若胎膜已破,为了减少感染,应适当缩短试产时间。

(3)骨盆入口平面狭窄的试产:必须以宫口开大 3~4 cm 且胎膜已破为试产开始。胎膜未破者在宫口扩张 3 cm 时可行人工破膜。宫缩较强,多数能经阴道分娩。试产过程中如果出现宫缩乏力,可用缩宫素静脉滴注加强宫缩。若试产 2~4 小时胎头不能入盆,产程进展缓慢,或伴有胎儿窘迫征象,应及时行剖宫产术。如胎膜已破,应适当缩短试产时间。骨盆入口平面狭窄主要为扁平骨盆的妇女,妊娠末期或临产后胎头矢状缝只能衔接于骨盆入口横径上。胎头侧屈使其两顶骨先后依次入盆,呈不均倾势嵌入骨盆入口,称为头盆均倾不均。前不均倾为前顶骨先嵌入,矢状缝偏后。后不均倾为后顶骨先嵌入,矢状缝偏前(图 12-16)。当胎头双顶骨均通过骨盆入口平面时,即可顺利地经阴道分娩。

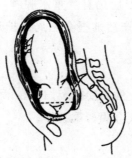

图 12-16　胎头嵌入骨盆姿势——后不均倾

3.中骨盆平面狭窄的处理

在分娩过程中,胎儿在中骨盆平面完成俯屈及内旋转动作。若中骨盆平面狭窄,则胎头俯屈及内旋转受阻,易发生持续性枕横位或持续性枕后位,产妇多表现为活跃期或第二产程延长及停滞、继发性宫缩乏力等。若宫口开全,胎头双顶径达坐骨棘平面或更低,可经阴道徒手旋转胎头为枕前位,待其自然分娩。宫口开全、胎心正常者可经阴道助产分娩。胎头双顶径在坐骨棘水平以上或出现胎儿窘迫征象,应行剖宫产术。

4.骨盆出口平面狭窄的处理

骨盆出口平面是产道的最低部位,应于临产前对胎儿大小、头盆关系做出充分估计,决定能否经阴道分娩,诊断为骨盆出口平面狭窄者,不能进行试产。若发现出口横径狭窄,耻骨弓角度变锐,耻骨弓下三角空隙不能利用,胎先露部后移,利用出口后三角空隙娩出。临床上常用出口横径与出口后矢状径之和来估计出口大小。出口横径与出口后矢状径之和>15 cm时,多数可经阴道分娩,有时需阴道助产,应做较大的会阴切开。若两者之和<15 cm时,不应经阴道试产,应行剖宫产术终止妊娠。

5.均小骨盆的处理

胎儿估计不大、胎位正常、头盆相称、宫缩好者,可以试产,通常可通过使胎头变形和极度俯屈,以胎头最小径线通过骨盆腔,可能经阴道分娩。若有明显头盆不称,应尽早行剖宫产术。

6.畸形骨盆的处理

根据畸形骨盆种类、狭窄程度、胎儿大小、产力等综合判断。如果为畸形严重、明显头盆不称者,应及早行剖宫产术。

二、软产道异常

软产道包括子宫下段、宫颈、阴道及骨盆底软组织构成的弯曲管道。软产道异常所致的难产较少见,临床上容易被忽视。在妊娠前或妊娠早期应常规行双合诊检查,了解软产道情况。

(一)外阴异常

1.外阴白色病变

皮肤黏膜慢性营养不良,组织弹性差,分娩时易发生会阴撕裂伤,宜做会阴后一侧切开术。

2.外阴水肿

某些疾病如重度子痫前期、重度贫血、心脏病及慢性肾炎孕妇若有全身水肿,可同时伴有重度外阴水肿,分娩时可妨碍胎先露部下降,导致组织损伤、感染和愈合不良等情况。临产前可用50%硫酸镁液湿热敷会阴,临产后仍有严重水肿者,在外阴严格消毒下进行多点针刺皮肤放液;分娩时行会阴后一侧切开;产后加强会阴局部护理,预防感染,可用50%硫酸镁液湿热敷,配合远红外线照射。

3.会阴坚韧

会阴坚韧尤其多见于35岁以上的高龄初产妇。在第二产程可阻碍胎先露部下降,宜做会阴后一侧切开,以免胎头娩出时造成会阴严重裂伤。

4.外阴瘢痕

瘢痕挛缩使外阴及阴道口狭小,且组织弹性差,影响胎先露部下降。如瘢痕的范围不大,可经阴道分娩,分娩时应做会阴后一侧切开。如瘢痕过大,应行剖宫产术。

(二)阴道异常

1.阴道横隔

阴道横隔多位于阴道上段或中段,较坚韧,常影响胎先露部下降。因在横隔中央或稍偏一侧常有一小孔,常被误认为宫颈外口。在分娩时应仔细检查。

(1)阴道分娩:横隔被撑薄,可在直视下自小孔处将横隔做 X 形切开。横隔被切开后因胎先露部下降压迫,通常无明显出血,待分娩结束再切除剩余的隔,用可吸收线将残端做间断或连续锁边缝合。

(2)剖宫产:如横隔较高且组织坚厚,阻碍先露部下降,需行剖宫产术结束分娩。

2.阴道纵隔

(1)伴有双子宫、双宫颈时,当一侧子宫内的胎儿下降,纵隔被推向对侧,阴道分娩多无阻碍。

(2)当发生于单宫颈时,有时胎先露部的前方可见纵隔,可自行断裂,阴道分娩无阻碍。纵隔厚时,应于纵隔中间剪断,用可吸收线将残端缝合。

3.阴道狭窄

产伤、药物腐蚀、手术感染可导致阴道瘢痕形成。若阴道狭窄部位位置低、狭窄程度轻,可经阴道分娩。狭窄位置高、狭窄程度重时,宜行剖宫产术。

4.阴道尖锐湿疣

分娩时,为预防新生儿患喉乳头瘤,应行剖宫产术。病灶巨大时可能造成软产道狭窄,影响胎先露下降时,也宜行剖宫产术。

5.阴道壁囊肿肿瘤

(1)阴道壁囊肿较大时,会阻碍胎先露部下降,可行囊肿穿刺,抽出其内容物,待分娩后再选择时机进行处理。

(2)阴道内肿瘤大妨碍分娩,且肿瘤不能经阴道切除时,应行剖宫产术,阴道内肿瘤待产后再行处理。

(三)宫颈异常

1.宫颈外口黏合

宫颈外口黏合多在分娩受阻时发现。宫口为很小的孔,当宫颈管已消失而宫口却不扩张时,一般用手指稍加压力分离,黏合的小孔可扩张,宫口即可在短时间内开全。但有时需行宫颈切开术,使宫口开大。

2.宫颈瘢痕

因孕前曾行宫颈深部电灼术或微波术、宫颈锥切术、宫颈裂伤修补术等所致。虽可于妊娠后软化,但宫缩很强时宫口仍不扩张,应行剖宫产术。

3.宫颈坚韧

宫颈组织缺乏弹性,或精神过度紧张使宫颈挛缩,宫颈不易扩张,多见于高龄初产妇,可于宫颈两侧各注射 0.5%利多卡因 5~10 mL,也可静脉推注地西泮 10 mg。如宫颈仍不扩张,应行剖宫产术。

4.宫颈水肿

宫颈水肿多见于扁平骨盆、持续性枕后位或滞产,宫口没有开全而过早使用腹压,致使宫颈前唇长时间被压于胎头与耻骨联合之间,血液回流受阻引起水肿,影响宫颈扩张。多见于胎位异常或滞产。

(1)轻度宫颈水肿:①可以抬高产妇臀部。②同宫颈坚韧处理。③宫口近开全时,可用手轻轻上托水肿的宫颈前唇,使宫颈越过胎头,能够经阴道分娩。

(2)严重宫颈水肿:经上述处理无明显效果,宫口扩张<3 cm,伴有胎儿窘迫,应行剖宫产术。

5.宫颈癌

宫颈硬而脆,缺乏伸展性,临产后影响宫口扩张,若经阴道分娩,有发生大出血、裂伤、感染及肿瘤扩散等危险,不应经阴道分娩,应考虑行剖宫产术,术后手术或放射治疗。

6.子宫肌瘤

较小的肌瘤没有阻塞产道时可经阴道分娩,肌瘤待分娩后再行处理。子宫下段及宫颈部位的较大肌瘤可占据盆腔或阻塞于骨盆入口,阻碍胎先露部下降,宜行剖宫产术。

第十三章　分娩并发症

第一节　子宫破裂

　　子宫破裂是指妊娠期子宫破裂即子宫体或下段于妊娠时期或分娩期发生的子宫裂伤。子宫破裂发生率不同的地区有很大的差异,城乡妇幼保健网的建立和健全的程度不同,其发挥的作用也有明显差异,子宫破裂在城市医院已很少见到,而农村偏远地区时有发生。子宫破裂按发生时间可分为产前和产时,按程度可分为完全性和不完全性破裂,还可根据破裂的原因分为自发性和创伤性子宫破裂。

一、病因
　　主要因为子宫曾经手术或有过损伤和高龄多产妇。

(一)子宫自然破裂

1.阻塞性难产

　　阻塞性难产为常见的和最主要的原因。胎先露下降受阻,如骨盆狭窄,胎位异常,胎儿畸形,软产道畸形,以及盆腔肿瘤阻塞产道等均可造成胎先露下降受阻。临产后子宫上段强烈收缩,向下压迫胎儿,子宫下段被迫过度伸展过度而变薄,造成子宫破裂。

2.损伤性子宫破裂

　　不适当的实行各种阴道助产手术,如宫口未开全做产钳助娩或臀牵引术手法粗暴,忽略性横位,不按分娩机制,强行做内倒转术;或做破坏性手术如毁胎术,胎盘植入人工剥离胎盘等由于操作用力不当,损伤子宫。暴力压腹压助产即人工加压子宫底部促使胎儿娩出,也可使子宫破裂。

3.催产素应用不当

　　产程延长,未查明原因即滥用催产素,或宫颈未成熟应用催产素强行引产,有时胎儿从阴道前或后穹隆排出,造成子宫破裂。

4.子宫发育异常

　　如残角子宫,双角子宫,子宫发育不良在妊娠后期或分娩期发生破裂。

(二)瘢痕子宫破裂

1.剖宫产术或其他原因子宫切开术

　　如子宫畸形整形术、子宫穿孔或肌瘤剔除进宫腔修补术。妊娠晚期子宫膨大,分娩过程中瘢痕自发破裂。

2.剖宫产瘢痕破裂

　　子宫破裂以剖宫产瘢痕破裂最为常见,与前次剖宫产的术式有关,子宫切口分为下段横切口或纵切口,一般术式选为下段横切口,妊娠晚期子宫下段拉长、变薄,易切开及缝合,易愈合,若子宫下段未充分伸展而施行手术,术中不能选子宫下段横切口而行子宫纵切口,子宫肌层相对厚,缝合对合不齐,使切口愈合不良,易发生子宫破裂及产后晚期出血。与前次剖宫产缝合技术有关,无论子宫下段横切口或纵切口,如果切口缝线太密、太紧,影响血运,边缘对合不齐或将内膜嵌入肌层、感染等因素使切口愈合不良,再次妊娠分娩易发生子宫破裂。

(三)本次妊娠的影响

1.胎盘的位置

因滋养叶细胞有侵袭子宫肌层的作用,若胎盘位置于瘢痕处,可造成瘢痕的脆弱。

2.妊娠间隔的时间

瘢痕子宫破裂与妊娠间隔有一定的关系,有资料表明,瘢痕子宫破裂最短为 1 年,最长为10 年,一般2 年之内子宫破裂为多。

3.妊娠晚期子宫膨大

如双胎、羊水过多、巨大儿等,一般孕周达 38 周胎头入骨盆,子宫下段撑薄,易发生子宫瘢痕破裂。

4.产力的影响

临产后子宫收缩牵拉瘢痕,易发生瘢痕的破裂。

二、临床表现

根据子宫破裂的发展过程,可分为先兆子宫破裂与子宫破裂两种。先兆破裂为时短暂,若无严密观察产程往往被忽略,发展为破裂。尤其为前次剖宫产史,常见于瘢痕破裂,有时在手术时才发现子宫肌层裂开。

(一)先兆破裂

(1)多见与产程延长与先露下降受阻,产妇突然烦躁不安,疼痛难忍,呼吸急促,脉搏细速。

(2)子宫肌层过度收缩与缩复而变厚,子宫下段逐渐变长、变薄。腹部检查时子宫上下段明显出现病理缩复环即此环每次宫缩时逐渐上升,阵缩时子宫呈葫芦形,子宫下段有明显压疼。

(3)胎动活跃,胎心变慢或增快。提示胎儿宫内窘迫。

(4)产妇往往不能自解小便,膀胱因过度压迫而发生组织损伤,导致血尿。

(二)破裂

子宫破裂发生一刹那,产妇感到剧烈的疼痛。宫缩停止,腹痛稍感轻些,此后产妇出现的全身情况与破裂的性质(完全或不完全)、出血的多少有关。完全破裂,内出血多,患者血压下降,很快出现休克,胎动停止,胎心消失。出血和羊水的刺激有腹膜刺激症状,如压疼反跳痛及肌紧张等,不完全破裂症状可不典型,但在破裂处有固定的压痛。典型的子宫破裂诊断不困难,但若破裂发生在子宫后壁或不完全破裂则诊断较困难。

三、诊断

(一)病史、体征

依靠病史、体征可做出初步诊断。

(二)腹部检查

腹部检查全腹压痛和反跳痛,腹肌紧张,可叩及移动性浊音,腹壁下胎体可清楚扪及,子宫缩小,位于胎儿一侧,胎动停止,胎心消失。

(三)阴道检查

子宫破裂后,阴道检查可发现胎先露的上移,宫颈口缩小,可有阴道流血,有时可触到破裂口;但若胎儿未出宫腔,胎先露不会移位,检查动作要轻柔,有时会加重病情。

(四)B超诊断

可见胎儿游离在腹腔内,胎儿的一边可见收缩的子宫,腹腔的积液。

(五)腹腔或后穹隆穿刺

可明确腹腔内有无出血。

四、鉴别诊断

(一)胎盘早剥与子宫破裂

均有发病急,剧烈腹部疼痛,腹腔内出血,休克等症状,但前者患有妊高征,B超提示胎盘后血肿,子宫形状不变,亦不缩小。

(二)难产并发感染

个别难产病例,经多次阴道检查后感染,出现腹痛症状和腹膜炎刺激征,类似子宫破裂征象,阴道检查宫颈口不会回缩,胎儿先露不会上升,子宫亦不会缩小。

五、治疗

(一)先兆子宫破裂

早期诊断,及时恰当处理,包括输液、抑制宫缩的药物及抗生素的应用。一旦诊断子宫先兆破裂,希望能挽救胎儿,同时为了避免发展成子宫破裂,应尽快剖宫产术结束分娩。

(二)子宫破裂

一方面输液、输血、氧气吸入等抢救休克,同时准备剖腹手术,子宫破裂时间在 12 小时以内,破口边缘整齐,无明显感染,需保留生育功能者,可考虑修补缝合破口。破口大或撕裂不整齐,且又感染可能,考虑行次全子宫切除术。破裂口不仅在下段,且沿下段至宫颈口考虑行子宫全切术。如产妇已有活婴,同时行双侧输卵管结扎术。

(三)开腹探查子宫破裂外的部位

仔细检查阔韧带内、膀胱、输尿管、宫颈和阴道,如发现有损伤,及时行修补术。

六、预防与预后

做好孕期检查,正确处理产程,绝大多数子宫破裂可以避免。孕产期发生子宫破裂的预后与早期诊断、抢救是否及时、破裂的性质有关。减少孕产妇及围生儿的死亡率。

(1)建立健全的妇幼保健制度,加强围生期保健检查,凡有剖宫产史,子宫手术史,难产史,产前检查发现骨盆狭窄,胎位异常者,应预产期前 2 周入院待产。充分做好分娩前的准备,必要时择期剖宫产。

(2)密切观察产程,及时发现异常,出现病理缩复环或其他先兆子宫破裂征象时应及时行剖宫产。

(3)严格掌握催产素和其他宫缩剂的使用适应证:胎位不正,头盆不称,骨盆狭窄禁用催产素。双胎,胎儿偏大,剖宫产史,多胎经产妇慎用或不用催产素。无禁忌证的产妇,应用催产素应稀释后静脉滴注,由专人负责观察产程。禁止在胎儿娩出之前肌内注射催产素。

(4)严格掌握各种阴道手术的指征:遵守手术操作规程困难的阴道检查,如产钳,内倒转术后,剖宫产史及子宫手术史,产后应常规探查宫颈和宫腔有无损伤。

(5)严格掌握剖宫产指征:近年来,随着剖宫产率的不断上升,瘢痕子宫破裂的比例随之上升。因此,第一次剖宫产时,必须严格掌握剖宫产的指征。术式尽可能采取子宫下段横切口。

第二节　子宫内翻

子宫内翻是指子宫底部向宫腔内陷入,甚至自宫颈翻出的病变,这是一种分娩期少见而严重的并发症。多数发生在第三产程,如处理不及时,往往因休克、出血,产妇可在 3～4 小时内死亡。国内报道子宫内翻病死率可达 62%。

一、发生率

子宫内翻是一种罕见的并发症,其发生率各家报道不一,Shan-Hosseini 等(1989 年)报道子宫内翻发生率约为 1:6400 次分娩,Platt 等(1981 年)报道发生率约为 1:2100 次分娩。陈晨等报道北京市红十字会朝阳医院 1982－1996 年间子宫内翻发生率为 1:16473;湖南株洲市二院 1961－1981 年间发生率为1:4682;山东淄博市妇幼保健院 1984－1986 年间发生率为1:1666;广州市白云区妇幼保健院2004－2009 年间发生率为 1:10359。

二、病因

引起急性子宫内翻的病因较多,常常是多种因素共同作用的结果,但其先决条件必须有子宫壁松弛和子宫颈扩张,其中第三产程处理不当(占 60%),胎儿娩出后,过早干预,按压子宫底的手法不正确,强行牵拉脐带等,导致子宫底陷入宫腔,黏膜面翻出甚至脱垂于阴道口外。其促成子宫内翻的因素有以下几点。

(1)胎盘严重粘连、植入子宫底部,同时伴有子宫收缩乏力或先天性子宫发育不良,助产者在第三产程处理时,强拉附着于子宫底的胎盘脐带的结果,此时如脐带坚韧不从胎盘上断裂,加上用力挤压松弛的子宫底就可能发生子宫内翻。

(2)脐带过短或缠绕:胎儿娩出过程中由于脐带过短或脐带缠绕长度相对过短,过度牵拉脐带也会造成子宫内翻。

(3)急产宫腔突然排空:由于产程时间短,子宫肌肉尚处于松弛状态,在产程中因咳嗽或第二产程用力屏气,腹压升高,也会导致子宫内翻。

(4)产妇站立分娩:因胎儿体重对胎盘脐带的牵拉作用而引起子宫内翻。

(5)妊娠高血压疾病时:使用硫酸镁时使子宫松弛,也会促使子宫内翻;有人报道植入性胎盘也会促使子宫内翻。

三、分类

(一)按发病时间分类

1.急性子宫内翻

子宫内翻后宫颈尚未缩紧,占 75%。

2.亚急性子宫内翻

子宫内翻后宫颈已缩紧,占 15%。

3.慢性子宫内翻

子宫内翻宫颈回缩已经超过 4 周,子宫在翻出位置已经缩复但仍停留在阴道内,占 10%。

(二)按子宫内翻程度分类

1.不完全子宫内翻

子宫底向下内陷,可接近宫颈口或越过但还存在部分子宫腔。

2.完全性子宫内翻

子宫底下降于子宫颈外,但还在阴道内。

3.子宫内翻脱垂

整个子宫内翻暴露于阴道口外。

四、临床表现

子宫内翻可引起迅速的阴道大量流血,处理不及时,可致产妇死亡。子宫内翻产妇突觉下腹剧痛,尤其胎盘未剥离牵拉脐带更加重腹痛,遂即产妇进入严重休克状态,有时休克与出血量不成正比,出现上述现象时,应考虑到有子宫内翻的可能。而慢性子宫内翻多因急性子宫内翻时未能及时发现,而后就诊的,此时的症状多表现如下。

(1)产后下腹坠痛,或阴道坠胀感。

(2)大小便不畅。

(3)产后流血史或月经过多。

(4)因子宫内翻感染,出现白带多而有臭味,甚至流脓液,严重者有全身感染症状,发热、白细胞升高等。

(5)因阴道流血而致继发性贫血。

五、诊断与鉴别诊断

在分娩第三产程有用手在下腹部推压子宫底或用手牵拉脐带的经过,产妇在分娩后突然下腹剧痛,出现休克,尤其与出血量不相称时,因考虑有子宫内翻的可能。当翻出子宫已脱垂于阴道口外时,诊断并不困难,但当胎盘未剥离已发生子宫内翻时有时会误诊为娩出的胎盘,再次牵拉脐带时即引起剧痛,此时应及时做阴道、腹部双合诊。

(一)诊断

1.腹部检查

下腹部摸不到宫底,或在耻骨联合后可触及一个凹陷。

2.阴道检查

在阴道内可触及一球形包块,表面为暗红色、粗糙的子宫内膜,在包块的根部可触及宫颈环。如胎盘尚未剥离而完全黏附于翻出的宫体时,常易误诊为胎儿面娩出的胎盘,牵引脐带时可引起疼痛。

根据病史及检查可做出子宫内翻的诊断。

(二)鉴别诊断

子宫内翻应与子宫黏膜下肌瘤以及产后子宫脱垂相鉴别。

1.子宫黏膜下肌瘤

其为子宫肌瘤向子宫黏膜面发展,突出于子宫腔,如黏膜下肌瘤蒂长,经子宫收缩可将肌瘤排出宫颈而脱出于阴道内。妇科检查时,盆腔内有均匀增大的子宫,如子宫肌瘤达到宫颈口处并且宫口较松,手指进入宫颈管可触及肿瘤;已经排出宫颈外者则可看见到肌瘤,表面为充血暗红色的黏膜所包裹,有时有溃疡及感染。如用子宫探针自瘤体周围可探入宫腔,其长短与检查的子宫大小相符,急性子宫内翻往往发生在分娩期,患者有疼痛、阴道流血及休克等临床表现。认真仔细观察鉴别并无困难。

2.子宫脱垂

患者一般情况良好,妇科检查时可见脱出的包块表面光滑,并可见子宫颈口,加腹压时子宫脱出更加明显,内诊检查时可触摸到子宫体。

六、治疗

明确诊断后应立即开放静脉通路、备血及麻醉医师配合下进行抢救,延迟处理可增加子宫出血、坏死和感染机会,给产妇带来极大的危险和痛苦。处理的原则为积极加强支持治疗,纠正休克,尽早实施手法复位或手术,其具体处理应视患者的全身情况、翻出的时间长短和翻出部分的病变情况、感染程度等而决定。

(一)阴道手法复位

子宫内翻早期,宫颈尚未收缩,子宫尚无瘀血、肿胀,如果胎盘尚未剥离,不要急于剥离,因为此时先做胎盘剥离会大大增加出血量,加速患者进入严重休克状态;如果胎盘已经大部分剥离,则先剥离胎盘,然后进行复位,此外翻出子宫及胎盘体积过大,不能通过狭窄的宫颈环,需先剥离胎盘。应首先开放两条静脉通路,输液、备血,镇痛及预防休克。给予乙醚、氟烷、恩氟烷、芬太尼及异丙酚等麻醉下,同时给以子宫松弛剂,β-肾上腺素能药物,如利托君、特布他林或硫酸镁。待全身情况得以改善,立即行手法子宫还纳术。方法:产妇取平卧位,双腿外展并屈曲,术者左手向上托起刚刚翻出的子宫体,右手伸入阴道触摸宫颈与翻出宫体间的环状沟,用手指及手掌沿阴道长轴方向徐徐向上向宫底部推送翻出的子宫,操作过程用力要均匀一致,进入子宫腔后,用手拳压迫宫底,使其翻出的子宫完全复位。子宫恢复正常形态后立即停止使用子宫松弛剂,并开始使用宫缩剂收缩子宫,同时使子宫保持在正常位置,注意观察宫缩及阴道流血情况,直至子宫张力恢复正常,子宫收缩良好时术者仍应继续经阴道监控子宫,以免子宫再度翻出。

(二)阴道手术复位

Kuctnne 法,即经阴道将宫颈环的后侧切开,将子宫还纳复位,然后缝合宫颈切口。但必须注意不能损伤直肠。

(三)经腹手术复位

Huntington 法:在麻醉下,切开腹壁进入腹腔后,先用卵圆钳或手指扩大宫颈环,再用组织钳夹宫颈环下方2~3 cm处的子宫壁,并向上牵引,助手同时在阴道内将子宫体向上托,这样,一边牵引,一边向上托使子宫逐渐全部复位,复位后,在阴道内填塞纱布条,并给予缩宫素,预防子宫再度翻出,若宫颈环紧而且不易扩张情况下,可先切开宫颈环后,将翻出的子宫体逐渐向上牵引,使其慢慢复位,完成复位后缝合宫颈切口(Noltain 复位法)。

(四)经腹或经阴道子宫次(全)切除术

经各种方法复位不成功、复位以后宫缩乏力伴有大出血、胎盘粘连严重或有植入、翻出时间较长合并严重感染者,视其病情程度,选择阴道或腹式手术切除子宫。

(五)其他方法

阴道热盐水高压灌注复位法:用热盐水可使宫颈环放松,盐水压力作用于翻出的子宫壁,促使其翻出的子宫逐渐复位,此方法简单易行,适用于病程短、病情较轻、局部病变小的患者。

七、预防

预防子宫内翻的关键是加强助产人员的培训,正确处理好第三产程,在娩出胎盘的过程中,仔细观察胎盘剥离的临床症状,当确认胎盘已经完全剥离时,于子宫收缩时以左手握住宫底,拇指置于子宫前壁,其余四指放在子宫后壁并按压,同时右手轻拉脐带,协助胎盘娩出。胎盘粘连时正确手法剥离,且不能粗暴按压子宫底或强行牵拉脐带。

第三节　羊水栓塞

羊水栓塞(AFE)是指羊水进入母体血液循环,引起的急性肺栓塞、休克、弥散性血管内凝血、肾衰竭甚至骤然死亡等一系列病理生理变化过程。羊水栓塞以起病急骤、病情凶险、难以预料、病死率高为临床特点,是极其严重的分娩期并发症。

1926 年,梅金首次描述了 1 例年轻产妇在分娩时突然死亡的典型症状,直到1941 年,斯坦纳和卢施堡等在患者血液循环中找到羊水有形成分,才命名此病为羊水栓塞。近年的研究认为羊水栓塞与一般的栓塞性疾病不同,而与过敏性疾病更相似,故建议将羊水栓塞更名为妊娠过敏样综合征。

羊水栓塞的发病率国外为 2/10 万,我国为 2.18/10 万～5/10 万。足月妊娠时发生的羊水栓塞,孕产妇病死率高达 70%～80%,占我国孕产妇死亡总数的 4.6%。羊水栓塞的临床表现主要是迅速出现、发展极快的心肺功能衰竭及肺水肿,继之以因凝血功能障碍而发生大出血及急性肾衰竭。以上表现常是依次出现的,而急性心肺功能衰竭的出现十分迅速而严重,半数以上的患者在发病 1 小时内死亡,以致抢救常不能奏效。症状出现迅速者,甚至距离死亡的时间仅数分钟,所以仅 40% 的患者能活至大出血阶段。但也有少数患者(10%)在阴道分娩或剖宫产后1 小时内,不经心肺功能衰竭及肺水肿阶段直接进入凝血功能障碍所致的大量阴道出血或伤口渗血阶段,这种情况称为迟发性羊水栓塞。至于中期妊娠引产时亦可出现羊水栓塞,因妊娠期早,羊水内容物很少,因此症状轻,治疗的预后好。

一、病因

羊水栓塞的病因与羊水进入母体循环有关是研究者们的共识,但是对致病机制的看法则有不同,晚期妊娠时,羊水中水分占 98%,其他为无机盐、糖类及蛋白质,如清蛋白、免疫球蛋白 A 及免疫球蛋白 G 等,此外尚有脂质如脂肪酸以及胆红素、尿酸、肌酐、各种激素和酶。如果已进入产程,羊水中还含有在产程中产生的大量的各种前列腺素,但重要的是还有胎脂块,自胎儿皮肤脱落下的鳞形细胞、毳毛及胎粪,在胎粪中含有大量的组胺、玻璃酸质酶。很多研究者认为这一类有形物质进入血流是在 AFE 中引起肺血管机械性阻塞的主要原因。而产程中产生的前列腺素类物质进入人体血流,由于其缩血管作用,加强了羊水栓塞病理生理变化的进程。值得注意的是羊水中物质进入母体的致敏问题也成为人们关注的焦点,人们早就提出 AFE 的重要原因之一就是羊水所致的过敏性休克。在 20 世纪 60 年代,一些研究者发现在子宫的静脉内出现鳞形细胞,但患者无羊水栓塞的临床症状。另外,又有一些患者有典型的羊水栓塞的急性心肺功能衰竭及肺水肿症状,而尸检时并未找到羊水中所含的胎儿物质。克拉克等在 46 例 AFE 病例中发现有 40% 的患者有药物过敏史,基于以上理由,Clark 认为过敏可能也是导致发病的主要原因,他甚至建议用妊娠过敏样综合征,以取代羊水栓塞这个名称。

Clark 认为羊水栓塞的表现与过敏及中毒性休克(内毒素性)相似,这些进入循环的物质,通过内源性介质,诸如组胺、缓激肽、细胞活素、前列腺素、白三烯、血栓烷等导致临床症状的产生。不过,败血症患者有高热,AFE 则无此表现。过敏性反应中经常出现的皮肤表现、上呼吸道血管神经性水肿等表现,AFE 患者亦不见此表现。而且过敏性反应应先有致敏的过程,AFE 患者则同样地可以发生在初产妇。所以也有人对此提出质疑。重要的是近几年中,有很多研究者着重研究了内源性介质在 AFE 发病过程中所起的作用。如阿格格米等对兔注射含有白三烯的羊水,兔经常以死亡为结局;若对兔先以白三烯的抑制剂预处理,则兔可免于死亡。基茨米勒等则认为 PGF_2 在 AFE 中起了重要作用,PGF_2 只在临产后的羊水中可以测到,对注射 PGF 和妇女在产程中取得的羊水可以出现 AFE 的表现。马拉德尼等则认为在 AFE 复杂的病理生理过程中,血管内皮素使血流动力学受到一定影响,血管内皮素是人的冠状动脉和肺动脉及人类支气管强有力的收缩剂,对兔及培养中人上皮细胞给予人羊水处理后,血管上皮素水平升高,特别是在注射含有胎粪的羊水后升高更为明显,而注射生理盐水则无此表现。

孔等提出血管内皮素-1 可能在 AFE 的发病上起一定作用,血管内皮素-1 是一种强而有力的血管及支气管收缩物质。他们用免疫组织化学染色法证实在两例 AFE 死亡病例的肺小叶上皮、支气管上皮及小叶中巨噬细胞均有表达,其染色较浅,而在羊水中鳞形细胞有广泛表达。因此,血管上皮素可能在 AFE 的早期引起短暂的肺动脉高压的血流动力学变化。所以 AFE 的病因十分复杂,目前尚难以一种学说来解释其所有变化,故研究尚需不断深入。

(一)羊水进入母体的途径

进入母体循环的羊水量至今无人也无法计算,但羊水进入母体的途径有以下几种。

1.宫颈内静脉

在产程中,宫颈扩张使宫颈内静脉有可能撕裂,或在手术扩张宫颈、剥离胎膜时、安置内监护器引起宫颈内静脉损伤,静脉壁的破裂、开放,是羊水进入母体的一个重要途径。

2.胎盘附着处或其附近

胎盘附着处有丰富的静脉窦,如胎盘附着处附近胎膜破裂,羊水则有可能通过此裂隙进入子宫静脉。

3.胎膜周围血管

如胎膜已破裂,胎膜下蜕膜血窦开放,强烈的宫缩亦有可能将羊水挤入血窦而进入母体循环。另外,剖宫产子宫切口也日益成为羊水进入母体的重要途径之一。Clark 所报告的 46 例羊水栓塞中,8 例在剖宫产刚结束时发生。吉伯报告的 53 例羊水栓塞中,32 例(60%)有剖宫产史。

(二)羊水进入母体循环的条件

一般情况下,羊水很难进入母体循环。但若存在以下条件,羊水则有可能直接进入母体循环。

1.羊膜腔压力升高

多胎、巨大儿、羊水过多使宫腔压力过高;临产后,特别是第二产程子宫收缩过强;胎儿娩出过程中强力按压腹部及子宫等,使羊膜腔压力明显超过静脉压,羊水有可能被挤入破损的微血管而进入母体血循环。

2.子宫血窦开放

分娩过程中各种原因引起的宫颈裂伤可使羊水通过损伤的血管进入母体血循环。前置胎盘、胎盘早剥、胎盘边缘血窦破裂时,羊水也可通过破损血管或胎盘后血窦进入母体血循环。剖宫产或中期妊娠钳刮术时,羊水也可从胎盘附着处血窦进入母体血循环,发生羊水栓塞。

3.胎膜破裂后

大部分羊水栓塞发生在胎膜破裂以后,羊水可从子宫蜕膜或宫颈管破损的小血管进入母体血循环中。剖宫产或羊膜腔穿刺时,羊水可从手术切口或穿刺处进入母体血循环。

可见,羊膜腔压力升高、过强宫缩和血窦开放是发生羊水栓塞的主要原因。高龄产妇、经产妇、急产、羊水过多、多胎妊娠、过期妊娠、巨大儿、死胎、胎膜早破、人工破膜或剥膜、前置胎盘、胎盘早剥、子宫破裂、不正规使用缩宫素或前列腺素制剂引产、剖宫产、中期妊娠钳刮术等则是羊水栓塞的诱发因素。

二、病理生理

羊水进入母体循环后,通过多种机制引起机体的变态反应、肺动脉高压和凝血功能异常等一系列病理生理变化。

(一)过敏性休克

羊水中的抗原成分可引起Ⅰ型变态反应。在此反应中肥大细胞脱颗粒、异常的花生四烯酸代谢产物产生,包括白三烯、前列腺素、血栓素等进入母体血循环,导致过敏性休克,同时使支气管黏膜分泌亢进,导致肺的交换功能下降,反射性地引起肺血管痉挛。

(二)肺动脉高压

羊水中有形物质可直接形成栓子阻塞肺内小动脉,还可作为促凝物质促使毛细血管内血液凝固,形成纤维蛋白及血小板微血栓机械性阻塞肺血管,引起急性肺动脉高压。同时有形物质尚可刺激肺组织产生和释放 $PGF_{2\alpha}$、5-羟色胺、白三烯等血管活性物质,使肺血管反射性痉挛,加重肺动脉高压。羊水物质也可反射性引起迷走神经兴奋,进一步加重肺血管和支气管痉挛,导致肺动脉高压或心脏骤停。肺动脉高压又使肺血管灌注明显减少,通气和换气障碍,肺组织严重缺氧,肺毛细血管通透性增加,液体渗出,导致肺水肿、严重低氧血症和急性呼吸衰竭。肺动脉高压直接使右心负荷加重,导致急性右心衰竭。肺动脉高压又使左心房回心血量减少,则左心排血量明显减少,引起周围血循环衰竭,使血压下降产生一系列心源性休克症状,产妇可因重要脏器缺血而突然死亡。

(三)弥散性血管内凝血(DIC)

羊水中含有丰富的促凝物质,进入母血后激活外源性凝血系统,在血管内形成大量微血栓

(高凝期),引起休克和脏器功能损害。同时羊水中含有纤溶激活酶,可激活纤溶系统,加上大量凝血因子被消耗,血液由高凝状态迅速转入消耗性低凝状态(低凝期),导致血液不凝及全身出血。

(四)多脏器功能衰竭

由于休克、急性呼吸循环衰竭和 DIC 等病理生理变化,常导致多脏器受累。以急性肾脏功能衰竭、急性肝功能衰竭和急性胃肠功能衰竭等多脏器衰竭常见。

三、临床表现

羊水栓塞发病特点是起病急骤、来势凶险。90%的发生在分娩过程中,尤其是胎儿娩出前后的短时间内。少数发生于临产前或产后 24 小时后。剖宫产术或妊娠中期手术过程中也可发病。在极短时间内可因心肺功能衰竭、休克导致死亡。典型的临床表现可分为 3 个渐进阶段。

(一)心肺功能衰竭和休克

因肺动脉高压引起心力衰竭和急性呼吸循环衰竭,而变态反应可引起过敏性休克。在分娩过程中,尤其是刚破膜不久,产妇突然发生寒战、烦躁不安、呛咳气急等症状,随后出现发绀、呼吸困难、心率加快、面色苍白、四肢厥冷、血压下降。由于中枢神经系统严重缺氧,可出现抽搐和昏迷。肺部听诊可闻及湿啰音,若有肺水肿,产妇可咯血性泡沫痰。严重者发病急骤,甚至没有先兆症状,仅惊叫一声或打一个哈欠后,血压迅速下降,于数分钟内死亡。

(二)DIC 引起的出血

产妇渡过心肺功能衰竭和休克阶段,则进入凝血功能障碍阶段,表现为大量阴道流血、血液不凝固,切口及针眼大量渗血,全身皮肤黏膜出血,血尿甚至出现消化道大出血。产妇可因出血性休克死亡。

(三)急性肾衰竭

由于全身循环衰竭,肾脏血流量减少,出现肾脏微血管栓塞,肾脏缺血引起肾组织损害,表现为少尿、无尿和尿毒症征象。一旦肾实质受损,可致肾衰竭。

典型临床表现的 3 个阶段可能按顺序出现,但有时亦可不全部出现或按顺序出现,不典型者可仅有休克和凝血功能障碍。中孕引产或钳刮术中发生的羊水栓塞,可仅表现为一过性呼吸急促、烦躁、胸闷后出现阴道大量流血。有些产妇因病情较轻或处理及时可不出现明显的临床表现。

四、诊断

羊水栓塞的诊断缺乏有效、实用的实验室检查,主要依靠的是临床诊断。而临床上诊断羊水栓塞主要根据发病诱因和临床表现,做出初步诊断并立即进行抢救,同时进行必要的辅助检查,目前通过辅助检查确诊羊水栓塞仍较困难。在围生期出现严重的呼吸、循环、血液系统障碍的病因有很多,如肺动脉血栓性栓塞、感染性休克、子痫等。所以对非典型病例,首先应排除其他原因,即可诊断为羊水栓塞。

需要与羊水栓塞进行鉴别诊断的产科并发症有空气栓子、过敏性反应、麻醉并发症、吸入性气胸、产后出血、恶性高热、败血症、血栓栓塞、宫缩乏力、子宫破裂及子痫。

（一）病史及临床表现

凡在病史中存在羊水栓塞各种诱发因素及条件，如胎膜早破、人工破膜或剥膜、子宫收缩过强、高龄初产，在胎膜破裂后、胎儿娩出后或手术中产妇突然出现寒战、烦躁不安、气急、尖叫、呛咳、呼吸困难、大出血、凝血障碍、循环衰竭及不明原因休克，休克与出血量不成比例，首先应考虑为羊水栓塞。初步诊断后应立即进行抢救，同时进行必要的辅助检查来确诊。

（二）辅助检查

1.血涂片寻找羊水有形物质

抽取下腔静脉或右心房的血 5 mL，离心沉淀后取上层物做涂片，用瑞氏-吉姆萨染色，镜检发现鳞状上皮细胞、毳毛、黏液，或行苏丹Ⅲ染色寻找脂肪颗粒，可协助诊断。过去认为这是确诊羊水栓塞的标准，但近年认为，这一方法既不敏感也非特异，在正常孕妇的血液中也可发现羊水有形物质。

2.宫颈组织学检查

当患者行全子宫切除，或死亡后进行尸体解剖时，可以对宫颈组织进行组织学检查，寻找羊水成分的证据。

3.非侵入性检查方法

（1）Sialyl Tn 抗原检测：胎粪及羊水中含有神经氨酸-N-乙酰氨基半乳糖（Sialyl Tn）抗原，羊水栓塞时母血中 Sialyl Tn 抗原浓度明显升高。应用放射免疫竞争法检测母血 Sialyl Tn 抗原水平，是一种敏感和无创伤性的诊断羊水栓塞的手段。

（2）测定母亲血浆中羊水-胎粪特异性的粪卟啉锌水平、纤维蛋白溶酶及 C3、C4 水平也可以帮助诊断羊水栓塞。

4.胸部 X 线检查

90％的患者可出现胸片异常。双肺出现弥散性点片状浸润影，并向肺门周围融合，伴有轻度肺不张和右心扩大。

5.心电图检查

心电图可见 ST 段下降，提示心肌缺氧。

6.超声心动图检查

超声心动图可见右心房、右心室扩大、心排血量减少及心肌劳损等表现。

7.肺动脉造影术

肺动脉造影术是诊断肺动脉栓塞最可靠的方法，可以确定栓塞的部位和范围，但临床较少应用。

8.与 DIC 有关的实验室检查

可进行 DIC 筛选试验（包括血小板计数、凝血酶原时间、纤维蛋白原）和纤维蛋白溶解试验（包括纤维蛋白降解产物、优球蛋白溶解时间、鱼精蛋白副凝试验）。

9.尸检

（1）肺水肿、肺泡出血，主要脏器如肺、心、胃、脑等组织及血管中找到羊水有形物质。

（2）心脏内血液不凝固，离心后镜检找到羊水有形物质。

（3）子宫或阔韧带血管内可见羊水有形物质。

(三)美国羊水栓塞的诊断标准

(1)出现急性低血压或心脏骤停。

(2)急性缺氧,表现为呼吸困难、发绀或呼吸停止。

(3)凝血功能障碍或无法解释的严重出血。

(4)上述症状发生在子宫颈扩张、分娩、剖宫产时或产后30分钟内。

(5)排除了其他原因导致的上述症状。

五、处理

羊水栓塞一旦确诊,应立即抢救产妇。主要原则为纠正呼吸循环衰竭、抗过敏、抗休克、防治DIC及肾衰竭、预防感染。病情稳定后立即终止妊娠。

(一)纠正呼吸循环衰竭

1.纠正缺氧

出现呼吸困难、发绀者,立即面罩给氧,流速为5～10 L/min。必要时行气管插管,机械通气,正压给氧,如症状严重,应行气管切开。保证氧气的有效供给,是改善肺泡毛细血管缺氧、预防肺水肿的关键。同时也可改善心、脑、肾等重要脏器的缺氧。

2.解除肺动脉高压

立即应用解痉药,减轻肺血管和支气管痉挛,缓解肺动脉高压及缺氧。常用药物有以下几种。

(1)盐酸罂粟碱:是解除肺动脉高压的首选药物,可直接作用于血管平滑肌,解除平滑肌痉挛,对冠状动脉、肺动脉、脑血管均有扩张作用。首次剂量30～90 mg,加入5%葡萄糖液20 mL中缓慢静脉注射,每天剂量不超过300 mg。罂粟碱与阿托品合用,扩张肺小动脉效果更好。

(2)阿托品:可阻断迷走神经反射引起的肺血管痉挛及支气管痉挛,促进气体交换,解除迷走神经对心脏的抑制,使心率加快,增加回心血量,改善微循环,兴奋呼吸中枢。每隔10～20分钟静脉注射1 mg,直至患者面色潮红,微循环改善。心率在120次/min以上者慎用。

(3)氨茶碱:可解除肺血管痉挛,松弛支气管平滑肌,降低静脉压与右心负荷,兴奋心肌,增加心排血量。250 mg加入5%葡萄糖液20 mL缓慢静脉注射,必要时可重复使用。

(4)酚妥拉明:可解除肺血管痉挛,降低肺动脉阻力,消除肺动脉高压。5～10 mg加入5%葡萄糖液250～500 mL中,以0.3 mg/min的速度静脉滴注。

3.防治心力衰竭

为保护心肌和预防心力衰竭,尤其对心率超过120次/min者,除用冠状动脉扩张剂外,应及早使用强心剂。常用毛花苷C 0.2～0.4 mg,加入25%葡萄糖液20 mL中缓慢静脉注射。必要时4～6小时后可重复应用。还可用营养心肌细胞药物如辅酶A、三磷腺苷(ATP)和细胞色素C等。

(二)抗过敏

应用糖皮质激素可解除痉挛,稳定溶酶体,具有保护细胞及抗过敏作用,应及早大量使用。首选氢化可的松100～200 mg加入5%葡萄糖液50～100 mL中快速静脉滴注,再用300～800 mg加入5%葡萄糖液250～500 mL中静脉滴注;也可用地塞米松20 mg缓慢静脉注射后,再用 20 mg 加于 5％葡萄糖液250 mL中静脉滴注,根据病情可重复使用。

(三)抗休克

1.补充血容量

在抢救过程中,应尽快输新鲜全血和血浆以补充血容量。与一般产后出血不同的是,羊水栓塞引起的产后出血往往会伴有大量的凝血因子的消耗,因此在补充血容量时注意不要补充过量的晶体,要以补充血液,特别是凝血因子和纤维蛋白原为主。扩容首选低分子右旋糖酐500 mL 静脉滴注(每天量不超过1000 mL)。应做中心静脉压(CVP)测定,了解心脏负荷状况,指导输液量及速度,并可抽取血液寻找羊水有形成分。

2.升压药

多巴胺 10～20 mg 加于 5％葡萄糖液 250 mL 中静脉滴注。间羟胺 20～80 mg 加于 5％葡萄糖液250～500 mL 中静脉滴注,滴速为 20～30 滴/min。根据血压情况调整滴速。

3.纠正酸中毒

在抢救过程中,应及时做动脉血气分析及血清电解质测定。若有酸中毒可用 5％碳酸氢钠 250 mL 静脉滴注,若有电解质紊乱,应及时纠正。

(四)防治 DIC

1.肝素

在已经发生 DIC 的羊水栓塞的患者使用肝素要非常慎重,一般原则是"尽早使用,小剂量使用"或者是"不用"。所以临床上如果使用肝素治疗羊水栓塞,必须符合以下两个条件:①导致羊水栓塞的风险因素依然存在(子宫和宫颈未被切除,子宫压力继续存在),会导致羊水持续不断地进入母亲的血液循环,不使用肝素会使凝血因子的消耗继续加重;②有使用肝素的丰富经验,并且能及时监测凝血功能的状态。

用于羊水栓塞早期高凝状态时的治疗,尤其在发病后 10 分钟内使用效果更佳。肝素25～50 mg(1 mg＝125 U)加于 0.9％氯化钠溶液 100 mL 中,静脉滴注 1 小时,以后再以 25～50 mg肝素加于 5％葡萄糖液 200 mL 中静脉缓滴,用药过程中可用试管法测定凝血时间,使凝血时间维持在 20～25 分钟。24 小时肝素总量应控制在 100 mg(12500 U)以内为宜。肝素过量(凝血时间超过 30 分钟),有出血倾向时,可用鱼精蛋白对抗,1 mg 鱼精蛋白对抗肝素100 U。

2.抗纤溶药物

羊水栓塞由高凝状态向纤溶亢进发展时,可在肝素化的基础上使用抗纤溶药物,如6-氨基己酸 4～6 g 加于 5％葡萄糖液 100 mL 中,15～30 分钟内滴完,维持量每小时 1 g;氨甲环酸每次 0.5～1 g,加于 5％葡萄糖液 100 mL 静脉滴注;氨甲苯酸 0.1～0.3 g 加于 5％葡萄糖液20 mL 稀释后缓慢静脉注射。

3.补充凝血因子

应及时补充凝血因子,如输新鲜全血、血浆、纤维蛋白原(2～4 g)等。

(五)预防肾衰竭

羊水栓塞的第三阶段为肾衰竭期,在抢救过程中应注意尿量。当血容量补足后仍少尿,应及时应用利尿剂:①呋塞米 20～40 mg 静脉注射;②20％甘露醇 250 mL 静脉滴注,30 分钟滴完。如用药后尿量仍不增加,表示肾功能不全或衰竭,按肾衰竭处理,尽早给予血液透析。

(六)预防感染

应用大剂量广谱抗生素预防感染。应注意选择对肾脏毒性小的药物,如青霉素、头孢菌素等。

(七)产科处理

(1)分娩前出现羊水栓塞,应先抢救母亲,积极治疗急性心力衰竭、肺功能衰竭、监护胎心率变化,病情稳定以后再考虑分娩情况。

(2)在第一产程出现羊水栓塞,考虑剖宫产终止妊娠,若患者系初产,新生儿为活产,术时出血不多,则可暂时保留子宫,宫腔填塞纱布以防产后出血。如宫缩不良,行子宫切除,因为理论上子宫的血窦及静脉内仍可能有大量羊水及其有形成分。在行子宫切除时不主张保留宫颈,因为保留宫颈有时会导致少量羊水继续从宫颈血管进入母体循环,羊水栓塞的病情无法得到有效的缓解。

(3)在第二产程出现羊水栓塞,可考虑阴道分娩。分娩以后,如有多量的出血,虽经积极处理后效果欠佳,应及时切除子宫。

(4)分娩以后宫缩剂的应用:有争论,有人认为会促进更多的羊水成分进入血液循环,但多数人主张使用宫缩剂。

六、预防

严格来说羊水栓塞不是能完全预防的疾病。首先应针对可能发生羊水栓塞的诱发因素加以防范,提高警惕,早期识别羊水栓塞的前驱症状,早期诊断羊水栓塞,以免延误抢救时机。同时应注意下列问题。

(1)减少产程中的人为干预如人工破膜、静脉滴注缩宫素等。

(2)掌握人工破膜的时机,破膜应避开宫缩最强的时间。人工破膜时不要剥膜,以免羊水被挤入母体血液循环。

(3)严密观察产程,正确使用宫缩剂。应用宫缩剂引产或加强宫缩时,应有专人观察,随时调整宫缩剂的剂量及用药速度,避免宫缩过强。宫缩过强时适当应用宫缩抑制剂。

(4)严格掌握剖宫产指征,正确掌握剖宫产的手术技巧。手术操作应轻柔,防止切口延长。胎儿娩出前尽量先吸净羊水,以免羊水进入子宫切口开放的血窦内。

(5)中期妊娠流产钳刮术时,扩张宫颈时应逐号扩张,避免粗暴操作。行钳刮术时应先破膜,待羊水流尽后再钳夹出胎儿和胎盘组织。

(6)羊膜腔穿刺术时,应选用细针头(22号腰穿针头)。最好在超声引导下穿刺,以免刺破胎盘,形成开放血窦。

第四节 产后出血

产后出血是指胎儿娩出后24小时内阴道流血量超过500 mL。产后出血是分娩期严重的并发症,是产妇四大死亡原因之首。产后出血的发病数占分娩总数的2%～3%,如果先前有产后出血的病史,再发风险增加 2～3 倍。

每年全世界孕产妇死亡 51.5 万,99%在发展中国家;因产科出血致死者 13 万,2/3 没有明确的危险因素。产后出血是全球孕产妇死亡的主要原因,更是导致我国孕产妇死亡的首位原因,占死亡原因的 54%。

我国产后出血防治组的调查显示,阴道分娩和剖宫产后 24 小时内平均出血量分别为400 mL 和600 mL。当前国外许多研究者建议,剖宫产后的失血量超过 1000 mL 才定义为产后出血。但在临床上如何测量或估计出血量存在困难,有产科研究者提出临床上估计出血量只是实际出血量的 1/2 或 1/3。因此康布斯等主张以测定分娩前后血细胞比容来评估产后出血量,若产后血细胞比容减少 10%以上,或出血后需输血治疗者,定为产后出血。但在急性出血的 1 小时内血液常呈浓缩状态,血常规不能反映真实出血情况。

产后出血可导致失血性休克、产褥感染、肾衰竭及继发垂体前叶功能减退等,直接危及产妇生命。

一、病理机制

胎盘剥离面的止血是子宫肌纤维的结构特点和血液凝固机制共同决定的。子宫平滑肌分三层,内环、外纵、中层多方交织,子宫收缩可关闭血管及血窦。妊娠期血液处于高凝状态。子宫收缩的动因来自内源性缩宫素和前列腺素的释放。细胞内游离钙离子是肌肉兴奋-收缩耦联的活化剂,缩宫素可以释放和促进钙离子向肌细胞内流动,而前列腺素是钙离子载体,与钙离子形成复合体,将钙离子携带入细胞内。进入肌细胞内的钙离子与肌动蛋白、肌浆蛋白的结合引起子宫收缩与缩复,对宫壁上的血管起压迫止血的作用。同时由于肌肉缩复使血管迂回曲折,血流阻滞,有利于血栓形成,血窦关闭。但是子宫肌纤维收缩后还会放松,因而受压迫的血管可以再度暴露开放并继续出血,因而根本的止血机制是血液凝固。在内源性前列腺素作用下血小板大量聚集,聚集的血小板释放血管活性物质,加强血管收缩,同时亦加强引起黏性变形形成血栓,导致凝血因子的大量释放,进一步发生凝血反应,形成的凝血块可以有效地堵塞胎盘剥离面暴露的血管达到自然止血的目的。因此,凡是影响子宫肌纤维强烈收缩,干扰肌纤维之间血管压迫闭塞和导致凝血功能障碍的因素,均可引起产后出血。

二、病因

产后出血的原因依次为子宫收缩乏力、胎盘因素、软产道裂伤及凝血功能障碍。这些因素可互为因果,相互影响。

(一)子宫收缩乏力

子宫收缩乏力是产后出血最常见的原因。胎儿娩出后,子宫肌收缩和缩复对肌束间的血管能起到有效的压迫作用。影响子宫肌收缩和缩复功能的因素,均可引起子宫收缩乏力性产后出血。常见因素如下。

1.全身因素

产妇精神极度紧张,对分娩过度恐惧,尤其对阴道分娩缺乏足够信心;临产后过多使用镇静剂、麻醉剂或子宫收缩抑制剂;合并慢性全身性疾病;体质虚弱等均可引起子宫收缩乏力。

2.产科因素

产程延长、产妇体力消耗过多,或产程过快,可引起子宫收缩乏力。前置胎盘、胎盘早剥、妊娠期高血压疾病、严重贫血、宫腔感染等产科并发症可使子宫肌层水肿或渗血,引起子宫收缩乏力。

3.子宫因素

子宫肌纤维发育不良,如子宫畸形或子宫肌瘤;子宫纤维过度伸展,如巨大胎儿、多胎妊娠、羊水过多;子宫肌壁受损,如有剖宫产、肌瘤剔除、子宫穿孔等子宫手术史;产次过多、过频可造成子宫肌纤维受损,均可引起子宫收缩乏力。

(二)胎盘因素

根据胎盘剥离情况,胎盘因素所致产后出血类型如下。

1.胎盘滞留

胎儿娩出后,胎盘应在15分钟内排出体外。若30分钟仍不排出,影响胎盘剥离面血窦的关闭,导致产后出血。常见的情况:①胎盘剥离后,由于宫缩乏力、膀胱膨胀等因素,使胎盘滞留在宫腔内,影响子宫收缩。②胎盘剥离不全:多因在第三产程胎盘完全剥离前过早牵拉脐带或按压子宫,已剥离的部分血窦开放出血不止。③胎盘嵌顿:胎儿娩出后子宫发生局限性环形缩窄及增厚,将已剥离的胎盘嵌顿于宫腔内,多为隐性出血。

2.胎盘粘连

胎盘粘连指胎盘全部或部分粘连于宫壁不能自行剥离,多次人工流产、子宫内膜炎或蜕膜发育不良等是常见原因。若完全粘连,一般不出血;若部分粘连,则部分胎盘剥离面血窦开放而胎盘滞留影响宫缩造成产后出血。

3.胎盘植入

胎盘植入指胎盘绒毛植入子宫肌层。部分胎盘绒毛植入使血窦开放,出血不易止住。

4.胎盘胎膜残留

胎盘胎膜残留多为部分胎盘小叶或副胎盘残留在宫腔内,有时部分胎膜留在宫腔内也可影响子宫收缩,导致产后出血。

(三)软产道裂伤

分娩过程中软产道裂伤,常与下述因素有关:①外阴组织弹性差;②急产、产力过强、巨大儿;③阴道手术助产操作不规范;④会阴切开缝合时,止血不彻底,宫颈或阴道穹隆的裂伤未能及时发现。

胎儿娩出后,立即出现阴道持续流血,呈鲜红色,检查发现子宫收缩良好,应考虑软产道损伤,需仔细检查软产道。

(四)凝血功能障碍

凝血功能障碍见于:①与产科有关的并发症所致,如羊水栓塞、妊娠期高血压疾病、胎盘早剥及死胎均可并发DIC;②产妇合并血液系统疾病,如原发性血小板减少、再生障碍性贫血等。由于凝血功能障碍,可造成产后切口及子宫血窦难以控制的流血不止,特征为血液不凝。

三、临床表现

产后出血主要表现为阴道流血或伴有失血过多引起的并发症如休克、贫血等。

(一)阴道流血

不同原因的产后出血临床表现不同。胎儿娩出后立即出现阴道流血,色鲜红,应先考虑软产道裂伤；胎儿娩出几分钟后开始流血，色较暗，应考虑为胎盘因素；胎盘娩出后出现流血，其主要原因为子宫收缩乏力或胎盘、胎膜残留。若阴道流血呈持续性，且血液不凝，应考虑凝血功能障碍引起的产后出血。如果子宫动脉阴道支断裂可形成阴道血肿，产后阴道流血虽不多，但产妇有严重失血的症状和体征，尤其产妇诉说会阴部疼痛时，应考虑为隐匿性软产道损伤。

(二)休克症状

如果阴道流血量多或量虽少但时间长，产妇可出现休克症状，如头晕、脸色苍白、脉搏细数、血压下降等。

四、诊断

产后出血容易诊断，但临床上目测阴道流血量的估计往往偏少。较客观检测出血量的方法如下。

(一)称重法

事先称重产包、手术包、敷料包和卫生巾等，产后再称重，前后重量相减所得的结果，换算为失血量毫升数(血液比重为 15 g/mL)。

(二)容积法

收集产后出血(可用弯盘或专用的产后接血容器)，然后用量杯测量出血量。

(三)面积法

将血液浸湿的面积按 10 cm×10 cm 为 10 mL 计算。

(四)休克指数(SI)

SI 用于未做失血量收集或外院转诊产妇的失血量估计，为粗略计算。休克指数(SI)＝脉率/收缩压。

SI 为 0.5，血容量正常；SI 为 1，失血量 10%～30%(500～1500 mL)；SI 为 1.5，失血量 30%～50%(1500～2500 mL)；SI 为 2，失血量 50%～70%(2500～3500 mL)。

五、治疗

根据阴道流血的时间、数量和胎儿、胎盘娩出的关系，可初步判断造成产后出血的原因，根据病因选择适当的治疗方法。有时产后出血几个原因可互为因果关系。

(一)子宫收缩乏力

胎盘娩出后，子宫缩小至脐平或脐下一横指；子宫呈圆球状，质硬；血窦关闭，出血停止。若子宫收缩乏力，宫底升高，子宫质软呈水袋状。子宫收缩乏力有原发性和继发性，有直接原因和间接原因，对于间接原因造成的子宫收缩乏力，应及时去除原因。按摩子宫或用缩宫剂后，子宫变硬，阴道流血量减少，是子宫收缩乏力与其他原因出血的重要鉴别方法。

(二)胎盘因素

胎盘在胎儿娩出后 10 分钟内未娩出，并有大量阴道流血，应考虑胎盘因素，如胎盘部分剥离、胎盘粘连、胎盘嵌顿等。胎盘残留是产后出血的常见原因，故胎盘娩出后应仔细检查胎盘、胎膜是否完整。尤其应注意胎盘胎儿面有无断裂血管，警惕副胎盘残留的可能。

(三)软产道损伤

胎儿娩出后，立即出现阴道持续流血，应考虑软产道损伤，仔细检查软产道。

1.宫颈裂伤

产后应仔细检查宫颈,胎盘娩出后,用两把卵圆钳钳夹宫颈并向下牵拉,从宫颈12点处起顺时针检查一周。初产妇宫颈两侧(3、9点处)较易出现裂伤。如裂口不超过1 cm,通常无明显活动性出血。有时破裂深至穹隆伤及动脉分支,可有活动性出血,隐性或显性。有时宫颈裂口可向上延伸至宫体,向两侧延至阴道穹隆及阴道旁组织。

2.阴道裂伤

检查者用中指、食指压迫会阴切口两侧,仔细查看会阴切口顶端及两侧有无损伤及损伤程度和有无活动性出血。阴道下段前壁裂伤时出血活跃。

3.会阴裂伤

会阴裂伤按损伤程度分为3度。Ⅰ度指会阴部皮肤及阴道入口黏膜撕裂,未达肌层,一般出血不多;Ⅱ度指裂伤已达会阴体肌层、累及阴道后壁黏膜,甚至阴道后壁两侧沟向上撕裂使原解剖结构不易辨认,出血较多;Ⅲ度是指肛门外括约肌已断裂,甚至直肠阴道隔、直肠壁及黏膜的裂伤,裂伤虽较严重,但出血可能不多(图13-1)。

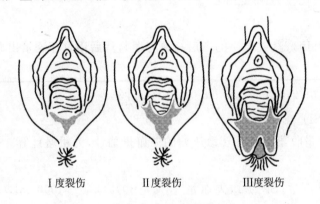

Ⅰ度裂伤　　　　Ⅱ度裂伤　　　　Ⅲ度裂伤

图13-1　会阴裂伤

(四)凝血功能障碍

若产妇有血液系统疾病或由于分娩引起 DIC 等情况,产妇表现为持续性阴道流血,血液不凝,止血困难,同时可出现全身部位出血灶。实验室诊断标准应同时有下列3项以上异常。

(1)血小板(PLT)进行性下降小于 $100×10^9/L$,或有2项以上血小板活化分子标志物血浆水平升高:①β-甘油三酯(β-TG);②血小板因子4(PF$_4$);③血栓烷 B$_2$(TXB$_2$);④P$_2$选择素。

(2)血浆纤维蛋白原(Fg)含量小于 115 g/L 或大于 410 g/L,或呈进行性下降。

(3)3P 试验阳性,或血浆 FDP 大于 20 mg/L 或血浆 D-D 水平较正常增高4倍以上(阳性)。

(4)PT 延长或缩短3秒以上,部分活化凝血时间(APTT)延长或缩短10秒以上。

(5)AT-Ⅲ:A 小于 60% 或蛋白 C(PC)活性降低。

(6)血浆纤溶酶原抗原(PLG:Ag)小于 200 mg/L。

(7)因子Ⅷ:C 活性小于 50%。

(8)血浆内皮素-1(ET-1)水平大于 80 ng/L 或凝血酶调节蛋白(TM)较正常增高2倍以上。

为了抢救患者生命,DIC 的早期诊断显得尤为重要。如果能在 DIC 前期做出诊断,那么患者的预后会有明显改善。

六、处理

产后出血的处理原则为针对原因,迅速止血,补充血容量纠正休克及防治感染。

(一)子宫收缩乏力

加强宫缩是最迅速有效的止血方法。具体方法如下。

1.去除引起宫缩乏力的原因

若由于全身因素,则改善全身状态;若为膀胱过度充盈应导尿等。

2.按摩子宫

助产者一手在腹部按摩宫底(拇指在前,其余 4 指在后),同时压迫宫底,将宫内积血压出,按摩必须均匀而有节律(图 13-2)。如果无效,可用腹部-阴道双手按摩子宫法,即一手握拳置于阴道前穹隆顶住子宫前壁,另一手在腹部按压子宫后壁使宫体前屈,双手相对紧压子宫并做节律性按摩(图 13-3)。按压时间以子宫恢复正常收缩为止,按摩时注意无菌操作。

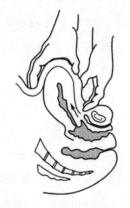

图 13-2　腹部按摩子宫

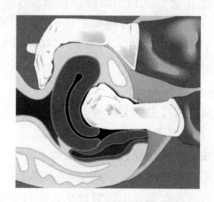

图 13-3　腹部-阴道双手按摩子宫

3.应用宫缩剂

(1)缩宫素:能够选择性的兴奋子宫平滑肌,增加子宫平滑肌的收缩频率及收缩力,有弱的血管加压和抗利尿作用。用药后 3~5 分钟起效,缩宫素半衰期为 10~15 分钟,作用时间 0.5 小时。肌内注射或缓慢静脉推注 10~20 U,然后 20 U 加入 0.9％生理盐水或 5％葡萄糖液 500 mL 中静脉滴注。24 小时内用量不超过 40 U。宫体、宫颈注射等局部用药法效果则更佳。大剂量使用应注意尿量。卡贝缩宫素为长效缩宫素,是九肽类似物,100 μg 缓慢静脉推注或肌内注射,与持续静脉滴注缩宫素 16 小时的效果相当。

(2)麦角新碱:直接作用于子宫平滑肌,作用强而持久,稍大剂量可引起子宫强直性收缩,对子宫体和宫颈都有兴奋作用,2~5 分钟起效。

用法:肌内注射(IM)/静脉注射(IV)均可,IV 有较大的不良反应,紧急情况下可以使用。部分患者用药后可发生恶心、呕吐、出冷汗、面色苍白等反应,有妊娠高血压疾病及心脏病者慎用。

(3)米索前列醇:是前列腺素 E_1 的类似物,口服后能转化成有活性的米索前列醇酸,增加子宫平滑肌的节律收缩作用。5分钟起效,口服30分钟达血药浓度高峰;半衰期1.5小时,持续时间长,可有效解决产后2小时内出血问题,对子宫的收缩作用强于缩宫素。

给药方法:在胎儿娩出后立即给予米索前列醇600 μg口服,直肠给药效果更好。

(4)卡前列甲酯栓:对子宫平滑肌有很强的收缩作用。1 mg直肠给药用于预防产后出血。

(5)卡前列素氨丁三醇注射液,引发子宫肌群收缩,发挥止血功能,疗效好,止血迅速安全,不良反应轻微。难治性产后出血起始剂量为250 μg欣母沛无菌溶液(1 mL),深层肌内注射。某些特殊的病例,间隔15～90分钟后重复注射,总量不超过2000 μg(8支)。对欣母沛无菌溶液过敏的患者、急性盆腔炎的患者、有活动性心肺肾肝疾病的患者忌用。

不良反应:主要由平滑肌收缩引起,血压升高、呕吐、腹泻、哮喘、瞳孔缩小、眼内压升高、发热、脸部潮红。约20%的病例有各种不同程度的不良反应,一般为暂时性,不久自行恢复。

(6)垂体后叶素:使小动脉及毛细血管收缩,同时也有兴奋平滑肌并使其收缩的作用。在剖宫产术中胎盘剥离面顽固出血病例,将垂体后叶素6 U(1 mL)加入生理盐水19 mL,在出血部位黏膜下多点注射,每点1 mL,出血一般很快停止;如再有出血可继续注射至出血停止,用此方法10分钟之内出血停止者未发现不良反应。

(7)葡萄糖酸钙:钙离子是子宫平滑肌兴奋的必需离子,而且参与人体的凝血过程。静脉推注10%葡萄糖酸钙10 mL,可使子宫平滑肌对宫缩剂的效应性增强,胎盘附着面出血减少,降低缩宫素用量。

4.宫腔填塞

宫腔填塞主要有两种方法:填塞纱布或填塞球囊。

(1)剖宫产术中遇到子宫收缩乏力,经按摩子宫和应用宫缩剂加强宫缩效果不佳时、前置胎盘或胎盘粘连导致剥离面出血不止时,直视下填塞宫腔纱条可起到止血效果。但是胎盘娩出后子宫容积比较大,可以容纳较多的纱条,也可以容纳较多的出血,而且纱布填塞不易填紧,且因纱布吸血而发生隐匿性出血。可采用特制的长2 m,宽7～8 cm的4～6层无菌脱脂纱布条,一般宫腔填塞需要2～4根,每根纱条之间用粗丝线缝合连接。术者左手固定子宫底部,右手或用卵圆钳将纱条沿子宫腔底部自左向右,来回折叠填塞宫腔,留足填塞子宫下段的纱条后(一般需1根),将最尾端沿宫颈放入阴道内少许,其后填满子宫下段,然后缝合子宫切口。若为子宫下段出血,也应先填塞宫腔,然后再用足够的纱条填充子宫下段。纱条需为完整的一根或中间打结以便于完整取出,缝合子宫切口时可在中间打结,注意勿将纱条缝入。24～48小时内取出纱布条,应警惕感染。经阴道宫腔纱条填塞法,因操作困难,常填塞不紧反而影响子宫收缩,一般不采用(图13-4)。

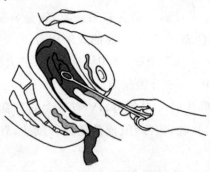

图13-4　宫腔纱条填塞

（2）可供填塞的球囊有专为宫腔设计的，能更好适应宫腔形态，如巴克里紧急填塞球囊导管；原用于其他部位止血的球囊，但并不十分适合宫腔形态，如森-布管、鲁施泌尿外科静压球囊导管；产房自制的球囊，如手套或避孕套。经阴道放置球囊前，先置导尿管以监测尿量。用超声或阴道检查大致估计宫腔的容量，确定宫腔内无胎盘胎膜残留、动脉出血或裂伤。在超声引导下将导管的球囊部分插入宫腔，球囊内应注入无菌生理盐水，而不能用空气或二氧化碳，也不能过度充盈球囊。

所有宫腔填塞止血的患者应严密观察生命体征和液体出入量，观测宫底高度和阴道出血情况，必要时行超声检查排除有无宫腔隐匿性出血。缩宫素维持12～24小时，促进子宫收缩；预防性应用广谱抗生素。8～48小时取出宫腔填塞物，抽出前做好输血准备，先用缩宫素、麦角新碱或前列腺素等宫缩剂。慢慢放出球囊内液体后再取出球囊，或缓慢取出纱布条，避免再次出血的危险。

5.盆腔动脉结扎

经上述处理无效，出血不止，为抢救产妇生命可结扎盆腔动脉。妊娠子宫体的血液90%由子宫动脉上行支供给，故结扎子宫动脉上行支后，可使子宫局部动脉压降低，血流量减少，子宫肌壁暂时缺血，子宫迅速收缩而达到止血目的。子宫体支、宫颈支与阴道动脉、卵巢动脉的各小分支，左右均有吻合，故结扎子宫动脉上行支或子宫动脉总支，子宫卵巢动脉吻合支、侧支循环会很快建立，子宫组织不会发生坏死；并且采用可吸收缝合线结扎，日后缝线吸收、脱落，结扎血管仍可再通，不影响以后的月经功能及妊娠分娩。具体术式如下。

（1）子宫动脉上行支结扎术：主要适用于剖宫产胎盘娩出后子宫收缩乏力性出血，经宫缩药物及按摩子宫无效者，胎盘早剥致子宫卒中发生产后出血者，剖宫产胎儿娩出致切口撕伤，局部止血困难者。方法为一般在子宫下段进行缝扎，结扎为子宫动静脉整体结扎，将2～3 cm子宫肌层结扎在内非常重要；若已行剖宫产，最好选择在子宫切口下方，在切口下2～3 cm进行结扎，如膀胱位置较高时应下推膀胱。第一次子宫动脉缝扎后如效果不佳，可以再缝第二针，多选择在第一针下3～5 cm处。这次结扎包括了大部分供给子宫下段的子宫动脉支，宜采用2-0可吸收线或肠线，避免"8"字缝合，结扎时带入一部分子宫肌层，避免对血管的钳扎与分离，以免形成血肿，增加手术难度。如胎盘附着部位较高，近宫角部，则尚需结扎附着侧的子宫卵巢动脉吻合支。

（2）子宫动脉下行支结扎术：是以卵圆钳钳夹宫颈前和/或后唇并向下牵引，暴露前阴道壁与宫颈交界处，在宫颈前唇距宫颈阴道前壁交界处下方约1 cm处做长约2 cm横行切口，将子宫向下方及结扎的对侧牵拉，充分暴露视野，食指触摸搏动的子宫动脉作为指示进行缝扎，注意勿损伤膀胱，同法缝扎对侧。子宫动脉结扎后子宫立即收缩变硬，出血停止。但在下列情况下不宜行经阴道子宫动脉结扎：由其他病因引起的凝血功能障碍（感染、子痫前期等）；阴道部位出血而非宫体出血。

经阴道子宫动脉下行支结扎特别适用于阴道分娩后子宫下段出血患者。对剖宫产术结束后，如再发生子宫下段出血，在清除积血后也可尝试以上方法，避免再次进腹。对前置胎盘、部分胎盘植入等患者可取膀胱截石位行剖宫产手术，必要时采用以上两种方法行子宫动脉结扎，明显减少产后出血。

（3）髂内动脉结扎术（图 13-5）：髂内动脉结扎后血流动力学改变的机制，不是因结扎后动脉血供完全中止而止血，而是由于结扎后的远侧端血管动脉内压降低，血流明显减缓（平均主支局部脉压下降 75％，侧支下降 25％），局部加压后易于使血液凝成血栓而止血即将盆腔动脉血循环转变为类似静脉的系统，这种有效时间约 1 小时。髂内动脉结扎后极少发生盆腔器官坏死现象，主要是因腹主动脉分出的腰动脉、髂总动脉分出的骶中动脉、来自肠系膜下动脉的痔上动脉、卵巢动脉、股动脉的旋髂动脉、髂外动脉的腹壁下动脉均可与髂内动脉的分支吻合，髂内动脉结扎后 45～60 分钟侧支循环即可建立，一般仍可使卵巢、输卵管及子宫保持正常功能。

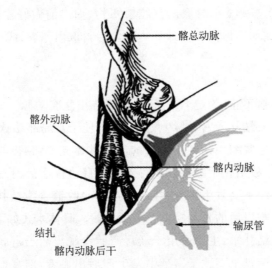

图 13-5　髂内动脉结扎

髂内动脉结扎的适应证包括产后出血、行子宫切除术前后；保守治疗宫缩乏力失败；腹腔妊娠胎盘种植到盆腔，或胎盘粘连造成难以控制的出血；盆腔、阔韧带基底部持续出血；子宫破裂、严重撕伤，可能撕伤到子宫动脉。方法为确认髂总动脉的分叉部位，该部位有两个骨性标志：骶骨岬和两侧髂前下棘连线，输尿管由此穿过。首先与输尿管平行，纵行切开后腹膜 3～5 cm，分离髂总及髂内动动脉分叉处，然后在距髂内外分叉下 2.5 cm 处，用直角钳轻轻从髂内动脉后侧穿过，钳夹两根 7 号丝线，间隔 1.5～2 cm 分别结扎，不剪断血管。结扎前后为防误扎髂外动脉，术者可提起缝线，用食、拇指收紧，使其暂时阻断血流，常规嘱台下两人触摸患者该侧足背动脉或股动脉，确定有搏动无误，即可结扎两次。必须小心勿损伤髂内静脉，否则会加剧出血程度。多数情况下，双侧结扎术比单侧效果好，止血可靠。

上述方法可逐步选用，效果良好且可保留生育功能。但应注意，结扎后只是使血流暂时中断，出血减少，应争取时间抢救休克。

6.子宫背带式缝合术（B-Lynch suture）

B-Lynch 缝合术治疗产后出血，对传统产后出血的治疗来说是一个里程碑式的进展，如果正确使用，将大大提高产后出血治疗的成功率。B-Lynch 缝合术操作简单、迅速、有效、安全、能保留子宫和生育功能，易于在基层医院推广。B-Lynch 缝合术原理是纵向机械性压迫使子宫壁弓状血管被有效地挤压，血流明显减少、减缓、局部血栓形成而止血；同时子宫肌层缺血，刺激子宫收缩进一步压迫血窦，使血窦关闭而止血。此方法适用子宫收缩乏力、前置胎盘、胎盘粘连、凝血功能障碍引起的产后出血以及晚期产后出血。B-Lynch 缝合术用于前置胎盘、胎盘粘连引起的产后出血时，需结合其他方法，如胎盘剥离面做"8"字缝合止血后再行子宫 B-Lynch 缝合术，双侧子宫卵巢动脉结扎再用 B-Lynch 缝合术。

剖宫产术中遇到子宫收缩乏力，经按摩子宫和应用宫缩剂加强宫缩效果不佳时，术者可用双手握抱子宫并适当加压以估计施行 B-lynch 缝合术的成功机会。此方法较盆腔动脉缝扎术简单易行，并可避免切除子宫，保留生育能力。具体缝合方法为距子宫切口右侧顶点下缘 3 cm 处进针，缝线穿过宫腔至切口上缘 3 cm 处出针，将缝线拉至宫底，在距右侧宫角约 3 cm 处绕向子宫后壁，在与前壁相同的部位进针至宫腔内；然后横向拉至左侧，在左侧宫体后壁（与右侧进针点相同部位）出针，将缝线垂直绕过宫底至子宫前壁，分别缝合左侧子宫切口的上、下缘（进出针的部位与右侧相同）。子宫表面前后壁均可见 2 条缝线。收紧两根缝线，检查无出血即打结，然后再关闭子宫切口。子宫放回腹腔观察 10 分钟，注意下段切口有无渗血，阴道有无出血及子宫颜色，若正常即逐层关腹（图 13-6）。

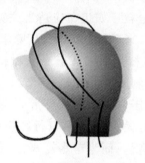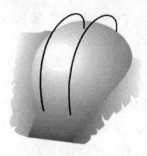

图 13-6　子宫背带式缝合

7.动脉栓塞术

当以上治疗产后出血的方法失败后，动脉栓塞术是一个非常重要的保留子宫的治疗方法。产后出血动脉栓塞的适应证应根据不同的医院、实施动脉栓塞的手术医师的插管及栓塞的熟练程度，而有所不同。总的来讲，须遵循以下原则：①各种原因所致的产后出血，在去除病因和常规保守治疗无效后；②包括已经发生 DIC（早期）的患者；③生命体征稳定或经抢救后生命体征稳定，可以搬动者；④手术医师应具有娴熟的动脉插管和栓塞技巧。

禁忌证：①生命体征不稳定，不宜搬动的患者；②DIC 晚期的患者；③其他不适合介入手术的患者，如造影剂过敏。

在放射科医师协助下，行股动脉穿刺插入导管至髂内动脉或子宫动脉，注入直径 1～3 mm大小的新胶海绵颗粒栓塞动脉，栓塞剂 2～3 周被吸收，血管复通。动脉栓塞术后还应注意：①在动脉栓塞后立即清除宫腔内的积血，以利于子宫收缩；②术中、术后应使用广谱抗生素预防感染；③术后应继续使用宫缩剂促进子宫收缩；④术后应监测性激素分泌情况，观测卵巢有没有损伤；⑤及时防止宫腔粘连，尤其在胎盘植入患者及合并子宫黏膜下肌瘤的患者。但应强调的是动脉栓塞治疗不应作为患者处于危机情况的一个避免子宫切除的措施，而是应在传统保守治疗无效时，作为一个常规止血手段尽早使用。

8.切除子宫

经积极治疗仍无效,出血可能危及产妇生命时,应行子宫次全切术或子宫全切除术,以挽救产妇生命。但产科子宫切除术对产妇的身心健康有一定的影响,特别是给年轻及未有存活子女者带来伤害。因此,必须严格掌握手术指征,只有在采取各种保守治疗无效,孕产妇生命受到威胁时,才采用子宫切除术。而且子宫切除必须选择最佳时机,过早切除子宫,虽能有效地治疗产后出血,但会给患者带来失去生育能力的严重后果。相反,若经过多种保守措施,出血不能得到有效控制,手术者仍犹豫不决,直至患者生命体征不稳定,或进入 DIC 状态再行子宫切除,已错失最佳手术时机,还可能遇到诸如创面渗血、组织水肿、解剖不清等困难,增加手术难度,延长手术时间,加重患者 DIC、继发感染或多脏器衰竭的发生。

目前,虽然子宫收缩乏力是产后出血的首要原因,但较少成为急症子宫切除的主要手术指征。尽管如此,临床上还有下列几种情况须行子宫切除术:宫缩乏力性产后出血,对于多种保守治疗难以奏效,出血有增多趋势;子宫收缩乏力时间长,子宫肌层水肿,对一般保守治疗无反应;短期内迅速大量失血导致休克、凝血功能异常等产科并发症,已来不及实施其他措施,应果断行子宫切除手术。值得强调的是,对于基层医疗机构,在抢救转运时间不允许、抢救物品和血液不完备、相关手术技巧不成熟的情况下,为抢救产妇生命应适当放宽子宫切除的手术指征。胎盘因素引起的难以控制的产科出血,是近年来产科急症子宫切除术最重要的手术指征。穿透性胎盘植入,合并子宫穿孔并感染;完全胎盘植入面积大于 1/2;做楔形切除术后仍出血不止者;药物治疗无效或出现异常情况者;胎盘早剥并发生严重子宫卒中等情况均应果断地行子宫切除。其次子宫破裂引起的产后出血是急症子宫切除的重要指征,特别是发生破裂时间长,估计已发生继发感染;裂口不整齐,子宫肌层有大块残缺,难以行修补术或即使行修补但缝合后估计伤口愈合不良;裂口深,延伸到宫颈等情况。而当羊水栓塞、重度或未被发现的胎盘早剥导致循环障碍及器官功能衰竭,凝血因子消耗和继发性纤维蛋白溶解而引起的出血、休克,甚至脏器功能衰竭时进行手术,需迅速切除子宫。

(二)胎盘因素

1.胎盘已剥离未排出

膀胱过度膨胀应导尿排空膀胱,用手按摩使子宫收缩,另一手轻轻牵拉脐带协助胎盘娩出。

2.胎盘剥离不全或胎盘粘连伴阴道流血

此类情况应徒手剥离胎盘(图 13-7)。

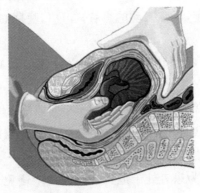

图 13-7　徒手剥离胎盘

3.胎盘植入的处理

若剥离胎盘困难,切忌强行剥离,应考虑行子宫切除术。若出血不多,需保留子宫者,可保守治疗,目前用氨甲蝶呤(MTX)治疗,效果较好。

4.胎盘胎膜残留

胎盘胎膜残留可行钳刮术或刮宫术。

5.胎盘嵌顿

在子宫狭窄环以上发生胎盘嵌顿者,可在静脉全身麻醉下,待子宫狭窄环松解后再用手取出胎盘。

(三)软产道裂伤

一方面彻底止血,另一方面按解剖层次缝合。宫颈裂伤小于 1 cm 时,若无活动性出血,则不需缝合;若有活动性出血或裂伤大于 1 cm,则应缝合。若裂伤累及子宫下段时,缝合应注意避免损伤膀胱及输尿管,必要时经腹修补。修补阴道裂伤和会阴裂伤,应注意解剖层次的对合,第一针要超过裂伤顶端 0.5 cm(图 13-8),缝合时不能留有无效腔,避免缝线穿过直肠黏膜。外阴、阴蒂的损伤,应用细丝线缝合。软产道血肿形成应切开并清除血肿,彻底止血、缝合,必要时可放置引流条。

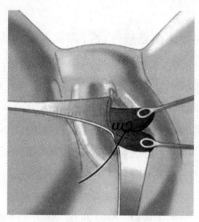

图 13-8 宫颈裂伤的缝合

(四)凝血功能障碍

首先应排除子宫收缩乏力、胎盘因素、软产道裂伤引起的出血,明确诊断后积极输新鲜全血、血小板、纤维蛋白原或凝血酶原复合物、凝血因子等。若已并发 DIC,则按 DIC 处理。

在治疗过程中应重视以下几方面:早期诊断和动态监测;积极治疗原发病;补充凝血因子,包括输注新鲜冰冻血浆、凝血酶原复合物、纤维蛋白原、冷沉淀(含Ⅷ因子和纤维蛋白原)、单采血小板、红细胞等血制品来解决;改善微循环和抗凝治疗;重要脏器功能的维持和保护。

在治疗产后出血,补充血容量,纠正失血性休克,甚至抢救 DIC 患者方面,目前仍推广采用传统早期大量液体复苏疗法。即失血后立即开放静脉,最好有两条开放的静脉通道,快速输入复方乳酸林格液或林格溶液加 5% 碳酸氢钠溶液 45 mL 混合液,输液量应为出血量的 2~3 倍。

处理出血性休克的原则如下:①止血,止痛。②补血,扩张血容量。③纠正酸中毒,改善微循环,有时止血不是立即成功,而扩充血容量较容易,以维护主要脏器的血供,防止休克恶化,争取时间完成各种止血方法。

休克早期先输入 2000～3000 mL 平衡液(复方乳酸林格液等),以后尽快输全血和红细胞。如无血,可以使用胶体液作权宜之计。尤其在休克晚期,组织间蛋白贮存减少,继续输晶体液会使胶体渗透压明显下降产生组织水肿。胶体液除全血外还有血浆、清蛋白血浆代用品。血液稀释可降低血液黏度,增加心排血量,减少心脏负荷和增加组织灌注,但过度稀释又可使血液携氧能力降低,使组织缺氧,最佳稀释度一般认为是血细胞比容在 30% 以上。

另一方面,产科失血性休克的早期液体复苏还应涉及合理的输液种类问题。有关低血容量性休克液体复苏中使用晶体还是胶体的问题争论已久,但目前尚无足够的证据表明晶体液与胶体液用于低血容量休克液体复苏的疗效与安全性方面有明显差异。近年研究发现,氯化钠高渗盐溶液(7.5%)早期用于抗休克,较常规的林格氏液、平衡盐液有许多优势,且价格便宜,使用方便,适合于急诊抢救,值得在临床一线广泛推广。新型的羧甲淀粉注射液-高渗氯化钠羟乙基淀粉 40 溶液引起了国内外研究者的广泛关注,其具有我国自主知识产权并获得国家食品药品监督管理局(SDFA)新药证书。临床研究表明其可以较少的输液量迅速恢复机体的有效循环血容量,改善心脏功能,减轻组织水肿,降低颅内压。

七、预防

加强围生期保健,严密观察及正确处理产程可降低产后出血的发生率。

(一)重视产前保健

(1)加强孕前及孕期妇女保健工作,对有凝血功能障碍和可能影响凝血功能障碍疾病的患者,应积极治疗后再受孕,必要时应于早孕时终止妊娠。

(2)具有产后出血危险因素的孕妇,如多胎妊娠、巨大胎儿、羊水过多、子宫手术史、子宫畸形、妊娠期高血压疾病、妊娠合并血液系统疾病及肝病等,要加强产前检查,提前入院。

(3)宣传计划生育,减少人工流产次数。

(二)提高分娩质量

严密观察及正确处理产程。第一产程:合理使用子宫收缩药物和镇静剂,注意产妇饮食,防止产妇疲劳和产程延长。第二产程:根据胎儿大小掌握会阴后-斜切开时机,认真保护会阴;阴道检查及阴道手术应规范、轻柔,正确指导产妇屏气及使用腹压,避免胎儿娩出过快。第三产程:是预防产后出血的关键,不要过早牵拉脐带;胎儿娩出后,若流血量不多,可等待 15 分钟,若阴道流血量多应立即查明原因,及时处理。胎盘娩出后要仔细检查胎盘、胎膜,并认真检查软产道有无撕裂及血肿。

(三)加强产后观察

产后 2 小时是产后出血发生的高峰。产妇应在产房中观察 2 小时:注意观察会阴后-斜切开缝合处有无血肿;仔细观察产妇的生命体征、宫缩情况及阴道流血情况,发现异常及时处理。离开产房前要鼓励产妇排空膀胱,鼓励母亲与新生儿早接触、早吸吮,能反射性引起子宫收缩,减少产后出血。

第十四章 产褥期并发症

第一节 产褥感染

产褥感染是指分娩和产褥期生殖道受病原体侵袭而引起局部或全身的感染。产褥病率是指分娩 24 小时以后的 10 天内，每天用口表测 4 次体温，每次间隔 4 小时，其中有 2 次体温达到或超过 38 ℃。产褥病多由产褥感染所引起，亦可由泌尿系统感染、呼吸系统感染及乳腺炎等引起。产褥感染是常见的产褥期并发症，其发病率为 6% 左右。至今产褥感染对产妇仍构成严重威胁，目前产褥感染、产后出血、妊娠合并心脏病、重度妊娠高血压综合征仍是导致孕产妇死亡的四大原因。库宁等根据孕妇死亡监护系统的数据进行分析，发现美国 1500 例孕产妇死亡中产褥感染占 13%，占死亡原因的第四位。随着抗生素预防性的应用，产褥感染的发生率有所下降。

(一)病因

女性生殖道对细菌的侵入有一定的防御功能，其对入侵病原体的反应与病原体的种类、数量、毒力及机体的免疫力有关。妇女阴道有自净作用，羊水中含有抗菌物质。妊娠和分娩通常不会给产妇增加感染机会。在机体免疫力、细菌毒力和细菌数量三者之间的平衡失调，则会增加产褥感染的机会，导致感染发生。

(二)高危因素

(1)破膜时间较长、产程长、阴道检查多次、胎儿宫内监测等产褥感染的发生率较高，可达 6%。如果合并宫内绒毛膜羊膜炎，则感染的危险性可上升到 13%。

(2)德兰等的研究证明，多胎妊娠、年轻初产妇剖宫产术后易发生产褥感染。

(3)巴恩等发现引产时间长的产妇也易发生产褥感染。

(4)产前阴道支原体感染增加产褥感染的危险性。

(5)体重指数每增加 5 个单位，感染的危险性增加 2 倍。

(6)罗门奇等报道为预防早产而使用地塞米松治疗≥3 个疗程者产褥感染的危险性增加。

(7)社会经济状况比较差的与经济条件中上等的相比更易发生产褥感染，具体原因不清，但可以肯定与卫生习惯无关。

(三)病原体

正常妇女阴道寄生大量细菌，包括需氧菌、厌氧菌、真菌及衣原体、支原体。细菌可分为致病菌和非致病菌。有些非致病菌在一定条件下可以致病，称为条件致病菌。即使是致病菌也需要达到一定数量，或在机体免疫力下降时才会致病。

1.需氧菌

(1)链球菌：β-溶血性链球菌致病性最强，能产生多种外毒素和溶组织酶，使病变迅速扩散,引起严重感染,需氧链球菌可以寄生在正常妇女阴道中,也可以通过医务人员或产妇其他部位感染而进入生殖道。

(2)杆菌:以大肠杆菌、克雷白菌属、变形杆菌属多见,这些细菌平时可寄生在阴道中,能产生内毒素,引起菌血症或感染性休克。因此,产褥感染若出现菌血症或感染性休克,多考虑杆菌感染。

(3)葡萄球菌:主要为金黄色葡萄球菌和表皮葡萄球菌,多为外源性感染传播给产妇。金黄色葡萄球菌引起的感染一般较严重,且可产生青霉素酶,易对青霉素产生耐药性。表皮葡萄球菌多见于混合感染。

2.厌氧菌

厌氧菌感染通常为内源性,来源于宿主全身的菌群,厌氧菌感染的主要特征为化脓,有明显的脓肿形成及组织破坏。厌氧菌感染一般始于皮肤黏膜屏障的损害。

(1)球菌:以消化球菌和消化链球菌最常见。当有产道损伤、局部组织坏死时,消化球菌和消化链球菌可迅速繁殖而致病,厌氧性链球菌多与需氧菌混合感染。厌氧菌感染者阴道分泌物可出现恶臭味。

(2)杆菌属:常见的厌氧性杆菌有脆弱类杆菌。这类杆菌多与需氧菌和厌氧性球菌混合感染,形成局部脓肿,产生大量脓液,有恶臭味。感染还可引起化脓性血栓静脉炎,形成感染血栓,脱落后随血液循环到达全身各器官形成器官脓肿,如肺、脑、肾、肝脓肿。

(3)梭状芽孢杆菌:主要是产气荚膜杆菌,可以产生两种毒素,一种毒素可溶解蛋白质而产气,另一种毒素可引起溶血。因此,产气荚膜杆菌引起的感染,轻者为子宫内膜炎、腹膜炎、败血症,重者可引起溶血、黄疸、血红蛋白尿、急性肾衰竭、循环衰竭、气性坏疽而死亡。

3.支原体与衣原体

支原体和衣原体均可在女性生殖道内寄生,可引起生殖道的感染。有致病作用的支原体是解脲支原体和人型支原体。衣原体主要为沙眼衣原体,其感染多无明显症状,临床表现多较轻微。

(四)感染途径

1.内源性感染

寄生于产妇阴道内的细菌,在一定的条件下,细菌繁殖能力增加或机体抵抗力下降,使原本不致病的细菌转化为致病菌引起感染。

2.外源性感染

外界的病原菌进入产道所引起的感染,其细菌可以通过医务人员、消毒不严或被污染的医疗器械及产妇临产前性生活等途径侵入机体。

(五)临床表现及病理

1.急性外阴、阴道、宫颈炎

会阴裂伤及侧切部位是会阴感染的最常见部位,会阴部可出现疼痛、肿胀,使产妇活动受限,局部伤口充血、水肿,并有触痛及波动感,严重者伤口边缘可裂开。阴道若有感染,可出现阴道部疼痛,严重者可有畏寒、发热、阴道黏膜充血、水肿,甚至出现溃疡坏死。宫颈裂伤引起的炎症,症状多不明显,若深度达穹隆部及阔韧带底部,又未及时缝合,则病原体可直接上行或通过淋巴播散引起盆腔结缔组织炎。

2.子宫感染

产后子宫感染包括急性子宫内膜炎、子宫肌炎。细菌经胎盘剥离面侵入,先扩散到子宫蜕膜层引起急性子宫内膜炎,一般发病率为2%左右,炎症可继续侵犯浅肌层、深肌层乃至浆膜层,导致子宫肌炎。由于子宫内膜充血、坏死,阴道内有大量脓性分泌物且有臭味。若表现为子宫肌炎,则子宫复旧不良,体检腹部有压痛,尤其是宫底部。这些患者还出现高热、头痛、白细胞增多等感染征象。

3.急性盆腔结缔组织炎和急性附件炎

感染沿淋巴管播散引起盆腔结缔组织炎和腹膜炎,可波及输卵管、卵巢,形成附件炎,如未能有效地控制炎症,炎症可继续沿阔韧带扩散,直达侧盆壁、髂窝、直肠阴道隔。患者可出现持续高热、寒战、腹痛、腹胀,检查下腹部有明显压痛、反跳痛及腹肌紧张,宫颈蒂组织增厚,有时可触及肿块,肠鸣音减弱甚至消失。患者白细胞持续升高,中性粒细胞明显升高。

4.急性盆腔腹膜炎及弥散性腹膜炎

炎症扩散至子宫浆膜,形成急性盆腔腹膜炎,继而发展为弥散性腹膜炎,出现全身中毒症状,病情危重。

5.血栓静脉炎

多由厌氧性链球菌引起。炎症向上蔓延可引起盆腔内血栓静脉炎,累及子宫静脉、卵巢静脉、髂内静脉、髂总静脉,盆腔静脉炎向下扩散可形成下肢深静脉炎。这些患者早期表现为下腹痛,而后向腹股沟放射。当下肢血栓静脉炎影响静脉回流时,可出现肢体疼痛、肿胀、变粗,局部皮肤温度上升,皮肤发白,习称"股白肿"。若小腿深静脉有栓塞,可以有腓肠肌和足底部压痛,小腿浅静脉炎症时,可以出现水肿和压痛,若患侧踝部、腓肠肌部和大腿中部的周径大于健侧2 cm,则可做出诊断。血栓静脉炎可表现为反复高热、寒战、下肢持续性疼痛。

6.脓毒血症和败血症

感染血栓脱落进入血循环,可引起脓毒血症。若细菌大量进入血循环并繁殖形成败血症,可危及生命。

(六)诊断与鉴别诊断

1.详细询问病史及分娩经过

对产后发热者,应首先考虑为产褥感染,并作相应的检查以排除上呼吸道感染、急性乳腺炎、泌尿系统感染等其他系统的感染。

2.全身及局部体检

通过仔细检查腹部、盆腔及会阴伤口,可以基本确定感染的部位和严重程度。辅助检查如B型超声、彩色超声多普勒、CT、磁共振成像等检测手段,能够对感染形成的炎性包块、脓肿做出定位及定性诊断,其中CT的敏感性和特异性较高。

3.实验室检查

确定病原体,对宫腔分泌物、脓肿穿刺物、后穹隆穿刺物做涂片镜检。必要时,需做血培养和厌氧菌培养。

4.鉴别诊断

主要应与上呼吸道感染、急性乳腺炎、泌尿系统感染相鉴别。

(七)治疗

1.一般治疗

加强营养,给予足够的维生素,若有贫血或患者虚弱可输血或人血白蛋白,以增加抵抗力。产妇宜取半卧位,有利于恶露引流和使炎症局限于盆腔内。

2.抗生素治疗

轻度的感染者可以口服给药,中、重度感染的患者应静脉用药。开始必须根据临床表现及临床经验选用广谱抗生素,待细菌培养和药敏试验有结果再做调整。抗生素使用原则:应选用广谱抗生素,同时能作用革兰阳性菌和阴性菌、需氧菌和厌氧菌的抗生素或联合应用作用于需氧菌和厌氧菌的抗生素;给药时间和途径要恰当;给药剂量充足,要保持血药有效浓度。对于中毒症状严重的患者,可以短期给予肾上腺皮质激素,以提高机体应激能力。

3.引流通畅

会阴部感染应及时拆除伤口缝线,有利引流。每天至少坐浴 2 次。若经抗生素治疗 48~72 小时体温仍持续不退,腹部症状、体征无改善,应考虑感染扩散或脓肿形成。如疑盆腔脓肿,可经腹或后穹隆切开引流。若会阴伤口或腹部切口感染,则行切开引流术。

4.血栓静脉炎的治疗

(1)肝素 1 mg/(kg·d)加入 5％葡萄糖液 500 mL,静脉滴注,每 6 小时 1 次,连用 4~7 天。

(2)尿激酶 40 万 U 加入 0.9％氯化钠液或 5％葡萄糖液 500 mL 中,静脉滴注 10 天,用药期间监测凝血功能。同时还可口服双香豆素、阿司匹林或双嘧达莫等。

(八)预防

1.加强孕期保健及卫生宣传教育工作

临产前 2 个月内避免盆浴和性生活,积极治疗贫血等内科并发症。

2.待产室、产房及各种器械均应定期消毒

严格无菌操作,减少不必要的阴道检查及手术操作,认真观察并处理好产程,避免产程过长及产后出血。产后应仔细检查软产道,及时发现和处理异常情况。产褥期应保持会阴清洁,每天擦洗 2 次。加强对孕产妇的管理,避免交叉感染。

3.预防性应用抗生素

对于阴道助产及剖宫产者,产后应预防性使用抗生素,对于产程长、阴道操作次数多及胎膜早破、有贫血者,也应预防性应用抗生素。

第二节　晚期产后出血

晚期产后出血是指分娩 24 小时后在产褥期内发生的子宫大量出血。多见于产后 1~2 周,亦有迟至产后 2 个月左右发病者。临床表现为持续或间断阴道流血,有时是突然阴道大量流血,可引起失血性休克。晚期产后出血多伴有寒战、低热。

(一)病因

1.胎盘、胎膜残留

这是最常见的病因,多发生于产后 10 天左右。黏附在子宫腔内的小块胎盘组织发生变性、坏死、机化,可形成胎盘息肉,当坏死组织脱落时,基底部血管受损,引起大量出血。

2.蜕膜残留

产后 1 周内正常蜕膜脱落并随恶露排出,若蜕膜剥离不全或剥离后长时间残留在宫腔内诱发子宫内膜炎症,影响子宫复旧,可引起晚期产后出血。

3.子宫胎盘附着部位复旧不全

胎盘娩出后,子宫胎盘附着部位即刻缩小,可有血栓形成。随着血栓机化,可出现玻璃样变,血管上皮增厚,管腔变窄、堵塞,胎盘附着部位边缘有内膜向内生长,内膜逐渐修复,此过程需 6~8 周。如果胎盘附着面复旧不全,可使血栓脱落,血窦重新开放,导致子宫大量出血。

4.感染

以子宫内膜炎为多见,炎症可引起胎盘附着面复旧不全及子宫收缩不佳,导致子宫大量出血。

5.剖宫产术后子宫切口裂开

多见于子宫下段剖宫产横切口两侧端,其主要原因如下。

(1)子宫切口感染:造成切口感染的原因有:①子宫下段与阴道口距离较近,增加感染机会,细菌易感染宫腔;②手术操作过多,尤其是阴道检查频繁,增加感染机会;③产程过长;④无菌操作不严格。

(2)切口选择过低或过高。①过低:宫颈侧以结缔组织为主,血液供应较差,组织愈合能力差。②过高:切口上缘宫体肌组织与切口下缘子宫下段肌组织厚薄相差大,缝合时不易对齐,影响愈合。

(3)缝合技术不当:出血血管未扎紧,尤其是切口两侧角未将回缩血管结扎形成血肿;有时缝扎组织过多过密,切口血循环供应不良,均影响切口愈合。

6.肿瘤

产后滋养细胞肿瘤,子宫黏膜下肌瘤等均可引起晚期产后出血。

(二)诊断

1.病史

产后恶露不净,有臭味,颜色由暗变红,反复或突然阴道流血,若为剖宫产术后,应注意剖宫产指征、术中特殊情况及术后恢复情况,尤其应注意术后有无发热等情况,同时应排除全身出血性疾病。

2.症状和体征

除阴道流血外,一般可有腹痛和发热,双合诊检查应在做好严密消毒、输液、备血等工作且有抢救条件的情况下进行。检查可发现子宫增大、软,宫口松弛,子宫下段剖宫产者,应以示指轻触切口部位,注意切口愈合情况。

3.辅助检查

血、尿常规，了解感染与贫血情况，宫腔分泌物培养或涂片检查，B型超声检查子宫大小，宫腔内有无残留物，剖宫产切口愈合情况等。

(三)治疗

(1)少量或中等量阴道流血，应给予足量广谱抗生素及子宫收缩药。

(2)疑有胎盘、胎膜、蜕膜残留或胎盘附着部位复旧不全者，应行刮宫术。刮宫前做好备血、建立静脉通路及开腹手术准备，刮出物送病理检查，以明确诊断，刮宫后应继续给予抗生素及子宫收缩药。

(3)剖宫产术疑有子宫切口裂开，少量阴道流血可先给予广谱抗生素及支持疗法，密切观察病情变化；阴道流血多量，可做剖腹探查。若切口周围组织坏死范围小，炎症反应轻微，可做清创缝合及髂内动脉、子宫动脉结扎止血或行髂内动脉栓塞术，若组织坏死范围大，酌情做低位子宫次全切除术或子宫全切术。

(4)若为因肿瘤引起的阴道流血，应做相应处理。

(四)预防

(1)产后应仔细检查胎盘、胎膜，注意是否完整，若有残缺应及时取出。在不能排除胎盘残留时，应行宫腔探查。

(2)剖宫产时子宫下段横切口应注意切口位置的选择及缝合技巧，避免子宫下段横切口两侧角部撕裂。

(3)严格按无菌操作要求做好每项操作，术后应用抗生素预防感染。

第三节　剖宫产术后腹部伤口感染

感染高危因素包括：高龄、肥胖、糖尿病、营养不良、手术止血不良、血肿形成、缝线过密、异物残留、贫血、破膜时间长(>24小时)、产程延长(>12小时)、羊膜腔感染、手术时间过长、应用糖皮质激素或免疫抑制药，急诊剖宫产手术。

感染细菌种类常常与剖宫产手术中从羊水中培养的细菌相似，主要包括金黄色葡萄球菌、粪链球菌和大肠埃希菌，少数有A组链球菌、拟杆菌、芽孢梭菌等。

剖宫产后临床常见腹部伤口感染类型如下。

1.腹部切口脓肿

最常见的感染类型，A组溶血性链球菌以外的细菌感染所致。

2.腹部切口蜂窝织炎

常由A组溶血性链球菌感染所致。

3.腹部切口坏死性感染

最严重的感染类型，由芽孢梭菌感染所致，其可释放大量外毒素导致正常组织特别是肌肉发生坏死。

【诊断与鉴别诊断】

1.腹壁切口蜂窝织炎

常在术后 24 小时出现,患者表现为高热、心率增快,炎症范围可迅速扩大,发展为典型的蜂窝织炎。

2.腹壁切口脓肿

多在术后 4 天出现,患者常合并子宫感染。患者体温持续升高,腹壁切口疼痛、局部红肿、压痛,严重感染时局部组织坏死或切口裂口。

3.腹壁切口坏死性感染

最早出现的症状为进行性加重的疼痛。早期表现为切口局部水肿、压痛,局部引流液为污浊、有臭味的血清样液。伤口局部存有气体,水肿部位可出现捻发音,随着伤口肿胀,邻近皮肤变为黄色或青铜色。可出现体温升高,但多低于 38.3 ℃。此类型感染目前已较少见,一旦出现,则感染十分严重,病死率较高,需及时有效应用抗生素。

腹部切口感染的诊断依据:局部红肿、压痛、流脓等。部分表现不典型的感染可以进行超声检查或穿刺检查,对穿刺液进行涂片革兰染色和细菌培养。

【治疗方案及选择】

治疗前首先要对感染伤口进行需氧菌和厌氧菌培养,同时取伤口分泌物涂片进行革兰染色,初步确定致病菌为革兰阴性、阳性菌或混合感染。

1.腹壁切口脓肿

拆除伤口缝线,预防感染进一步扩散。抗微生物治疗常需联合应用抗生素或选用广谱抗生素,抗生素选择原则同子宫感染。

2.腹壁切口蜂窝织炎

此类型感染无须切开伤口和引流,关键为诊断和抗生素应用。临床多选择广谱抗生素,如氨苄西林/舒巴坦、头孢西丁、头孢唑肟等。

3.坏死性感染

对于芽孢梭菌感染者首选大剂量青霉素,过敏者则选用红霉素或氯霉素。怀疑非芽孢梭菌感染者则加用克林霉素和氨基糖苷类抗生素。同时应尽早清创处理,切除被感染的组织。

4.感染类切口

不主张局部抗生素应用,建议全身应用抗生素。

【病情与疗效评价】

体温正常 24～48 小时;脉率正常 24～48 小时;手术切口部位无红肿、压痛及流脓;肠道功能恢复,可以常规进食;行动自如,可予出院。

第四节 血栓性静脉炎

产后血栓性静脉炎多发生在产褥感染的同时或之后,分为盆腔内血栓性静脉炎和下肢血栓性静脉炎。血栓形成的因素有静脉内血流缓滞、静脉壁损伤和高凝状态。病原菌多为厌氧菌。

子宫胎盘附着面的血栓感染向上蔓延可引起盆腔内血栓性静脉炎,累及卵巢静脉、子宫静脉、髂内静脉、髂总静脉及阴道静脉,尤以卵巢静脉最常见。病变常为单侧,左侧卵巢静脉炎可扩展至左肾静脉甚至左侧肾,右侧卵巢静脉炎则扩展至下肢静脉。子宫静脉炎可扩展至髂总静脉。下肢血栓性静脉炎系盆腔静脉炎向下扩展或继发于周围结缔组织炎症所致。

血栓性静脉炎的病程常持续较久,最后炎症消退,血栓机化。感染血栓脱落进入血液循环,引起脓毒血症、感染性休克及脓肿形成,其中以肺脓肿、胸膜炎及肺炎最为常见。其次为肾脓肿,也可累及皮肤和关节引起局部脓肿。

【诊断与鉴别诊断】

(一)临床表现

1.盆腔血栓性静脉炎

患者多于产后1～2周继子宫内膜炎后,连续出现寒战、高热。常在严重的寒战后体温急剧上升,达到甚至超过40℃,1～2小时又下降至36℃左右。如此反复发作,持续数周。同时可伴有下腹部持续疼痛,疼痛可放射至腹股沟或肋脊角。由于病变部位较深,多无肯定的阳性体征。下腹软,但有深压痛。子宫活动受到限制,移动宫颈时可引起病侧疼痛,有时可扪及增粗且触痛明显的静脉丛。有少数人表现为急性腹痛,剖腹探查后方能确诊。

2.下肢血栓性静脉炎

下肢血栓性静脉炎的临床症状随着静脉形成的部位不同而有所不同。患者多产后1～2周出现持续发热和心动过速。髂静脉或股静脉栓塞可影响下肢静脉回流,出现下肢疼痛、肿胀、皮肤发白、局部温度升高及栓塞部位压痛,有时可触及硬索状有压痛的静脉。小腿深静脉栓塞时出现腓肠肌及足底部疼痛和压痛。血栓感染化脓时形成脓毒血症,导致感染性休克、肺脓肿、胸膜炎、肺炎和肾脓肿等,出现相应的症状和体征,也可累及皮肤、关节,引起局部脓肿,或因过度消耗、全身衰竭而死亡。

(二)辅助检查

1.下肢静脉压测定

正常人站立时下肢静脉压为130 cmH$_2$O,踝关节伸曲活动时下降为60 cmH$_2$O,停止活动20秒后压力回升。下肢主干静脉有血栓形成阻塞时,无论患者休息或活动,下肢静脉压力均明显升高,停止活动后压力回升时间一般为10秒。

2.其他

下肢静脉照影和超声多普勒下肢静脉血流图测定,下肢静脉造影对诊断有确诊价值,另可选择CT和MRI。

【治疗方案及选择】

(1)一般治疗:抬高患肢,不建议卧床休息,即便没有不适,一旦发现肿胀迹象即可穿着弹力袜或间断充气压迫装置。下肢静脉栓塞时可局部敷中药活血化瘀。

(2)积极控制感染,选择对需氧菌和厌氧菌均有较强作用的抗生素。

(3)剂量抗生素治疗后体温仍持续不降者,可加用肝素治疗。

初始治疗:静脉给予肝素5000～10000 U作为负荷量,后以1000～2000 U/h维持;或用低分子肝素(达肝素钠5000 U/次,3次/d皮下注射)。用药期间检测凝血功能并动态进行血小板计数。

维持治疗:肝素 10000 U/次或低分子肝素 5000 U/次,3 次/d 皮下注射。24～48 小时体温可下降,肝素需继续治疗 10 天。如肝素治疗无效,则需进一步检查有无脓肿存在。

考虑化脓性血栓播散,可结扎发生栓塞性静脉炎的卵巢静脉或下肢静脉。鼓励产妇产后早下床活动,不能离床活动者可在床上活动下肢;预防和积极治疗产褥感染。

第五节　产褥期抑郁症

产褥期抑郁症是指产妇在产褥期内出现抑郁症状,是产褥期精神疾病常见的一种类型。其病因不明,可能与遗传因素、心理因素、内分泌因素和社会因素等有关。

【诊断与鉴别诊断】

(一)临床依据

临床主要表现为抑郁,多在产后 2 周内发病,产后 4～6 周症状明显。产妇多表现为心情压抑、情绪低落、思维缓慢和意志行为降低,症状具有晨重夕轻的变化。有些产妇还可表现为对生活、家庭缺乏信心,"提不起精神",主动性兴趣减退、愉快感缺乏,思维活动减慢、言语减少,多数有食欲、性欲下降,某种程度的睡眠障碍。患者流露出对生活的厌倦,容易自卑、自责、绝望,某些产妇有思维障碍、迫害幻想,甚至出现伤婴或自杀举动。

目前无统一的诊断标准。美国《精神疾病的诊断与统计手册》中制定了产褥期抑郁症的诊断标准。

(1)产后 4 周内出现下列 5 项或 5 项以上的症状,其中必须具备下列①、②两项:①情绪抑郁;②对全部或多数活动明显缺乏兴趣或愉悦;③体重显著下降或增加;④失眠或睡眠过度;⑤精神运动性兴奋或阻滞;⑥疲劳或乏力;⑦遇事皆感毫无意义或自责感;⑧思维力减退或注意力涣散;⑨反复出现死亡想法。

(2)在产后 4 周内发病,排除器质性精神障碍,或精神活性物质和非成瘾物质所致的症状。

(二)检查项目及意义

针对抑郁障碍尚无特异性检查,除了进行全面的体格检查,包括神经系统检查、妇科检查,还需进行辅助检查及实验室检查如血糖、甲状腺功能、心电图等。另外,以下的检查具有一定的意义。

1.地塞米松抑制试验

在 23 时给患者口服地塞米松 1 mg,次日 8 时、16 时及 23 时各取血一次测量皮质醇含量。如含量下降表明功能正常,为试验阴性;如皮质醇含量不下降,则为地塞米松抑制试验阳性。该试验临床的敏感性及特异性均不高,但可用于预测产褥期抑郁症的复发。

2.甲状腺素释放激素抑制试验

先测定基础促甲状腺素,再静脉注射 500 mg 促甲状腺素释放激素,15 分钟、30 分钟、60 分钟、90 分钟后均测定促甲状腺素。抑郁症患者促甲状腺素上升低于 7 mU/mL,其异常率可达 25%～70%。如将此试验与地塞米松抑制试验联合检查可能对抑郁症的诊断更有意义。

3.临床量表的应用

临床量表较多,使用较广泛的为由宗氏(Zung)编制的抑郁自评表(SDS)和属于他评的汉密尔顿抑郁量表。

【治疗方案及选择】

通常需要治疗,包括心理治疗和药物治疗。

1.药物治疗

(1)氟西汀(百忧解):选择性抑制中枢神经系统 5-羟色胺的再摄入,延长和增加 5-羟色胺的作用,从而产生抗抑郁作用,具有高效、副作用较小、安全性高的特点。每次 20 mg,分 1~2 次口服,根据病情可增加至每天 80 mg。

(2)帕罗西汀:通过阻止 5-羟色胺的再吸收而提高神经突触间隙内 5-羟色胺的浓度,从而产生抗抑郁作用。每天 20 mg,一次口服,连续用药 3 周后,根据病情增减剂量,1 次增减 10 mg,间隔不得少于 1 周。舍曲林的作用机制同帕罗西汀,每天 50 mg,一次口服,数周后可增加到每天 100~200 mg。

(3)阿米替林:常用的三环类抗抑郁药,抗抑郁效果好,价格低,同时兼有抗焦虑和帮助睡眠的作用,但副作用较大。每天 50 mg,分 2 次口服,逐渐增加到每天 150~300 mg,分 2~3 次口服。维持剂量 50~150 mg/d。

2.心理治疗

关键在于根据患者的个性特征、心理状态、发病原因给予足够的社会和心理支持,同时设计和选择个体化的心理治疗方法。

3.婚姻家庭治疗

以夫妻或家庭为基本单元,夫妻、家庭成员共同参与作为治疗对象的一种治疗方式,对缓解抑郁症产妇的症状及预防复发具有良好的疗效。

第六节　产褥中暑

产褥中暑是指产褥期间产妇在高温、高湿和通风不良的环境中体内余热不能及时散发,引起以中枢性体温调节功能障碍为特征的急性疾病,表现为高热,水、电解质代谢紊乱,循环衰竭和神经系统功能损害等。本病起病急骤,发展迅速,处理不当可遗留严重的后遗症,甚至死亡。

(一)病因

产褥中暑的易感因素有:①外界气温>35 ℃、相对湿度>70％时,机体靠汗液蒸发散热受到影响;②居住条件差,居室通风不良且无降温设备;③产妇分娩过程中体力消耗大且失血多致产后体质虚弱,产后出汗过多又摄盐不足;④产褥感染患者发热时更容易中暑。在产褥期尤其是产褥早期,除尿量增多外经常出现大量排汗,夜间尤甚,称"褥汗"。若产妇受风俗旧习影响,在产褥期为"避风"而紧闭门窗、衣着严实,使身体处在高温、高湿环境中,严重影响机体的散热机制,会出现一系列的病理改变。

(二)临床表现

1.中暑先兆

起初多表现为口渴、多汗、皮肤湿冷、四肢乏力、恶心、头晕、耳鸣、眼花、胸闷、心悸等前驱症状。此时体温正常或略升高,一般在 38 ℃以下。若及时将产妇移至通风处,减少衣着,并补充盐与水分,症状可迅速消失。

2.轻度中暑

中暑先兆未能及时处理,产妇体温可逐渐升高为 38.5 ℃以上,症状亦明显加重。出现剧烈头痛,颜面潮红,恶心胸闷加重,脉搏和呼吸加快,无汗,尿少,全身布满"痱子",称为汗疹。此期经及时治疗多可恢复。

3.重度中暑

体温继续上升,达 40 ℃以上。出现嗜睡、谵妄、抽搐、昏迷等中枢神经系统症状,伴有呕吐、腹泻、皮下及胃肠出血。检查时可见面色苍白,脉搏细数,心率加快,呼吸急促,血压下降,瞳孔缩小然后散大,各种神经反射减弱或消失。若不及时抢救可因呼吸循环衰竭、肺水肿、脑水肿等而死亡,幸存者也常遗留严重的中枢神经系统后遗症。

(三)诊断和鉴别诊断

根据发病季节,患病产妇居住环境和产妇衣着,结合典型的临床表现,一般不难诊断。但应注意与产后子痫和产褥感染败血症等相鉴别。夏季罹患产褥感染的产妇若有旧风俗旧习惯常易并发产褥中暑,患严重产褥中暑的患者亦易并发产褥感染,这些应在诊断时引起重视。

(四)治疗

产褥中暑的治疗原则是迅速改变高温、高湿和通风不良的环境,降低患者的体温,及时纠正脱水、电解质紊乱及酸中毒,积极防治休克。迅速降低体温是抢救成功的关键。

1.降温

(1)环境降温:迅速将产妇移至凉爽通风处,脱去产妇过多衣着。室内温度宜降至 25 ℃。

(2)物理降温:鼓励多饮冷开水、冷绿豆汤等;用冰水或乙醇擦浴;在头、颈、腋下、腹股沟、腘窝浅表大血管分布区放置冰袋进行物理降温。

(3)药物降温:氯丙嗪 25～50 mg 加入 0.9％氯化钠液或 5％葡萄糖液 500 mL 中静脉滴注,1～2 小时内滴完,必要时 6 小时重复使用。氯丙嗪可抑制体温调节中枢,降低基础代谢,降低氧消耗,并可扩张血管,加速散热。高热昏迷抽搐的危重患者或物理降温后体温复升者可用冬眠疗法,常用冬眠Ⅰ号(哌替啶 100 mg、氯丙嗪 50 mg、异丙嗪 50 mg)。使用药物降温时需监测血压、心率、呼吸等生命体征。如血压过低不能用氯丙嗪,可用氢化可的松 100～200 mg 加入 5％葡萄糖液 500 mL 中静脉滴注。另外,可同时用解热镇痛类药物如阿司匹林和吲哚美辛等。

药物降温与物理降温具有协同作用,两者可同时进行,争取在短时间内将体温降至 38 ℃左右。降温过程中必须时刻注意产妇体温的变化,每隔 30 分钟测量一次体温,体温降至 38 ℃左右时应立即停止一切降温措施。

2.对症处理

(1)保持呼吸道通畅,及时供氧。

(2)患者意识尚未完全清醒前应留置导尿,并记录 24 小时出入量。

(3)周围循环衰竭者应补液,可输注晶体液、血浆、羧甲淀粉或右旋糖酐-40 等,但 24 小时内液体入量需控制于 2000～3000 mL,输液速度宜缓慢,16～30 滴/min,以免引起肺水肿。

(4)纠正水、电解质紊乱和酸中毒,输液时注意补充钾盐和钠盐,用 5％碳酸氢钠纠正酸中毒。

(5)脑水肿表现为频繁抽搐,血压升高,双瞳孔大小不等,可用 20％甘露醇或 25％山梨醇 250 mL 快速静脉滴注,抽搐患者可用地西泮 10 mg 肌注,或用 10％水合氯醛 10～20 mL 保留灌肠。

(6)呼吸衰竭可给予呼吸兴奋药,如尼可刹米、洛贝林等交替使用,必要时应行气管插管。

(7)心力衰竭可给予洋地黄类制剂,如毛花苷 C 0.2～0.4 mg 缓慢静注,必要时 4～6 小时重复。

(8)应用广谱抗生素预防感染。

(五)预防

产褥中暑可以预防,且应强调预防。关键在于对产妇及其家属进行卫生宣教,让他们了解并熟悉孕期及产褥期的卫生,破除旧的风俗习惯,使卧室凉爽通风和衣着被褥适宜,避免穿着过多影响散热。另外,可饮用一些清凉饮料。积极治疗和预防产褥期生殖道及其他器官的感染,也是预防产褥中暑的主要环节。此外,还应让产妇了解产褥中暑的先兆症状,一旦察觉有中暑先兆症状时应急对症处理。

参考文献

[1] 李玮.实用妇产科诊疗新进展[M].西安:陕西科学技术出版社,2021.

[2] 刘萍.现代妇产科疾病诊疗学[M].郑州:河南大学出版社,2020.

[3] 张海红,张顺仓,张帆.妇产科临床诊疗手册[M].西安:西北大学出版社,2021.

[4] 郝晓明.妇产科常见病临床诊断与治疗方案[M].北京:科学技术文献出版社,2021.

[5] 刘杨.妇产科疾病诊疗及辅助生殖技术[M].哈尔滨:黑龙江科学技术出版社,2021.

[6] 魏广琴.妇产科疾病诊疗与保健[M].北京:科学技术文献出版社,2020.

[7] 李佳琳.妇产科疾病诊治要点[M].北京:中国纺织出版社,2021.

[8] 李庆丰,郑勤田.妇产科常见疾病临床诊疗路径[M].北京:人民卫生出版社,2021.

[9] 焦杰.临床妇产科诊治[M].长春:吉林科学技术出版社,2019.

[10] 崔静.妇产科症状鉴别诊断与处理[M].郑州:河南大学出版社,2020.

[11] 郝翠云,申妍,王金平,等.精编妇产科常见疾病诊治[M].青岛:中国海洋大学出版社,2021.

[12] 李境,等.现代妇产科与生殖疾病诊疗[M].郑州:河南大学出版社,2020.

[13] 樊明英.临床妇产科诊疗[M].北京:科学技术文献出版社,2020.

[14] 张秋香.妇产科疾病诊疗思维[M].沈阳:沈阳出版社,2020.

[15] 苏翠红.妇产科常见病诊断与治疗要点[M].北京:中国纺织出版社,2021.

[16] 胡相娟.妇产科疾病诊断与治疗方案[M].昆明:云南科技出版社,2020.

[17] 陈艳.现代妇产科诊疗[M].北京:中国纺织出版社,2019.

[18] 李明梅.临床妇产科疾病诊治与妇女保健[M].汕头:汕头大学出版社,2019.

[19] 郑其梅.妇产科诊治技术[M].长春:吉林科学技术出版社,2019.

[20] 郭美芳.实用妇产科疾病诊断与治疗[M].天津:天津科学技术出版社,2020.